▶ 国家卫生和计划生育委员会"十二五"规划教材
▶ 全国高等医药教材建设研究会规划教材
▶ 全国高等学校医药学成人学历教育（专科）规划教材
▶ 供药学专业用

人体解剖生理学

第 2 版

主　　编　李富德

副 主 编　葛　凤　马志健

编　　者（以姓氏笔画为序）
于海英（辽源职业技术学院医药分院）
马志健（海南医学院）
朱　亮（大连医科大学）
李富德（长治医学院）
武志兵（长治医学院）
金利新（青岛大学医学院）
金宏波（哈尔滨医科大学）
胡咏梅（河南科技大学医学院）
徐静华（沈阳药科大学）
蒋　鹆（贵阳医学院）
葛　凤（济宁医学院）
穆庆梅（大庆医学高等专科学校）

秘　　书　武志兵

U0370024

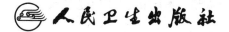

人民卫生出版社

图书在版编目（CIP）数据

人体解剖生理学/李富德主编. —2 版. —北京：人民
卫生出版社，2013

ISBN 978-7-117-17815-0

Ⅰ.①人… Ⅱ.①李… Ⅲ.①人体解剖学-人体生理
学-成人高等教育-教材 Ⅳ.①R324

中国版本图书馆 CIP 数据核字（2013）第 177820 号

人卫社官网	www. pmph. com	出版物查询，在线购书
人卫医学网	www. ipmph. com	医学考试辅导，医学数据库服务，医学教育资源，大众健康资讯

人体解剖生理学
第 2 版

主　　编：李富德
出版发行：人民卫生出版社 （中继线 010-59780011）
地　　址：北京市朝阳区潘家园南里 19 号
邮　　编：100021
E – mail：pmph @ pmph. com
购书热线：010-59787592　010-59787584　010-65264830
印　　刷：北京汇林印务有限公司
经　　销：新华书店
开　　本：787×1092　1/16　印张：25
字　　数：625 千字
版　　次：2007 年 8 月第 1 版　2013 年 9 月第 2 版
　　　　　2013 年 9 月第 2 版第 1 次印刷（总第 5 次印刷）
标准书号：ISBN 978-7-117-17815-0/R·17816
定　　价：48. 00 元

打击盗版举报电话：010-59787491　E-mail：WQ @ pmph. com
（凡属印装质量问题请与本社市场营销中心联系退换）

全国高等学校医药学成人学历教育规划教材第三轮

修订说明

随着我国医疗卫生体制改革和医学教育改革的深入推进，我国高等学校医药学成人学历教育迎来了前所未有的发展和机遇，为了顺应新形势、应对新挑战和满足人才培养新要求，医药学成人学历教育的教学管理、教学内容、教学方法和考核方式等方面都展开了全方位的改革，形成了具有中国特色的教学模式。为了适应高等学校医药学成人学历教育的发展，推进高等学校医药学成人学历教育的专业课程体系及教材体系的改革和创新，探索医药学成人学历教育教材建设新模式，全国高等医药教材建设研究会、人民卫生出版社决定启动全国高等学校医药学成人学历教育规划教材第三轮的修订工作，在长达2年多的全国调研、全面总结前两轮教材建设的经验和不足的基础上，于2012年5月25～26日在北京召开了全国高等学校医药学成人学历教育教学研讨会暨第三届全国高等学校医药学成人学历教育规划教材评审委员会成立大会，就我国医药学成人学历教育的现状、特点、发展趋势以及教材修订的原则要求等重要问题进行了探讨并达成共识。2012年8月22～23日全国高等医药教材建设研究会在北京召开了第三轮全国高等学校医药学成人学历教育规划教材主编人会议，正式启动教材的修订工作。

本次修订和编写的特点如下：

1. 坚持国家级规划教材顶层设计、全程规划、全程质控和"三基、五性、三特定"的编写原则。

2. 教材体现了成人学历教育的专业培养目标和专业特点。坚持了医药学成人学历教育的非零起点性、学历需求性、职业需求性、模式多样性的特点，教材的编写贴近了成人学历教育的教学实际，适应了成人学历教育的社会需要，满足了成人学历教育的岗位胜任力需求，达到了教师好教、学生好学、实践好用的"三好"教材目标。

3. 本轮教材的修订从内容和形式上创新了教材的编写，加入"学习目标"、"学习小结"、"复习题"三个模块，提倡各教材根据其内容特点加入"问题与思考"、"理论与实践"、"相关链接"三类文本框，精心编排，突出基础知识、新知识、实用性知识的有效组合，加入案例突出临床技能的培养等。

本次修订医药学成人学历教育规划教材药学专业专科教材14种，将于2013年9月陆续出版。

全国高等学校医药学成人学历教育规划教材药学专业
（专科）教材目录

教材名称	主编	教材名称	主编
1. 无机化学	刘　君	8. 人体解剖生理学	李富德
2. 有机化学	李柱来	9. 微生物学与免疫学	李朝品
3. 生物化学	张景海	10. 药物分析	于治国
4. 物理化学	邵　伟	11. 药理学	乔国芬
5. 分析化学	赵怀清	12. 药剂学	曹德英
6. 药物化学	方　浩	13. 药事管理学	刘兰茹
7. 天然药物化学	宋少江	14. 药用植物学与生药学	周　晔　李玉山

第三届全国高等学校医药学成人学历教育规划教材
评审委员会名单

前　言

　　《人体解剖生理学》第 1 版出版迄今已逾 6 载,在全国高等医药教材建设研究会、人民卫生出版社的指导和组织下,经过全国各地 12 位编者的共同努力,第 2 版也终于定稿付梓了。

　　作为药学专业最基本、最重要的课程之一,《人体解剖生理学》见证了我国成人药学教育事业的成长和发展。随着医学模式的改变、疾病谱的变化以及国家社会经济的快速发展,人们对药学工作提出了更高的要求。以此为背景,综合近年来各兄弟院校使用本教材的体会和意见,第 2 版教材在修订时除保留原书的整体框架和基本内容外,主要作了以下调整:①以突出药学特色为原则,删繁就简,压缩篇幅 10% 以上,同时也更新和充实了一些与药学关系密切的内容;②为便于学生的学习和教学,共更新插图 91 幅;③部分内容作了适当调整;④各章节根据需要均增加若干个文本框,以拓宽同学们的视野;⑤以全国科学技术名词审定委员会公布的名词为依据规范了部分名词。此外,为便于学生更好地掌握重点内容,增加了学习目标、学习小结和复习题等。

　　第 2 版修订得到了长治医学院、海南医学院等兄弟院校的鼎力支持。来自全国 11 所医学、药学院校人体解剖学、生理学的 12 位编者勤奋敬业、默契配合,他们对工作的敬业精神和对细节的执着是本教材顺利修订的保证,很高兴与他们一起愉快共事,借此机会,谨向他们表示衷心的感谢。

　　由于我们的水平有限,书中错漏之处难免,恳请各位老师和同学们批评指正,以便再版时更臻完善。

李富德
2013 年 5 月

目　录

第一篇　人体解剖学

第二篇 生 理 学

绪　论

学习目标

1. 掌握人体解剖学的标准姿势、方位、轴和面等术语及生理学常用的实验方法。
2. 熟悉人体解剖生理学的研究内容、任务和生理学研究的三个水平。
3. 了解人体解剖生理学的发展史。

第一节　人体解剖生理学的定位和任务

人体解剖生理学Human anatomy and physiology 是研究正常人体形态结构、生命活动现象及其发生发展规律的科学,属生物科学中的形态功能学范畴。包括**人体解剖学**Human anatomy 和**人体生理学**Human physiology 两部分内容。二者均从细胞、器官和系统入手,前者主要研究人体的形态结构及其发生发展规律,后者注重研究人体内部正常生命活动过程及其功能机制的规律。形态结构是功能机制的物质基础,功能机制是形态结构的活动方式。在生物进化过程中,功能活动的变化能逐渐引起形态结构的改变;形态结构的改变又会影响正常功能活动的进行。两者相互联系、相互作用。因此,人体解剖生理学是把形态和机能有机联系在一起的一门课程,是学习基础和临床医药学知识不可动摇的基石。只有在掌握人体的形态结构和生理功能的基础上,才能正确理解人体的病理发展过程,认识疾病影响人体变化的内在规律,从而进行正确的诊断和治疗。

由于学习方法和研究对象的不同,人体解剖学又可分为巨视解剖学和微视解剖学两部分。巨视解剖学是借助手术器械切割尸体的方法,用肉眼观察人体各部分形态和结构的科学。微视解剖学是借助显微镜或物理、化学的方法,研究组织细胞的微细结构。随着电子显微镜的问世和各种生化技术的应用,目前已使人体解剖学的研究发展到亚细胞和分子水平。

人体生理学的研究对象是人体的各种生命现象或生理功能。如呼吸、循环、消化、肌肉运动等生理功能的特点、发生机制、发生条件及机体内外环境中各种因素变化对这些功能的影响等都是生理学研究的任务。

人体解剖生理学为药学专业后续的生物化学、药理学等多门主干课程奠定基础,且相互照应、紧密联系。尤其是人体对药物的吸收、传输、合成与分解、灭活、排出,以及药物对人体的毒副作用等药理学、药代动力学的有关知识,都和人体解剖生理学息息相关。作为药学工作者,要想较全面掌握药物的合成、天然药物及合成药物的理化特性、制剂及其理化性能等专业知识,要想在寻找和开发新药、研究药物毒理及药理作用、选择制剂配方与剂型等诸方面有所作为,就必须学好人体解剖生理学。

第二节　人体器官功能系统的组成

人体是由 200 多种数目庞大、形态各异的细胞群体与细胞间质构成的有机体。**细胞 cell** 是人体形态与功能的基本单位。细胞间质由细胞产生并分布在细胞周围而形成细胞活动的微环境,对细胞起支持、保护、联络和营养作用。不同的细胞具有不同的形态特征与功能特性。由形态、功能相近的细胞和细胞间质群体构成了**组织 tissue**。人体有四大基本组织,即上皮组织、结缔组织、肌组织和神经组织。由不同的组织构成了行使特定功能的**器官 organ**,如脑、心、肝、肾等。由一群完成共同生理功能的器官组合成**系统 system**。人体有运动、消化、呼吸、泌尿、生殖、脉管、感官、内分泌、神经等九大系统。体内各细胞、组织、器官、系统的功能活动在神经、体液的调控下彼此联络、相互协调、相互影响又互相制约,共同组成一个完整统一的有机体。

第三节　人体解剖生理学的发展简史

在漫长的人类发展史上,人们在寻求对疾病医治的过程中,一直在探索疾病的产生机制和人体正常的结构和功能。无论在我国还是在西方国家,一些经典的医学著作中都有对人体结构和生理功能的描述。在春秋战国时代我国的第一部古医书《黄帝内经》中,就有了经络、脏腑、七情六欲、营卫气血等关于人体解剖和生理功能方面的描述。三国时期的名医华佗不但擅长医术,且对人体结构功能有较深的了解,能用麻醉剂施行外科手术。古罗马的名医和解剖生理学家盖伦(Galen)撰写的《医经》是公认的 16 世纪以前西欧医学的权威巨著。书中记载了血液流动、心、脑和神经分支等解剖学内容,并由此推论出多种生理功能。比利时人 Vesalius 是近代人体解剖生理学的奠基人,他亲手进行人的尸体解剖,出版了《人体的构造》这本经典著作。书中首次详细正确地记载了人体形态构造和主要功能,纠正了以前的错误。英国医生威廉·哈维(Willian Harvey)用活体动物实验科学地阐明了血液循环的途径和规律,出版了历史上第一部有明确实验依据的生理学著作《心血运动论》,创立了血液循环的原理,被公认为近代生理学的奠基人。长期以来,医学中关于疾病的理论研究都离不开人体解剖学和生理学的发展,同样,临床实践也进一步丰富和发展了人体解剖生理学。

近十几年来,随着科学技术手段的飞速发展,微量分析化学、电子显微镜、免疫学、电子计算机、CT 等技术广泛应用于医学领域,人体解剖生理学也得到迅速发展。在细胞和分子、器官和系统、人体整体等三个水平的研究领域内,都获得了丰硕成果。从而深化了人们对生命活动规律的认识,开创了一个崭新的发展时代。

第四节　人体解剖学的基本术语

为了能正确描述人体各部、各器官的形态结构和位置关系,需要使用国际通用的统一标准和描述语言,这对掌握知识和临床应用十分重要。为此确定了人体解剖学标准姿势、方位、轴和面等术语。这些概念和术语是学习解剖学必须遵守的基本规则。

一、标准姿势

身体直立,两眼向正前方平视,上肢垂于躯干的两侧,掌心朝前,两足并立,足尖向前。不管人体处于何种方位,均应按此标准姿势进行描述。

二、方位术语

按照上述标准姿势,使用统一的术语,以准确阐述人体的方位。

上和**下**　近颅者为上,近足者为下,其对应的比较解剖学术语为**颅侧**和**尾侧**。

前和**后**　近腹者为前,又称**腹侧**;近背者为后,又称**背侧**。

内和**外**　是对空腔脏器和部位而言,近内腔者为内,远内腔者为外。

内侧和**外侧**　以人体正中矢状面为基准,距正中矢状面近者为内侧,远者为外侧。内侧和外侧与内和外是有显著区别的,必须加以注意。

浅和**深**　以体表为基准,近体表者为浅,远体表者为深。

在四肢,上即距肢体根部近者称为**近侧**,下即距肢体根部远者称为**远侧**;前臂的内侧称为**尺侧**,外侧称为**桡侧**;小腿的内侧称为**胫侧**,外侧称为**腓侧**。

三、轴和面

轴和面是描述人体的器官形态,阐述关节运动时规定的术语,可在人体设定为相互垂直的三个轴和对应的三个面(绪图 1)。

1. **轴**

垂直轴:呈上下方向垂直于水平面的轴。

矢状轴:呈前后方向与垂直轴直角相交的轴。

冠状轴:呈左右方向与上述两轴相垂直的轴。

2. **面**

矢状面:于前后方向将人体纵切为左右两部的断面。其中将人体表面分为左右二等分的这个面称为正中矢状面。

冠状面:于左右方向将人体纵切为前后两部的断面。

水平面:与水平面相平行,将人体横切为上下两部的断面。

描述器官的切面时,则以其自身的长轴为准,与其长轴平行所作的切面为**纵切面**,与其长

3

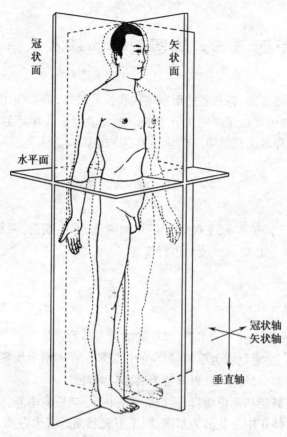

绪图1　人体的轴和面

轴垂直所作的切面为**横切面**。

【附】胸部标志线和腹部分区

1. 胸部标志线　①前正中线:沿身体前面正中线所作的垂直线。②胸骨线:沿胸骨外侧缘所作的垂线。③锁骨中线:通过锁骨中点的垂线。④胸骨旁线:在胸骨线与锁骨中线之间中点所作的垂线。⑤腋前线:沿腋前襞向下作的垂线。⑥腋后线:沿腋后襞向下作的垂线。⑦腋中线:经腋前、后线连线中点所作的垂线。⑧肩胛线:通过肩胛下角的垂线。⑨后正中线:沿棘突所作的垂线。

2. 腹部分区　以两肋弓最低点及两髂结节的连线为上、下横线,以腹股沟韧带中点作左、右两垂直线,将腹部分为:左、右季肋区和腹上区;左、右腹外侧区(腰区)和脐区;左、右髂区(腹股沟区)和腹下区(耻区)。

第五节　人体解剖生理学的研究方法

一、生理学研究的三个水平

生理学主要是通过动物实验研究的方法而获得知识的。由于生命现象的复杂性和多变性,就必须从不同的水平进行研究才能获得全面、正确的认识。

1. **细胞和分子水平** 主要研究细胞的生理特性及其内部生物大分子的物理、化学特性和功能。例如,骨骼肌收缩时的肌丝滑行;细胞兴奋时,细胞膜上通道蛋白通透性的改变和离子的跨膜移动等。该水平的研究常采用离体实验的方法。

2. **器官和系统水平** 主要研究各器官系统的活动规律、调节机制及其影响因素等。例如,心脏的射血、肺的呼吸、小肠的消化和吸收、肾的尿生成等。器官和系统水平的研究有利于把复杂的整体化整为零,能更加方便、准确地把握整个机体生命活动的规律。可采用急性和慢性动物实验的方法进行该水平的研究。

3. **整体水平** 即研究机体各器官、系统之间的相互关系以及机体随着内外环境的变化而变化的规律。例如,神经系统、内分泌系统对其他器官和系统活动的调节;运动、创伤、紧张、恐惧等生理和心理因素对机体生理功能的影响;机体为能适应新环境生存而产生的一系列适应性改变等。由于该水平的实验研究过程中产生的变量多,综合程度高,因而结果分析比较困难,但比前两个水平的研究可能更接近实际情况。

要想阐明某一生理功能机制,就必须对不同水平的研究结果进行综合分析,才能得出比较全面和准确的结论。

二、生理学常用的实验方法

生理学是一门实验性科学,它的所有知识都来自临床实践和实验研究。**生理学实验** physiological experiment 通常是在人工创造的一定条件下,对生命现象进行客观观察和分析,从而揭示其发生机制、影响因素及其发生发展的基本规律。实验往往会给机体造成一定的损害,甚至危及生命。因此,实验主要在动物身上进行,仅在不损害健康,并得到受试者本人同意的情况下,人体试验才允许有限进行。人与动物既有许多相似的结构和功能,但也存在不小的差异,对此必须有正确的认识。

(一)动物实验

1. **急性动物实验** acute animal experiment 可分为离体和在体实验两种方法。**离体实验** experiment in vitro 是从活着的或刚处死的动物体内分离出待研究的器官、组织或细胞,将其置于人工营造的近乎生理状态的环境中进行实验与观察。**在体实验** experiment in vivo 是在动物麻醉条件下或切断与大脑的联络,让动物丧失知觉又依然存活的条件中进行实验。急性动物实验的优点是,实验对象和操作方法简单,利于排除非实验因素的干扰并能对实验过程及结果进行全面、具体的分析。

2. **慢性动物实验** chronic animal experiment 通常以健康、完整、清醒的动物为研究对象,事前对其施行手术,或将待研究的器官损害、切除、结扎,或移植至体表,或安装人造瘘管导出体外,或将电极埋藏于机体内部等等,待动物康复后,在实验对象与外界环境保持自然一致的条件下,从体外对某一种生理功能进行研究。慢性动物实验的优点是,可以对同一实验对象的某种生理功能进行长期和完整的研究。

(二)人体实验

人体实验由于受到各种因素的限制,目前主要是进行人群资料调查,例如,人体血压、心率、肺通气量、肾小球滤过率,以及各种血细胞数量的正常值就是通过对大批人群采样,再进行数据的统计学分析而获得的。有些实验研究也可以在人体进行,例如,测试人体在高温、低温、低氧、失重和高压等特殊环境下某些生理活动的变化。

三、人体解剖生理学的学习方法

学习人体解剖生理学时,一定要坚持形态与功能相联系、进化与发展相一致、局部与整体相统一、理论与实践相结合的原则。由于人体解剖生理学具有课堂内容多、概念多、名词多、要求记忆的内容多等特点,因此,学习时必须运用科学的方法,才能达到事半功倍的效果。首先,应该从教材中提供的"学习目标"入手,重点放在"掌握"和"熟悉"的部分,牢固把握基本理论知识;其次,在研究人体各部分形态、结构以及各种生命现象或生理功能时,科学合理地借助"插图"、"列表"有助于加深理解和增强记忆;再者,要重视教材中列举的"相关链接"、"问题与思考"等内容的学习,这将有助于对枯燥理论知识的理解,并起到开阔视野、增加学习兴趣的作用;最后,每章后简明的"学习小结"和针对性较强的"复习题"可以帮助学习者梳理一章的主干内容和重要知识点,做到课堂学习与课后复习相结合。总之,学习人体解剖生理学最大的困难在于理解、记忆,讲究科学的学习方法和记忆技巧十分必要。

学习小结

人体解剖生理学是把形态和机能有机联系在一起的一门课程,包括人体解剖学和人体生理学两部分内容。前者主要研究人体的形态结构及其发生发展规律,后者注重研究人体内部正常生命活动过程及其功能机制的规律。

学习人体解剖学首先必须遵守并规范使用国际通用的统一标准和描述语言,即解剖学的标准姿势、方位、轴和面等术语,以正确描述人体各部位、各器官的形态结构和位置关系。

生理学是一门实验性科学,生理学的所有知识都来自临床实践和实验研究。生理学实验主要在动物身上进行,包括急性动物实验和慢性动物实验。所有实验的目的都是借助动物对组织、器官、系统的功能活动规律进行客观观察和分析,从而揭示其发生机制、影响因素及其发生发展的基本规律。

复习题

1. 人体解剖生理学的主要研究对象和任务是什么?
2. 为什么说生理学是一门实验性科学?生理学常用的实验方法有哪些?

(李富德 葛 凤)

第一篇　人体解剖学

第一章

细胞和基本组织

第一节　细　　胞

一切生物都是由细胞构成的,细胞是人体和其他生物体形态结构和生理功能的基本单位。人体内的各种生理功能和生化反应都是在细胞的基础上进行的。人体中的各种细胞大小不同,形态多样,这是因为它要与它的功能以及所处的环境相适应。例如:人体的卵细胞较大,直径约 120μm,而小淋巴细胞的直径只有 6μm 左右,红细胞因气体交换需要较大面积而呈圆盘形,白细胞适应于吞噬作用而能伸出伪足,能收缩的肌细胞呈梭形或长圆柱形,接受刺激并传导冲动的神经细胞因有神经纤维突起而呈星芒状等。

在光镜下,一般将细胞分为细胞膜、细胞质和细胞核三部分。自从应用电镜研究细胞内部结构之后,发现除了位于细胞最外层的细胞膜外,在细胞内部还有多种重要结构,也具有像细胞膜那样的膜性结构,所以又把细胞的结构分为膜相结构和非膜相结构两大类。

一、细　胞　膜

细胞膜 cell membrane 又称质膜,是包围在细胞质外周的一层界膜。它是一层极薄的膜,将细胞内容物和其周围的环境分隔开来,从而形成一道特殊屏障。细胞膜的存在使细胞能相对独立于环境而存在,为细胞的生命活动提供稳定的内环境。同时,细胞膜也是细胞完成正常生命活动时和细胞外液间进行物质交换和信息交流的媒介,可以执行物质运输、信号转导、细胞识别、能量转化等多种重要功能。

除质膜外,细胞内还存在有丰富的膜结构,如内质网膜、高尔基复合体膜、线粒体膜和核膜等(图1-1),统称为细胞的内膜系统。质膜和细胞内膜系统总称为生物膜。电镜下,生物膜呈现"两暗一明"的形态,又称单位膜。化学分析表明,生物膜主要由脂质、蛋白质和糖类组成。关于膜的分子结构假说较多,其中得到较多实验事实支持并被广泛接受和应用的是液态镶嵌模型假说,这个假说的基本内容是生物膜以液态的脂质双分子层为基架,其中镶嵌着具有不同分子结构和生理功能的蛋白质(图1-2)。细胞膜的主要特性是不对称性和流动性。

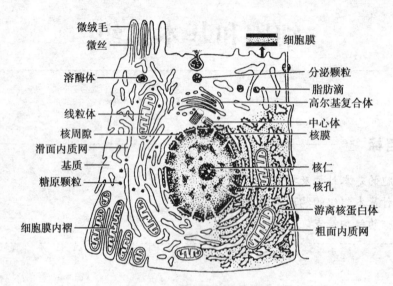

图1-1 细胞超微结构模式图

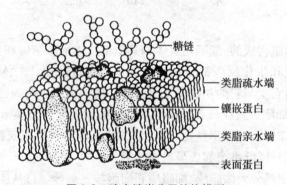

图1-2 液态镶嵌分子结构模型

1. **细胞膜脂质** membrane lipid 膜中的脂类以磷脂和胆固醇为主。磷脂是最重要的脂类,几乎所有的细胞膜中都含有磷脂,约占脂质总量的70%以上。胆固醇是细胞中另一类重要的脂类,其含量一般低于脂质总量的30%,它是中性脂类,在各种动物细胞膜中含量均较高,有的多达1个磷脂分子就伴有1个胆固醇分子。膜脂的种类虽多,但它们的分子结构具有共同的特点,即都具有亲水和疏水两部分。脂质的熔点较低,在一般体温条件下呈液态,脂质分子的这种特性是膜具有一定流动性的前提条件。

2. **细胞膜蛋白** membrane protein 细胞中有20%~25%的蛋白质参与了膜结构的组成,膜的重要功能主要由膜蛋白完成。根据膜蛋白与膜脂的结合方式以及其在膜中所在的位置,可分为内在膜蛋白质和外在膜蛋白质两大类。内在膜蛋白质又称镶嵌蛋白,占膜蛋白总量的70%~80%。外在膜蛋白质又称表面蛋白,主要分布在膜的内表面,为水溶性蛋白质,一般占膜蛋白的20%~30%,但在红细胞膜中约占50%。

3. **细胞膜糖类** 细胞膜所含的糖类较少,主要是一些寡糖和多糖,它们大多是与蛋白质或脂类分子相结合的低聚糖,主要分布在细胞膜的外表面。

二、细 胞 质

细胞质 cytoplasm 是指细胞内除细胞核外的所有结构,包括基质、细胞器、包涵物三部分。应用电子显微镜、免疫学和生物化学等技术和方法,发现细胞质中含有许多在光学显微镜下不能看见的结构,如内质网、高尔基复合体、线粒体、溶酶体等膜性细胞器,以及微丝、微管等非膜性细胞器。除去这些有形成分以外的可溶性成分,则为细胞质基质。包涵物是指贮存在胞质中的营养成分或代谢产物,如糖原、脂滴、色素、分泌颗粒等。

(一)基质

细胞质**基质** cytoplasmic matrix 也称透明质、细胞液或细胞溶质,为均质而半透明的胶状物,一般占整个细胞体积的50%~60%。基质内包含许多与细胞生长和生存直接相关的无机和有机化学成分,如水、无机盐、脂类、糖类、氨基酸、核苷酸等,并且其中还含有大量可溶性的酶,如糖酵解的酶系以及氨基酸合成和分解有关的酶系。细胞质基质中进行的活动不但包括许多重要的蛋白质和糖类的合成,还包括细胞与环境,细胞质与细胞核,以及细胞器之间的物质运输、能量代谢和信息传递等重要的生理过程。

(二)细胞器

1. **内质网** endoplasmic reticulum,ER 是由一层单位膜围成的管状、泡状和囊状结构,相互间连接形成一个连续的内腔相通的膜性管道系统。内质网的形态结构、分布位置及数量多少,在不同的细胞中差异很大。这与细胞的类型、生理状态,以及分化程度有关。

(1)**粗面内质网** rough endoplasmic reticulum,RER:内质网膜表面有核糖体附着的称为粗面内质网。粗面内质网大多数呈扁平囊板层排列,少数为球形或管状囊泡。粗面内质网上附着的核糖体随细胞功能状态的变化而变化。在分泌功能旺盛的细胞,核糖体常以多聚体的形式存在,而且排列紧密,形成嗜碱性颗粒,称为嗜碱质,如神经细胞中的尼氏体。粗面内质网表面附着的核糖体合成的输出性蛋白质,首先进入粗面内质网囊腔中,然后被输送到其他结构。因此,粗面内质网与蛋白质的合成密切相关,它既是核糖体附着的支架,又是运输蛋白质的通道。

(2)**滑面内质网** smooth endoplasmic reticulum,SER:滑面内质网膜表面光滑,无核糖体附着,多为彼此连通的小管或小泡,很少形成囊。在一些特化的细胞中,滑面内质网比较丰富,如肝细胞、肌细胞及分泌类固醇激素的细胞等。它是一种多功能的细胞器,是细胞内脂类合成的重要场所,在不同细胞或同一细胞的不同生理时期,其形态结构、发达程度差异很大,并常表现出完全不同的功能特性,如在肝细胞中的解毒功能,在横纹肌细胞中特化为肌质网,是贮存Ca^{2+}的场所,另外,它还与胃酸、胆汁的合成与分泌密切相关。

2. **核糖体** ribosome 是无膜细胞器,呈不规则颗粒状,直径约15~30nm。真核细胞胞质内,核糖体一般以两种形式存在:一种游离在基质内,称游离核糖体;一种附着在内质网膜上,称附着核糖体。核糖体又称核蛋白体,由 rRNA 和蛋白质组成。rRNA 是构成核糖体的重要成分,约占核糖体总量的 60%,其余 40% 为蛋白质。核糖体是细胞内将氨基酸缩合成肽链的细胞器,是蛋白质合成的"装配机"。

3. **高尔基体 Golgi apparatus** 又称高尔基复合体,它是由一层单位膜包围形成的囊泡系统,由扁平囊泡、小囊泡和大囊泡三部分组成。每个高尔基体有 3 ~ 10 层扁平囊,堆叠形成扁平囊堆,每个扁平囊之间距离为 15 ~ 30nm。高尔基体的发达程度与细胞的类型及细胞的分化状态有关。在分泌性细胞和成熟型细胞中高尔基体较发达。高尔基体是细胞内物质转运的特殊通道,并且也是胞内物质合成、加工的重要场所。

4. **线粒体 mitochondrion** 是一种重要而独立的细胞器,光学显微镜下的线粒体形态为短线状或颗粒状,电子显微镜下可见线粒体是由两层单位膜形成的膜性囊状结构,腔内含有线粒体 DNA(图 1-3)。其形态、大小、数量和分布常因细胞种类的不同而异。即便在同一细胞中,也会因为细胞的生理环境或功能状况的不同而发生较大的变化。例如,当细胞处于高渗环境时,线粒体会伸长为线状;在低渗条件下,线粒体则会膨胀如泡状。线粒体的主要化学成分是蛋白质和脂质,其中蛋白质可占到线粒体干重的 65% ~ 70%。脂质约占到线粒体干重的 25% ~30%。线粒体内含有众多酶系,已确认的有 120 余种,是细胞中含酶最多的细胞器之一,线粒体中存在着催化物质代谢和能量转换的各种酶和辅酶,因而供能物质(如糖酵解产物丙酮酸)在线粒体内能得到彻底氧化分解,生成更多的高能磷酸化合物 ATP,以备细胞其他生命活动需要。细胞生命活动中所需能量约80%来自线粒体。

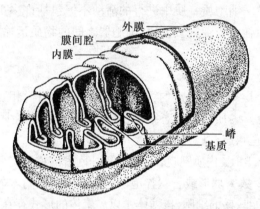

外膜
膜间腔
内膜
嵴
基质

图 1-3 线粒体结构立体模式图

5. **溶酶体 lysosome** 是一种囊状小体,多为圆形或卵圆形,大小不一,多数直径介于 $0.2 ~ 0.8\mu m$ 之间,小的为 $0.05\mu m$,大的可达数微米。溶酶体在形态大小、数量分布、生理生化等方面具有高度的异质性。溶酶体内含 60多种酸性水解酶,包括蛋白酶、核酸酶、脂酶、磷酸酶、糖苷酶和溶菌酶等多种酶。在酸性环境下,能将蛋白质、脂类、糖类和核酸等多种物质分解,故称溶酶体。因此,溶酶体是细胞内重要的消化器官。

6. **微管 microtubule** 是真核细胞中普遍存在的细胞骨架成分之一,是由微管蛋白和微管结合蛋白组成的中空的管状结构。其外径平均为 25nm 左右;内径约为 15nm。不同细胞中的微管长度差异很大。一般仅长几微米;但在某些特化细胞,如中枢神经系统的运动神经元中,微管可达数厘米。在细胞质中,微管有三种存在形式,即单管、二联管和三联管。它们各自执行不同的功能。大多数细胞中的微管是不稳定的,可以很快地组装或去组装。微管的主要功能是构成细胞的网状支架,维持细胞的形态;参与细胞的收缩与变形运动;参与细胞器的定位和细胞分裂过程中染色体的定向移动;参与细胞内物质,特别是大分子颗粒物质的运送,并具有运输的定向作用。

7. **微丝 microfilament** 是由肌动蛋白组成的细丝,它与微管、中间纤维共同构成细胞的骨架,其平均直径约为 5 ~8nm。在胞质内,微丝间横向连接,形成聚合物或形成束。微丝的主要功能是组成细胞骨架,维持细胞形态;构成细胞间的连接装置;参与细胞内物质运输;参与细胞内信号传递;参与细胞运动,如肌肉收缩、变形运动和细胞分裂等。

8. **中心体** 常位于细胞核的一侧,是细胞中一种重要的无膜结构的细胞器,每个中心体主要含有两个**中心粒**centriole。电镜下可见中心粒是一对相互垂直的短筒状小体,是位于中心体中央部位的核心结构。中心粒的直径大约为 0.16~0.23μm,其长度变动于 0.16~0.56μm 之间。中心体在间期细胞中调节微管的数量、稳定性、极性和空间分布。在细胞分裂中,参与细胞的有丝分裂过程,建立两极纺锤体,确保细胞分裂过程的对称性和双极性。

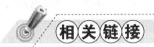

线 粒 体 病

线粒体病是由核基因缺陷或线粒体基因缺陷引起线粒体代谢酶缺陷,使 ATP 合成障碍、能量来源不足导致的一组异质性病变,因此这类疾病可有多种遗传模式。

几乎人体内所有细胞的直接能量来源都是线粒体,因此,线粒体病可以说是一种导致多系统紊乱的疾病,它能损伤不止一种体细胞、组织或器官。除少数线粒体病仅影响单一器官外,绝大多数可影响多器官系统。任何年龄都可发生线粒体病。根据线粒体病变部位不同可分为:①线粒体肌病:线粒体病变侵犯骨骼肌为主;②线粒体脑肌病:病变同时侵犯骨骼肌和中枢神经系统;③线粒体脑病:病变侵犯中枢神经系统为主。

目前无特效治疗。可给予 ATP、辅酶 Q10 和大量 B 族维生素等,丙酮酸羧化酶缺少的患者推荐高蛋白、高碳水化合物和低脂肪饮食。

三、细 胞 核

细胞核nucleus 是细胞生命活动的控制中心,是遗传物质储存、复制、转录的场所。细胞核的形态、大小、位置和数目因细胞类型不同而异。核的形态一般与细胞的形态、发育时期有关,一般为圆形或卵圆形,肌细胞核呈杆状,脂肪细胞核呈扁月形,中性粒细胞核为杆状或分叶核。一个细胞通常只有一个核,但肝细胞、壁细胞和盖细胞可见双核,而骨骼肌细胞和破骨细胞有多个核,甚至可达上百个。核的大小在不同生物和不同生理状态下有所不同,幼稚细胞的细胞核较大,成熟细胞的细胞核小,成熟的红细胞无核。细胞核通常位于细胞的中央,但也有的偏于细胞的一侧。

(一)核膜

核膜是位于细胞核表面的薄膜,由内外两层平行但不连续的单位膜组成,内、外两层膜之间的间隙,称核周间隙,内含多种蛋白质和酶。外层核膜在形态和生化性质上与细胞质中的粗面内质网膜相近,在核膜外层,面向细胞质的表面附有核糖体,有时还可看到核膜外层突向细胞质与内质网相连,核周间隙与内质网腔相通。这也可以说明,核膜实际上是包围核物质的内质网的一部分,是细胞中膜系统的一部分。

核膜上还有许多散在的环状开口,称为核孔,核孔是核与细胞质进行物质交换的通道。电镜下,核孔并非单纯的孔洞,而是由蛋白质构成的复杂结构,称为核孔复合体,它是细胞核与细胞质间物质交换的双向选择性亲水通道。核膜的作用是把核物质集中在一个区域内,核物质的区域化有利于实现其功能,使细胞核有相对稳定的内环境。

（二）核仁

核仁nucleolus 是真核细胞内的非膜相结构,是 rRNA 合成、加工及核糖体装配的场所。核仁的形态、大小和数目依细胞种类和生理状态的不同而有变化,并与细胞中蛋白质合成旺盛程度有关,在蛋白质合成能力旺盛的细胞,其核仁大而且数目多。大多数真核细胞的间期核内有一个或数个核仁,核仁一般位于核的一侧,在合成旺盛的细胞中,核仁常移到核膜周边,以便于将核仁内的合成物输送至胞质。在光镜下观察到的核仁,是折光较强的圆球状小体。在电镜下观察到核仁是一个无外膜包围的、呈疏松的海绵状球体。核仁的化学成分主要是蛋白质和核酸。

（三）染色质和染色体

真核细胞核内,能被碱性染料着色的物质即**染色质**chromatin。电镜下,间期核内的染色质是一种细微纤丝,当细胞进入细胞分裂期时,染色质则高度螺旋化凝集成条状或棒状的**染色体**chromosome。因此,染色质和染色体只不过是同一物质在细胞间期和细胞分裂期的不同形态结构的表现而已。间期核的染色质,按其螺旋化和折叠程度不同,又可分为常染色质和异染色质两类。常染色质是呈伸展状态的那部分染色质,螺旋化程度低,染色较浅,在电镜下观察,是分布于核中央较透亮的区域,少量分布于核仁内,它的功能活跃。异染色质则是螺旋、盘曲得比较紧密的那部分染色质,染色较深,大部分分布于核膜内面附近,其功能不活跃。

染色质的主要化学成分是 DNA、组蛋白、非组蛋白和少量 RNA,其中 DNA 与组蛋白占染色质化学组分的 98% 以上。DNA 是遗传信息的携带者,其结构性质稳定,在同种生物的各类细胞中,DNA 的含量是恒定的,说明遗传物质是相对稳定的,不因细胞的分化而丢失。组蛋白是染色质中富含精氨酸和赖氨酸等碱性氨基酸的蛋白质,为碱性蛋白质。非组蛋白是组蛋白之外的染色质结合蛋白,其数量少但种类多。染色质中 RNA 含量很少,不到 DNA 量的 10%。

（四）核基质

采用一些方法,除掉核内 DNA、RNA、组蛋白、脂类等物质后,显微镜下可见一个充满于整个核空间,并以细丝状非组蛋白为主体的网架结构,即核基质,又称核骨架。

核基质的生物学作用,不仅是在核骨架中起到机械性支撑,维持细胞核的形态结构,而且还在参与 RNA 的复制、参与 DNA 的转录和基因表达调控,以及参与染色体和核膜的构建等一系列活动中发挥重要作用。

四、细胞的增殖

细胞增殖是细胞发育的重要阶段,通过增殖产生新细胞,以代替衰老、死亡和创伤所损失的细胞,这是机体新陈代谢的表现,也是机体不断生长发育、赖以生存和延续种族的基础。

细胞增殖最主要的方式是细胞分裂,细胞分裂的方式主要有**无丝分裂**amitosis、**有丝分裂**mitosis、**减数分裂**meiosis 三种。细胞分裂过程呈周期性进行,通常将细胞从上次分裂结束到下次分裂结束所经历的规律性变化称为一个细胞周期,这一周期可分为两个时期,即间期和分裂期。分裂期时间短,间期时间长,占了分裂周期95%以上的时间。下面介绍一下细胞有丝分裂的细胞周期。

（一）间期

细胞分裂以后进入间期,在此期间细胞进行着结构上和生物合成上复杂的变化。与 DNA

分子复制有关的各项活动是间期活动的中心。间期可分为以下三个分期：

1. **G₁ 期**（DNA 合成前期）　从细胞分裂完成到 DNA 合成开始前的阶段。此期细胞内进行着一系列剧烈的生化变化，为进入 S 期准备必要的基本条件，其中最主要的特点是细胞中进行着活跃的 RNA 和蛋白质的合成，细胞体积增大，蛋白质含量逐渐增多。此期持续时间一般较长，可达数小时至数日，有的甚至数月。

2. **S 期**（DNA 合成期）　S 期为从 DNA 合成开始到 DNA 合成结束的全过程，哺乳动物 S 期持续时间一般为 6 ~ 8 小时。此期主要特点是利用 G₁ 期准备的物质条件进行大量的 DNA 复制，并合成一定数量的组蛋白和非组蛋白，一条染色体复制成两条染色单体，细胞核 DNA 含量增加一倍，同时完成中心粒的复制。

3. **G₂ 期**（DNA 合成后期）　指从 DNA 复制完成到有丝分裂开始这段时间，历时较短而恒定，哺乳动物细胞一般为 1 ~ 1.5 小时。这一时期的主要特点是为细胞分裂准备物质条件，加速合成 RNA 和蛋白质。若阻断这些合成，细胞便不能进入有丝分裂。

（二）分裂期

分裂期又称有丝分裂期，简称 M 期。M 期是从间期结束开始，到新的间期出现的一段时

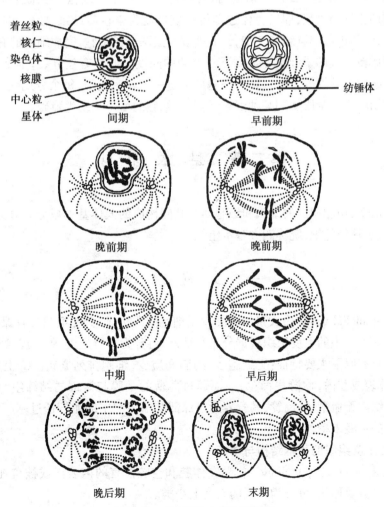

图 1-4　动物细胞有丝分裂图解

期,这一时期的主要变化包括:染色体凝集与分离,核膜、核仁破裂及重建,纺锤体形成,核、质一分为二,完成分裂。根据其主要变化特征,可将其分为前期、中期、后期和末期四个分期,持续时间约 0.5~2 小时(图 1-4)。

1. **前期** 主要特征是染色质不断螺旋、折叠和包装成染色体。每条染色体进一步发展分为两条染色单体,二者仅由着丝粒相连;核膜及核仁逐渐解体消失;在间期复制的中心体分开,逐渐向细胞的两极移动;每个中心体的周围出现很多放射状的细丝,两个中心体之间的细丝连接形成纺锤体,这些细丝即为微管结构。

2. **中期** 主要特征是染色体排列在细胞中央的赤道板上,着丝粒均位于同一平面上。此期染色体最大程度地压缩,并集中排列在细胞的中部平面上,形成赤道板。两个中心体已移到细胞的两极,纺锤体更明显,纺锤丝与每个染色体的着丝粒相连。

3. **后期** 主要特征是姐妹染色单体分离并移向细胞两极。染色体在着丝粒处完全分离,各自成为染色单体,并在纺锤丝微管的牵引下,逐渐移向两极。与此同时,细胞向两极伸长,中部的细胞质缩窄,细胞膜内陷。后期结束时,染色体在两极合并成团,在这两组染色体团之间,仍然留有纺锤体部分。

4. **末期** 主要特征是子细胞核形成,胞质分裂,形成两个子细胞。子细胞核的形成基本上经历一个与前期相反的过程,即染色体逐渐解螺旋恢复为染色质纤维,核仁和核膜重新出现,形成新的胞核;细胞中部继续缩窄变细,最后断裂形成两个子细胞,完成细胞的有丝分裂。

细胞分裂后新形成的子细胞即进入下一周期的间期。通过有丝分裂,细胞实现了染色体及胞质在子代细胞中的均等分配。整个细胞周期是一个动态过程,每个分期互相联系,不可分割。如细胞周期的某个阶段受到某种因素干扰时,细胞的增殖则发生障碍。

第二节 基 本 组 织

组织是由形态、功能相近的细胞和细胞间质共同构成的人体基本成分。分为上皮组织、结缔组织、肌组织和神经组织,统称四大基本组织。

一、上 皮 组 织

上皮组织 epithelial tissue 由大量细胞和少量细胞间质构成,上皮组织具有保护、吸收、分泌和排泄等功能。人体中的上皮组织根据分布与功能,可分为被覆上皮、腺上皮、特殊上皮。

上皮组织具有以下主要特征:①细胞多,细胞间质少,细胞排列紧密。②上皮细胞具有极性,一面朝向体表或腔内,称游离面;另一面通过薄薄的基膜与深部的结缔组织相连,称基底面。③上皮组织内无血管、淋巴管,其营养通过深部结缔组织中的血管透过基膜供给。④上皮组织含有丰富的神经末梢。

(一)各类上皮组织的基本结构与功能

1. **被覆上皮** covering epithelium 衬贴在体腔和空腔器官的内表面或被覆在人体表面,根据细胞排列的层数及形状,可分为以下两大类七小类。

(1) **单层扁平上皮** simple squamous epithelium:又称单层鳞状上皮。仅由一层如鳞状的扁平细胞组成。表面观细胞不规则,边缘呈锯齿状相互嵌合,细胞核椭圆居中。垂直切面观细胞质较薄,含核部分稍厚。衬贴于心血管和淋巴管腔内表的单层扁平上皮称**内皮** endothelium,内皮薄而光滑,有利于血液和淋巴液的流动;分布于胸膜、腹膜和心包膜等处的单层扁平上皮称**间皮** mesothelium,间皮能分泌少量浆液,以保持润滑,减小脏器间的摩擦,利于内脏器官运动(图 1-5)。

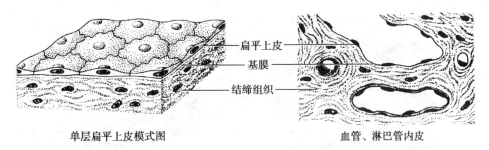

单层扁平上皮模式图　　　　　　　　血管、淋巴管内皮

扁平上皮
基膜
结缔组织

图 1-5　单层扁平上皮结构模式图

(2) **单层立方上皮** simple cuboidal epithelium:由一层立方形上皮细胞组成。主要分布在甲状腺滤泡、肾小管、肺泡等处,具有分泌和吸收功能(图 1-6)。

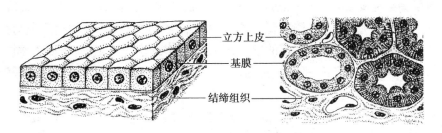

立方上皮
基膜
结缔组织

图 1-6　单层立方上皮结构模式图

(3) **单层柱状上皮** simple columnar epithelium:由一层柱形上皮细胞组成。细胞表面观似多边形,垂直切面观呈棱柱形,胞核长而椭圆居于基底部。分布在胃肠道、子宫腔内表的柱状上皮大多具有吸收和分泌的功能。衬贴在小肠黏膜的柱状上皮中,柱状细胞间还夹杂有一种形如高脚酒杯样的**杯状细胞** goblet cell,胞核扁月形或三角形,位于细胞基底部,胞质内含有大量黏原颗粒,杯状细胞可分泌黏液,对上皮具有润滑和保护作用(图 1-7)。

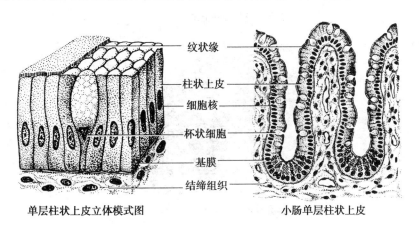

纹状缘
柱状上皮
细胞核
杯状细胞
基膜
结缔组织

单层柱状上皮立体模式图　　　　　　小肠单层柱状上皮

图 1-7　单层柱状上皮结构模式图

（4）**假复层纤毛柱状上皮** pseudostratified ciliated columnar epithelium：构成此种上皮的细胞高矮不一，形态各异，垂直切面观有梭形、锥形、杯状和柱状细胞构成，尤以柱状细胞居多，柱状细胞游离面还生长有大量纤毛。光镜下可见上皮内胞核位置高低不等，但细胞基部均附在基膜上，因此看似复层，实为单层。此种上皮主要分布在呼吸道内表，具有保护和分泌作用（图 1-8）。

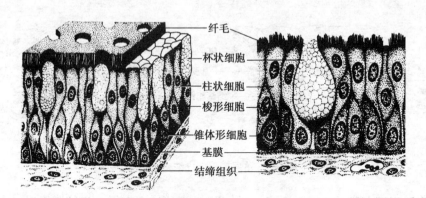

纤毛
杯状细胞
柱状细胞
梭形细胞
锥体形细胞
基膜
结缔组织

图 1-8　假复层纤毛柱状上皮结构模式图

（5）**复层扁平上皮** stratified squamous epithelium：又名复层鳞状上皮，由十余层至数十层细胞组成。垂直切面观基底面细胞为低柱或立方形细胞，细胞幼稚，分裂增生能力强，可不断分裂增生以替换表层衰老或损伤脱落的细胞；中间为梭形或多边形细胞；表面为数层鳞状扁平细胞。此类上皮如分布于皮肤，细胞发生角质化，其表层形成角化层，称为角化的复层扁平上

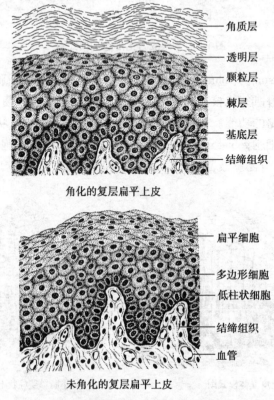

角质层
透明层
颗粒层
棘层
基底层
结缔组织

角化的复层扁平上皮

扁平细胞
多边形细胞
低柱状细胞
结缔组织
血管

未角化的复层扁平上皮

图 1-9　复层扁平上皮结构模式图

皮;而分布于口腔、食管、阴道、肛门黏膜者,则不形成角化层,称为未角化的复层扁平上皮。这种上皮修复能力极强,且有较强的抗机械性损伤作用(图1-9)。

(6) **变移上皮** transitional epithelium:又称移行上皮,由数层细胞组成,贴附在泌尿道内表。其细胞形态和层数可随器官容积大小而变化。当膀胱空虚时,细胞体积变大,层数增多,上皮变厚;当膀胱充盈时则反之。此上皮有防止尿液侵蚀的功能(图1-10)。

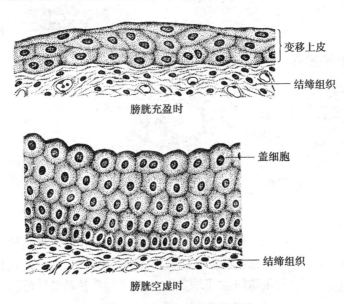

图1-10　变移上皮结构模式图

(7) **复层柱状上皮** stratified columnar epithelium:上皮细胞浅层为柱状,中层呈多边形,深层为矮柱形,分布于眼睑结膜及男性尿道。

2. **腺上皮** glandular epithelium　是具有分泌功能的上皮,由腺上皮为主构成的器官称**腺** gland。腺上皮由胚胎时期的原始上皮演化而成。原始上皮陷入深部的结缔组织内,形成细胞索,然后分化为腺。若细胞索依然保留并演变成与表层相连的导管,则腺的分泌物经导管排放到体表或器官腔面,这种腺称为有管腺或外分泌腺,如汗腺、皮脂腺、唾液腺、胰腺等。若细胞索退化消失,腺的分泌物(激素)直接进入周围的毛细血管和淋巴管,经血液运送到其作用部位,这种腺称为无管腺或内分泌腺,如甲状腺、肾上腺、垂体等(图1-11)。

3. **特殊上皮**　特殊上皮分布于某些器官或管腔,如生精上皮、感觉上皮等,能完成特殊的生理功能。

(二)上皮组织的特殊结构

上皮细胞在其游离面、侧面、基底面通常形成一些特殊结构,以完成某种特定的生理功能。

1. **游离面**　某些上皮细胞的游离面生长有特殊结构。

(1) **微绒毛** microvillus:微绒毛是由胞膜与胞质向游离面伸出的指状突起,直径约0.1μm,它可增加细胞的表面积,利于细胞的吸收,主要分布于小肠和肾小管等处。

(2) **纤毛** cilium:纤毛是胞膜与胞质向游离面伸出的较微绒毛粗和长的突起,直径约0.2μm,多见于呼吸道黏膜表层。它能有节律地作定向摆动,有利于将分泌物和异物清除。

2. **侧面**　上皮细胞侧面联系紧密,形成常见的四种细胞连接方式(图1-12)。

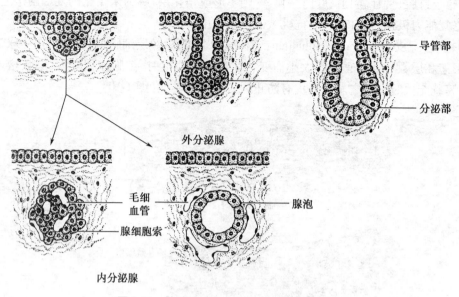

外分泌腺

导管部

分泌部

毛细血管

腺泡

腺细胞索

内分泌腺

图 1-11　外分泌腺与内分泌腺的发生模式图

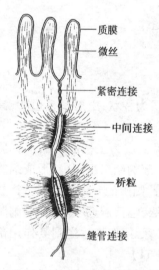

质膜

微丝

紧密连接

中间连接

桥粒

缝管连接

图 1-12　细胞连接超微结构模式图

（1）**紧密连接**tight junction：见于细胞接近游离面处，相邻两细胞膜上有呈箍状环绕的细胞脊，使细胞连接紧密，并可封闭细胞间隙，形成阻碍大分子物质扩散的屏障。

（2）**中间连接**intermediate junction：位于紧密连接下方，细胞之间及细胞膜内面均充满致密物和细丝，它具有维持细胞形状、传递细胞收缩力和牢固连接细胞的作用。

（3）**桥粒**desmosome：斑块状，位于中间连接深部，细胞间有细丝状物质，通过这些细丝的机械性连接作用，使桥粒成为一种牢固的细胞连接方式。

（4）**缝隙连接**gap junction：又称缝管连接，相邻细胞膜之间有直径约 2nm 的小管连通，细胞可经此交换离子和小分子物质，传递信息。

当两种以上的细胞连接排列在一起时，称连接复合体。上述细胞连接也存在于其他三种组织中。

3. 基底面

（1）**基膜**basement membrane：位于上皮细胞基底面与深部的结缔组织之间，具有半透膜的作用，利于上皮与结缔组织的物质交换。

（2）**质膜内褶**plasma membrane infolding：由上皮细胞基底面的胞膜向胞质凹陷而成，其周围分布许多线粒体，多见于肾小管上皮。这种结构能扩大细胞基底的表面积，利于水和电解质的转运，线粒体则为转运过程提供能量。

（3）**半桥粒**hemidesmosome：位于上皮细胞内，是在细胞基底面上形成的半个桥粒结构，将上皮细胞固着在基膜上。

二、结缔组织

结缔组织 connective tissue 由细胞和细胞间质组成,它与上皮组织比较,具有许多不同的特点:①细胞数量少但种类丰富,细胞散落在细胞间质中,无极性;②细胞间质多,由基质和纤维构成;③来源于胚胎时期的间充质。结缔组织在人体中分布广泛,形式多样,具有支持、连接、营养、保护、修复和防御功能。

结缔组织可分为四种类型(表1-1),一般所说的结缔组织是指固有结缔组织。

表 1-1 结缔组织的分类

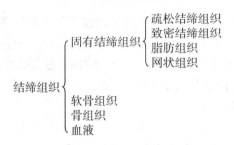

(一)疏松结缔组织

疏松结缔组织 loose connective tissue 结构特点是基质多,纤维少,排列稀疏呈蜂窝状,故又称蜂窝组织(图1-13)。疏松结缔组织广泛分布在器官、组织,以及细胞之间,具有连接、支持、营养、充填、保护、修复和防御等功能。

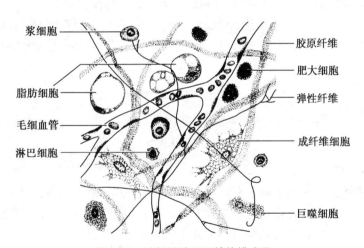

图 1-13 疏松结缔组织铺片模式图

1. **细胞** 疏松结缔组织的细胞主要有成纤维细胞、巨噬细胞、浆细胞、肥大细胞、脂肪细胞、未分化的间充质细胞等。各细胞的数目和分布因其所在的部位和功能状态而各异。

(1) **成纤维细胞** fibroblast:是疏松结缔组织中主要的细胞成分。细胞形态不规则,扁平多突起;胞质呈弱嗜碱性;胞核大而椭圆,染色质疏松。电镜观察,胞质内有丰富的粗面内质网、游离核糖体及发达的高尔基复合体,表明它具有合成和输出蛋白质的功能。它生成的胶原蛋白、弹性蛋白和基质成分,对机体的成长及间质的创伤修复具有十分重要的作用。成纤维细胞

19

在合成蛋白质时需要维生素 C 参与,后者的缺乏将影响蛋白质的合成。外伤手术后,补充维生素 C,有利于伤口的愈合。功能静止期的成纤维细胞呈梭形,称为纤维细胞。

(2)**巨噬细胞**macrophage:是体内数量多、分布广、具有强大吞噬功能的免疫细胞,又称组织细胞。其形态不规则,常随功能状态不同而变化,功能活跃者可伸出较长的伪足。细胞质丰富且多呈嗜酸性,含有大量的初级溶酶体、次级溶酶体、吞噬体、吞饮小泡和发达的高尔基复合体。巨噬细胞的主要功能:①趋向性运动:通常在炎症、异物等趋化因子的刺激下,可激化形成许多游走的巨噬细胞并向趋化因子聚集,这种特性称为巨噬细胞的趋化性。②吞噬功能:吞噬和清除细菌、病毒、异物和衰亡细胞。③分泌功能:合成和分泌多种生物活性物质(如溶酶体、干扰素、补体、白细胞介素-1 等)。④免疫功能:捕捉抗原信息,呈递给淋巴细胞,参与人体免疫活动。

(3)**浆细胞**plasma cell:通常见于消化、呼吸道黏膜等病原体易入侵的部位,以及慢性炎症病灶区。细胞多呈卵圆形,核圆而偏向细胞一侧,核仁居中,染色质形如块状沿核膜呈辐射状排列,使胞核形似车轮状。浆细胞来源于 B 淋巴细胞,在抗原的不断刺激下,后者增殖分化出丰富的粗面内质网和发达的高尔基复合体,即转化成浆细胞。浆细胞能合成和分泌抗体(免疫球蛋白),参与机体的体液免疫。

(4)**肥大细胞**mast cell:多见于皮肤、消化道和呼吸道等机体与外界易接触部位,沿小血管成群分布。细胞体积较大,呈圆形或卵圆形,胞核小而圆,多居中央。胞质中充满粗大的异染颗粒。颗粒中含有肝素、组胺、慢反应物质、嗜酸性粒细胞趋化因子等多种生物活性物质。肝素有抗凝血作用。组胺和慢反应物质可使毛细血管及微静脉通透性增加,血浆蛋白和液体溢出,造成局部组织水肿(如荨麻疹);还可使呼吸道黏膜水肿及细支气管平滑肌痉挛而引起哮喘。嗜酸性粒细胞趋化因子能吸引嗜酸性粒细胞聚集到过敏反应区。

(5)**脂肪细胞**fat cell:常沿血管分布,单个或成群存在。胞体大,圆形或卵圆形,核扁圆形,位于细胞一侧,胞质内含有大的脂滴。脂肪细胞具有合成和贮存脂肪,参与脂类代谢的功能。

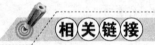

相关链接

天然药物成分对肥大细胞的影响

变态反应性炎症发病率约占全球人口的 30% ~ 40%,并呈逐年上升的趋势,2000 年末被世界卫生组织定为三大非传染性疾病之一。肥大细胞是过敏性炎症的主要效应细胞,被称之为人体中唯一能将人致死的细胞。在炎症局部,肥大细胞数量增加,并通过激活后脱颗粒,释放多种具有细胞毒的活性物质,使平滑肌收缩和微血管通透性升高,引起组织损伤和变态反应。肥大细胞的这种脱颗粒反应,既是机体的一种防御反应,也是速发型变态反应和炎症等病理反应的基础。据文献报道,自然界中存在多种能抑制肥大细胞脱颗粒的天然成分,其中麻黄、甘草、木兰、丹参和雷公藤等研究报道较多。这些天然药物成分通过促进肥大细胞凋亡,稳定其胞膜,抑制其胞膜 G 蛋白受体的激活,阻断早期 FceRI 信号传导等途径来抑制肥大细胞脱颗粒,以达到治疗变态反应性疾病的作用。

2. **细胞间质** 主要由不溶性的三种纤维和基质组成。

(1) **胶原纤维** collagenous fiber：是疏松结缔组织中数量最多的纤维成分，新鲜时呈白色，故名白纤维。胶原纤维粗细不一，直径在 1 ~ 20μm 之间，通常分支交织成网。胶原纤维由胶原原纤维集合而成，后者由成纤维细胞分泌的胶原蛋白粘合形成。胶原纤维韧性大，抗拉力强，但弹性较差。

(2) **弹性纤维** elastic fiber：数量较胶原纤维少，新鲜时呈黄色，故名黄纤维。弹性纤维较细，直径在 0.2 ~ 1.0μm 之间，经分支相互交织成网。电镜所见，弹性纤维由弹性蛋白与微原纤维组成。弹性纤维富有弹性，但韧性较差。

(3) **网状纤维** reticular fiber：较纤细，多分支并交织成网。其主要化学成分是胶原蛋白。网状纤维数量较少，主要见于基膜内、淋巴器官、造血器官等处。

(4) **基质** matrix：是一种由生物大分子成分构成的无色透明的胶状物质，充填于纤维与细胞之间。其主要化学成分是蛋白多糖、纤维黏连蛋白、水和电解质等。基质中含有的液体为组织液。

（二）致密结缔组织

致密结缔组织 dense connective tissue 成分与疏松结缔组织大体相似。它的主要特征是细胞与基质成分少，纤维多而粗大，且排列紧密，结构致密，以胶原纤维为主，细胞主要是成纤维细胞。根据结构特点，致密结缔组织可分为规则致密结缔组织、不规则致密结缔组织、弹性组织三类。致密结缔组织以支持和连接为主要功能。多见于肌腱、韧带、皮肤的真皮和器官被膜等处。

（三）脂肪组织

脂肪组织 adipose tissue 是以大量脂肪细胞为主组成的结缔组织，它由疏松结缔组织分隔成许多脂肪小叶。脂肪组织可分为白（黄）色脂肪组织与棕色脂肪组织两类。白（黄）色脂肪组织多分布于皮下、骨骼肌之间、腹腔、盆腔和黄骨髓。棕色脂肪组织较少见，仅存于肾脏周围。脂肪组织的主要作用是为机体的活动储存和提供能量，还具有支持、保护、保持体温等功能。

（四）网状组织

网状组织 reticular tissue 由网状细胞、网状纤维和基质组成，其构成淋巴组织、淋巴器官和造血器官的基础成分。网状细胞呈多突起星形，胞核大，核仁显著，胞质丰富，细胞间突起相互接触，形成细胞网架。网状纤维纤细而有分支，相互构成纤维网架。细胞和纤维网架，组成造血器官的支架。一般认为，网状组织为血细胞的生存与发育提供了稳定的微环境。

三、肌组织

肌组织 muscle tissue 主要是由具有收缩功能的肌细胞构成。肌细胞细长如纤维状，故而又称肌纤维。肌纤维的胞膜称为**肌膜** sarcolemma，胞质称为**肌质** sarcoplasm，肌质中含有粗细**肌丝** myofilament，是引起肌肉收缩或舒张的单位。在肌纤维之间，有散在的神经、血管、淋巴管和少量的结缔组织分布。

按照肌纤维不同的结构、位置和功能特点，可将肌组织分成骨骼肌、心肌和平滑肌三类。骨骼肌纤维和心肌纤维都具有明暗相间的横纹，故称横纹肌，平滑肌无横纹。骨骼肌的运动由躯体神经支配，直接受人的主观意识控制，故称随意肌，心肌和平滑肌的运动受内脏神经的调节,属于不随意肌。平滑肌多分布在内脏器官和血管壁,故又称内脏肌。

(一)骨骼肌组织

骨骼肌 skeletal muscle 因大多数附着于骨骼而得名,其内主要由平行排列的肌纤维及结缔组织、血管、神经等组成。

1. 骨骼肌纤维的一般结构 骨骼肌纤维呈细长圆柱状,长约 1～40mm,有几十个到上百个椭圆形细胞核贴于肌膜下方,肌质中含有丰富的(多达上千条)肌原纤维,其间还有大量的线粒体、肌红蛋白和糖原等。肌原纤维直径约 1～2μm,其长轴与肌纤维平行。在光镜下,每根肌原纤维上都可以见到明暗相间的条带状**横纹** cross striation(图 1-14)。明带又称 I 带,其中央可见一条着色较深的细线,称 Z 线。暗带又称 A 带,其中央可见一着色浅的窄带,称 H 带。H 带中央还有一条着色稍深的线,称 M 线。相邻两条 Z 线之间的肌原纤维称**肌节** sarcomere,一个完整的肌节由左右各半个明带夹中间一个暗带所组成。肌节是肌原纤维的基本结构和功能单位。

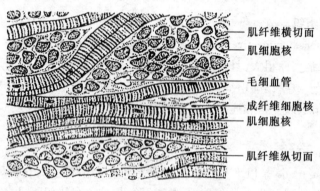

图 1-14　骨骼肌纵、横切面

2. 骨骼肌纤维的超微结构

(1)**肌原纤维** myofibril:肌原纤维含有粗肌丝和细肌丝两种成分,两者有规律地平行排列。粗肌丝位于暗带,中点固定在 M 线上,长度与暗带相等,约 1.5μm,直径约 10nm。细肌丝长约 1μm,直径约 5nm,它一端固定于 Z 线,另一端插至粗肌丝之间,到达 H 带边缘。在一个肌节中,相邻两细肌丝游离端之间即 H 带。从肌节不同位置所做的横断面上所示,粗、细肌丝在空间排位上非常有规律(图 1-15)。粗、细肌丝在肌节内的这种排列形式及其超微结构特性,是骨骼肌完成收缩功能的主要物质基础。目前认为,骨骼肌的收缩机制为肌丝滑动学说。

(2)**横小管** transverse tubule:由肌纤维胞膜内陷形成的许多与细胞长轴方向垂直的横向走行的膜性小管,称横小管或 T 小管(图 1-16)。哺乳类动物的横小管位于明带与暗带的交界水平,彼此分支吻合,环绕在肌原纤维周围。每个肌节有两条横小管缠绕。低等动物的横小管位于 Z 线水平。横小管的功能是将胞膜的兴奋迅速传导到细胞内。

(3)**肌质网**:是肌纤维内特化的滑面内质网,位于相邻两条横小管之间,纵行环绕在每条肌原纤维周围,又称纵小管或 L 小管。在接近横小管处,纵小管末端膨大并相互融合,形成终池,其内含有丰富的钙离子。横小管与其两侧的终池共同组成三联体。横小管与终池间彼此互不连通(图 1-16)。肌质网膜上有丰富的钙泵和钙通道,具有调节肌质内钙离子浓

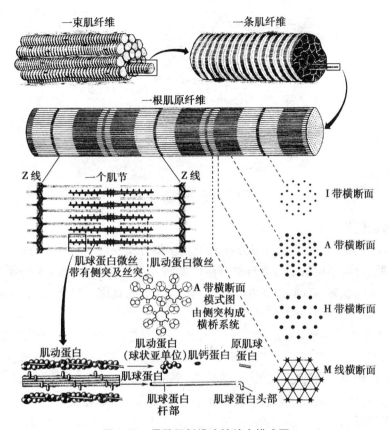

图 1-15　骨骼肌纤维连续放大模式图

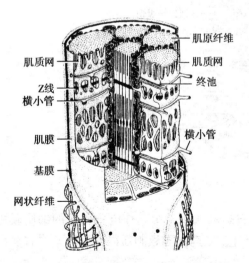

图 1-16　骨骼肌纤维超微结构立体模式图

度的功能。

（二）心肌组织

心肌 cardiac muscle 只分布于心脏和与心脏相连的大血管根部，它由心肌纤维构成，属于横纹肌。心肌收缩具有自动节律性，但速度和强度受激素和自主神经（内脏神经）调节。

心肌纤维呈短圆柱状，有分支，核卵圆形，位于细胞中央，可见双核，细胞间相互连接成网状（图 1-17）。细胞内的超微结构与骨骼肌纤维基本相同，亦有粗细两种肌丝、肌质网和横小管等结构。

但心肌与骨骼肌相比有以下不同特点：①肌原纤维不如骨骼肌的规则和明显，横纹也不如骨骼肌明显；②横小管较粗，位于 Z 线水平；③肌质网较稀疏，纵小管不发达，其末端仅在横小管一侧稍微膨大，两者形成二联体；④心肌纤维分支相互连接处，细胞膜特化形成心肌的特异性结构**闰盘** intercalated disk。电镜下，可见细胞连接处有中间连接与缝管连接等细胞连接结构。缝管连接与心肌纤维间的信息传递有关，可保证心肌纤维收缩的同步性和协调性。

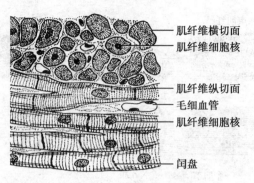

肌纤维横切面
肌纤维细胞核

肌纤维纵切面
毛细血管
肌纤维细胞核

闰盘

图 1-17　心肌纵、横切面

（三）平滑肌组织

平滑肌 smooth muscle 大体上可以分成两类。一类分布在内脏管壁内,如胃肠道、输尿管、子宫等的平滑肌,此类平滑肌通常有自动节律性收缩,功能上近似心肌。另一类分布在体内其他器官或部位,如睫状体、虹膜、血管和淋巴管等处,它们的收缩一般无自动节律性,而是直接由自主神经支配。平滑肌收缩慢但持续时间长。

平滑肌纤维呈细长梭形,大小长短不一,只有一个细胞核,位居细胞中央(图 1-18)。细胞内也有粗细两种肌丝,但其排列不如骨骼肌规则。细胞膜内陷形成许多小凹,相当于横小管,肌质网不发达,以稀疏小管邻近小凹。一般认为,平滑肌纤维收缩机制也是肌丝滑动原理。当肌纤维兴奋时,细胞外液的 Ca^{2+} 内流,肌质网内储存的 Ca^{2+} 随之释放,导致肌质内 Ca^{2+} 浓度升高,进而激发肌丝滑动。

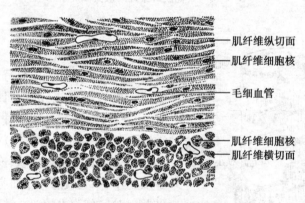

肌纤维纵切面
肌纤维细胞核

毛细血管

肌纤维细胞核
肌纤维横切面

图 1-18　平滑肌纵、横切面

平滑肌内存在两种形式的兴奋-收缩耦联:电机械耦联,包括由动作电位引起的细胞膜去极化。药机械耦联,即由受体介导的形式,通过神经递质或药物导致胞质内储存的 Ca^{2+} 释放引起细胞兴奋。

四、神　经　组　织

神经组织 nervous tissue 主要由神经细胞(即神经元)和神经胶质细胞组成。神经元是神经系统结构和功能的基本单位,它具有接受刺激和传导神经冲动的作用。神经胶质细胞对神经元有支持、营养、保护和绝缘等作用。两者在形态、结构和功能上虽各不相同,但联系却异常密切。

(一)神经元的分类

根据神经元突起的数目而分类:①**假单极神经元** pseudounipolar neuron:先从胞体发出单个突起,该突起在远行不远处即分成两个分支,一支为分布到组织或器官中的树突,称周围突;另一支为进入中枢神经的轴突,称中枢突。②**双极神经元** bipolar neuron:从胞体发出一个树突,一个轴突。③**多极神经元** multipolar neuron:从胞体发出一个轴突和多个树突(图1-19)。

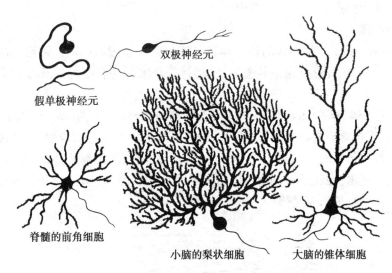

图 1-19 神经元的分类

根据神经元的功能不同而分类:①**感觉神经元** sensory neuron:又称**传入神经元** afferent neuron,位于脊神经节或脑神经节内的假单极神经元属此类。周围突接受的刺激,再经中枢突传至中枢。②**运动神经元** motor neuron:又称**传出神经元** efferent neuron,位于脑、脊髓和内脏神经节内的多极神经元属此类。树突将中枢的指令(神经冲动)经轴突传至肌肉或腺体(效应器),使肌肉收缩或腺体分泌。③**中间神经元** interneuron:又称联络神经元,分布于感觉神经元与运动神经元之间的多极神经元属此类。起联络信息作用。动物进化越高级,中间神经元越多,人类神经系统中的中间神经元约占神经元总数的99%。

(二)神经胶质细胞

神经胶质细胞又称**神经胶质** neuroglia 或胶质细胞,是神经组织中另一类重要细胞,广泛分布于中枢和周围神经系统中,其数目约为神经元的10~50倍。神经胶质细胞外形多样,突起不分树突与轴突,无传导神经冲动的作用。以下简介几种神经胶质细胞。

1. **中枢神经系统的胶质细胞**

(1)**星形胶质细胞** astrocyte:是神经胶质中体积最大、数量最多的细胞,因其呈星形而得名。其突起末端膨大,称脚板,附在脑毛细血管壁上,参与构成血-脑屏障。星形胶质细胞能产生多种生长因子和细胞外基质,对神经元的生长、发育、迁移、维持和再生等起重要作用。

(2)**少突胶质细胞** oligodendrocyte:数量较少,体积小,突起短,分支少,突起末端膨大并呈串珠状包绕神经元轴突,形成中枢神经系统有髓神经纤维的髓鞘。

(3)**小胶质细胞** microglia:为体积最小的一种神经胶质细胞,多位于灰质中。胞体细长或椭圆,突起有分支,分支伸出许多小棘。小胶质细胞源于血液中的单核细胞,具有吞噬功能。

（4）**室管膜细胞**ependymocyte:立方形或柱状,衬于脑室及脊髓中央管的腔面,可分泌脑脊液。

2. **周围神经系统的胶质细胞**

（1）**施万细胞**Schwann cell:外形呈薄片状排列成串,表面有基膜,形成周围神经系统有髓神经纤维的髓鞘。能分泌神经营养因子,有利周围神经的再生。

（2）**卫星细胞**satellite cell:又称被囊细胞,是神经节内包裹神经元胞体的一层扁平或立方形细胞,核圆形或卵圆形。

（三）神经纤维

神经纤维nerve fiber 由神经元的长突起及其外包的胶质细胞构成。神经元的长突起称为轴索。根据胶质细胞是否形成完整的髓鞘,可将神经纤维分为有髓神经纤维和无髓神经纤维两种。

1. **有髓神经纤维** myelinated nerve fiber　由轴索和完整的髓鞘组成。以轴索为中心,施万细胞在其周围层层包卷形成一个个有髓节段,包绕在外的施万细胞形成髓鞘,两段间狭窄处轴索裸露,此处称**郎飞结**Ranvier node(图 1-20),结间由髓鞘包绕的部分称结间段。髓鞘的化学成分即类脂,具有疏水性及电阻大的特征,可起绝缘作用。郎飞结处电阻低,神经冲动可沿郎飞结快速跳跃式传导,传导速度快。

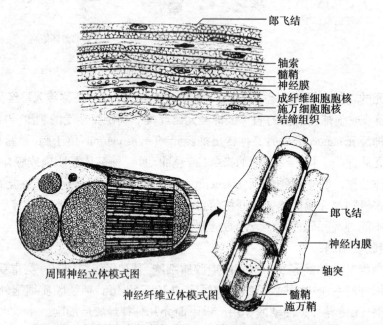

图 1-20　有髓神经纤维纵切面(上)、横切面(下)光镜结构模式图

2. **无髓神经纤维** unmyelinated nerve fiber　无髓神经纤维的轴突外仅有单层施万细胞膜包绕,无完整髓鞘。一个施万细胞可包绕多个轴突,无郎飞结。神经冲动只能连续传导,传导速度相对较慢。中枢神经系统的无髓神经纤维均是裸露的轴突。

（四）突触

突触synapse 是神经元与神经元之间或神经元与效应细胞之间传递信息的连接部位。

（五）神经末梢

神经末梢never ending 是周围神经纤维的终末部分。按功能可分为感觉神经末梢和运动神经末梢。

1. **感觉神经末梢**sensory never ending　是感觉神经元树突终末部分,可与周围组织共同构成感受器。其作用是接受刺激并将冲动传至中枢神经系统(图1-21)。按形态结构特点可分为:

（1）**游离神经末梢**free never ending:神经纤维到达表皮、角膜、黏膜上皮、浆膜及结缔组织等处时,形成裸露的细支,主要感受冷热、疼痛和轻触等刺激。

（2）**有被囊神经末梢**encapsulated never ending:此类神经末梢裸露的终末均有结缔组织被囊包裹,其种类多样,常见的有以下几种:

1）**触觉小体**tactile corpuscle:分布于手指、足趾掌面的真皮乳头内,呈卵圆形。小体被囊内有许多扁平细胞,裸露的轴索呈螺旋状缠绕于扁平细胞上。触觉小体感受触觉刺激。

2）**环层小体**lamellar corpuscle:广泛分布于皮下组织、腹膜、肠系膜、韧带、关节囊及外生殖器等处。其体积较大,呈圆形或卵圆形,被囊内有数十层同心圆排列的扁平细胞,裸露的轴索穿行于囊中。环层小体感受震动和压觉刺激。

3）**肌梭**muscle spindle:为分布于骨骼肌内的梭形结构,属本体感受器。被囊内含有若干条细小的骨骼肌纤维,称梭内肌,裸露的轴索缠绕在每条梭内肌上。肌梭可感受骨骼肌纤维的伸缩变化。

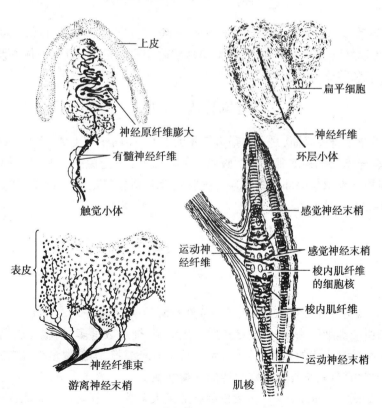

图1-21　各类感觉神经末梢光镜结构模式图

2. **运动神经末梢**motor never ending　是运动神经元轴突终末部分,可与周围组织共同构成效应器。按其分布部位可分为两类。

（1）**躯体运动神经末梢**somatic motor never ending:分布在骨骼肌内。运动神经元轴突经反复分支,抵达骨骼肌时轴突失去髓鞘,其每一分支与一条肌纤维连接,连接处形成卵圆形的板状隆起,称为**运动终板**motor end plate（图 1-22）。运动终板是一种化学性突触。当神经冲动传到运动终板时,其轴突终末释放乙酰胆碱,作用于肌膜上的特异性受体,引发肌纤维收缩,支配骨骼肌的运动。

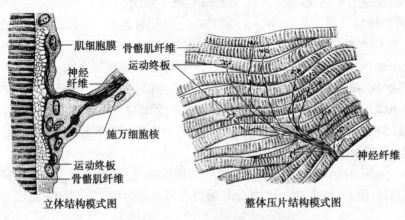

立体结构模式图　　　　　　整体压片结构模式图

图 1-22　运动终板光镜结构模式图

（2）**内脏运动神经末梢**visceral motor never ending:分布在平滑肌、心肌和腺体内。由内脏神经节发出的无髓纤维经反复分支,终末呈串珠状附于平滑肌、心肌和腺体细胞并构成突触。支配平滑肌、心肌和腺体的活动。

【附】皮　肤

皮肤skin 被覆于身体表面,是人体最大最重的器官,总面积为 1.2～2.0m² ,占体重的 16% 左右。皮肤具有屏障、保护、排泄、感觉、吸收、调节体温和参与免疫应答等功能。皮肤由表皮和真皮组成,借皮下组织与深部组织相连。皮肤内有其衍生的毛发、指（趾）甲、汗腺和皮脂腺等附属器（图 1-23）。

一、皮肤的微细结构

（一）表皮

表皮epidermis 分布于皮肤表层,在身体各处厚薄不一,厚度平均为 0.1mm。表皮是角化的复层扁平上皮,由两类细胞构成:一类是角质形成细胞,细胞数量多,细胞在成熟分化的过程中合成角蛋白,最终参与表皮的角化;另一类是非角质形成细胞,细胞数量少,散在于角质形成细胞间,细胞不合成角蛋白,是具有特殊功能的一类细胞。

1. **角质形成细胞**keratinocyte　占表皮细胞的绝大多数,从基底面到游离面,角质形成细胞分五层。

（1）**基底层**stratum basale:为一层附着于基膜上的矮柱状或立方形的细胞,又称基底细

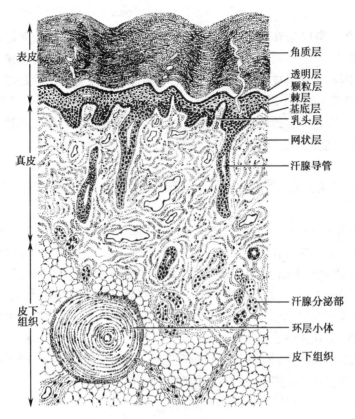

图 1-23　手指皮肤

胞,胞质强嗜碱性,内含丰富的游离核糖体和角蛋白丝,角蛋白丝直径约 10nm,有很强的张力,又称张力丝。基底细胞幼稚,有活跃的分裂增殖能力。

（2）**棘层** stratum spinosum：位于基底层浅层,由 4 ~ 10 层多边形细胞构成。胞核大,圆形,细胞向外伸出许多短小的突起,所以称为棘细胞,细胞间的突起通过桥粒互相连接。胞质嗜碱性,含丰富的游离核糖体、成束的角蛋白丝和板层颗粒。板层颗粒呈明暗相间的板层状,由高尔基复合体生成,其内容物主要为糖脂和固醇。

（3）**颗粒层** stratum granulosum：位于棘层浅层,由 2 ~ 3 层较扁的梭形细胞构成。胞核和细胞器已退化,胞质内含许多粗大的透明角质颗粒,颗粒强嗜碱性。

（4）**透明层** stratum lucidum：位于颗粒层浅层,由几层扁平细胞构成,细胞界限不清,细胞核和细胞器已消失,胞质强嗜酸性,细胞内结构和角质层细胞相同。薄的表皮此层缺失。

（5）**角质层** stratum corneum：位于表皮的表层,由多层角化细胞构成,细胞轮廓不清,是已经完全角化的死细胞,没有细胞核和细胞器,胞质均质状,质内充满粗大的角蛋白丝和均质状物质。角化的细胞脱落形成皮屑。

2. 非角质形成细胞 nonkeratinocyte

（1）**黑素细胞** melanocyte：位于基底细胞之间,细胞体积大,有多突起,胞质内含长椭圆形的黑素体,内含酪氨酸酶,能将酪氨酸转化为黑色素,黑素体内充满黑色素后成为黑素颗粒,黑素颗粒可通过细胞的突起输送到邻近的基底细胞内。黑色素的多少决定了人的肤色,黑色素能吸收并散射紫外线,保护表皮深层的细胞。若细胞内缺乏酪氨酸酶,黑色素合成障碍,可引起白化病。

（2）**朗格汉斯细胞 Langerhans cell**：位于棘层细胞间，是具有树枝状突起的细胞，HE 切片上不易辨认。电镜下，可见胞质内有杆状颗粒，即伯贝克颗粒，颗粒有膜包被。朗格汉斯细胞是一种抗原呈递细胞，可捕获皮肤中的抗原物质，伯贝克颗粒参与抗原的处理。

（3）**梅克尔细胞 Merkel cell**：扁平形，有短指状突起，位于基底细胞间。HE 染色不易识别。电镜下，可见胞质中有许多含致密核心的小泡，细胞基底面与感觉神经末梢形成类似于突触的结构。梅克尔细胞可能是感觉细胞，感觉机械刺激。

（二）真皮

真皮 dermis 位于表皮深面，由致密结缔组织构成，分为乳头层和网织层，二者间无明显界限。

1. **乳头层 papillary layer**　为紧邻表皮深面的疏松结缔组织，其浅层有大量凸向表皮的乳头状结构，称真皮乳头。真皮乳头与表皮基底凹凸相嵌，扩大了两者的接触面，并使之结合牢固。乳头内含有游离神经末梢、触觉小体和丰富的毛细血管，为表皮的感觉和营养提供条件。

2. **网织层 reticular layer**　此层较厚，位于乳头层深面，粗大的胶原纤维密集成束，弹性纤维交织其间，二者形成密网状，使皮肤具有极大的韧性和弹性。网状层内有较大的血管、淋巴管、神经、汗腺、皮脂腺、毛囊及环层小体等。

真皮下方为**皮下组织 hypodermis**，又称浅筋膜，由疏松结缔组织与脂肪组织组成，其内含有丰富的血管、淋巴管和神经。皮下组织具有缓冲外压、维持体温等作用。临床上的皮下注射即将药物注入此层，皮内注射则把药物注入真皮。

二、皮肤的附属器

1. **毛发 hair**　由排列规则的角化上皮细胞构成，细胞内充满角蛋白和数量不等的黑素颗粒。人体皮肤除手掌与足底外，均有毛发分布。毛发可分为毛干、毛根和毛球 3 部分（图 1-24）。毛干为伸出皮肤外的部分；毛根埋于皮肤之内，外周包以毛囊；毛球是毛根与毛囊末端膨大部分，是毛发和毛囊的生长点。毛球基底内凹，神经、血管与结缔组织突入其内，形成毛乳头，具有营养毛发的作用。毛乳头的上皮细胞不断分裂增生使毛根不断生长，毛干也随之伸长。毛发的色素是毛乳头上皮细胞间的黑素细胞生成。毛发与皮肤表面成一定角度，在钝角侧的真皮内有一束斜行的平滑肌，称竖毛肌，起于毛囊中下部，止于真皮浅层。竖毛肌受交感神经支配，受温度、静电、情绪等的影响，竖毛肌收缩，可使毛发竖立。

2. **皮脂腺 sebaceous gland**　多位于毛囊和竖毛肌之间，为泡状腺，其导管很短，开口于毛

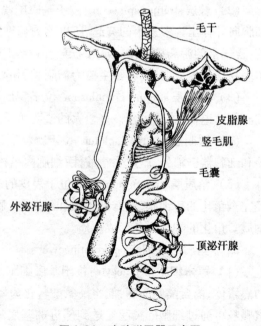

毛干

皮脂腺

竖毛肌

毛囊

外泌汗腺

顶泌汗腺

图 1-24　皮肤附属器示意图

囊或皮肤表面。腺体外周有一层小而幼稚的基细胞,其分裂增生非常活跃。新生的腺细胞逐渐增大并向中央移动,胞质内充满脂滴,当细胞成熟后即破溃解体,随脂滴一道经毛囊排出,称**皮脂**sebum。皮脂有润滑皮肤、保护毛发和抑菌的作用。皮脂的分泌受性激素和肾上腺皮质激素的调节,青春期分泌最旺盛。如皮脂分泌过多,淤积并阻塞毛囊口时,则形成粉刺。老年人因皮脂腺萎缩,分泌皮脂的功能退化,皮肤和毛发变得干燥,失去光泽。

3. **汗腺**sweat gland　管状腺,由分泌部和导管部组成。分泌部位于真皮深部或皮下组织内,盘曲成团状,管壁由单层立方或锥形细胞组成。导管部管腔窄小,管壁由两层立方上皮细胞围成,导管从真皮深部蜿蜒上行至表皮,最后开口于皮肤表面的汗孔。汗腺分布于身体皮肤大部,以手掌和足底等处居多。汗液有滋润表皮、调节体温、排泄废物以及参与调节水和电解质平衡的作用。分布于腋下、乳晕、阴部及肛门周围的汗腺较大,称为大汗腺。其分泌物较黏稠,含蛋白质、脂类等,经细菌分解后可产生异味,俗称狐臭。大汗腺的分泌受性激素影响,青春期分泌旺盛,老年时渐退化。

4. **指(趾)甲**nail　为指(趾)端背面的硬质角板,由多层连接牢固的角化细胞构成,外露于体表的部分称甲体,埋于皮肤内的为甲根,甲体下的皮肤为甲床,甲根附着处的上皮为甲母质,甲母质细胞具有分裂增生的能力,随着甲的磨损,甲根上皮不断向指(趾)端增殖,角化成甲。甲体周围的皮肤为甲襞,甲襞和甲体间的沟称为甲沟。

学习小结

细胞是生物体内最基本的结构和功能单位。形态相似、功能相近的细胞和细胞间质共同构成了人体的组织。人体内有四种基本组织。

上皮组织分为三类:被覆上皮、腺上皮和特殊上皮。

结缔组织在人体中分布广泛,形态多样,在人体中主要具有支持、连接、营养、保护、修复等功能。

肌肉组织根据结构特点和位置的不同分为骨骼肌、心肌和平滑肌。

神经组织具有接受刺激,传导神经冲动的功能。

复习题

1. 试述细胞内几种主要细胞器的形态及主要功能。
2. 简述疏松结缔组织的构成。

(穆庆梅)

第 二 章

运 动 系 统

学习目标

1. 掌握运动系统的组成;骨的构造、骨连结的分类;滑膜关节的结构;肌的形态构造。
2. 熟悉骨的分类;脊柱、胸廓、骨盆的构成与功能;肌的配布。
3. 了解骨骼的组成;全身主要关节及肌肉。

运动系统由骨、骨连结和骨骼肌组成。全身诸骨通过骨连结形成骨骼(图 2-1)。骨骼肌附

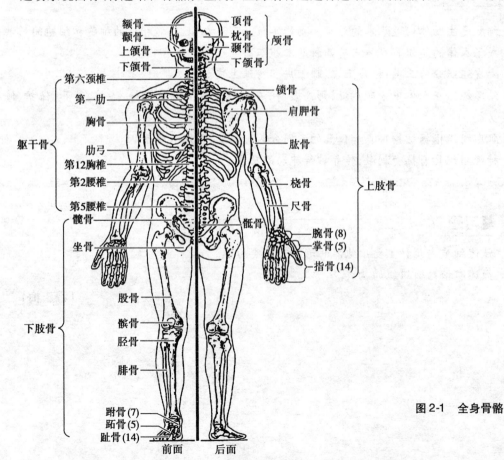

额骨　顶骨
颧骨　枕骨
上颌骨　颞骨　颅骨
下颌骨　下颌骨

第六颈椎　锁骨
第一肋　肩胛骨
胸骨　肱骨

躯干骨
肋弓　桡骨
第12胸椎　尺骨　上肢骨
第2腰椎
第5腰椎

髋骨　骶骨
坐骨　腕骨(8)
掌骨(5)
指骨(14)

股骨
髌骨
胫骨
下肢骨
腓骨

跗骨(7)
跖骨(5)
趾骨(14)

前面　后面

图 2-1　全身骨骼

于关节两端的骨面,收缩时牵动骨而产生各种运动。运动系统约占人体重量的 60% ~70%,赋予人体的支架和基本轮廓,对人体还具有支持和保护作用。如颅对于脑,胸廓对于心、肺,骨盆对于膀胱、子宫、直肠等器官的保护。运动系统在神经系统的支配和其他系统的协调配合下,完成各种随意运动和功能。

第一节 骨 学

骨是一种器官,具有一定的形态、功能和血管、神经分布,并不断进行新陈代谢。骨约占成年人体重的 1/5、新生儿体重的 1/7。骨除有支持、保护和运动杠杆的作用外,还具有造血和储备矿物质的作用。人体 99% 的钙和 90% 的磷储存于骨骼和牙齿。骨具有修复、再生和重塑的能力。成人共有 206 块骨(表 2-1、图 2-1)。骨因肌肉、韧带等的附着以及周围血管、神经的走行,使其在外形上出现突起、凹陷、窝、沟、孔、裂、管等结构特点。

一、骨 的 分 类

骨的形态不一,一般可分为长骨、短骨、扁骨及不规则骨四类。

1. **长骨** 呈中空的长管状,主要分布在四肢,如肱骨、股骨等。长骨的两端膨大称**骺** epiphysis,其表面有光滑的关节软骨;中部细长称**骨干** diaphysis,其内有较大的空腔称**骨髓腔** medullary cavity。长骨在肢体运动中起支持和杠杆作用。

2. **短骨** 呈立方形,有多个关节面,能承受较大的压力,位于连接牢固、运动较复杂的部位,如手的腕骨和足的跗骨等。

3. **扁骨** 扁骨较宽呈板状,它主要构成容纳重要器官的腔壁,起保护和支持作用,如颅的顶骨和骨盆的髋骨等。

4. **不规则骨** 形状不规则,如躯干的椎骨、颅底的颞骨、面部的上颌骨等。

二、骨的构造及骨的生长

骨由骨质、骨膜、骨髓和血管等构成(图 2-2)。

1. **骨质** 是骨的主要成分,由骨组织构成,分为骨密质和骨松质。**骨密质** compact bone 由成层紧密排列的骨板构成,质地致密坚硬,抗压、抗扭曲力强,构成长骨的骨干和其他类型骨的表面。骨干内的空腔为骨髓腔。**骨松质** spongy bone 由许多片状的骨小梁交织排列而成,呈海绵状,主要分布于长骨两端和短骨、扁骨内。骨小梁的排列与骨所承受力的方向一致,也具有抗压、抗扭曲作用。扁骨内、外面的骨密质构成骨板,两者间的骨松质称为板障。运动可使骨小梁增粗,长期不活动可使其疏松变细。

2. **骨膜** 是一层致密的纤维结缔组织膜,覆盖于除关节面以外的骨表面上。**骨膜** periosteum 含有丰富的血管、淋巴管和神经,对骨的营养、感觉、生长、重建和骨折的修复具有重要作用。如果剥离骨膜,骨易坏死,断端不能修复愈合。

绝大部分的骨都是以软骨化骨的方式发育而成的。以长骨的生长为例,初级骨化中心逐步

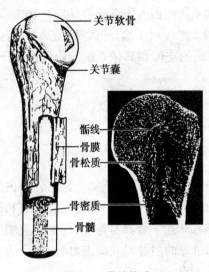

关节软骨

关节囊

骺线
骨膜
骨松质

骨密质

骨髓

图2-2　骨的构造

发育为骨干,骨骺的次级骨化中心发育为骺。两者之间未骨化的部分为**骺软骨**epiphysial cartilage。骺软骨两端的骨质不断生长,同时骨干周围的骨膜也不断生成新骨,使骨增粗。近成年时骺软骨完全骨化,骨干与骨骺连接成一块完整的骨,其连接处遗留一条**骺线**epiphysial line(图2-2),长骨即停止增长。

3.**骨髓**　是充填于骨髓腔和骨松质间隙的软组织,分红骨髓和黄骨髓。**红骨髓** red bone marrow 有造血功能,内含大量不同发育阶段的红细胞和某些白细胞。胎儿和幼儿的骨髓全是红骨髓。5 岁以后,长骨骨髓腔内的红骨髓逐渐被脂肪组织代替,成为**黄骨髓** yellow bone marrow,失去造血功能。在成人,红骨髓主要分布于长骨两端、短骨、扁骨和不规则骨的骨松质内,如椎骨、髂骨的骨松质内,终生保持造血功能。因此,临床上常在髂骨等处作骨髓穿刺检查。当机体大量失血时,黄骨髓仍可转化为红骨髓而恢复造血功能。

三、骨的化学成分和物理性质

骨主要由无机质和有机质组成。无机质主要是碱性磷酸钙,使骨具有硬度;有机质主要是骨胶原纤维和黏多糖蛋白等,使骨具有韧性和一定的弹性。随着年龄的增长,骨的有机质与无机质的比例不断变化。幼儿骨的有机质相对较多,骨较柔韧易变形;成年人的骨由 1/3 有机质和 2/3 无机质组成,使骨既坚硬而又有一定弹性;老年人骨的无机质相对较多,骨的脆性较大,易发生骨折。此外,当机体内外环境发生变化时,骨的形态、结构也可发生一定改变。如经常体力劳动和体育锻炼,能使骨变得结实粗壮;反之,长期卧床和瘫痪的病人,骨质变得疏松和萎缩。

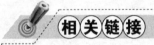 **相关链接**

佝 偻 病

佝偻病,也称软骨病,是由于维生素 D 缺乏引起的体内钙、磷代谢紊乱,而使骨骼钙化不良的一种代谢性疾病。佝偻病多发生于缺乏阳光照射和饮食中缺乏维生素 D 的儿童。由于没有充足的维生素 D,机体钙、磷吸收代谢无法正常进行。患儿出现骨痛、易激惹等现象,严重的会出现骨折、鸡胸、“O”形腿等临床表现。成年人缺乏维生素 D,影响骨的钙化,进而导致骨软化。长期骨软化会引起骨骼变形、特别是负重的脊柱和下肢。

四、人体各部骨概述

成人共有 206 块骨,按其部位不同,可分为躯干骨、颅骨、四肢骨(表 2-1、图 2-1)。

(一)躯干骨

共 51 块,包括椎骨、肋和胸骨。

1. **椎骨** 有 24 块(颈椎 7 块、胸椎 12 块、腰椎 5 块),另外 5 块骶椎融合成 1 块骶骨、4~5 块尾椎融合成 1 块尾骨。每个椎骨分椎体和椎弓两部分,二者围成**椎孔** vertebral foramen,所有的椎孔相连形成**椎管** vertebral canal,容纳脊髓等结构。椎体与椎弓相接处较细称椎弓根,两个相邻椎骨的椎弓根之间围成**椎间孔** intervertebral foramina,有脊神经和血管通过。椎弓后部变宽称**椎弓板** lamina of vertebral arch,椎弓板上发出 7 个突起,分别是单一的棘突和成对的横突、上关节突和下关节突。各部椎骨均有不同的形态特点。

2. **肋** 由肋骨和肋软骨构成,共 12 对。第 1~7 对肋前端与胸骨连接,称真肋;第 8~10 对肋称假肋,其前端借肋软骨依次与上位肋软骨连接形成**肋弓** costal arch;第 11、12 对肋前端游离称浮肋。相邻两肋骨之间的间隙称肋间隙。

3. **胸骨** 可分胸骨柄、胸骨体和剑突 3 部分。柄与体连接处稍向前突称胸骨角,两侧平对第 2 肋,是计数肋的重要标志。剑突末端游离。

(二)四肢骨

共 126 块,包括上肢骨和下肢骨,分别由肢带骨和自由肢骨组成(表 2-1、图 2-1)。发达的骨骼肌附着于四肢骨的不同部位,形成不同的骨性突起。如肩胛骨的肩胛冈与肩峰、尺骨的鹰嘴与茎突、髂骨的髂前上棘、耻骨结节、胫骨粗隆与内踝、腓骨头与外踝以及跟骨结节等。人类直立,使上肢从支持功能中解放出来,成为劳动器官,因而形体轻巧,利于活动;而下肢骨粗壮强大,主要起支持和负重的作用。

表 2-1 人体骨骼分类及名称

骨骼分类		名 称	数量
颅骨	脑颅骨	额骨、枕骨、筛骨、蝶骨各 1 块,颞骨、顶骨各 2 块	8
	面颅骨	上颌骨、鼻骨、下鼻甲、颧骨、泪骨、腭骨各 2 块,	12
		下颌骨、犁骨、舌骨各 1 块,听小骨 3 对	9
躯干骨	椎骨	颈椎 7 块,胸椎 12 块,腰椎 5 块,骶骨、尾骨各 1 块	26
	肋骨	包括肋骨和肋软骨,共 12 对	24
	胸骨	胸骨 1 块	1
上肢骨	上肢带骨	肩胛骨、锁骨各 2 块	4
	自由上肢骨	肱骨、尺骨、桡骨各 2 块,腕骨 16 块、掌骨 10 块、指骨 28 块	60
下肢骨	下肢带骨	髋骨(髂骨、耻骨、坐骨)2 块	2
	自由下肢骨	股骨、髌骨、胫骨、腓骨各 2 块,跗骨 14 块、跖骨 10 块、趾骨 28 块	60

(三)颅骨

成人颅由大小、形状各不同的 23 块骨组成(不包括 3 对听小骨)。除下颌骨及舌骨外,其余各骨牢固相连成一个整体,容纳脑、感觉器官以及消化系统和呼吸系统的起始部分,起保护和支持作用。颅骨按其位置可分为脑颅骨和面颅骨两部分(表 2-1、图 2-3、2-4)。

1. **脑颅骨** 有 8 块,它们共同围成颅腔,容纳脑。颅腔的顶称颅盖,连结各颅盖骨之间的薄层致密结缔组织称为**缝** suture,如矢状缝、人字缝等。初生婴儿颅骨骨化未完成,各骨之间的间隙为结缔组织膜所填充,称**颅囟** cranial fontanelle。如额骨与顶骨之间呈菱形的**前囟** anterior fontanelle;顶骨与枕骨之间呈三角形的**后囟** posterior fontanelle 等(图 2-5)。颅腔的底由额骨、

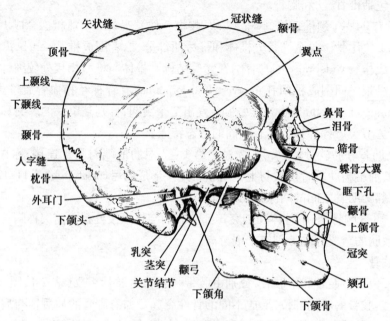

图 2-3　颅的侧面

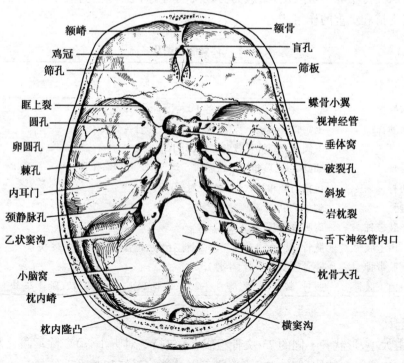

图 2-4　颅底内面

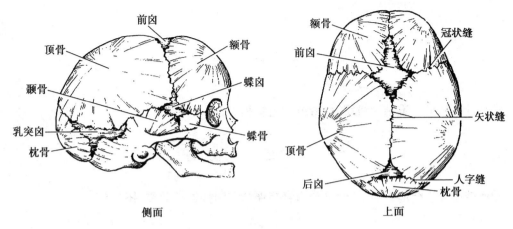

图2-5　新生儿颅

蝶骨、筛骨和枕骨等构成,内面承托脑,由前向后依次为颅前窝、颅中窝和颅后窝,与脑底面形状相适应(图2-4)。颅底各窝有很多孔、裂与颅外相通,有脑神经、血管等出入。如颅前窝的筛孔有嗅丝穿过;颅中窝的视神经孔和棘孔分别有视神经和脑膜中动脉通过;颅后窝的枕骨大孔有脊髓等通过。所以,颅底骨折时往往引起严重的血管、神经损伤及脑脊液漏,特别是颅后窝骨折,易损伤延髓,可引起死亡。

2. **面颅骨**　有15块,构成面部的轮廓和支架。面颅各骨分别构成眶腔、骨性鼻腔和骨性口腔,容纳视觉、嗅觉和味觉等器官。眶腔呈锥体形,前宽后尖,后端有眶上裂、视神经管通颅中窝。骨性鼻腔位于面部中央,由鼻中隔分为左、右两部分。鼻腔周围的颅骨(额骨、筛骨、蝶骨和上颌骨)内,有大小不等的含气空腔称**鼻旁窦** paranasal sinuses,分别开口于鼻腔外侧壁,对调节进入鼻腔的空气湿度和温度及发音共鸣等起重要作用。骨性口腔由上、下颌骨等组成,与鼻腔以硬腭相隔,向后通咽,底由软组织封闭。

颅的侧面中部外耳门的前方有颧弓,颧弓上方浅的凹陷为颞窝。窝内额骨、顶骨、颞骨和蝶骨大翼汇合处构成"H"形的缝称**翼点** pterion,此处骨质薄弱,内面有脑膜中动脉前支经过,外伤骨折时,容易损伤该动脉,引起颅内血肿。中医的"太阳穴"即位于此处(图2-3)。

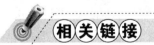

骨质疏松症

骨质疏松症(Osteoporosis,OP)是以骨量减少、骨的显微结构退化、骨的脆性增加为特征、易于发生骨折的一种全身性骨骼疾病。骨质疏松在临床上表现为腰背疼、病理性骨折等。骨质疏松症可分为以下三类:原发性骨质疏松症(如老年性骨质疏松症、绝经后骨质疏松症等)、继发性骨质疏松症(如甲亢性骨质疏松症、糖尿病性骨质疏松症等)和原因不明的特发性骨质疏松症(如遗传性骨质疏松症等)。导致骨质疏松症的危险因素主要有:遗传因素、营养失衡(长期钙摄取不足及维生素D缺乏,偏食等)、活动量不足、不良嗜好(长期酗酒、吸烟以及嗜食如咖啡、浓茶、可乐、汽水等)、服用某些药物(长期服用某些药物如类固醇激素、利尿剂、抗生素、抗血液凝固剂以及接受化学治疗)等。

第二节 骨 连 结

骨与骨之间借纤维结缔组织、软骨或骨组织相连,形成骨连结。

一、骨连结的分类

骨连结按其连结形式的不同,可分为直接连结和间接连结两类(图2-6)。

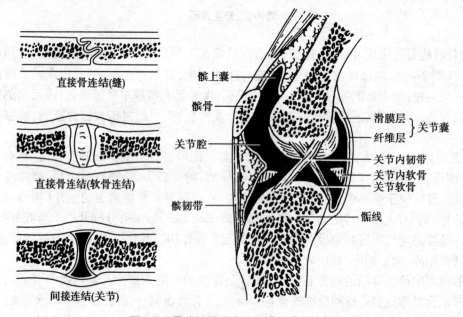

图2-6 骨连结的分类及滑膜关节的构造

1. **直接连结** 是骨与骨之间直接相连,其间无间隙,连结较牢固,不活动或仅能进行少许活动。按连结组织的不同又可分纤维连结、软骨连结和骨性结合。纤维连结如前臂骨间膜、椎骨棘突之间的棘间韧带等;颅盖骨之间借薄层的致密结缔组织连结形成缝,如冠状缝、人字缝、矢状缝等。椎体之间的椎间盘、耻骨联合等属于软骨连结。软骨连结的软骨组织骨化,形成骨性结合,如骶椎之间借骨性结合形成骶骨,髂骨、坐骨、耻骨之间以骨性结合形成髋骨。

2. **间接连结** 骨与骨之间借内衬滑膜的结缔组织囊相连,囊内有潜在间隙。这种连结又称**滑膜关节** synovial joint,简称关节,是人体骨连结的主要形式。运动时骨以关节为轴心在肌肉牵动下产生运动,滑膜关节一般具有较大的活动性。

二、滑膜关节的结构

1. **滑膜关节的基本结构** 包括关节面 articular surface、关节囊 articular capsule 和关节腔 ar-

ticular cavity（图 2-6）。

（1）关节面：是构成关节各骨的相对面，一般多为一凸一凹，即关节头和关节窝。关节面上覆盖有一薄层光滑透明的关节软骨。关节软骨表面光滑有弹性，可以减少运动时的摩擦、减轻震荡和冲击。

（2）关节囊：由结缔组织构成的膜性囊，其两端附于关节面以外的骨面。关节囊分内、外两层：外层为纤维膜，由致密结缔组织构成，厚而坚韧；内层为滑膜，薄而柔软，内面光滑，能分泌滑液。

（3）关节腔：是关节囊内两关节面及滑膜之间的密闭腔隙，内含少量滑液，有润滑关节、减少摩擦的作用。腔内为负压，对维持关节的稳定性起一定作用。

2. 滑膜关节的辅助结构　滑膜关节除具有以上三个基本结构外，还有特殊的辅助结构，如韧带、关节盘、关节唇等，以增加关节的稳定性和灵活性。关节的韧带分布在关节囊内或囊外，具有加强连结、增加稳固性和限制关节过度活动的作用。如肘关节两侧的桡侧、尺侧副韧带和膝关节的交叉韧带等。关节盘是位于两关节面之间的纤维软骨板，一般周缘略厚，中央稍薄，增加了关节的稳定性，并具有一定弹性和缓冲作用，如膝关节内的内、外侧半月板。关节唇是附着于关节窝周缘的纤维软骨环，它可以加深关节窝、增大关节面、增加关节的稳定性，如肩关节的盂唇和髋关节的髋臼唇等。

三、人体各部主要骨连结

（一）颅骨的连结

颅骨除下颌骨及舌骨外，其余各骨借缝、软骨或骨性结合牢固相连。随着年龄的增长，缝和软骨结合可发生骨化形成骨性结合。颞下颌关节是颅骨间唯一的一对滑膜关节，由下颌骨的下颌头与颞骨的下颌窝构成。两侧颞下颌关节联合运动，能作开口、闭口和侧方运动，使下颌骨上下、前后及左右移动，便于咬碎和研磨食物。此外该关节还参与发音和语言等活动。

（二）躯干骨的连结

1. 脊柱　相邻两个椎体以**椎间盘** intervertebral disc、前纵韧带和后纵韧带相连（图 2-7）。椎间盘由纤维环和髓核组成。纤维环由数层同心圆排列的纤维软骨环构成，牢固地连结相邻椎体，并保护和限制髓核向外膨出。各部椎间盘厚薄不一，腰部最厚、胸部最薄，故脊柱腰部活动范围最大。当纤维环后部破裂，髓核易从后外侧突入椎管或椎间孔，压迫脊髓或脊神经根产生相应的症状，临床上称椎间盘突出症。前、后纵韧带分别位于椎体和椎间盘的前、后面，几乎纵贯脊柱全长，有限制脊柱过度后伸及过度前屈的作用。相邻椎弓的上、下关节突构成关节突关节。棘上韧带、棘间韧带连结相邻棘突，黄韧带连结相邻椎弓板，有限制脊柱过度前屈的作用。脊柱可作多种运动，颈部和腰部的运动更加灵活，也容易出现颈椎病、椎间盘突出等病变。

脊柱 vertebral column 是人体躯干的中轴和支架，上承头颅，下部与髋骨相连，通过骨盆将人体重力传给下肢，故椎体由上向下逐渐增大。从侧面观，可见脊柱有 4 个生理性弯曲，即颈曲、胸曲、腰曲和骶曲（图 2-8）。脊柱的生理弯曲增大了脊柱的弹性，有利于缓冲重力和反弹力、减少运动时对脑等脏器的振荡。

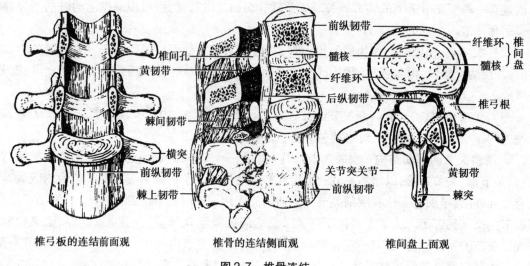

椎弓板的连结前面观 椎骨的连结侧面观 椎间盘上面观

图 2-7　椎骨连结

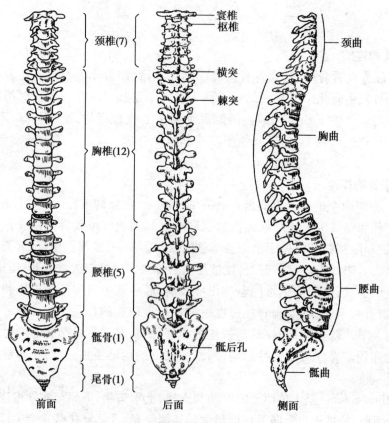

前面   后面   侧面

图 2-8　脊柱

2. **胸廓**　胸椎、肋和胸骨通过骨连结共同构成**胸廓** thorax（图 2-9）。成人胸廓呈前后略扁的圆锥形。胸廓上口较小，是颈部与胸腔之间的通道。胸廓下口较大、不规则。肋后端与胸椎之间构成肋椎关节。第 1 肋前端与胸骨柄形成软骨结合；第 2～7 肋软骨与胸骨构成**胸肋关节** sternocostal joint；第 8～10 肋软骨的前端参与形成肋弓；第 11、12 肋前端游离。

胸廓的形状和大小与年龄、性别、健康状况等因素有关。成年女性胸廓短而圆，肺气肿患者胸廓各径线增大呈"桶状胸"，佝偻病患儿胸廓前后径增大、胸骨前突形成"鸡胸"。胸廓内有心、肺、肝和脾等重要器官，具有保护和支持作用。胸廓还参与呼吸运动。当肋上提时，胸腔容积扩大，为吸气；当肋下降时，胸腔容积减少，为呼气。

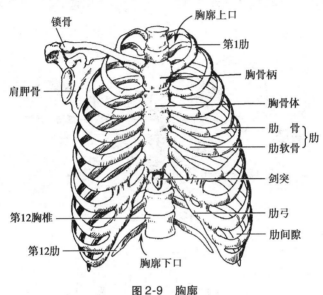

图 2-9　胸廓

（三）四肢骨的连结

上、下肢运动功能的分工，使得它们在形态和连结形式上也存在差别。上肢骨形体轻巧，关节囊薄而松弛，关节腔大，韧带少而弱，关节附属结构少，运动灵活；下肢主要支撑体重、便于行走，因而其骨骼形体坚实粗壮，关节连接紧密，稳定性强，活动范围较小。

1. **上肢骨的连结**　锁骨与胸骨形成的胸锁关节是上肢骨与躯干骨连结的唯一关节。锁骨与肩胛骨的肩峰形成肩锁关节，支撑肩胛骨向外侧离开胸廓，便于上肢大幅度活动。肱骨头与肩胛骨的关节盂构成肩关节，关节囊薄而松弛，是全身运动幅度最大、最灵活的关节，易向前下脱位。肱骨下端和桡骨、尺骨的上端共同构成肘关节。前臂桡、尺骨之间的连结可使前臂旋前和旋后。由桡骨远侧端和近侧列腕骨共同组成桡腕关节，可作屈伸及收展等多种运动。手的骨骼形体小而数量多，结构复杂，有利于完成各种精细动作。如拇指能与其他四指作对掌运动，是手的握持和精细灵巧运动的基础，也是人类所特有的重要功能。

2. **下肢骨的连结**　下肢带骨参与构成骨盆，自由下肢骨连结形成各关节。

（1）骨盆：髋骨、骶骨与尾骨共同构成**骨盆** pelvis（图 2-10），各骨之间几乎不能活动，组成一完整骨环，以利于重力向下肢的传递，同时容纳并保护盆腔内的脏器。骨盆的各关节、韧带在妊娠后期和分娩时，活动度可略增大，以增加骨盆的径线，适应分娩功能。

（2）自由下肢骨的连结：下肢适应于支持体重、行走和跳跃等功能，其骨骼较粗大，关节常由强有力的辅助结构加强,具有良好的稳定性,但运动不如上肢那样灵活。髋骨的髋臼与股骨头构成髋关节;股骨下端与胫骨上端及髌骨组成膝关节。它们的关节囊厚而坚韧,有关节唇或半月板适应相邻关节面,关节囊内外有多条韧带,结合紧密。在体育运动中,如果运动不当,可引起半月板或韧带的损伤。小腿的胫、腓骨连结紧密,其上端构成微动的胫腓关节,下端为韧带连结;二骨干之间借小腿骨间膜相连。足骨的连结复杂,结构牢固。其中由胫、腓骨下端与跗骨构成**距小腿关节** talocrural joint(踝关节),能作屈伸运动。屈踝关节时不稳固,容易发生扭伤。足的其他关节连结紧密,周围有较多韧带,活动度较小。跗骨和跖骨借其连结形成凸向上的弓称为足弓(图2-11),站立时足弓仅以三点着地,如同"三角架",既保证直立时的稳固性,又可在行走和跳跃时发挥弹性和缓冲震荡的作用;同时还可保护足底的血管和神经免受压迫。

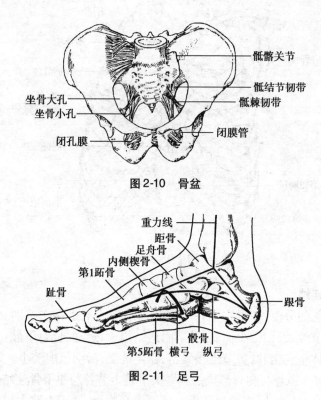

图 2-10　骨盆

图 2-11　足弓

第三节　肌　　学

人体的肌根据构造不同可分为骨骼肌、心肌和平滑肌。运动系统中叙述的肌属于骨骼肌。骨骼肌是运动系统的动力部分,通过收缩牵拉骨骼产生运动;少数骨骼肌附着于皮肤称为皮肌,如面部的表情肌,颈部的颈阔肌等。骨骼肌数目众多,分布广泛,约 600 余块,占体重的40%。人体内的每块肌都具有一定的形态、结构、位置和辅助装置,并有丰富的血管、淋巴管和神经分布,具有一定的生理功能,故每块肌均可视为一个器官。

一、肌的形态和构造

肌的形态多种多样,按其外形大致可分为长肌、短肌、阔肌和轮匝肌。长肌多分布在四肢,收缩时可产生大幅度的运动。有些长肌的起端有两个或多个头,分别称为二头肌、三头肌或四头肌;而另一些长肌的肌腹被中间的肌腱划分为两个肌腹,称二腹肌。短肌多分布在躯干深部,具有明显的节段性,收缩幅度较小。阔肌扁而薄,多分布在胸腹壁,具有运动和对内脏器官的保护、支持作用。轮匝肌主要位于眼裂、口裂等的周围,收缩时可以关闭孔裂(图2-12)。

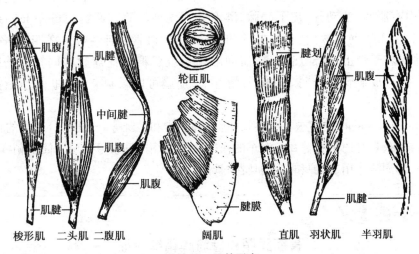

图2-12 肌的形态

每块骨骼肌可分为**肌腹** muscle belly 和**肌腱** tendon 两部分。肌腹主要由肌纤维组成,色红柔软,有收缩能力。肌腱位于肌腹的两端,主要由平行致密的胶原纤维束构成,色白坚韧,无收缩能力,附着在骨骼上,是力的传递结构。长肌的肌腹呈梭形,肌腱细呈索形状;阔肌的肌腹呈薄片状,其腱性部分也呈膜状,称腱膜。

二、肌的起止点、配布和作用

肌大多分布在关节的周围,通常以两端附着于关节周围的两块或多块骨面上,中间跨过一个或多个关节。肌肉收缩时,以关节为轴使两骨彼此靠近或远离而产生运动。通常把接近身体正中线或四肢近侧端的肌肉附着点看作肌肉的起点;把另一端的附着点看作止点。一般情况下,肌的起点相对固定,也称为定点;肌的止点相对运动,也称为动点。肌的起、止点是固定不变的,但肌肉的定点和动点是可以相互置换的。例如,胸大肌起点在胸廓,止于肱骨,肌肉收缩时使上肢向胸部靠拢,此时起点即定点,止点即动点;但在作攀登运动时,胸大肌的止点被固定,起点相对运动,胸大肌收缩时可引起胸部向上肢靠拢,引体向上,此时起点即动点,止点即定点。

肌肉的配布与人体直立姿势、行走、劳动及身体重心位置等有关,一切复杂运动总是由作用不同的肌群在神经系统的统一支配下来实现的。在日常生活中,任何一个动作都是由几组肌群共同协作完成的,那些配布在一个运动轴同侧、作用相同或相似的肌称为协同肌,在一个运动轴对侧、作用相互对抗的肌称为拮抗肌。

三、肌的辅助结构

在肌的周围,有许多筋膜和腱鞘等形成肌的辅助结构,它们具有协助肌的活动、保持肌的位置、减少运动时的摩擦和保护等功能。

浅筋膜 superficial fascia 位于真皮之下,又称皮下筋膜,包被全身各部,由疏松结缔组织构成,其内有脂肪、浅动脉、皮下静脉、淋巴管和皮神经等。**深筋膜** deep fascia 由致密结缔组织构成,位于浅筋膜深面,包被体壁和四肢的肌、血管和神经等。在四肢,深筋膜深入肌群之间并附着于骨上,构成肌间隔;肌间隔与包绕肌群的深筋膜共同构成筋膜鞘;包绕血管和神经等形成血管神经鞘。在病理情况下,筋膜可以限制炎症的扩散、液体的潴留及蔓延等。

腱鞘 tendinous sheath 是包被在某些长肌腱(如手指和足趾等处的肌腱)表面的鞘管。腱鞘的外层为纤维层,具有约束肌腱并起滑车的作用;内层为滑膜层,呈双层圆筒状鞘样结构,腔内有少许滑液,起润滑作用,保护和减少肌腱与骨面摩擦。

▌理论与实践

骨筋膜鞘和骨筋膜鞘综合征

深筋膜、肌间隔、骨和骨间膜共同形成骨筋膜鞘,容纳肌肉、血管、神经、淋巴结和淋巴管等。临床上由于骨折、软组织损伤等原因引起的肌肉和神经等的急性缺血而产生的一系列早期症状和体征,称为骨筋膜鞘综合征,多发生于四肢。其主要病理过程为软组织挫伤使肌肉内的毛细血管通透性增加,大量渗出液进入组织间隙形成水肿。骨筋膜鞘坚韧而缺乏弹性,其内压力急剧增加,阻断了其内的血液循环,使鞘内的肌肉和神经组织缺血;缺血又进一步增加了毛细血管通透性,水肿进一步加剧,形成缺血-水肿恶性循环。如果不及时采取措施,将发生严重后果。随着完全缺血的时间延长,肌肉和神经组织出现进行性坏死,甚至发生坏疽最终导致截肢;同时大量肌肉组织坏死将释放大量肌球蛋白和钾离子等,引发毒血症和代谢性酸中毒,进而引发肾功能衰竭、心率失常、休克等严重并发症。

四、人体骨骼肌的分布

人体骨骼肌分为躯干肌、头颈肌和四肢肌(表2-2、图2-13)。

表2-2 人体主要的肌肉配布及名称

肌的分布	配布		名　称
躯干肌	背肌	浅层	斜方肌、背阔肌、肩胛提肌
		深层	竖脊肌
	胸肌	胸上肢肌	胸大肌、胸小肌、前锯肌
		胸固有肌	肋间外肌、肋间内肌
	腹肌	前外侧群	腹外斜肌、腹内斜肌、腹横肌、腹直肌
	膈		膈
	会阴肌		肛提肌、海绵体肌、尿道括约肌
头颈肌	头肌	表情肌	枕额肌、口轮匝肌、眼轮匝肌、鼻肌
		咀嚼肌	咬肌、颞肌、翼内肌、翼外肌
	颈肌	浅群	颈阔肌、胸锁乳突肌
		深群	前、中、后斜角肌
上肢肌	肩肌		三角肌、冈上肌、冈下肌、大圆肌、肩胛下肌
	臂肌	前群	肱二头肌、喙肱肌、肱肌
		后群	肱三头肌
	前臂肌	前群	肱桡肌、旋前圆肌、桡侧腕屈肌、掌长肌、尺侧腕屈肌、指浅屈肌、指深屈肌、拇长屈肌、旋前方肌
		后群	桡侧腕长伸肌、桡侧腕短伸肌、指伸肌、小指伸肌、尺侧腕伸肌、旋后肌、拇长展肌、拇短伸肌、拇长伸肌、示指伸肌
	手肌	外侧群	鱼际(拇短展肌、拇短屈肌、拇对掌肌、拇收肌)
		中间群	蚓状肌、骨间掌侧肌、骨间背侧肌
		内侧群	小鱼际(小指展肌、小指短屈肌、小指对掌肌)
下肢肌	髋肌	前群	髂腰肌、阔筋膜张肌
		后群	臀大肌、臀中肌、臀小肌、梨状肌
	大腿肌	前群	缝匠肌、股四头肌
		后群	股二头肌、半腱肌、半膜肌
		内侧群	内收肌群
	小腿肌	前群	胫骨前肌、踇长伸肌、趾长伸肌
		后群	小腿三头肌、趾长屈肌、踇长屈肌、胫骨后肌
		外侧群	腓骨长肌、腓骨短肌
	足肌		足背肌、足底肌

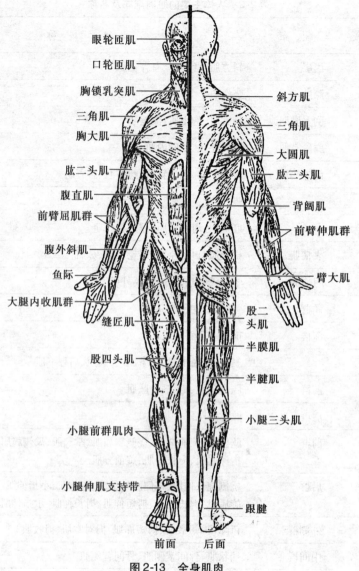

眼轮匝肌
口轮匝肌
胸锁乳突肌
三角肌
胸大肌
肱二头肌
腹直肌
前臂屈肌群
腹外斜肌
鱼际
大腿内收肌群
缝匠肌
股四头肌
小腿前群肌肉
小腿伸肌支持带

斜方肌
三角肌
大圆肌
肱三头肌
背阔肌
前臂伸肌群
臀大肌
股二头肌
半膜肌
半腱肌
小腿三头肌
跟腱

前面　　后面

图 2-13　全身肌肉

（一）躯干肌

躯干肌可分为背肌、胸肌、膈、腹肌及会阴肌。

1. **背肌**　位于躯干后面,分为浅、深两层。浅层为阔肌,主要有斜方肌和背阔肌。斜方肌可上提、下降肩部及使肩胛骨向脊柱靠拢。背阔肌可使上肢内收、后伸和旋内。深层肌群主要是位于脊柱两侧的骶棘肌(竖脊肌),下起于骶骨和髂骨,向上沿途止于椎骨、肋骨和颞骨乳突,其作用可使脊柱后伸、仰头和维持人体直立姿势。

2. **胸肌**　分胸上肢肌和胸固有肌。胸上肢肌有胸大肌、胸小肌和前锯肌。胸大肌呈扇形覆盖于胸廓前上部,该肌主要作用使上肢内收、旋内。胸小肌位于胸大肌深面,可以拉肩胛骨向前下方。前锯肌位于胸廓侧壁,作用是拉肩胛骨向前并贴近胸廓,有助臂上举的作用。当上肢和肩胛骨固定时,上述各肌均可上提肋和胸廓,以助吸气。深层的胸固有肌(肋间肌)位于11 个肋间隙内,参与构成胸壁。肋间外肌提肋助吸气,肋间内肌降肋助呼气。

3. **膈** 位于胸、腹腔之间,为向上呈穹隆形的扁而薄的阔肌(图 2-14)。该肌起自胸廓下口,肌纤维向中央集中止于中心腱。膈上有三个孔,分别是食管裂孔有食管和迷走神经通过;主动脉裂孔有主动脉和胸导管通过;腔静脉孔有下腔静脉通过。膈是主要的呼吸肌,收缩时膈穹隆下降,胸腔容积扩大,以助吸气;反之呼气。膈与腹肌同时收缩,能增加腹压,协助排便、呕吐及分娩等活动。

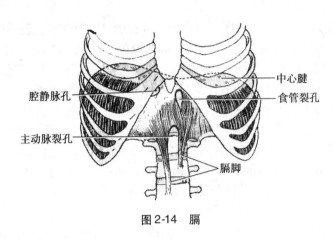

图 2-14 膈

4. **腹肌** 上附着于胸廓,下附着于骨盆。腹前壁正中线两侧有一对上宽下窄纵行的腹直肌。其两侧是三层宽阔的扁肌,由浅入深依次是腹外斜肌、腹内斜肌和腹横肌。三层扁肌的肌束方向彼此交错,各肌向内移行为腱膜,分层包绕腹直肌形成腹直肌鞘,于腹前正中线与对侧互相愈合形成腹白线。腹外斜肌腱膜的下缘卷曲增厚连于髂前上棘与耻骨结节之间,形成**腹股沟韧带** inguinal ligament。腹内斜肌与腹横肌下部肌束拱形向内跨过精索后延续为腱膜,以腹股沟镰止于耻骨梳。这样,在腹前外侧壁下部、腹股沟韧带内侧半的上方,有一个长约4.5cm,斜行于肌、韧带和腱膜之间的裂隙,称**腹股沟管** inguinal canal。此管在男性有精索通过,女性有子宫圆韧带通过。此处是腹前外侧壁的一个薄弱区,在病理情况下,腹腔内容物可进入腹股沟管,并经腹股沟管下降入阴囊,形成腹股沟斜疝。

5. **会阴肌** 封闭骨盆下口的全部软组织称为会阴。此区呈菱形,前部的尿生殖三角内有会阴肌及会阴筋膜等,在男性有尿道通过,在女性有尿道和阴道穿过。后部的肛门三角内有肛提肌及其上、下面的筋膜,它们共同形成盆膈,有肛管穿过。会阴除承托盆腔脏器外还对尿道、阴道和肛门有括约作用。

（二）头颈肌

1. **头肌** 可分为面肌和咀嚼肌两部分。面肌为薄的皮肌,分布于头面部的皮下。主要位于眼裂、口裂和鼻孔周围,分环形肌和放射状肌两种,分别有闭合或张开上述孔裂的作用,并牵拉面部皮肤表达喜、怒、哀、乐等各种表情,所以面肌又称表情肌。咀嚼肌包括咬肌、颞肌、翼内肌和翼外肌,分别作用于下颌骨的不同部位,使下颌骨作上提、下降、前移后退及侧向运动,产生咀嚼作用。

2. **颈肌** 分浅、深两部分。浅层的胸锁乳突肌是颈部重要体表标志,一侧收缩使头向同侧倾斜,脸转向对侧,双侧收缩使头后仰。颈深层肌肉位于颈椎的前方与其两侧,主要有前、中、后斜角肌,具有稳定颈椎、颈侧屈及前屈等的作用。

（三）四肢肌

分上肢肌和下肢肌。上肢肌数目较多但相对较小,适应上肢运动的灵活性;下肢肌数量较少但粗壮强大,适应于维持直立姿势、行走和支持体重等功能。

1. **上肢肌** 可分为肩肌、臂肌、前臂肌和手肌四部。

（1）肩肌：配布于肩关节周围，均起于上肢带骨，止于肱骨，可以运动肩关节。如三角肌从前后外三方面包绕肩关节，构成圆隆的肩部，可使臂外展。

（2）臂肌：覆盖肱骨，分前、后两群。前群为屈肌，在臂前方跨过肩关节或肘关节，是强有力的屈肘肌，还能协助臂前屈，如肱二头肌、肱肌。后群为位于肱骨后方的肱三头肌，是强有力的伸肘肌肉。

（3）前臂肌：分前、后两群。其数目多且大多是长肌，分别跨越肘、腕、掌、指等处的多个关节，运动前臂和手。发达的肌腹位于近侧，细长的肌腱位于远侧，所以前臂上半部膨隆，而下半部则逐渐变细。前群为屈肌，位于尺、桡骨前面，主要有屈肘、屈腕、屈指和使前臂旋前的作用。后群为伸肌，位于尺、桡骨后面，主要有伸腕、伸指和使前臂旋后的作用。

（4）手肌：集中在手的掌侧，由肌间隔分为外侧群、中间群和内侧群。外侧肌群在手掌拇指根部形成一隆起的**鱼际**，可使拇指屈、收、展和对掌等动作。中间肌群位于掌心、前臂屈肌肌腱的深面，主要是骨间肌，收缩时能使各指向中指靠拢或分开。内侧肌群位于手掌小指侧，隆起称**小鱼际**，能使小指作屈、外展和对掌等动作。手和手指的有力运动主要靠来自前臂的长肌完成，而手的精细的技巧性运动则主要靠手肌来完成。

2. **下肢肌** 可分为髋肌、大腿肌、小腿肌和足肌。

（1）髋肌：主要起始于骨盆的内、外侧面，跨越髋关节，止于股骨上部，位于盆内的有髂腰肌，使大腿前屈和旋外。位于骨盆后外面的有臀大肌、臀中肌、梨状肌等，具有使大腿后伸、外旋等作用。

（2）大腿肌：分前、后、内三群。前群的股四头肌是膝关节强大的伸肌。内侧群位于大腿内侧，主要使大腿内收，又称内收肌群。后群有股二头肌、半膜肌和半腱肌，位于大腿后面，能屈小腿和后伸大腿。

（3）小腿肌：也分前、后、外三群。前肌群在胫、腓骨前面，主要有伸趾和足背屈的作用。后肌群位于胫、腓骨后面，小腿三头肌（腓肠肌和比目鱼肌）形成膨隆的小腿肚，向下续为跟腱止于跟骨，收缩时提起足跟并能屈小腿；在其深面还有屈趾等肌肉。外侧肌群有腓骨长、腓骨短肌，作用是使足外翻。

（4）足肌：可分足背肌和足底肌，足背肌为伸趾肌。足底肌的配布和作用与手肌近似，但足趾动作远不如手指灵活，其主要功能是维持足弓。

学习小结

运动系统由骨、骨连结和骨骼肌组成。骨是一种器官，按形态一般可分为长骨、短骨、扁骨及不规则骨四类。骨由骨质、骨膜、骨髓和血管等构成。成人共有206块骨，按其部位不同，可分为躯干骨、颅骨和四肢骨。

骨与骨之间借纤维结缔组织、软骨或骨组织相连，形成骨连结。骨连结按其连结形式的不同可分为直接连结和间接连结。滑膜关节是人体骨连结的主要形式。中轴骨相互连结形成颅、胸廓、脊柱等结构。四肢骨的连结形成肩关节、肘关节、腕关节、髋关节、膝关节、踝关节等重要关节。

骨骼肌由肌腹和肌腱两部分组成，具有固定的起止点。骨骼肌具有筋膜和腱鞘等辅助结构。人体骨骼肌分为躯干肌、头颈肌和四肢肌。按位置和功能不同，某一关节周围的肌肉可划分为协同肌与拮抗肌。

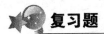 **复习题**

1. 试述运动系统的组成及主要功能。
2. 试说明骨的构造及主要功能。
3. 简述关节的基本结构和辅助结构。
4. 试述膈的位置、作用、孔裂及其通过的结构。

（金利新）

第 三 章

消 化 系 统

学习目标 ▌▶

1. 掌握消化系统的组成。
2. 熟悉消化系统各器官的形态和位置。
3. 了解消化系统各器官的功能。

消化系统 alimentary system 由消化管和消化腺两部分组成（图 3-1）。**消化管** alimentary canal 包括口腔、咽、食管、胃、小肠和大肠。临床上通常将口腔至十二指肠之间的管道称为上

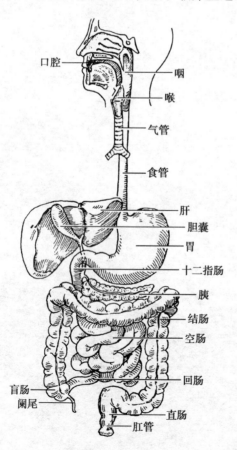

口腔　　　　　咽
　　　　　　　喉
　　　　　　气管
　　　　　　　食管
　　　　　　　肝
　　　　　　胆囊
　　　　　　　胃
　　　　　十二指肠
　　　　　　　胰
　　　　　　结肠
　　　　　　空肠
　　　　　　回肠
盲肠
阑尾　　　　　　直肠
　　　　肛管

图 3-1　消化系统模式图

50

消化道,空肠以下的部分称为**下消化道**。**消化腺** alimentary gland 包括大唾液腺、肝和胰等大腺体及分布于消化管壁内的小腺体。它们分泌的消化液排至消化管腔内,对食物进行化学性消化。消化系统的基本功能是摄取食物、进行消化、吸收营养和排出残渣。

第一节 消 化 管

消化管是从口腔至肛门的肌性管道。其管壁(口腔与咽除外)由内向外依次分成四层:①黏膜层:衬于消化管腔内表,由上皮、固有层和黏膜肌组成;②黏膜下层:由疏松结缔组织组成,内含较大的血管与淋巴管,在食管及十二指肠的黏膜下层分别含有食管腺与十二指肠腺;③肌层:除食管上段与肛门的肌层为骨骼肌外,其余大部分为平滑肌;④外膜:位于消化管最外层,由薄层结缔组织构成,胃肠的外膜称为浆膜(图3-2)。

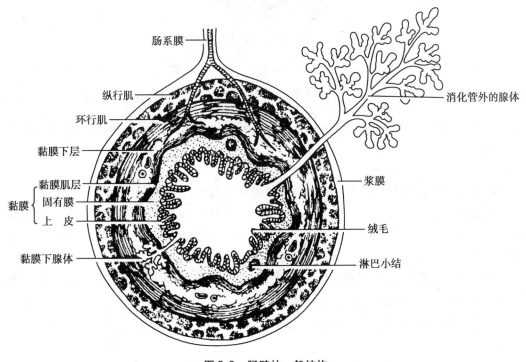

图3-2 肠壁的一般结构

一、口 腔

口腔 oral cavity 为消化管的起始部。口腔的前壁为唇,侧壁为颊,上壁为腭,下壁为口腔底。向前以口裂通体外,向后经咽峡通咽腔(图3-3)。

(一)腭

腭 palate 构成口腔的上壁,分隔鼻腔与口腔。腭前 2/3 为硬腭,以骨为基础,表面覆盖黏膜;后1/3 为软腭,由横纹肌和黏膜组成。软腭后缘中央有一下垂的突起,称**腭垂** uvula 或悬雍垂。自腭垂向两侧,各有两条弓状黏膜皱襞:前方的一对称腭舌弓;后方一对,称腭咽弓。两弓

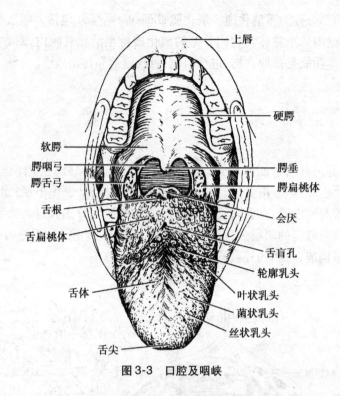

图 3-3 口腔及咽峡

之间的凹陷内,有腭扁桃体。由腭垂、左右腭舌弓和舌根共同围成**咽峡** isthmus of fauces,是口腔通咽的门户。

（二）牙

牙 teeth 是人体内最硬的器官,嵌入上、下颌骨牙槽内。

牙可分为**牙冠** crown of tooth、**牙颈** neck of tooth 和**牙根** root of tooth 三部分。牙冠暴露在口腔内。牙根埋在牙槽内,其内的牙根管开口于根尖的牙根尖孔。牙颈是介于牙冠和牙根之间的缩细部分。牙的中央有**牙腔** dental cavity,腔内的**牙髓** dental pulp 由结缔组织、神经和血管等共同组成。牙由**牙质** dentine、**釉质** enamel、**牙骨质** cement 构成。牙质构成牙的主体。釉质覆于牙冠部牙质表面,呈白色而光亮,是人体中最坚硬的组织。牙根与牙颈部的牙质外面包有一层牙骨质（图 3-4）。

人的一生中,先后有两副牙齿,即乳牙与恒牙。乳牙从 6～7 个月开始萌发,上、下列左、右各 5 个,共有 20 个;恒牙一般有 32 个,上、下列左、右各 8 个。每组牙按其形态和功能的不同,可分为切牙、尖牙和磨牙三类。第三磨牙一般在 17～21 岁长出,又称智牙,也有人终生缺如。

（三）舌

舌 tongue 为肌性器官,由骨骼肌表面被覆黏膜而成,具有协助咀嚼和吞咽、感受味觉及辅助发音的功能。舌经其上面的人字形的界沟分为后 1/3 的舌

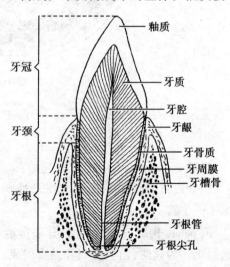

图 3-4 下颌切牙的矢状切面

根 root of tongue 和前 2/3 的**舌体** body of tongue。舌体的前端称**舌尖** apex of tongue。舌背黏膜表面有许多小的突起,称舌乳头(图 3-3)。按其形状,分为丝状乳头、菌状乳头、轮廓乳头和叶状乳头,丝状乳头数量最多,呈白色丝绒状,具有感受一般感觉的功能。菌状乳头数量较少,体积较大,散在于丝状乳头之间。轮廓乳头排列在界沟前方,体积最大,数量约 7 ~ 11 个。菌状乳头及轮廓乳头含有味蕾,能感受味觉。叶状乳头在人类不发达。舌肌包括舌内肌和舌外肌两部分。

(四)唾液腺

唾液腺 salivary gland 分为大唾液腺和小唾液腺两类,小唾液腺属黏膜腺,如唇腺、颊腺等。大唾液腺有三对,即腮腺、下颌下腺和舌下腺(图 3-5)。腮腺是最大的一对唾液腺,大部分位于外耳道下方,其前缘发出腮腺管开口于上颌第 2 磨牙相对应的颊黏膜上。下颌下腺位于下颌下三角内,其导管开口于舌下阜。舌下腺是最小的一对,位于舌下襞的深面,导管有大、小两种,大管开口于舌下阜,小管开口于舌下襞。

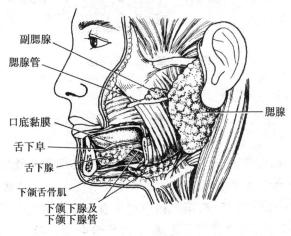

图 3-5　大唾液腺

二、咽

咽 pharynx 是前后略扁的肌性管道,上起颅底,下达第 6 颈椎下缘延续为食管。咽是消化道和呼吸道的共同通道(图 3-6)。

咽以腭帆游离缘和会厌上缘为界,将咽分为**鼻咽** nasopharynx、**口咽** oropharynx 和**喉咽** laryngopharynx 三部分。鼻咽侧壁下鼻甲后方约 1cm 处,有咽鼓管咽口,可通中耳的鼓室。咽鼓管咽口前、上、后方的半环形隆起,称**咽鼓管圆枕**。咽鼓管圆枕与咽后壁之间有一凹陷,称**咽隐窝**,为鼻咽癌的好发部位。口咽位于口腔后方,向前借咽峡与口腔相通。在口咽侧壁上,腭舌弓与腭咽弓间的凹陷称扁桃体窝,内含腭扁桃体。喉咽向前借喉口与喉腔相通,向下与食管相续。在喉口的两侧与甲状软骨内面之间,黏膜下陷形成梨状隐窝,是异物易滞留的部位。

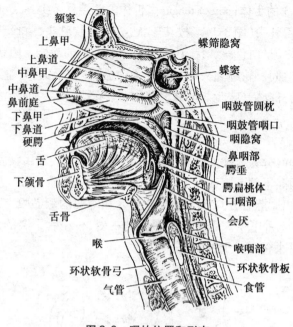

图 3-6　咽的位置和形态

三、食　　管

食管 esophagus 是一肌性管道,全长约 25cm。上端平第 6 颈椎下缘接咽,向下在第 11 胸椎水平续胃。按其行程分为颈部、胸部和腹部。食管全长有三个生理性狭窄部位。第一狭窄位于咽与食管相接处,距中切牙约 15cm;第二狭窄位于食管与左主支气管交叉处,距中切牙约 25cm;第三狭窄位于食管穿膈的食管裂孔处,距中切牙约 40cm。这三个狭窄处是异物滞留和癌症的好发部位(图 3-7)。

四、胃

胃 stomach 是消化管的膨大部分,具有容纳和消化食物的功能。胃的位置、大小和形态随体型、体位、充盈程度和胃肌的紧张度而改变。胃中等充盈时,大部分位于左季肋区,小部分位于腹上区。

胃有大、小两弯,前、后两壁和上、下两口(图 3-8)。胃小弯凹向右上方,在其最低处折弯成角,称**角切迹**。胃大弯凸向左下方。胃前壁朝向前上方,后壁朝向后下方。胃的上口为**贲门** cardia,与食管相接。下口为**幽门** pylorus,接续十二指肠,胃黏膜在幽门处形成环形皱襞,称为**幽门瓣**。

胃分为四部分。靠近贲门的部分称贲门部,与胃的其他部分无明显界限。自贲门向左上方膨出的部分为胃底。角切迹与幽门之间的部分为幽门部,该部靠近幽门的一段呈管状为幽门管,幽门管与角切迹之间的部分为幽门窦。胃底与幽门部之间区域为胃体。

胃壁分四层。黏膜层柔软,血供丰富,呈橘红色,胃空虚时形成许多皱襞。沿小弯处有 4～

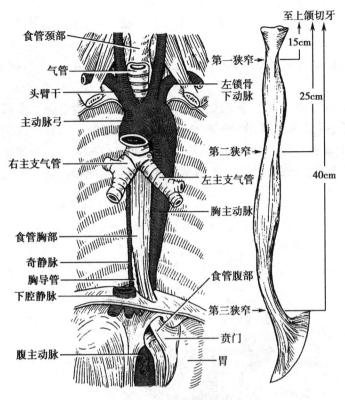

图 3-7　食管的形态和位置

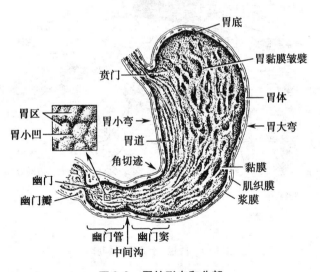

图 3-8　胃的形态和分部

5 条恒定的纵行皱襞,襞间的沟称为**胃道**(图 3-8)。黏膜下层由疏松结缔组织构成,内有丰富的血管、淋巴管和神经丛,当胃扩张和蠕动时起缓冲作用。肌层较厚,由外纵、中环、内纵的 3 层平滑肌构成。中层在幽门处形成幽门括约肌,位于幽门瓣的深面,有延缓胃内容物排空和防止腔内容物逆流的作用。胃的外膜层为浆膜。

五、小 肠

小肠 small intestine 全长约 5~7m,为消化管中最长的一段,分十二指肠、空肠和回肠三部分。

1. **十二指肠** duodenum 为小肠起始段,上起于幽门,下续空肠。全长约 25~30cm,呈 "C"字形包绕胰头,可分为上部、降部、水平部和升部四部分。降部后内侧壁黏膜上的圆形隆起称**十二指肠大乳头**,是胆总管和胰胆管的共同开口(图 3-9)。升部达第二腰椎高度弯向左下,形成十二指肠空肠曲,借十二指肠悬肌固定于腹后壁的右膈脚,为辨认空肠起点的重要标志。

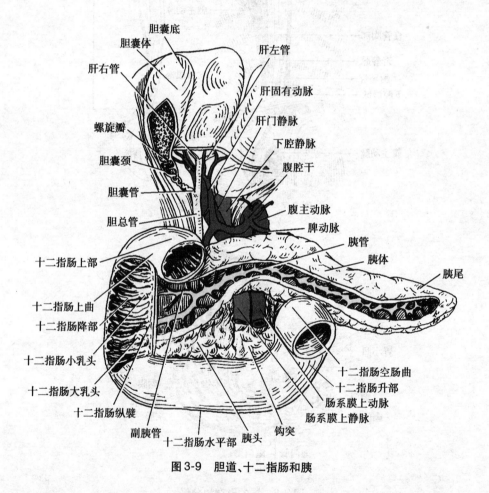

图 3-9 胆道、十二指肠和胰

2. **空肠** jejunum 与**回肠** ileum 空肠上端起于十二指肠空肠曲,是消化和吸收营养物质的主要部位。回肠下端与盲肠相连。空肠与回肠盘绕于腹腔的中、下部,两者间无明显的界限,空肠约占空回肠的上 2/5,主要位于左外侧区和脐区;回肠约占空、回肠的下 3/5,主要位于脐区和右髂区(图 3-1)。

六、大　肠

大肠 large intestine 是消化管的末段,在右髂窝起于盲肠,末端止于肛门,全长约 1.5m,其功能是吸收水分并使食物残渣形成粪便。大肠可分为盲肠、阑尾、结肠、直肠和肛管五部分(图 3-1)。结肠的三个特征性结构:结肠带、结肠袋和肠脂垂。

1. **盲肠** caecum 与**阑尾** vermiform appendix　盲肠位于右髂窝,向上延续为升结肠。在盲肠的左后壁上,有回肠末端的开口,称回盲口。此口的黏膜折成上、下两个皱襞,称**回盲瓣**,可防止大肠内容物逆流(图 3-10)。

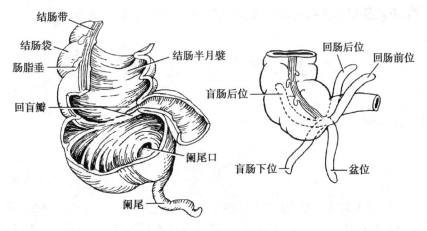

图 3-10　盲肠和阑尾

阑尾是一条细长的盲管,长约 7～9cm,上端开口于盲肠的后内侧端,下端游离,活动范围较大,所以阑尾的位置不固定。以盆位和盲肠后位居多(图 3-10)。阑尾根部的体表投影在右

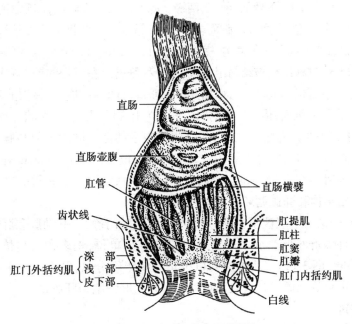

图 3-11　直肠和肛管内面的结构

髂前上棘至脐连线的外、中 1/3 交界处,此处称**麦氏点**,急性阑尾炎时该点有压痛。

2. **结肠** colon　在右髂窝起于盲肠,按其走行可分为升结肠、横结肠、降结肠和乙状结肠四部分(图 3-1)。升结肠沿腹后壁的右侧上升,至肝下方向左弯,移行于横结肠。横结肠向左行至脾的附近弯向下,移行于降结肠。降结肠沿腹后壁左侧下降,至髂嵴处移行为乙状结肠。

3. **直肠** rectum 与**肛管** anal canal　直肠位于盆腔内,上端于第 3 骶椎处接乙状结肠,穿过盆膈,移行为肛管(图 3-1)。直肠在矢状面上有两个弯曲,上段形成凸向后的骶曲;下段形成凸向前的会阴曲。直肠下段肠腔膨大,称**直肠壶腹**,内有 3 个直肠横襞(图 3-11)。

肛管是大肠的末段,下端终止于肛门。肛管上段的黏膜,形成纵行的黏膜皱襞,称**肛柱**。各柱的下端有半月形的小皱襞相连,称**肛瓣**。肛瓣与相邻两肛柱间围成的隐窝称**肛窦**。各肛瓣与肛柱下端,共同连成锯齿状的环形线,称**齿状线**,是皮肤和黏膜的分界线。

第二节　消　化　腺

人体的大消化腺除前述的唾液腺外,还有肝和胰。

一、肝

肝 liver 是人体最大的腺,我国成年人肝的重量男性约 1300g,女性约 1200g。肝质软而脆,因血供十分丰富故在活体上呈红褐色,它具有接受双重血供的特点。肝的功能极其复杂和重要,它不仅参与物质(包括激素、药物等)的合成、分解、转化和解毒,还具有分泌胆汁、贮存糖原、吞噬、防御以及胚胎时期造血等功能。

(一)肝的形态与位置

肝呈不规则楔形,可分上、下两面,前、后两缘。膈面向前上方隆凸,与膈相贴(图 3-12),借矢状位的镰状韧带将其分为左、右两叶。脏面朝向后下,邻接腹腔脏器而凹凸不平(图 3-13)。该面有呈"H"形的左、右两条纵沟和一条横沟,横沟称**肝门** porta hepatis,有肝管、肝固有动脉和肝门静脉、神经及淋巴管出入,这些结构被结缔组织包裹,合称**肝蒂**。左纵沟的前部有肝圆韧带,是胎儿时期脐静脉的遗迹;其后部有静脉韧带,由胎儿期的脐静脉闭锁而成;右纵沟前部容纳胆囊;后部有下腔静脉通过。在肝的脏面,借"H"形的沟将肝分为肝左叶、肝右叶、尾状叶和方叶。

肝大部分位于右季肋区和腹上区,小部分位于左季肋区。肝的上界与膈穹隆一致。肝的下界即肝的前缘,在右侧与右肋弓下缘一致,在腹上区,位于剑突下 3～5cm 处。成人在右肋弓下不能触及。7 岁前小儿肝前缘的位置较低,露出于右肋弓下 1～2cm 属正常情况。

(二)肝的微细结构和肝血循环

肝表面覆以致密结缔组织被膜,肝门处的结缔组织随门静脉、肝动脉和肝管的分支伸入肝内,将实质分隔成许多肝小叶。肝小叶是肝的基本结构单位,呈多角棱柱体,成人肝约有 50 万～100 万个肝小叶(图 3-14)。小叶之间以少量结缔组织分隔,肝小叶中央有一条沿其长轴走行的中央静脉,中央静脉周围是大致呈放射状排列的肝细胞和肝血窦。

(三)肝外胆道

肝外胆道包括胆囊与输胆管道,胆囊呈梨形,位于肝下面的胆囊窝内,有储存和浓缩胆汁

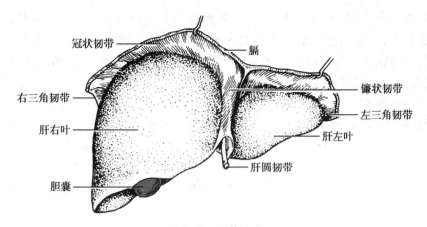

图 3-12 肝的膈面

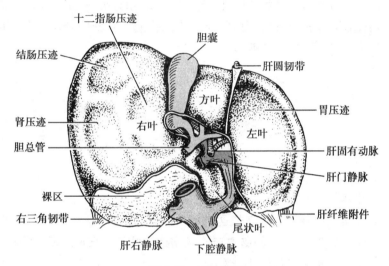

图 3-13 肝的脏面

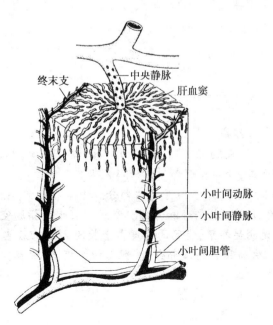

图 3-14 肝小叶模式图

的作用。胆囊可分为底、体、颈、管四部分,胆囊管为其排出管道。肝内胆小管逐级汇合成肝左管和肝右管,两管出肝门后汇合成肝总管。肝总管与胆囊管合成胆总管。胆总管下行至胰头附近与胰管合并形成肝胰壶腹,开口于十二指肠大乳头。肝的胆汁通路:不进食时,肝胰壶腹括约肌保持收缩状态,胆囊舒张,肝细胞分泌的胆汁→肝左管、肝右管→肝总管→胆囊管→胆囊贮存、浓缩。进食后,在食物的刺激下,通过神经系统的调节,肝胰壶腹括约肌舒张,胆囊收缩,胆汁经胆囊管→胆总管→肝胰壶腹→十二指肠大乳头→十二指肠。

二、胰

胰 pancreas 是人体第二大消化腺,位于胃的后方,在第1、2腰椎体的水平,紧贴腹后壁。胰外形细长似三棱形,可分头、颈、体和尾四部(图3-9)。胰由外分泌部和内分泌部两部分组成。胰腺外分泌部分泌胰液,经各级导管至胰管排入十二指肠。胰腺内分泌部分泌的激素直接进入血液和淋巴液,主要参与糖代谢的调节。

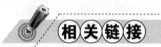

相关链接

肝脏的组织工程

关于肝脏的组织工程研究,始于20世纪90年代。目前研究有两个方面,即体外系统和植入性应用方法。

体外系统适用于肝脏功能正在恢复中的病人,或作为移植前的一个桥梁。其优点是:①能更好地控制细胞周围的介质;②更好地控制使用时间和应用阶段;③降低排斥反应,因为病人的白细胞可以用血浆去除法分离。

植入性肝细胞法可以使永久性肝脏代替物的应用成为可能。如果能将肝细胞正规地植入人体,可避免目前应用体外系统所诱发的血栓性并发症。

学习小结

消化系统由消化管和消化腺两部分组成。

消化管包括口腔、咽、食管、胃、小肠、大肠、肛门。口腔由口唇、颊、腭、牙、舌和口腔腺组成。咽是呼吸道和消化道的共同通道,分为鼻咽部、口咽部、喉咽部。食管是一长条形的肌性管道,有三个狭窄部。胃分贲门、胃底、胃体和胃窦四部分。十二指肠为小肠的起始段,呈C形弯曲,包绕胰头,分为上部、降部、水平部和升部。空肠起自十二指肠空肠曲,下连回肠,回肠连接盲肠。空肠、回肠无明显界限,空肠的长度占全长的2/5,回肠占3/5。大肠为消化道的下段,包括盲肠、阑尾、结肠和直肠四部分,全程形似方框,围绕在空肠、回肠的周围。

消化腺有小消化腺和大消化腺两种。大消化腺有肝和胰。肝在活体呈红褐色,质软而脆,呈不规则的楔形,大部分位于右季肋区和腹上区,小部分位于左季肋区。肝外胆道包括胆囊、肝左、右管、肝总管、胆囊管、胆总管和肝胰壶腹。胰呈狭长的三棱形,横卧于腹后壁,约平第 1 腰椎,分胰头、胰颈、胰体和胰尾四部。

复习题

1. 一幼儿误食一钢珠,两天后在粪便中发现,请按顺序写出该钢珠都经过哪些器官排出体外?

2. 食管有几个生理性狭窄? 各位于什么部位?

3. 试述肝的形态和位置。

(武志兵 李 明)

第 四 章

呼 吸 系 统

学习目标 ▐▐▐

1. 掌握呼吸系统的组成。
2. 熟悉呼吸系统各器官的形态与位置。
3. 了解呼吸系统各器官的功能。

呼吸系统respiratory system 由呼吸道和肺组成。呼吸道包括鼻、咽、喉、气管和各级支气

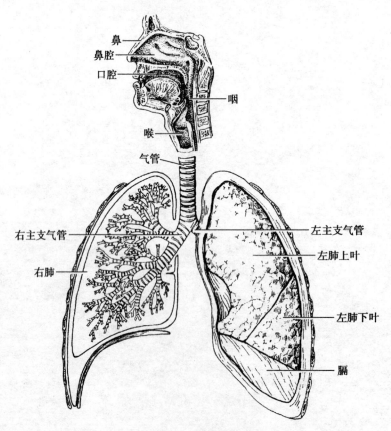

图 4-1　呼吸系统全貌

管。临床上通常把鼻、咽、喉称为**上呼吸道**,把气管和各级支气管称为**下呼吸道**(图4-1)。肺由实质和间质组成,前者包括支气管树和肺泡;后者包括结缔组织、血管、淋巴管和神经等。呼吸系统的主要功能是进行气体交换,即吸入氧,排出二氧化碳。

第一节　呼　吸　道

一、鼻

鼻 nose 是呼吸道的起始部,并能辅助发音,且有嗅觉功能。鼻包括外鼻、鼻腔和鼻旁窦3部分。

(一)外鼻
分为鼻根、鼻背和鼻尖,鼻尖两侧的扩大称鼻翼,呼吸困难时,可见鼻翼扇动。

(二)鼻腔
由骨和软骨作支架,表面覆以黏膜和皮肤构成。鼻腔由**鼻中隔** nasal septum 分为左、右两腔,向前下经**鼻孔** nostril 通外界,向后经**鼻后孔** choanae 通咽。每侧鼻腔又以**鼻阈** nasal limen 为界,分为**鼻前庭** nasal vestibule 和**固有鼻腔** nasal cavity proper。鼻阈为鼻腔内皮肤与黏膜交界处的弧形隆起。鼻前庭为鼻腔前下方鼻翼内面较宽大的部分,内衬以皮肤,生有鼻毛,有过滤尘埃、净化空气的作用(图4-2)。

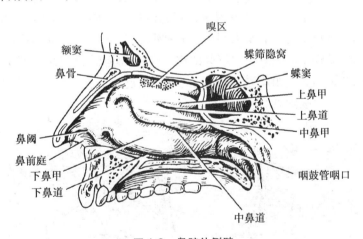

图 4-2　鼻腔外侧壁

　　鼻中隔前下部黏膜内存在丰富的血管吻合网,90%左右的鼻出血均发生于此处,故称易出血区(Little区)。鼻腔外侧壁由上而下有3个突出的**鼻甲** nasal concha,分别称为上、中、下鼻甲,各鼻甲下方的空隙分别称为上、中、下鼻道。上鼻甲后上方与鼻腔顶壁间的凹陷称**蝶筛隐窝**。下鼻道前部有鼻泪管开口。

　　位于上鼻甲内侧面和与其相对应的鼻中隔以上部分的鼻黏膜称为**嗅区**,其内含有嗅细胞,具有嗅觉功能。除嗅区以外的鼻腔黏膜称为**呼吸区**,含有丰富的血管和鼻腺,能产生分泌物。

(三)鼻旁窦
是鼻腔周围颅骨内含气空腔,包括上颌窦、额窦、蝶窦和筛窦4对,分别位于同名的骨内,均开口于鼻腔。上颌窦、额窦和筛窦的前、中群开口于中鼻道;筛窦的后群开口于上鼻道;蝶窦开口于蝶筛隐窝。各鼻旁窦黏膜与鼻黏膜延续,故鼻腔炎症易同时引起鼻旁窦炎。鼻旁窦可协同鼻腔调节吸入空气的温湿度,对发音起共鸣作用。

二、喉

喉 larynx 既是呼吸道,又是发音器官。成人喉与第 3~6 颈椎同高。向上借喉口通咽,下方接气管。喉的软骨构成喉的支架,包括不成对的甲状软骨、环状软骨、会厌软骨和成对的杓状软骨(图 4-3)。**甲状软骨** thyroid cartilage 的中间向前上方的突出为**喉结** anterior horn,男子特别明显。**环状软骨** cricoid cartilage 在甲状软骨下方,向下连接气管,是喉软骨中唯一完整的软骨环,对保持呼吸道通畅有重要作用,如果损伤则易造成喉腔狭窄。**会厌软骨** epiglottic cartilage 位于舌根的后方,呈上宽下窄的树叶状,其下端借韧带连于甲状软骨的内面。会厌软骨被覆黏膜称会厌,吞咽时有封闭喉口防止食物误入喉腔的作用。**杓状软骨** arytenoid cartilage 位于环状软骨板的上方,底部有两个突起,外侧的为肌突,前方的是声带突。喉软骨借关节和膜性结构相连结。喉肌是附于喉软骨上的横纹肌。喉肌具有紧张或松弛声带、扩大或缩小声门裂,以及缩小喉口的作用。通过喉肌的作用可控制音量强弱、声调高低和通气量的大小。**喉腔** laryngeal cavity 是由喉软骨、喉肌、韧带、纤维膜、喉黏膜等围成的管腔。喉腔的侧壁有上、下两对呈前后方向的黏膜皱襞突入腔内,上方的一对称**前庭襞** vestibular fold,襞间的裂隙称**前庭裂**。下方的一对称**声襞** vocal fold,比前庭襞更为突向喉腔。两侧声襞及杓状软骨底和声带突之间的裂隙称**声门裂**,是喉腔最狭窄部位。声襞被覆声韧带和声带肌共同构成声带。喉腔可借前庭裂和声门裂分为 3 部分,喉口至前庭裂平面间的部分称**喉前庭**;前庭裂平面与声门裂平面之间的称**喉中间腔**,其向两侧延伸至前庭襞与声襞间的梭形隐窝称**喉室**;声门裂平面至环状软骨下缘的部分称**声门下腔**,此区黏膜下组织较疏松,炎症时易引起水肿(图 4-4)。小儿喉腔狭小,水肿时容易引起阻塞,造成呼吸困难。

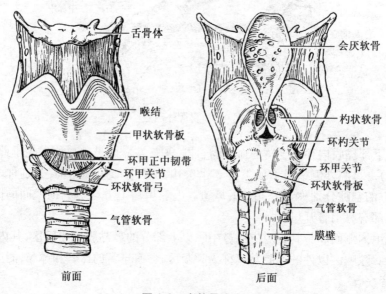

图 4-3 喉软骨连结

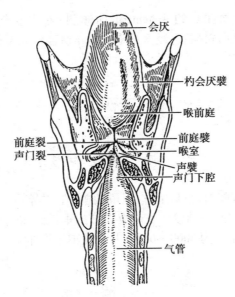

图4-4 喉的冠状切面

会厌

杓会厌襞

喉前庭

前庭裂
声门裂

前庭襞
喉室
声襞
声门下腔

气管

三、气管与主支气管

气管 trachea 位于食管前方,上端始于环状软骨的下缘,下行入胸腔,至胸骨角平面分为左、右主支气管。气管由 12 ~ 19 个"C"形的软骨环,以及连接各环之间的结缔组织和平滑肌构成,气管内面衬以黏膜。气管后壁缺口由气管膜壁封闭。

主支气管(图4-5)是气管分出的第一级分支,左、右各一,斜行进入肺门。左主支气管较细

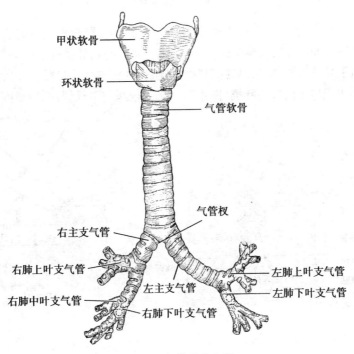

甲状软骨

环状软骨

气管软骨

气管杈

右主支气管

右肺上叶支气管

左主支气管

右肺中叶支气管

右肺下叶支气管

左肺上叶支气管

左肺下叶支气管

图4-5 气管及支气管

长,男性平均长约 4.8cm,女性长约 4.5cm,走向倾斜;右主支气管较粗短,男性平均长约 2.1cm,女性长约 1.9cm,走向较陡直,经气管坠入的异物容易进入右侧。

第二节 肺

一、肺的位置和形态

肺 lung(图 4-6)位于胸腔内,在膈上方,纵隔两侧,左、右各一。由于肝在膈下右侧以及心脏偏左等原因,故右肺较宽短,左肺较狭长。成人肺的重量约相当于本人体重的 1/50,健康成年男性两肺的最大空气容量约为 5000 ~ 6500ml,女性小于男性。

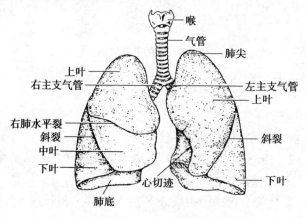

图 4-6 肺的形态

肺大致呈圆锥状,分为一底一尖二面三缘。钝圆的肺尖,经胸廓上口突至颈根部,高出锁骨内侧 1/3 段上方 2~3cm。肺底又称膈面,与膈穹隆一致。肋面邻接肋和肋间肌。纵隔面中央有椭圆形凹陷称肺门,是支气管、肺动脉、肺静脉、支气管动脉、支气管静脉、淋巴管和神经等进出肺之处,它们被结缔组织包裹而称为肺根(图 4-7)。肺的前缘与下缘锐薄,后缘圆钝,左肺前缘下部

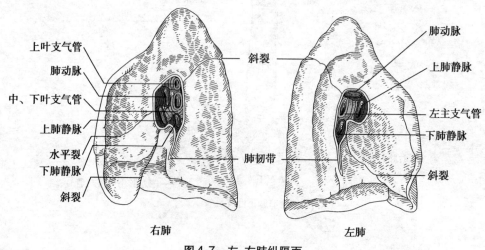

图 4-7 左、右肺纵隔面

有心切迹,切迹下方的突起为**左肺小舌**。左肺由一自后上斜向前下的斜裂分为上叶和下叶。右肺除有斜裂外,还有一起自斜裂后部,水平向前达右肺纵隔面的水平裂,将右肺分为上、中、下叶。

二、肺内支气管及肺的血管

在肺门处,左、右主支气管(第1级支气管)分为第2级肺叶支气管,进入肺叶,再分为第3级肺段支气管,继续反复分支,形成树状,称支气管树(图4-8)。

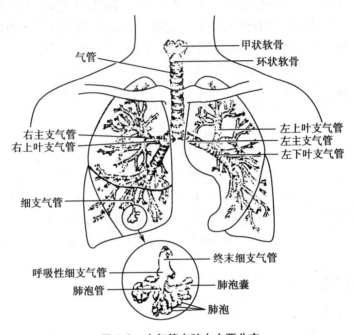

图 4-8　支气管在肺内主要分支

肺有两套血管系统:一是肺动、静脉,属肺的功能性血管;另一套是支气管动、静脉,是肺的营养性血管。两系之间广泛吻合,毛细血管分布于肺泡壁。

第三节　胸膜与纵隔

一、胸　　膜

胸膜pleura 是衬覆于胸壁内面、膈上面、纵隔侧面和肺表面的浆膜,可分为互相移行的脏、壁两层。脏胸膜又称肺胸膜,紧贴于肺的表面,并深入肺裂。壁胸膜衬于胸壁内面、膈上面及纵隔侧面,分为经胸廓上口突至颈根部而覆于肺尖上方的胸膜顶、衬于胸壁内表面的肋胸膜、覆盖于膈上面的膈胸膜和衬贴于纵隔两侧的纵隔胸膜。脏胸膜和壁胸膜在肺根处相互移行,形成潜在的密闭间隙称**胸膜腔**pleural cavity,腔内为负压,含有少量浆液,可减少呼吸时两层胸膜间的摩擦。

二、纵　　隔

纵隔 mediastinum 是两侧纵隔胸膜间所有器官、结构和结缔组织的总称。前界为胸骨,后界为脊柱胸段,两侧为纵隔胸膜,上达胸廓上口,下至膈。通常以胸骨角平面(平第 4 胸椎体下缘)将纵隔分为上纵隔和下纵隔,下纵隔再以心包为界分为前纵隔、中纵隔和后纵隔。上纵隔内含有胸腺、头臂静脉、上腔静脉、膈神经、迷走神经、主动脉弓及其分支、食管、气管、胸导管及淋巴结等。前纵隔位于胸骨与心包前壁之间,内容胸腺或胸腺遗迹、淋巴结及疏松结缔组织。后纵隔位于心包后壁与脊柱胸部之间,含有胸主动脉、奇静脉与半奇静脉、胸导管、食管、迷走神经、交感干和淋巴结等。中纵隔位于前、后纵隔之间,容纳心包、心和出入心的大血管根部,还有心包膈血管、膈神经及淋巴结等。

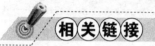

相关链接

肺　癌

　　肺癌是世界上发病率最高的恶性肿瘤,是对人类健康威胁最大的疾病之一。据统计,我国的肺癌发病率近 40 年来上升了 13 倍,肺癌的死亡率已占各种癌症死亡率之首。城市居民的肺癌比农村居民的发病率高,男性发生肺癌的机会比女性多。

学习小结

　　呼吸系统包括呼吸道和肺。

　　呼吸道分上呼吸道(鼻、咽、喉)和下呼吸道(气管、主支气管及肺内的各级支气管)。鼻可分为外鼻、鼻腔和鼻旁窦。鼻腔以鼻阈为界分为鼻前庭、固有鼻腔。鼻旁窦包括上颌窦、额窦、筛窦和蝶窦。喉主要由喉软骨(甲状软骨、环状软骨、会厌软骨和杓状软骨)和喉肌构成。喉腔被前庭襞和声襞分为喉前庭、喉中间腔和声门下腔。气管分为左、右主支气管,主支气管逐渐分支形成支气管树。

　　肺呈圆锥形,有一尖、一底、两面、三缘。肺位于胸腔内,纵隔两侧。

　　胸膜是衬覆于胸壁内面、膈上面、纵隔侧面和肺表面的浆膜,包括脏胸膜和壁胸膜(胸膜顶、肋胸膜、膈胸膜和纵隔胸膜)。纵隔分上纵隔和下纵隔(前纵隔、中纵隔和后纵隔)。

复习题

1. 气管异物多坠入哪侧主支气管? 为什么?
2. 鼻旁窦有哪些? 开口在什么部位?
3. 试述肺的位置和形态。
4. 试述纵隔的边界和分区。

(武志兵　李　明)

第五章

泌 尿 系 统

学习目标

1. 掌握泌尿系统的组成。
2. 熟悉泌尿系统各器官的形态和位置。
3. 了解女性尿道的形态特点。

泌尿系统 urinary system 由肾、输尿管、膀胱和尿道组成(图 5-1)。肾是泌尿系统中最重要的器官,其主要功能是产生尿液。肾通过尿液的形成,清除血液中的代谢废物(如尿素、尿酸等)以及多余的水和无机盐,对保持人体内环境的相对稳定有重要作用。尿生成后,经输尿管输送到膀胱暂时储存,最后经尿道排出体外。此外,肾还具有内分泌功能,它能产生促红细胞生成素、肾素和 1,25-二羟维生素 D_3 等,以调节机体的新陈代谢。如肾功能发生障碍,代谢产物则蓄积于体内并改变内环境的理化性质,导致机体新陈代谢的紊乱,严重时可出现尿毒症直至危及生命。

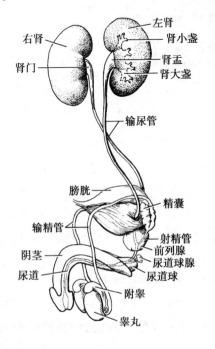

图 5-1　男性泌尿生殖系统模式图

第一节 肾

一、肾 的 形 态

肾 kidney 为实质性器官,左、右各一。形似蚕豆,肾的表面光滑,质地柔软,呈红褐色(图5-2)。肾可分上、下两端,前、后两面,内、外两缘。上端宽而薄,下端窄而厚。前面稍凸;后面平坦,紧贴腹后壁。肾的外侧缘凸隆;内侧缘中部凹陷,称**肾门** renal hilum,是肾的血管、神经及淋巴管和肾盂出入肾的部位,这些出入肾的结构共同组成**肾蒂** renal pedicle。肾蒂内主要结构的排列关系,由前向后依次为肾静脉、肾动脉和肾盂;由上向下依次为肾动脉、肾静脉、肾盂。自肾门向肾内凹陷并扩大而成的腔隙,称**肾窦** renal sinus,主要容纳肾小盏、肾大盏、肾盂、肾动脉的分支、肾静脉的属支、淋巴管、神经和脂肪等。

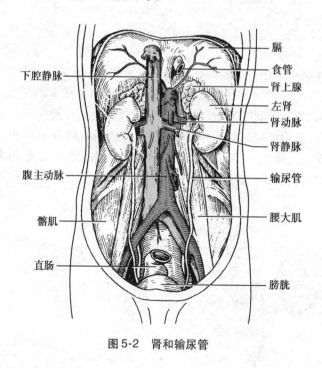

下腔静脉

膈
食管
肾上腺
左肾
肾动脉
肾静脉

腹主动脉

输尿管

髂肌

腰大肌

直肠

膀胱

图5-2 肾和输尿管

二、肾 的 位 置

肾位于脊柱两侧的腹膜后隙内,略呈八字形排列。由于受肝的影响,右肾位置较左肾低约半个椎体(图5-3)。肾有三层被膜,由内向外依次为纤维囊、脂肪囊和肾筋膜。**纤维囊** fibrous capsule 包裹于肾的表面,由致密结缔组织和少量弹性纤维构成,是肾的固有被膜。**脂肪囊** fatty capsule 包被于纤维囊的外面,对肾起弹性垫付的保护和支持功能。临床上作肾囊封闭时,药物即注入此层。**肾筋膜** renal fascia 位于脂肪囊的外面,分肾前筋膜和肾后筋膜两层,包裹肾和肾上腺。肾筋膜向深部发出许多结缔组织小束,穿过脂肪囊与纤维囊相连,有固定肾的功能。肾的正常位置主要依赖肾筋膜、脂肪囊和邻近器官的支持。此外,肾血管、腹膜和腹内压等对肾亦有固定作用。当肾的固定装置不健全时,肾可向下移位产生肾下垂或游走肾。

三、肾的构造

肾的实质分浅、深两部,浅层为**肾皮质** renal cortex,深层主要为**肾髓质** renal medulla(图 5-3)。肾皮质富含血管,呈红褐色,并可见许多细小颗粒,主要由肾小体和肾小管组成,其深入肾髓质内的部分称**肾柱** renal columns。肾髓质位于皮质的深面,血管较少,色泽较浅,约占肾实质的 2/3,由 15 ~ 20 个**肾锥体** renal pyramids 组成。肾锥体呈圆锥形,底朝向皮质;尖端钝圆,朝向肾窦,稍伸入肾小盏,称**肾乳头** renal papillae。肾乳头的尖端有许多集合管的开口,尿液由此流入**肾小盏** minor renal calices。肾小盏是漏斗状的膜性结构,其宽端包绕肾乳头。每 2 ~ 3 个肾小盏汇合成一个**肾大盏** major renal calices。每侧肾约有 2 ~ 3 个肾大盏。它们共同汇合成**肾盂** renal pelvis。肾盂呈前后略扁的漏斗状结构,出肾门后逐渐缩细,弯行向下,移行为输尿管。

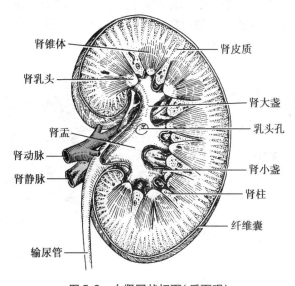

图 5-3 右肾冠状切面(后面观)

第二节 输尿管、膀胱和尿道

一、输 尿 管

输尿管 ureter 左右各一,是细长的肌性管道,长约 20 ~ 30cm,直径 0.3 ~ 1.0cm。上端与肾盂相续,在腹膜的后方,沿腰大肌的前面下降,跨越小骨盆上口入盆腔(图 5-2)至膀胱底的外上角,斜穿膀胱壁,开口于膀胱。根据其行程可分为腹部、盆部和壁内部。输尿管全长粗细不均,有 3 处生理性狭窄,分别位于输尿管的起始处、跨越小骨盆上口处(髂总血管处)和穿膀胱壁处。这些狭窄通常是肾和输尿管结石的滞留部位(图 5-2、5-4)。

二、膀　　胱

膀胱 urinary bladder 是一个储存尿液的肌性囊状器官,成人膀胱的容积为 300~500ml,最大容积可达 800ml,新生儿膀胱的容积约为 50ml。

膀胱的形态、大小、位置和毗邻关系均可随其尿液的充盈程度而改变。膀胱充盈时,略呈卵圆形,其顶部可高出耻骨联合上缘。空虚时则呈锥体形,一般在小骨盆入口以下。膀胱可分为尖、体、底和颈四部。膀胱空虚时,黏膜形成许多皱襞,充盈时则消失。膀胱底的内面,两输尿管口和尿道内口之间的三角形区域,黏膜光滑无皱襞,称**膀胱三角** trigone of bladder(图 5-4),是结核、炎症和肿瘤的好发部位,是膀胱镜检时重点观察之处。两输尿管开口之间的皱襞称**输尿管间襞** interureteric fold,膀胱镜下所见为一苍白带,可作为寻找输尿管口的标志。

新生儿膀胱的位置高于成人,大部分位于腹腔内。老年人因盆底肌肉松弛,膀胱位置更低。膀胱壁由内向外依次为黏膜层、肌层和外膜层。肌层为平滑肌,又称逼尿肌,逼尿肌收缩可压迫尿液经尿道排出。逼尿肌在尿道内口处环形增厚形成尿道内括约肌。

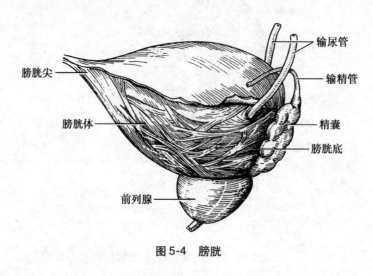

图 5-4　膀胱

三、尿　　道

尿道是膀胱与体外相通的管道。男性尿道与生殖系统关系密切,故在男性生殖系统内叙述。

女性尿道 female urethra 较宽、短、直,只有排尿功能。其长度约 5cm,直径约 0.6cm,起于尿道内口,经阴道前方向下穿过尿生殖膈,开口于阴道前庭的尿道外口。女性尿道在穿尿生殖膈时被尿道阴道括约肌环绕,此肌属骨骼肌,可控制排尿,受主观意识支配。尿道下端周围有尿道旁腺,其导管开口于尿道外口附近。女性尿道临床上较易患尿路逆行性感染。

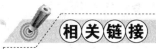相关链接

泌尿系统"起搏样细胞"

　　1893年，西班牙神经解剖学家Cajal在胃肠道神经中首先发现了"起搏样细胞"（ICC样细胞），它们具有起搏胃肠道平滑肌节律性收缩的功能。目前在泌尿系统的肾盂肾盏边缘多个部位也发现形态功能类似的"起搏样细胞"。尿液由上尿路向膀胱输送，需要肾盂、输尿管的蠕动作为动力。起搏活动通常始于肾盂肾盏边缘，向肾盂输尿管交界或输尿管传递，但起搏起始位置可由一个部位转换到另一个部位。当肾盂、输尿管蠕动时，而在膀胱储尿期又必须维持膀胱内的低压环境，对这一系列平滑肌功能调节的机制目前尚未完全清楚。对泌尿系统的起搏样细胞的研究不仅有助于了解泌尿系统平滑肌的调节机制，也可为多种病理性功能异常的发生机制提供新的依据。

学习小结

　　泌尿系统由肾、输尿管、膀胱和尿道组成。
　　肾形似蚕豆，略呈八字形排列于脊柱两侧的腹膜后隙内，其表面有三层被膜，由内向外依次为纤维囊、脂肪囊和肾筋膜。肾主要功能是产生尿液。
　　输尿管是粗细不等的细长肌性管道。
　　膀胱空虚时呈锥体形，一般在小骨盆入口以下，其底内面有一膀胱三角。

复习题

1. 试述输尿管的形态、分部及狭窄部位。
2. 在肾的冠状切面上，可观察到哪些重要的结构？

（武志兵　吴海平）

第 六 章

生 殖 系 统

学习目标 ▮▮▮

1. 掌握生殖系统的组成。
2. 熟悉生殖系统各器官的形态和位置。
3. 了解生殖系统各器官功能。

　　生殖是生物体所具有的繁衍相似子代个体的生理功能。在人类,生殖通常是通过两性生殖器官的活动来实现的。因此,生殖系统分为男性生殖系统和女性生殖系统。两者均由内生殖器和外生殖器构成。内生殖器多数位于盆腔内,包括产生生殖细胞的生殖腺及输送生殖细胞的生殖管道;外生殖器显露于体表,主要为性的交接器官。

　　生殖腺是主要性器官,其功能是生成生殖细胞、分泌性激素以维持第二性征。进入青春期以后表现出的第二性征主要是:男性胡须生长、喉结突出、声调变粗、体格高大、肌肉发达等;女性乳房发达、声调尖细、骨盆加宽、腰曲增大、皮下脂肪较多等。

第一节　男性生殖系统

　　男性内生殖器包括生殖腺(睾丸)、输精管道(附睾、输精管、射精管、男性尿道)和附属腺(前列腺、精囊、尿道球腺)三部分。外生殖器包括阴囊和阴茎(图6-1)。睾丸生成精子并分泌雄激素。精子先储存于附睾,当射精时再经输精管、射精管和尿道排出体外。前列腺、精囊和尿道球腺的分泌液参与组成精液,供给精子营养和增加精子的活性。

一、男性内生殖器

(一)睾丸

　　睾丸testis 位于阴囊内,左右各一,呈卵圆形,表面光滑(图6-2)。其表面包有一层纤维膜称为白膜。白膜从后缘增厚突入睾丸内形成睾丸纵隔。纵隔发出许多放射状的睾丸小隔伸入睾丸实质,将睾丸分成100~200个锥体形的睾丸小叶。每个小叶内含2~4条盘曲的精曲小

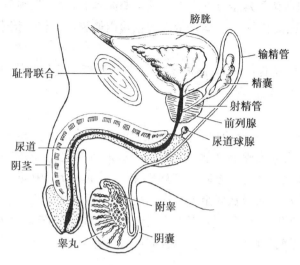

图 6-1 男性生殖器概貌

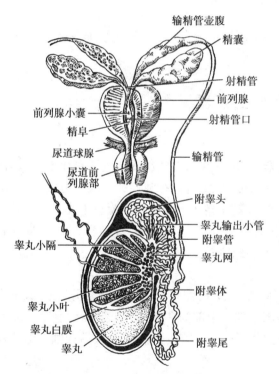

图 6-2 男性内生殖器及排精路径

管,精曲小管上皮能产生精子。每个睾丸小叶内的精曲小管汇合成精直小管,精直小管进入睾丸纵隔后互相吻合成睾丸网。从睾丸网发出 12～15 条睾丸输出小管,出睾丸后缘上部进入附睾头。胚胎初期睾丸位于腹后壁肾的下方,出生前降入阴囊。如出生后仍滞留在腹腔或腹股沟管者称为**隐睾**,此时因体内温度较高不利精子生长,而导致不育。新生儿的睾丸相对较大,性成熟前睾丸发育较慢,性成熟期迅速生长,老年人的睾丸则萎缩变小。睾丸的功能是生成精子、分泌男性激素以维护男性第二性征。

（二）附睾

附睾 epididymis 呈新月形,紧贴睾丸的上端和后缘。其内主要由附睾管盘曲而成。上端膨大称附睾头,中部为附睾体,下端变细为附睾尾。附睾尾向后上弯曲移行为输精管。附睾具有贮存和营养精子的功能。附睾是结核病的好发部位。

（三）输精管和射精管

输精管 deferent duct 肌层厚而管腔细,活体触摸呈圆索状。输精管沿睾丸后缘上升入精索（输精管结扎在此进行）,再经腹股沟管入盆腔,贴盆腔侧壁向后下行至膀胱底后面,在此两侧输精管靠近并扩大成输精管壶腹,输精管壶腹与精囊腺的排泄管汇合成射精管,输精管全长约 40～50cm。根据其行程,可分为睾丸部、精索部、腹股沟管部、盆部四部分。**射精管** ejaculatory duct 长约 2cm,从后方穿前列腺并开口于其内的尿道前列腺部。**精索** spermatic cord 为一对柔软的圆索状结构,从腹股沟管延至睾丸上端。其主要内容有输精管、血管、淋巴管、神经和鞘韧带等。精索表面包有三层被膜,从内向外依次为精索内筋膜、提睾肌、精索外筋膜。

（四）精囊

精囊seminal vesicle 左右各一,又称**精囊腺**,为长椭圆形的囊状腺体,位于膀胱底后方,其排泄管与输精管末端汇合成射精管。

（五）前列腺

前列腺prostate 质地坚实,形似板栗,为不成对的实质性器官。其表面包有筋膜鞘称**前列腺囊**,囊与前列腺之间有前列腺静脉丛。上端宽大称前列腺底,与膀胱颈相邻;下端尖细称前列腺尖,位于尿生殖膈上。底与尖之间为前列腺体,其后面平坦,中间有一纵行浅沟称**前列腺沟**,活体指诊可触及此沟。尿道从底至尖贯穿前列腺,一对射精管于邻近前列腺底的后缘穿入并与前列腺排泄管一道开口于尿道前列腺部。患老年性前列腺肥大而压迫尿道时,可导致排尿困难。前列腺的分泌液是精液的主要组成部分,有稀释精液和利于精子活动的作用。

（六）尿道球腺

尿道球腺bulbourethral gland 为一对豌豆样的球形小腺体,位于会阴深横肌内。其排泄管开口于尿道球部。

精液seminal fluid 包括精子和输精管道与各附属腺的分泌液,呈乳白色,弱碱性。成年男子一次射精 2~5ml,含精子 3 亿~5 亿个。

二、男性外生殖器

（一）阴囊

阴囊scrotum 为位于阴茎后下方的囊袋状器官,由皮肤和肉膜组成。皮肤薄而柔软,颜色较深,成人生有少量阴毛。肉膜为阴囊的浅筋膜,缺乏脂肪而含有弹性纤维和平滑肌纤维,可随外界温度的变化而舒缩,以调节阴囊内的温度,有利于精子的发育。阴囊正中线上有一条纵行的阴囊缝,其深面的肉膜向深部发出阴囊中隔将阴囊分为左、右两腔,分别容纳左、右睾丸和附睾。阴囊与腹前壁直接延续,其层次结构与腹前壁相应。

（二）阴茎

阴茎penis 为男性的性交器官,可分为根、体、头三部分(图 6-3)。其后端为阴茎根,藏于皮肤深面,附于耻骨下支、坐骨支和尿生殖膈,为固定部。中部为阴茎体,呈圆柱状,悬垂于耻骨联合前下方,为可动部。前端膨大称阴茎头,其尖端有较狭窄的尿道外口。头后较细的部分称阴茎颈。

阴茎主要由两条阴茎海绵体和一条尿道海绵体构成,外面包以较薄的筋膜和皮肤。阴茎海绵体为两端较细的圆柱体,位于阴茎背侧,左右两条紧密并列向前延伸,前端变细嵌入阴茎头,后端分离为左右阴茎脚,分别附于两侧的耻骨下支和坐骨支。尿道海绵体位于两阴茎海绵体的腹侧,尿道贯穿其全长,前端膨大为阴茎头,后端膨大形成的尿道球位于两阴茎脚之间,附于尿生殖膈下面。每条海绵体的表面均包有一层厚而致密的纤维膜,分别称**阴茎海绵体白膜**和**尿道海绵体白膜**。三个海绵体的外面共同包有深、浅筋膜和皮肤。阴茎的皮肤薄而柔软,富有伸展性,皮下无脂肪组织。皮肤自阴茎颈游离向前延伸,形成包绕阴茎头的双层环形皮肤皱襞,称**阴茎包皮**。包皮与尿道外口下端的皮肤皱襞称**包皮系带**。海绵体由许多小梁和与血管

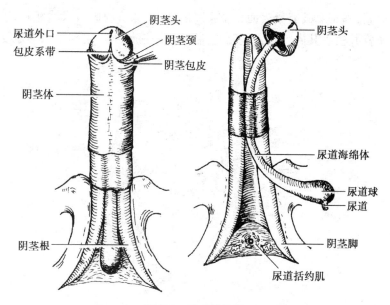

图6-3 阴茎的构造

相通的腔隙组成,当腔隙充血时,阴茎即变粗、变硬而勃起;反之则变细、变软。

幼儿的包皮较长,包裹整个阴茎头。随着年龄的增长,包皮逐渐向后退缩,阴茎头显露于外。若包皮盖住尿道外口,但能够翻露出阴茎头者,称**包皮过长**;若包皮口过小,不能翻露出阴茎头者,称**包茎**。尤为后者易在包皮腔内积存污物而引起炎症,甚者可诱发阴茎癌。因此,应行包皮环切术。术中勿伤及包皮系带,以免影响阴茎的正常勃起。

三、男性尿道

男性尿道male urethra 起自膀胱的尿道内口,终于阴茎头的尿道外口,全长 16～22cm,管径 5～7mm,兼有排尿和排精功能(图6-1)。尿道全程分为三部:①前列腺部:为尿道贯穿前列腺部分,此部后壁有两个射精管开口。②膜部:为尿道穿经尿生殖膈的部分。是三部中最短的一段,其周围有尿道膜部括约肌环绕,此肌属横纹肌,有主观控制排尿的作用。③海绵体部:为尿道穿经尿道海绵体的部分,是三部中最长的一段。在近阴茎头处尿道管腔扩大成尿道舟状窝。

男性尿道全程有三个狭窄、三个膨大和两个弯曲。三个狭窄:尿道内口、膜部和尿道外口,以外口最窄。尿道结石较易嵌顿在这些狭窄部位。三个膨大:尿道前列腺部、尿道球部和尿道舟状窝。两个弯曲:耻骨下弯凸向后下方,位于耻骨联合下方2cm处,为一恒定的弯曲;耻骨前弯凸向前上方,位于耻骨联合的前下方,若将阴茎上提此弯即可变直。临床上行膀胱镜检查或导尿时必须注意这些解剖特点。

第二节 女性生殖系统

女性内生殖器包括生殖腺(卵巢)、输送管道(输卵管、子宫、阴道)和附属腺(前庭大腺)三部分。外生殖器包括阴阜、大阴唇、小阴唇、阴道前庭、阴蒂、前庭球等(图6-4)。卵巢生成卵子和分泌雌性激素,卵子突破卵巢表面排至腹膜腔,经输卵管腹腔口入输卵管,若在管中受精,受精卵则到达子宫并植入其内膜发育成胎儿,胎儿经阴道娩出。若卵子未形成受精卵,则退化被吸收。

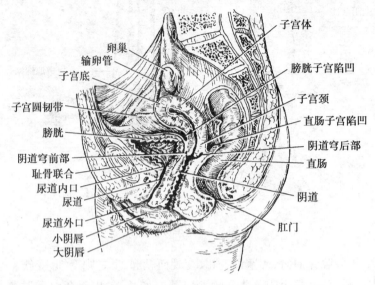

图6-4　女性盆腔正中矢状切面

一、女性内生殖器

(一)卵巢

卵巢ovary 左右各一,呈扁卵圆形,分为内、外两面、上下两端和前后两缘(图6-5)。内侧面左右相对;外侧面紧贴卵巢窝(髂内、外动脉之间的夹角处)。上端与输卵管伞相接;下端借卵巢固有韧带连于子宫。后缘游离,前缘连于卵巢系膜,有血管、淋巴管、神经等出入称卵巢门hilum of ovary。幼女的卵巢较小,表面光滑。性成熟期卵巢最大,随着多次排卵其表面瘢痕增多。35～40岁卵巢开始缩小,50岁左右随月经停止而逐渐萎缩。卵巢的固定位置主要靠韧带维持。卵巢悬韧带suspensory ligament of ovary 为腹膜形成的皱襞,自小骨盆上口的侧缘连于卵巢上端,内含卵巢血管、淋巴管、神经丛、结缔组织等,是手术中寻找卵巢血管的标志。卵巢固有韧带 proper ligament of ovary 又称卵巢子宫索,自卵巢下端连于输卵管与子宫结合处的后下方。

卵巢表面覆盖一层立方(成年后变扁平)上皮称生殖上皮,其陷入皮质内形成卵泡细胞。上皮深面的结缔组织称卵巢白膜。卵巢的实质分为浅层的皮质和深层的髓质。皮质内含有数以万计各期发育阶段的卵泡。成熟卵泡经卵巢表面"破溃"而将卵子排至腹膜腔。一般一个月经周期由左右卵巢交替排一个卵。卵巢的功能是生成卵子、分泌雌性激素以维护女性第二性征。

(二)输卵管

输卵管uterine tube 是一对输送卵子的弯曲管道,长10～12cm,连于子宫底两侧(图6-5),从内侧向外侧分为四部:①输卵管子宫部:为穿经子宫壁的一段,其内有子宫口通子宫腔。

②输卵管峡:为近子宫较细的一段,是输卵管结扎的常选部位。③输卵管壶腹:是前者向外侧延伸且较膨大而弯曲的一段,为卵子正常的受精部位。④输卵管漏斗:为输卵管外侧端呈漏斗形膨大的部分,其边缘有许多细长的指状突起称**输卵管伞**,其中一条最长的突起直接贴于卵巢表面称**卵巢伞**。漏斗中央有开口于腹膜腔的输卵管腹腔口,卵子可由卵巢伞引导经此口进入输卵管。临床上将卵巢和输卵管称为**子宫附件**(图6-5)。

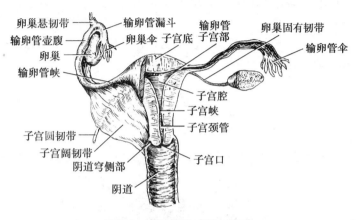

图6-5　女性内生殖器(前面)

(三)子宫

子宫uterus 呈前后稍扁的倒置梨形,长7~9cm,最宽处约4cm,厚2~3cm,是孕育胎儿的场所(图6-5)。子宫可分为底、体、颈三部:子宫底为子宫上端圆凸部分。子宫颈为子宫下端呈圆柱状的部分,其下1/3伸入阴道内称子宫颈阴道部;上2/3位于阴道以上称子宫颈阴道上部。子宫颈是肿瘤的好发部位。底与颈之间的部分为子宫体,体与颈相接处约1cm较狭细部分称子宫峡。妊娠末期其可延长至7~11cm,产科行剖宫术常在此切开。子宫内腔较为狭窄,可分为:子宫体内呈前后略扁倒置三角形的子宫腔,和子宫颈内的子宫颈管,下部经子宫口通阴道。未产妇的子宫口为圆形,分娩后呈横裂状。

子宫位于膀胱与直肠之间,下端接阴道,两侧有卵巢和输卵管。子宫的正常位置为轻度的前倾前屈位。前倾指子宫的长轴与阴道的长轴形成向前开放的夹角,稍大于90°。前屈指子宫体与子宫颈之间形成向前开放的钝角,约为170°。子宫的正常位置主要依赖子宫周围韧带的固定,盆膈、尿生殖膈和阴道的承托及周围结缔组织的牵拉,也是维持其正常位置的重要因素。子宫位置的异常是女性不孕的原因之一。

子宫的构造可分为外膜(浆膜)、肌层和内膜(黏膜)三层。肌层最厚处约2~3cm,由纵横交错且具有很大伸展性的平滑肌组成。妊娠期肌纤维增大伸长,分娩时平滑肌呈节律性收缩,有利于娩出胎儿和压迫止血。子宫内膜分为表面的功能层和深面的基底层,功能层受激素的调节出现周期性增生和脱落,脱落的内膜与血液一起经阴道流出而成为月经,约28天为一个月经周期。

(四)阴道

阴道vagina 为女性的交接器官,是连于子宫与外生殖器之间的肌性管道,也是导入精液、排出月经和娩出胎儿的通道(图6-4、图6-5)。其上端较宽阔,包绕子宫颈阴道部,两者间有一环形凹陷称**阴道穹**fornix of vagina。阴道穹分为互相连通的前部、后部和两侧部,其中以后部最深。阴道穹后部与后上方的直肠子宫陷凹仅隔以阴道后壁和腹膜。临床上可经此穿刺和引流直肠子宫陷凹的积液或积血，以助诊断和治疗。阴道下部较窄，以**阴道口** vaginal orifice 开口于阴道前庭。处女的阴道口周围有**处女膜** hymen 附着，处女膜可呈环形、半月形、伞形或筛形，其破裂后在附着处留有处女膜痕。

阴道位于盆腔的中央，前邻膀胱和尿道，后有直肠。阴道下部穿尿生殖膈，膈内的肛提肌及环绕阴道形成的尿道阴道括约肌都对阴道有括约作用。

（五）前庭大腺

前庭大腺 greater vestibular gland 是一对位于阴道口两侧形似豌豆的腺体，其导管开口于阴道前庭，分泌物有润滑阴道作用。

二、女性外生殖器

女性外生殖器又称**女阴** vulva，包括以下结构（图 6-6）。

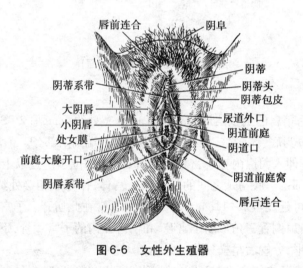

图 6-6 女性外生殖器

（一）阴阜

阴阜 mons pubis 为耻骨联合前的皮肤隆起，富有皮下脂肪，性成熟期生有阴毛。

（二）大阴唇

大阴唇 greater lips of pudendum 是一对纵长隆起的皮肤皱襞，富有色素并生有阴毛，两侧大阴唇的前、后端相互会合，形成唇前连合和唇后连合。

（三）小阴唇

小阴唇 lesser lips of pudendum 是位于大阴唇内侧的一对较薄的皮肤皱襞，表面光滑无毛。其向前延伸形成阴蒂包皮和阴蒂系带，向后相互会合形成阴唇系带。

（四）阴道前庭

阴道前庭 vaginal vestibule 是位于两侧小阴唇之间的裂隙。其前部有尿道外口，后部有阴道口，阴道口两侧各有一个前庭大腺及其导管的开口。

（五）阴蒂

阴蒂 clitoris 由两个阴蒂海绵体构成，相当于男性的阴茎海绵体，亦分为脚、体、头三部。阴蒂脚附于耻骨下支和坐骨支,向前与对侧互相结合成阴蒂体,顶端游离为露于表面的阴蒂头,有丰富的感觉神经末梢。

（六）前庭球

前庭球 bulb of vestibule 相当于男性的尿道海绵体,呈蹄铁形,分为中间部和两个外侧部。中间部位于阴蒂体和尿道外口之间的皮下,外侧部位于大阴唇皮下。

三、乳　　房

乳房 mamma,breast 为人类与哺乳动物特有的腺体。男性乳房不发达,但乳头位置通常恒定在 4~5 肋水平。女性乳房青春期后受激素调节而开始发育,妊娠和哺乳期有分泌活动。成年女性乳房位于胸大肌和胸筋膜的表面,上起第 2~3 肋,下达第 6~7 肋,内侧平胸骨旁线,外侧达腋中线。乳头约平第 4 肋间隙或第 5 肋。乳房呈半球形,紧张而富有弹性。其中央的乳头顶端有许多输乳管的开口,乳头周围色素较深而形成**乳晕** areola of breast。乳房由皮肤、皮下脂肪、乳腺和纤维组织构成。纤维包绕乳房并嵌入深面,将乳腺分隔成 15~20 个乳腺叶。每叶均有一排泄管称为**输乳管**,输乳管在近乳头处膨大形成输乳管窦,其末端变细开口于乳头。乳腺周围的纤维组织发出许多小的纤维束称**乳房悬韧带** suspensory ligament 或称 Cooper 韧带,连于皮肤或胸筋膜,对乳房起支持和固定作用。当乳腺癌侵及乳房悬韧带时,韧带缩短,牵拉皮肤产生凹陷,致使乳房皮肤外观呈橘皮样变,为乳腺癌早期的常见体征之一。输乳管以乳头为中心呈放射状排列,故行乳房脓肿切开术时切口应与输乳管平行。

【附】会　　阴

会阴 perineum 有狭义和广义之分。狭义的会阴是产科会阴,即外生殖器与肛门之间的软组织。由于分娩时此区承受的压力较大,助产时应避免发生撕裂。广义的会阴是指盆膈以下封闭骨盆下口的所有软组织,呈菱形,其境界与骨盆下口一致:前界为耻骨联合下缘,后界为尾骨尖,两侧界为耻骨下支、坐骨支、坐骨结节和骶结节韧带。经两侧坐骨结节之间划一横线,可将会阴分为前部的尿生殖三角,男性有尿道通过,女性有尿道和阴道通过;后部的肛门三角,有肛管通过。

会阴的结构除生殖器、血管、神经、淋巴管外,主要是肌肉和筋膜。肛提肌与尾骨肌会合呈漏斗状,它们上、下面覆盖的深筋膜分别称为盆膈上筋膜和盆膈下筋膜,三者统称盆膈,盆膈封闭了骨盆下口的大部分。具有承托盆腔脏器的作用。分布在尿生殖三角的肌群(包括会阴浅横肌、球海绵体肌、坐骨海绵体肌、会阴深横肌、尿道括约肌等),位于盆膈的前下方并封闭了尿生殖三角,它们上、下面覆盖的深筋膜分别称尿生殖膈上筋膜和尿生殖膈下筋膜,三者统称尿生殖膈,其有加固盆底的作用。

【附】腹膜与腹膜腔

腹膜 peritoneum 是覆盖于腹、盆壁内表面及腹、盆腔脏器表面的一层菲薄而光滑的浆膜,由间皮和少量的结缔组织构成(图 6-7)。其中衬于腹、盆壁内面的腹膜称**壁腹膜或腹膜壁层**;贴附于腹、盆腔脏器表面的腹膜称**脏腹膜或腹膜脏层**。由于腹膜犹如一个完整的囊袋,腹、盆壁和腹、盆腔脏器实际上贴于囊袋外表,因此壁腹膜和脏腹膜相互延续、移行,共同形成一个不规

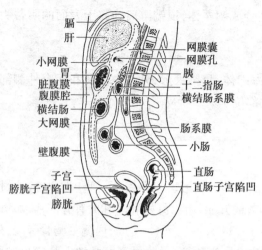

膈
肝
小网膜
胃
脏腹膜
腹膜腔
横结肠
大网膜
壁腹膜
子宫
膀胱子宫陷凹
膀胱

网膜囊
网膜孔
胰
十二指肠
横结肠系膜
肠系膜
小肠
直肠
直肠子宫陷凹

图6-7 腹膜腔矢状切面模式图(女性)

则的潜在性腔隙,称**腹膜腔** peritoneal cavity。男性腹膜腔完全密闭,女性腹膜腔则借输卵管腹腔口,经输卵管、子宫、阴道与外界相通。因此,女性腹膜腔的感染几率较男性高。腹腔和腹膜腔是两个不同又相关的概念。腹腔是指小骨盆上口以上由腹前、后壁和膈围成的腔,容纳腹部诸器官,这些器官均位于腹膜腔之外,而腹膜腔则套在腹腔内。骨盆上口与盆膈之间为盆腔。

对于腹、盆腔脏器,可视其被腹膜覆盖的范围大小而将其分为三类。表面几乎被腹膜覆盖的器官称**腹膜内位器官**,如胃、十二指肠上部、空肠、回肠、盲肠、阑尾、卵巢和输卵管等。表面大部被腹膜覆盖的器官称**腹膜间位器官**,如肝、子宫和膀胱等。仅一面被腹膜覆盖的器官称**腹膜外位器官**,如肾、输尿管、胰等。

由于壁腹膜、脏腹膜之间相互移行返折,形成许多诸如网膜、系膜、韧带和陷凹等结构,这些结构对器官有连接和固定作用,也是血管、神经等进入器官的途径。**大网膜** greater omentum 形如围裙,由胃前后壁两层腹膜从胃大弯向下延续至脐以下平面,然后再返折向后上至横结肠并叠合成横结肠系膜贴于腹后壁;因此大网膜由四层腹膜重叠而成。当腹膜腔炎症时,它可包围病灶以防炎症扩散,故有腹腔卫士之称。**肠系膜** mesentery 形如扇面,是包绕空、回肠并连于腹后壁的双层腹膜结构,其根部起自腹后壁第二腰椎至右骶髂关节前方之间,游离缘与空、回肠等长;由于其根部与游离缘长度相差悬殊,有利于空、回肠的消化吸收活动。**直肠子宫陷凹**为腹膜从子宫体、子宫颈向下转至阴道穹后部的上方,然后返折到直肠前面而形成,是站坐体位时女性腹膜腔的最低位,腹膜腔积液多聚集于此。

腹膜具有分泌、吸收、支持、保护和修复等功能。其分泌少量的浆液,可润滑和保护脏器;病理情况下腹膜可渗出大量液体,以稀释毒素;腹膜同时吸收这些渗出液以及空气和毒素。因腹上部腹膜的吸收能力较下部强,腹膜炎或手术后的病人多采取半卧位,以减缓腹膜对有害物质的吸收。腹膜还能渗出大量巨噬细胞,吞噬进入腹膜腔的异物和细菌,起防御作用。此外腹膜还具有很强的修复和再生能力,其分泌浆液中所含的纤维素可促进伤口的愈合和炎症的局限。

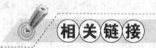

常用药物对男性生殖健康的影响

一些常用药物对生育能力的影响不容忽视。据不完全统计,目前影响生育能力的药物达近百种。常用药物主要从以下方面影响男性生殖健康:①影响精子的成熟,运动、形态及生存;②导致性功能下降;③造成精子质量改变。药物的影响,可随着停药及时间的推移逐渐消失,但有些药物的影响可以是永久性的。药物对生育力的影响,主要通过以下几条途径:①损害阴茎勃起及射精功能;②直接作用于男性性腺、导致睾丸生精能力衰退;③作用于下丘脑-腺垂体-性腺轴,导致促性腺激素和睾酮水平下降。可以影响生育的药物,主要有以下几类:①降压降脂利尿药;②抗心脏病药:用于充血性心力衰竭的洋地黄、地高辛、强心灵等;③镇静、催眠抗惊厥及精神病用药:如安定、安宁、巴比妥、苯巴比妥、异戊巴比妥等;④激素类药:雌二醇、炔雌醇等;⑤解热、消炎、镇痛及胃肠用药:如阿司匹林、对乙酰氨基酚、保泰松等。上述药物均可通过损害性功能而使性欲减退,性高潮丧失,导致勃起及射精功能障碍。因此,在研究、开发和使用药物治病的同时,一定要注意药物是否影响到性功能。

学习小结

男性生殖系统包括内生殖器和外生殖器两部分。睾丸位于阴囊内,左右各一,呈扁椭圆体。附睾紧贴睾丸的上端和后缘,分为头、体、尾三部。输精管行程较长,可分为睾丸部、精索部、腹股沟管部、盆部四部分。前列腺呈栗子形,位于膀胱底和尿生殖膈之间,分底、体、尖。阴茎可分为阴茎头、阴茎体和阴茎根三部分。阴茎由两个阴茎海绵体和一个尿道海绵体,外面包以筋膜和皮肤而构成。男性尿道兼有排尿和排精功能,可分为三部:前列腺部、膜部和海绵体部。男性尿道全程有三个狭窄、三个膨大和二个弯曲。三个狭窄是尿道内口、膜部和尿道外口。三个膨大是尿道前列腺部、尿道球部和尿道舟状窝。二个弯曲分别位于耻骨联合下方和耻骨联合前下方。

女性生殖系统包括内生殖器官和外生殖器官。卵巢为一对扁椭圆形的性腺器官,位于卵巢窝内。输卵管为一对细长而弯曲的管道,左右各一,位于子宫两侧,分为四部分:子宫部、峡部、壶腹部和漏斗部或伞部。子宫位于骨盆腔中央,呈倒置的梨形,前面扁平。子宫分子宫体、子宫底和子宫颈。子宫的正常位置主要依赖子宫周围韧带的固定。

复习题

1. 男性肾盂结石排出过程中易在何处滞留?
2. 简述子宫的位置及正常姿势。
3. 男性尿道与女性尿道比较有哪些特点?
4. 精子从哪里产生?精液是如何组成?精子经何途径排出体外?

(武志兵 吴海平)

第七章

脉 管 系 统

学习目标

1. 掌握心血管系统的组成及大、小循环的途径和功能;心的位置、形态,心的血液供应、心传导系统的构成及心的体表投影;主要器官的血液供应;门静脉的组成,门静脉与上、下腔静脉的侧支吻合。
2. 熟悉心纤维支架的构成,冠状动脉分布类型;心包窦的位置及意义。
3. 了解几种特殊静脉的结构特点。

　　脉管系统 vascular system 是封闭的连续管道系统,分布于身体各部,包括心血管系统和淋巴系统。血液在心血管系统循环流动。淋巴液沿淋巴管道向心回流,最终汇入血液,故淋巴管道可视为血液回心的辅助管道。

　　脉管系统的主要功能是:①物质运输:即将消化管吸收的营养物质和肺吸收的氧气运送到全身各器官、组织和细胞,并将组织和细胞的代谢产物运送到肾、肺和皮肤而排出体外;内分泌系统所分泌的激素及生物活性物质亦经血液输送,作用于相应的靶细胞,以完成体液调节。②维持机体内环境理化特性的相对稳定。③参与构成机体的防卫体系。此外,脉管系统尚有内分泌功能。

第一节　心血管系统

一、总　　论

(一)心血管系统的组成

　　心血管系统 cardiovascular system 包括**心**、**动脉**、**毛细血管**和**静脉**。心是中空的肌性器官,也是连接动、静脉血流的枢纽。心被心间隔分为互不相通的左右两半,每半又分为相互连通的心房和心室,故心有**左心房**、**左心室**,**右心房**、**右心室**四个腔。在神经-体液的调节下,心能终生有节律地收缩和舒张,像泵一样不停地将血液从静脉吸入,经动脉射出,保证血液终生循环不息。动脉是引导血液离心的管道,在行程中不断分支,最后移行为毛细血管。毛细血管是连于动、静脉末梢之间的末级血管,管径为 $7 \sim 9\mu m$,彼此吻合成网,管内血流缓慢,它数量多、分布广、管壁薄、通透性大,是血液与组织液进行物质交换的场所。静脉是引导血液回心的管道,小静脉由毛细血管汇合而成,在向心回流行程中,各静脉属支不断汇合,最后汇成大静脉注入右心房(图7-1)。

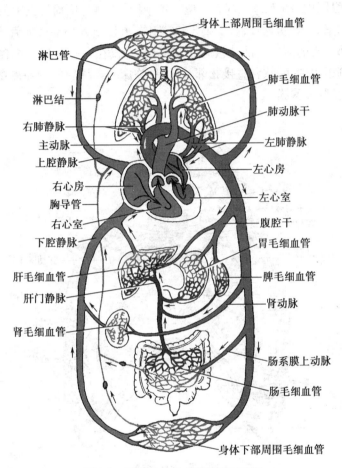

图7-1　脉管系统及血液循环示意图

(二)血液循环的途径

血液循环包括**体循环**和**肺循环**两部分。体循环又称大循环:血液由左心室搏出,流经主动脉及其分支到达全身毛细血管,血液在此与周围组织和细胞进行物质交换(物质交换后,血液由鲜红的动脉血变成暗红的静脉血),再经各级静脉,最后经上、下腔静脉及心冠状窦返回右心房。体循环的特点是流程长,流经范围广,其主要功能是以含氧和营养物质丰富的动脉血滋养全身各部,将全身各部的代谢产物运回心。肺循环又称小循环:血液从右心室搏出,经肺动脉干及其分支到达肺泡毛细血管,在此进行气体交换(气体交换后,血液由暗红的静脉血变成鲜红的动脉血),再经肺的静脉流入左心房。肺循环的特点是流程短,血液只经过肺,其主要功能是给使血液氧合和排出二氧化碳(图7-1)。

二、心

(一)心的外形、位置和毗邻

心 heart 是中空的肌性器官,外形近似前后略扁、倒置的圆锥体,大小如自己拳头,周围裹以心包,位于胸腔中纵隔内(图7-2)。其2/3位于正中线的左侧,长轴与正中矢状面约呈45°角,前方对向胸骨体和第2~6肋软骨,后平第5~8胸椎,上接出入心的大血管,下方是膈,两侧借纵隔胸膜与肺相邻。心的前方大部分被肺和胸膜覆盖,仅在左肺心切迹内侧一小部分与胸骨体下部左半及左侧第4~5肋软骨直接相邻。所以,临床心内注射常选左侧第4肋间隙贴胸骨左缘进针,以免伤及肺和胸膜。

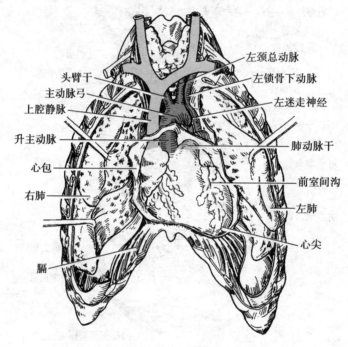

图7-2 心的位置

心可分为一尖、一底、两面、三缘,表面还有四条沟(图7-3、图7-4)。

心尖:圆钝、游离,朝左前下,由左心室构成,近左胸前壁,在左侧第5肋间隙锁骨中线内侧1~2cm处可扪及心尖搏动。

心底:朝右后上,大部分为左心房、小部由右心房构成,上、下腔静脉分别从上、下注入右心房;左右两对肺静脉分别从两侧注入左心房。

两面:胸肋面(前面)稍向前膨隆,大部分由右心室和右心房、小部分由左心耳和左心室构成。膈面(下面)近于水平位,主要由左心室构成,小部分由右心室构成。

三缘:左缘较钝,主要由左心室构成,仅上方一小部为左心房参与;右缘不显著,由右心房构成;下缘较锐,近水平位,大部分由右心室和心尖构成。

四条沟:冠状沟(房室沟)靠近心底处,起自肺动脉根两侧,近于冠状位,几乎环绕心表面,可作为心房和心室在心表面的分界。前室间沟和后室间沟分别位于胸肋面和膈面,从冠状沟

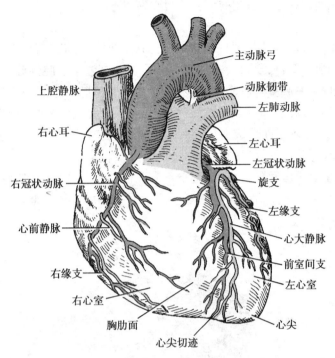

图 7-3　心的外形和血管(前面观)

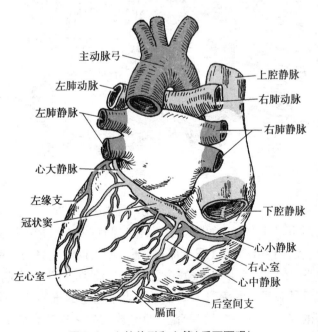

图 7-4　心的外形和血管(后下面观)

纵行走向心尖稍右侧,是左、右心室在心表面的分界。后房间沟在心底,为右心房与右上、下肺静脉交界处的浅沟,是左、右心房在心表面的分界。后房间沟、后室间沟与冠状沟的交界处称**房室交点**。前、后室间沟在心尖右侧的汇合处为**心尖切迹**。

(二)心腔

1. **右心房** right atrium　位于心的右上部,有三个入口和一个出口(图7-5)。入口有上腔静脉口、下腔静脉口和冠状窦口,出口为右房室口。冠状窦口位于下腔静脉口与右房室口之间,右房室口沟通右心房和右心室。右心房以表面的上、下腔静脉前缘间的界沟和内面对应的界嵴为界,分为前部的固有心房和后部的腔静脉窦。固有心房内面许多平行排列的肌束称**梳状肌**,心内血流淤滞时,容易在此形成血栓。其向前上部的突出称**右心耳**。腔静脉窦内面较光滑,有上、下腔静脉和冠状窦的开口,它们分别引导上、下半身及心壁的静脉血汇入右心房。右心房内侧壁的后部主要由房间隔构成,其后下部有一浅凹的卵圆窝,此处薄弱,为胚胎时期卵圆孔闭合后的遗迹。若一周岁后该孔仍未完全闭合,称房间隔缺损。是先天性心脏病的一种。

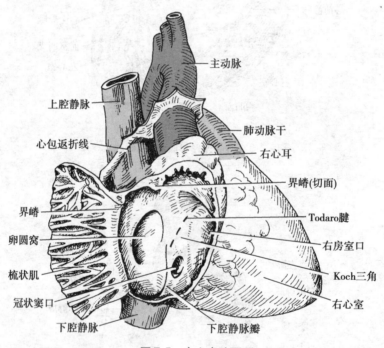

图7-5　右心房腔面

2. **右心室** right ventricle　位于右心房的前下方(图7-6)。室腔呈尖端向左前下的锥体形。室腔底有后上方的右房室口和左上方的肺动脉口,两口间室壁上弓形的肌性隆起为**室上嵴**,由其将室腔分为**流入道(窦部)**和**流出道(漏斗部)**两部。流入道的入口为右房室口,口的周缘有纤维环,其下附有三个三角形的三尖瓣,按其位置可分为前尖、后尖和内侧尖瓣。瓣的游离缘和室面经多条腱索连于乳头肌。乳头肌为室腔下部附于室壁的锥体状肌隆起,按其附着部位可分为与三尖瓣对应的前、后和内侧三组。乳头肌经数条腱索连于相邻两个尖瓣的边缘。纤维环、尖瓣、腱索和乳头肌在功能上是一个整体,称**三尖瓣复合体**。前乳头肌连于室间隔下部的一条较粗肌束称**隔缘肉柱**(节制索),其内有心传导纤维经过。流出道为流入道向左上方的延伸,内腔呈倒置的漏斗,又称动脉圆锥。其出口为肺动脉口,口周围的纤维环上附有三个半

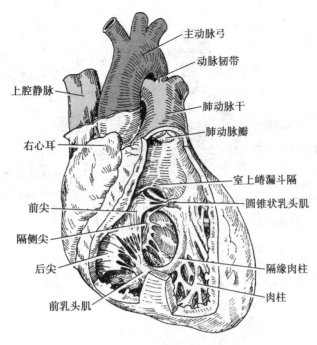

主动脉弓
动脉韧带
上腔静脉
肺动脉干
肺动脉瓣
右心耳
室上嵴漏斗隔
圆锥状乳头肌
前尖
隔侧尖
后尖
隔缘肉柱
肉柱
前乳头肌

图 7-6　右心室腔面

月形袋状、袋口向上的肺动脉瓣,瓣膜的游离缘中部有半月瓣小结。

3. **左心房** left atrium　位于右心房的左后方,为最靠后的一个心腔,构成心底的大部。有四个入口和一个出口。入口为左、右肺静脉口;出口为左房室口,通向左心室。表面突向左前的左心耳因邻近二尖瓣,常为心外科手术入路之一。

4. **左心室** left ventricle　位于右心室的左后方,室壁厚度约为右心室的三倍(图 7-7)。室腔呈圆锥形,以二尖瓣前瓣为界分为**流入道(窦部)**和**流出道(主动脉前庭)**两部分。流入道的入口为左房室口,口周缘的纤维环下方连接两个三角形的二尖瓣,二尖瓣的游离缘和室面也借腱索连于乳头肌,四者合称二尖瓣复合体,其外形与功能与右心室同类结构相似。但二尖瓣分为前尖瓣和后尖瓣。乳头肌分为前、后两组,分别附于左心室前、后壁。流出道的出口为主动脉口,口周围的纤维环上附有三个半月形袋状、袋口向上的主动脉瓣。瓣与主动脉壁形成的内腔称主动脉窦,左、右窦的动脉壁上分别有左、右冠状动脉的开口。

三尖瓣复合体、二尖瓣复合体、肺动脉瓣、主动脉瓣等是保证心腔内血液定向流动的重要装置,其血液顺流时开放逆流时则关闭各口,如瓣膜发生病变将导致血液流向和流量的改变。

(三)心的构造

心壁由心内膜、心肌和心外膜构成。心内膜是衬于心腔内面的一层光滑薄膜,与血管内膜相延续,心内各瓣膜即由内膜折叠包夹致密结缔组织而成。心肌构成心壁的主体,由心肌纤维和心肌间质组成。心房肌和心室肌被心纤维骨骼分开而互不延续,故心房和心室可不同时收缩。心房肌较薄,心室肌肥厚,左心室肌最发达。心室肌有三层,肌纤维走行方向是外层斜行,中层环行,内层纵行。心外膜为透明光滑的浆膜,贴附于心肌层和大血管根部的表面。

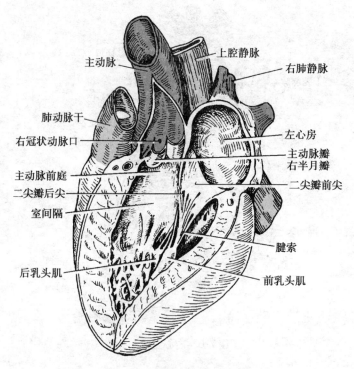

图 7-7 左心房和左心室腔面

心壁结缔组织形成了心纤维骨骼,包括左、右纤维三角和左右房室口、主动脉口、肺动脉口周缘的四个纤维环。它们构成了心壁的纤维性支架,成为瓣膜与心肌的附着处。

房间隔较薄,由双层内膜夹少量肌束和结缔组织组成,卵圆窝处最薄。室间隔分为肌部和膜部。其下大部分为肌部,是两层心内膜夹有肥厚的心室肌而成。膜部位于肌部上延的心房与心室交界处,薄而缺少肌质。房间隔与室间隔的方位与身体正中线呈 45°角相交,其前后缘与前、后室间沟的位置相当。室间隔缺损常发生在膜部,是先天性心脏病的一种。

心包为包绕心和出入心的大血管根部的圆锥形纤维浆膜囊,分外面的纤维心包和内面的浆膜心包。浆膜心包又分紧贴心外表的脏层(心外膜)和移行至纤维心包内表的壁层,脏、壁层间为心包腔,内含少量浆液起润滑作用。

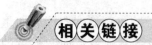 相关链接

先天性心脏病与环境因素

据 WHO 统计,存活新生儿中先天性心脏病(简称先心病)发病率为 0.07% ~ 1.17%。国内 7 岁以下儿童中先心病人数达 54 万,给社会和家庭造成严重的经济和精神负担。先心病的病因,目前肯定了遗传、环境及多基因遗传两大因素。环境因素在先心病的发病中扮演着重要角色。环境因素可分为自然因素和社会因素。自然因素包括:①生物因素:如孕期感染有关病毒、细菌、寄生虫等。②化学因素:如药物、农药等。可疑的药物主要有:避

孕药、解热镇痛药、磺胺类药、外源性雌激素、青霉素衍生物、治不孕药物等。研究发现,孕早期暴露于除草剂与灭鼠剂与先心病患儿有关。另外,饮用水使用消毒剂是特殊的心脏致畸因素。③其他因素:有学者研究发现,糖尿病母亲的胎儿先心病发病率可达3%~5%。另外,孕妇吸烟、饮酒与胎儿先心病之间存在明显关系。社会因素主要有经济条件、精神状态、受教育程度等。家庭经济生活优、良、中、差与畸形发生有明显差异。母亲孕早期精神受刺激可能增加先心病发病危险,且在所有危险因素中作用最强。总之,先心病的病因是相当复杂的,而环境因素必须引起高度重视。

(四)心传导系统

心的传导系统由特殊分化的心肌细胞构成,包括窦房结、结间束、房室结、房室束及其分支(图7-8)。它们具有自动节律性或传导冲动的功能。窦房结是心的正常起搏点,位于上腔静脉根部与右心耳交界处界沟上1/3的心外膜深面,略呈长椭圆形。结间束分为前、中、后三束,但迄今仍无形态学证据。房室结位于冠状窦口与右房室口之间的心内膜深面,呈扁椭圆形。房室结的主要功能是将窦房结传来的冲动发生短暂延搁后传向心室,以保证心房收缩后再开始心室收缩。房室束又称为His束,由房室结的前端发出穿右纤维三角,沿室间隔膜部后下缘达室间隔肌部上缘处分为左、右束支。左束支沿室间隔左侧心内膜深面下行,然后分支经肉柱至乳头肌,分散为浦肯野纤维丛分布于左心室各部的肌。右束支沿室间隔右侧面心内膜深面下行,经隔缘肉柱至前乳头肌根部,然后分散成浦肯野(Purkinje)纤维丛至右心室乳头肌及一般肌纤维。

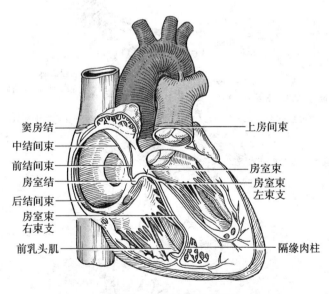

图7-8　心传导系模式图

(五)心的血管和神经

1. **心的动脉**　心的供血动脉包括**左、右冠状动脉**,均发自主动脉窦(图7-3、7-4)。①左冠状动脉,动脉主干较粗短,经肺动脉干和左心耳之间沿冠状沟左行,主要分支有:前室间支(前降支)沿前室间沟下行,绕心尖切迹与右冠状动脉的后室间支吻合。分布于左心室前壁、右心室前壁的小部分和室间隔前2/3。旋支沿冠状沟向左行,绕心左缘至心的膈面分布于左心房、左心室左侧面和膈面。②右冠状动脉,在肺动脉干根部与右心耳之间沿冠状沟绕心右缘至心的膈面,主要分支有:后室间支(后降支)自房室交点或其右侧起于右冠状动脉,沿后室间沟下行,至心尖切迹与左冠状动脉的前室间支吻合,分布于左心室和右心室的后壁及室间隔后1/3。窦房结支约60%起于右冠状动脉,沿右心耳内侧至窦房结。冠状动脉之间在心内膜下有较多吻合支但口径较小,冠状动脉突然栓塞时不能很快建立侧支循环,常导致心肌梗死。如栓塞是逐渐形成,吻合支可逐渐重建血供。

2. **心的静脉** 心壁的静脉绝大部分经冠状窦回流到右心房,小部分直接注入右心房,极小部分直接入左心房和左、右心室。冠状窦位于冠状沟的后部,左心房与左心室之间,以冠状窦口开口于右心房。主要属支有:心大静脉与左冠状动脉的前室间支伴行,向后上至冠状沟,注入冠状窦左端。心中静脉与右冠状动脉的后室间支伴行,注入冠状窦右端。心小静脉在冠状沟内与右冠状动脉伴行,向左注入冠状窦的右端(图7-3、7-4)。

心受交感神经和副交感神经双重支配。

三、血 管

(一)血管的分类、结构与分布

人体的血管包括动脉、静脉和毛细血管(图7-9)。

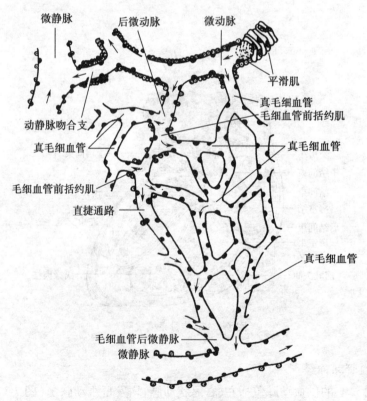

图7-9 血管一般微细结构模式图

1. **动脉** artery　是从心运送血液到全身各处的血管,起于心室,止于毛细血管。由左心室发出的主动脉干及其分支为体循环的动脉,运送动脉血;而由右心室发出的肺动脉干及其分支为肺循环的动脉,运送静脉血。体循环的动脉分支离开主干进入器官前,称**器官外动脉**;进入器官内的分支,称**器官内动脉**。器官外动脉分布的主要规律有:①与人体结构相适应,人体左右对称,动脉分布亦呈对称性;②人体每一大局部均有1~2条动脉主干;③躯干的动脉分壁支和脏支;④动脉常与静脉、神经伴行,外包结缔组织鞘而称血管神经束;⑤动脉多居身体屈侧、深部或安全隐蔽处运行,不易受损;⑥动脉多以最短的距离到达所供血的器官(睾丸动脉例外,这种特殊现象可从胚胎发生得以解释);⑦动脉的粗细和分支数量与器官的形态功能相一致。器官内动脉分布的主要规律有:①实质性器官的动脉多呈放射型分布;②空腔性器官通常呈横行或纵行分布。

动脉按其分支级别可分成大、中、小和微动脉,各级动脉管壁构造基本相同,均由内膜、中膜和外膜组成。内膜表面为一层单层扁平内皮,内皮下垫附一薄层结缔组织,近中膜处通常有一层由弹性纤维形成的弹性膜。中膜主要由较厚的环行平滑肌间夹弹性纤维和胶原纤维组成,因而动脉具有弹性和收缩性。外膜由结缔组织组成,内含营养血管、淋巴管和神经等。大动脉管壁以弹性膜和弹性纤维为主,平滑肌较少,其弹性大故称弹性动脉。中动脉管壁以平滑肌为主,其收缩性强故又称肌性动脉。随着动脉逐级分支,管壁愈薄,口径愈小,弹性纤维愈少而平滑肌增多。

2. **静脉** vein　是运送血液回心的血管,起于毛细血管静脉端,止于心房。静脉与动脉相比,数量更多,管径更大,管壁更薄,弹性更小,其在结构和配布上有以下特点:①体循环的静脉分浅、深两类。浅静脉位于皮下组织内,称皮下静脉,其为注射、输液、输血、采血和插管的常选静脉。皮下静脉无伴行动脉,最后注入深静脉。深静脉位于深筋膜深面或体腔内,多与同名动脉伴行,故称为伴行静脉。其导血范围、行径、名称与伴行动脉一致。②静脉瓣,由内皮折叠呈半月形小袋状,袋口向心,多成对,是防止血液逆流的重要装置。受重力影响较大的四肢静脉瓣较多。③静脉的吻合较动脉丰富,浅静脉间多吻合成网,深静脉在某些器官周围或壁内吻合成丛,如食管静脉丛、直肠静脉丛等。浅、深静脉间亦吻合广泛。④静脉血流缓慢,压力较低,血容积是动脉的两倍以上,但两者流量保持平衡。⑤几种特殊结构的静脉:硬脑膜窦为颅内两层硬脑膜之间形成的腔隙,窦壁无肌层,窦腔通常处于扩张状态,血流通畅,破裂后难于止血。板障静脉位于颅顶诸骨板障内,它借无瓣的导静脉连通颅内外的头皮静脉和硬脑膜窦,参与脑血流量的调节。骨松质为人体的巨大血库,与周围静脉广泛交通。⑥静脉回流的因素:静脉瓣顺流开放逆流闭合、肌肉收缩时的挤压、伴行动脉的搏动、吸气时胸腔扩大及心舒张时心房形成的负压等,都能促使静脉回流。⑦静脉管壁也由内膜、中膜和外膜组成,其中膜弹性纤维及平滑肌少,故管壁薄且弹性和收缩性小。

3. **毛细血管** capillary　是体内管径最小、管壁最薄、数量最多、分布最广的血管(图7-10)。其管径为7~9μm(通常仅能容纳1~2个红细胞通过),长度为0.2~4mm,管壁主要由一层扁平状内皮细胞和基膜组成。相邻内皮细胞之间互相嵌合,其间通常有许多小孔。内皮细胞与基膜之间可见一种扁平并有突起的细胞称周细胞。这种细胞可能是未分化细胞,在血管生长或再生时能转化为平滑肌或结缔组织细胞,有人推测其具有收缩功能,可改变和控制毛细血管口径,但尚未证明。毛细血管交织成网,遍布全身,体重60kg的人其总面积可达6000m²。毛细

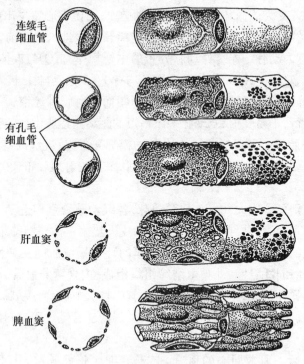

连续毛
细血管

有孔毛
细血管

肝血窦

脾血窦

图 7-10　毛细血管结构模式图

血管管壁菲薄,通透性强,是血液与周围组织进行物质交换的主要场所。平时通常只有约 20%
的毛细血管交替开放。

（二）肺循环的血管

肺循环的血管包括肺动脉和肺静脉。

肺动脉干短而粗,起于右心室,在升主动脉的右侧向左后上行至主动脉弓下方分为
左、右肺动脉,分别经左、右肺门进入左、右肺。在肺动脉干分叉处有动脉韧带连于主动脉
弓下缘,其为胚胎时动脉导管闭锁后的遗迹,若出生六个月后动脉导管未闭,为先天性心
脏病之一。

肺静脉由肺内各级静脉逐级汇合出肺门而形成,左右各两条,分别称左肺上、下静脉和右
肺上、下静脉,向内注入左心房后部的两侧。

（三）体循环的血管

1. 体循环的动脉　由主动脉及其分支组成,分布于全身(图 7-11)。

（1）**主动脉**:是体循环动脉的主干,由左心室发出,其起始段为升主动脉,上达右侧第 2 胸
肋关节后方移行为主动脉弓,弓形弯向左后下,至第 4 胸椎体下缘处移行为降主动脉,沿脊柱
左前方下降,穿膈的主动脉裂孔入腹腔,降至第四腰椎体下缘处分为左、右髂总动脉。降主动
脉以膈为界,又分为其上的胸主动脉和其下的腹主动脉。升主动脉根部发出左、右冠状动脉。
主动脉的凸侧从右至左依次发出头臂干、左颈总动脉和左锁骨下动脉。头臂干向右上斜行至
右胸锁关节后方分为右颈总动脉和右锁骨下动脉。主动脉弓壁内有压力感受器,具有调节血
压的作用。在动脉弓下方近动脉韧带处有 2 ~ 3 个粟粒状小体,称**主动脉小球**,属化学感受器,
能感受血中二氧化碳和氧浓度的变化。当血中二氧化碳和氧浓度增高时,可反射性地调节呼

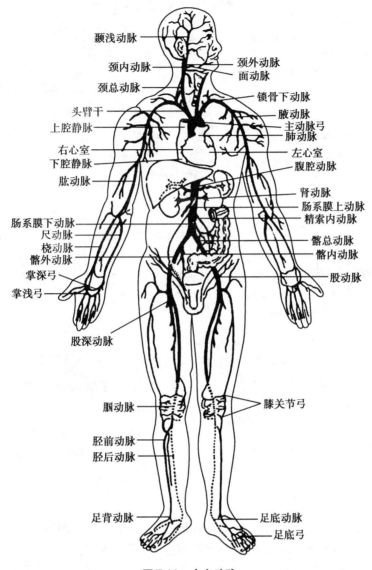

颞浅动脉

颈内动脉
颈总动脉

头臂干
上腔静脉

右心室
下腔静脉
肱动脉

肠系膜下动脉
尺动脉
桡动脉
髂外动脉
掌深弓
掌浅弓

股深动脉

腘动脉

胫前动脉
胫后动脉

足背动脉

颈外动脉
面动脉

锁骨下动脉

腋动脉
主动脉弓
肺动脉
左心室
腹腔动脉

肾动脉
肠系膜上动脉
精索内动脉
髂总动脉
髂内动脉

股动脉

膝关节弓

足底动脉
足底弓

图 7-11　全身动脉

吸(表7-1)。

全身各大局部动脉主干可概括为:

颈总动脉——头颈　锁骨下动脉——上肢　胸主动脉——胸部

腹主动脉——腹部　髂外动脉——下肢　髂内动脉——盆部

(2) **头颈部的动脉**:颈总动脉是头颈部的动脉主干,左侧起于主动脉弓,右侧发自头臂干。沿食管、喉与气管外侧上行至甲状软骨上缘水平分为颈内动脉和颈外动脉。颈内动脉分支分布于脑和视器,颈外动脉主要分支分布于面和颈部等处。在颈内、外动脉分权处的后壁上有一扁椭圆形小体称**颈动脉小球**,属化学感受器,能感受血液中二氧化碳和氧浓度的刺激,反射性地调节呼吸运动。颈内动脉起始处稍膨大称**颈动脉窦**,壁内有压力感受器,可反射性地调节血压。当头面部大出血时,可将颈总动脉压向第六颈椎横突前结节(颈动脉结节)急救止血。

表 7-1　体循环动脉主要分支和分布

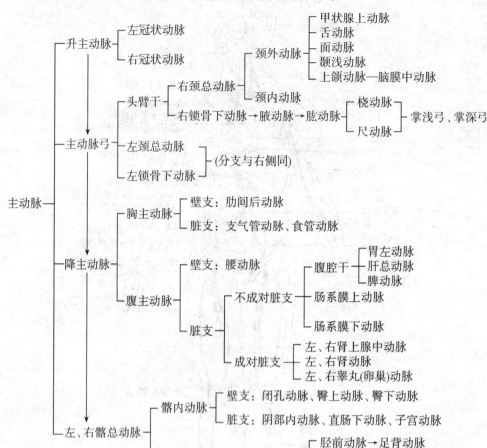

（3）**上肢的动脉**：锁骨下动脉是上肢的动脉主干,左侧发自主动脉弓,右侧起于头臂干。其向远侧延续的动脉干依次为:腋动脉（分支至腋区、肩胛区、胸壁）、肱动脉（分支至臂部）、尺动脉和桡动脉（分支至前臂）、掌浅弓（由尺、桡动脉末端吻合而成,分支至手部）。当上肢大出血时,可在锁骨中点上方将锁骨下动脉压向第一肋急救止血。

（4）**胸部的动脉**：胸主动脉是胸部的动脉主干,发出壁支和脏支分布胸壁和胸腔脏器。

（5）**腹部的动脉**：腹主动脉是腹部的动脉主干,发出壁支和脏支（成对和不成对）分布腹壁和腹腔脏器。

（6）**盆部的动脉**：髂内动脉是盆部的动脉主干,发出壁支和脏支分布盆壁、盆腔脏器、会阴、臀部和外生殖器等。

（7）**下肢的动脉**：髂外动脉是下肢的动脉主干,其向远侧延续的动脉干依次为:股动脉（分支至大腿）、腘动脉（分支至腘窝）、胫前动脉和胫后动脉（分支至小腿和足部）、足底弓（胫前、后动脉末端吻合而成,分支至足部）。当下肢大出血时,可在腹股沟韧带中点向后压股动脉急救止血。

2. **体循环的静脉**　始于与毛细血管相连的末级静脉,它们逐级汇合,愈汇愈粗,由此形成三大静脉系统（表 7-2）,即上腔静脉系、下腔静脉系和心静脉系（参见心的静脉）（图

7-12,13）。上腔静脉系借各级属支收集头颈、上肢、胸壁及部分胸腔器官的静脉血,其主干是上腔静脉。下腔静脉系借各级属支收集下肢、盆部和腹部的静脉血,其主干是下腔静脉。下腔静脉系包含肝门静脉系。肝门静脉系由腹腔内不成对器官（肝除外）的各级静脉汇合而成,经肝门静脉入肝,其在肝内再度分支形成毛细血管(肝内静脉血与动脉血一道注入肝血窦),然后汇成肝静脉注入下腔静脉(图7-14)。肝特有的血管构造和血流方式,使肝得以完成参与物质(包括激素、药物等)的合成、转化与分解、灭活与解毒等重要功能以及发挥吞噬、防御和造血的作用。

表 7-2　全身主要静脉回流简表

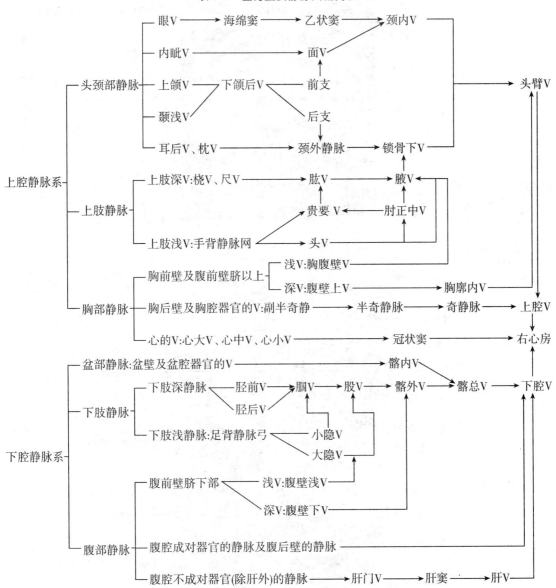

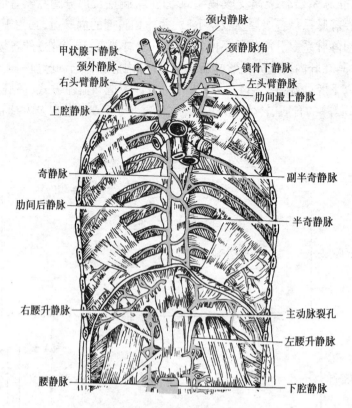

图 7-12　上腔静脉及其属支

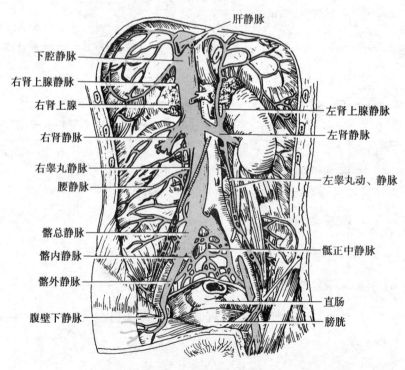

图 7-13　下腔静脉及其属支

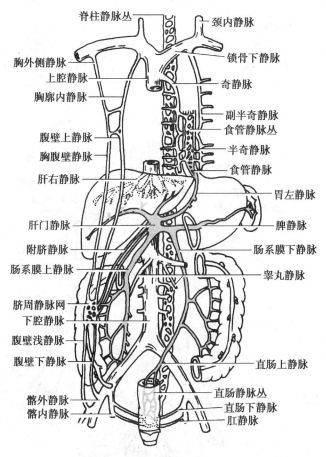

脊柱静脉丛
颈内静脉
胸外侧静脉
锁骨下静脉
上腔静脉
奇静脉
胸廓内静脉
副半奇静脉
食管静脉丛
腹壁上静脉
半奇静脉
胸腹壁静脉
食管静脉
肝右静脉
胃左静脉
肝门静脉
脾静脉
附脐静脉
肠系膜下静脉
肠系膜上静脉
睾丸静脉
脐周静脉网
下腔静脉
腹壁浅静脉
腹壁下静脉
直肠上静脉
髂外静脉
直肠静脉丛
髂内静脉
直肠下静脉
肛静脉

图 7-14　肝门静脉与上、下腔静脉的吻合(模式图)

第二节　淋巴系统

　　淋巴系统lymphatic 由淋巴管道、淋巴器官和淋巴组织组成。淋巴管道分为毛细淋巴管、淋巴管、淋巴干和淋巴导管。淋巴器官包括淋巴结、脾、胸腺和扁桃体等(图 7-15)。淋巴组织主要分布于消化与呼吸道黏膜内,构成抵御有害因子入侵机体的屏障。当血液流经毛细血管时,部分物质和液体渗出到达组织间隙,形成组织液。组织液与细胞进行物质交换后,大部分被毛细血管吸入血液,小部分液体和一些大分子物质进入毛细淋巴管,形成淋巴(淋巴液)。淋巴沿淋巴管道向心回流,最后注入静脉。

　　毛细淋巴管以膨大的盲端起于组织间隙,彼此吻合成网,其管径和管壁通透性大于毛细血管,一些大分子物质如蛋白质、癌细胞、细菌和异物等较易进入毛细淋巴管。毛细淋巴管相互吻合形成淋巴管,淋巴管类似小静脉,但瓣膜更多,可防止淋巴逆流。淋巴管汇合成九条淋巴干,包括腰干、支气管纵隔干、锁骨下干、颈干各两条和一条肠干。淋巴干汇合成两条淋巴导管,即胸导管和右淋巴导管,分别注入左、右静脉角。右淋巴导管由右颈干、右锁骨下干和右支气管纵隔干汇合而成,收集人体右上 1/4 的淋巴。胸导管接纳其余六条淋巴干,收集人体 3/4

的淋巴。淋巴在向心回流途中必须数次经过若干淋巴结。淋巴结大小不一,数目众多(成人约有 400 多个),通常为圆形或椭圆形灰色小体,由网状内皮组织和淋巴组织构成。淋巴结常成群聚集于血管周围、关节屈侧、腋窝、腹股沟区和器官的门户处。淋巴可从其输入淋巴管进入淋巴结,经滤过后由输出淋巴管流出。在安静情况下,每小时约有 120ml 淋巴流经淋巴管道进入血液(表 7-3)。

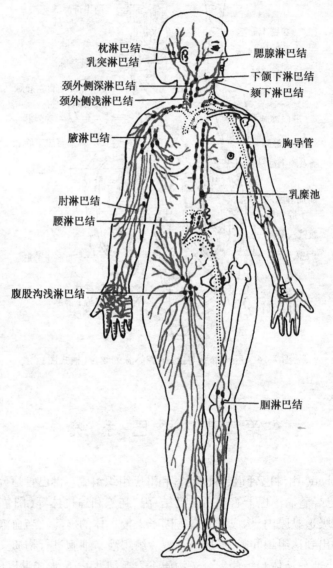

枕淋巴结
乳突淋巴结
颈外侧深淋巴结
颈外侧浅淋巴结
腋淋巴结
肘淋巴结
腰淋巴结
腹股沟浅淋巴结

腮腺淋巴结
下颌下淋巴结
颏下淋巴结
胸导管
乳糜池
腘淋巴结

图 7-15　淋巴系统模式图

　　脾是人体最大的淋巴器官,位于左季肋部第 9 ~ 11 肋深面,其长轴与第 10 肋一致。脾可分内、外两面,上、下两缘和前、后两端。内面(脏面)近中央处有脾门,是血管、神经等出入之处。上缘前部有 2 ~ 3 个脾切迹,是临床触诊脾的重要标志。脾具有储血、造血、滤血、清除衰老红细胞及参与免疫应答等功能。

表7-3　全身淋巴回流简表

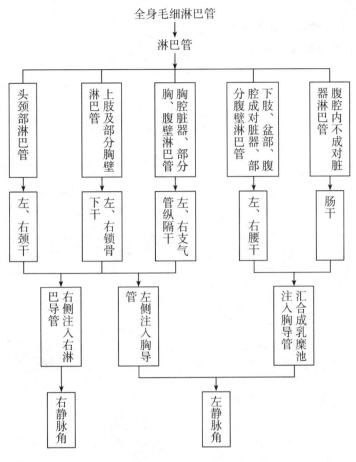

学习小结

脉管系统包括心血管系统和淋巴系统。

心血管系统包括心、动脉、毛细血管和静脉，心是连接动、静脉血流的枢纽，心分为左心房、左心室，右心房、右心室四个腔；动脉是引导血液离心的管道，在行程中不断分支，最后移行为毛细血管。毛细血管是连于动、静脉末梢之间的末级血管，是血液与组织液进行物质交换的场所；静脉是引导血液回心的管道，最后汇成大静脉注入右心房。

淋巴系统由淋巴管道、淋巴器官和淋巴组织组成。淋巴管道分为毛细淋巴管、淋巴管、淋巴干和淋巴导管。淋巴器官包括淋巴结、脾、胸腺和扁桃体等。淋巴干包括腰干、支气管纵隔干、锁骨下干、颈干各两条和一条肠干。淋巴干汇合成两条淋巴导管，即胸导管和右淋巴导管，分别注入左、右静脉角。右淋巴导管由右颈干、右锁骨下干和右支气管纵隔干汇合而成，收集人体右上1/4的淋巴。胸导管接纳其余六条淋巴干，收集人体3/4的淋巴。

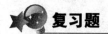 **复习题**

1. 试述大、小循环的途径及其特点。
2. 简述右心房的分部及出入口。

（蒋　鸫）

第 八 章

神 经 系 统

学习目标 ▌▮

1. 掌握神经系统的区分及常用术语;中枢神经系统的分部、位置、外形和内部结构;周围神经的组成和分布范围;传导通路的构成;脑和脊髓被膜的形态结构。
2. 熟悉化学传导通路的分类;脑动脉的构成及分布范围。
3. 了解脑脊液的产生和循环途径;血脑屏障的概念。

第一节 概 述

一、神经系统的组成和区分

神经系统 nervous system 是由颅腔内的脑、椎管内的脊髓和与它们相连并遍布全身的周围神经组成(图 8-1),分为**中枢神经系统** central nervous system 和**周围神经系统** peripheral nervous system。中枢神经系统包括脑和脊髓。周围神经系统指的是脑和脊髓以外的神经组织,这些神经组织的一端与脑和脊髓相连,另一端通过各种神经末梢装置与身体其他各器官、系统相联系。根据与中枢联系部位的不同,将与脑相连的周围神经称为**脑神经** cranial nerve,与脊髓相连的周围神经称为**脊神经** spinal nerve。周围神经系统可分为感觉神经和运动神经两大结构成分,**感觉神经** sensory nerve 是将神经冲动自感受器传入中枢,所以又称**传入神经** afferent nerve;**运动神经** motor nerve 则将神经冲动自中枢传向周围,故又称**传出神经** efferent nerve。根据周围神经在各器官、系统中所分布的对象不同,又可把周围神经系统分为**躯体神经** somatic nerve 和**内脏神经** visceral nerve。躯体神经分布于体表、骨、关节和骨骼肌;内脏神经分布到内脏、心血管、平滑肌和腺体。

二、神经系统的常用术语

在神经系统,神经元的胞体和突起因所在部位和编排方式的不同,而给予不同的术语名

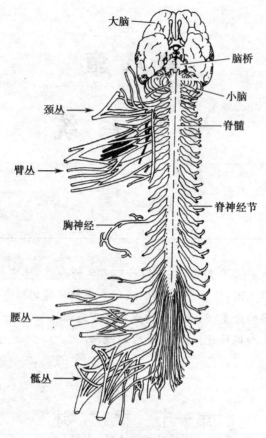

大脑

脑桥

小脑

颈丛

脊髓

臂丛

脊神经节

胸神经

腰丛

骶丛

图 8-1 神经系统概观

词。在中枢神经系统,神经元胞体及其树突的集聚处色质灰暗称**灰质** grey matter,大、小脑表面的灰质层特称**皮质** cortex;除了皮质之外,形态和功能相似的神经元胞体聚集形成的灰质团块称**神经核** nucleus;神经纤维集聚的部位,因色泽白亮称为**白质** white matter,大脑和小脑深部的白质特称为**髓质** medulla;在白质中,起止、行程和功能基本相同的神经纤维集合在一起称为**纤维束** fasciculus。在中枢神经系统的某些部位,灰质和白质混杂交织的区域,称**网状结构** reticular formation。在周围神经系统,神经元胞体集聚处称**神经节** ganglion,神经纤维聚集在一起形成**神经** nerve。

第二节 中枢神经系统

一、脊髓

（一）脊髓的位置和外形

脊髓 spinal cord 位于椎管内,呈前后稍扁的圆柱形,长度约 45cm(图 8-2)。上端平枕骨大孔处与延髓相连,下端变细呈圆锥状,称为**脊髓圆锥**,成人终于第 1 腰椎下缘水平,新生儿脊髓可达第 3 腰椎下缘平面。自脊髓圆锥下端向下是由软膜构成的无神经组织的细丝,称为**终丝**,止于尾骨的背面,有固定脊髓的作用。脊髓全长粗细不等,有两个梭形膨大,即颈膨大和腰骶膨大,前者自脊髓的第 4 颈节至第 1 胸节,后者自脊髓的第 2 腰节至第 3 骶节,这两个膨大的形成是因为内部的神经元数量相对较多,与四肢的功能有关。

　　脊髓前面正中线上有一条前正中裂,后面有一条后正中沟。在前正中裂的外侧有 1 对前外侧沟,后正中沟的两侧有 1 对后外侧沟,前、后外侧沟分别有脊神经前根和后根的根丝附着。

　　脊髓在外形上没有明显的节段性,但是根据每一对脊神经及其前、后根的根丝附着范围,可作为脊髓节段的分界标志,将脊髓分为 31 个节段:8 个颈髓节、12 个胸髓节、5 个腰髓节、5 个骶髓节和 1 个尾髓节(图 8-3)。

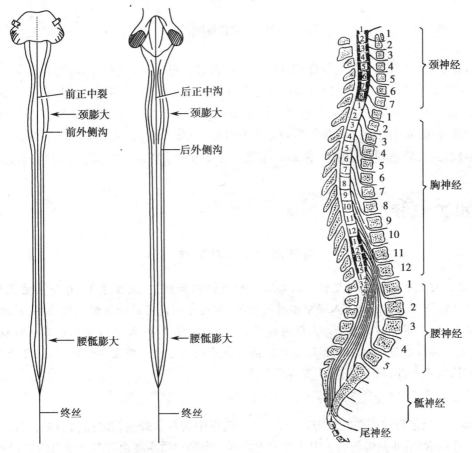

图 8-2　脊髓外形简图　　　　　　图 8-3　脊髓与椎管的对应位置关系

(二)脊髓的内部结构

　　脊髓由灰质和白质两大部分组成。在脊髓的横切面上,可见中央有一细小的中央管,纵贯脊髓全长,围绕中央管周围的是"H"形灰质,灰质的周围是白质。

　　1. **灰质**　每一侧灰质分别向前后突出的部分称为**前角**和**后角**,前后角之间的区域为**中间带**。在胸髓和上部腰髓的前后角之间有伸向外侧的**侧角**(图 8-4)。

　　前角主要由成群排列的运动神经元构成,按大小和所支配骨骼肌的部位不同分为大、小两型,大型的 α 运动神经元支配肌梭外的肌纤维,引起骨骼的收缩,小型的 γ 运动神经元支配肌

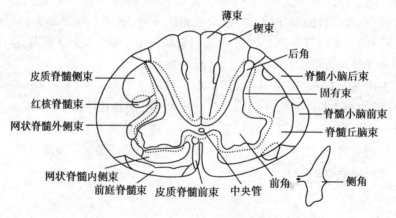

图8-4 脊髓的内部结构

梭内的肌纤维,对调节肌张力起重要作用。前角运动神经元的轴突经前外侧沟出脊髓形成前根,组成脊神经的运动纤维。后角内含与传导感觉有关的联络神经元,接受由后根传入的躯体和内脏的感觉冲动。侧角仅见于第1胸髓节段至第2或第3腰髓节段,是交感神经的节前神经元胞体所在部位,发出纤维经脊神经前根进入脊神经,支配平滑肌、心肌和腺体。在第2至第4骶髓节段,虽无侧角,但在相当于侧角的部位为副交感神经节前神经元的胞体所在处。

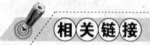

脊髓灰质炎及其疫苗

脊髓灰质炎是感染脊髓灰质炎病毒所致的急性传染病,多发生于1~6岁儿童,多经粪-口途径感染。患儿因病毒入侵中枢神经系统、破坏脊髓前角运动神经元的胞体,而致骨骼肌(以肢体,尤其下肢为多见)出现迟缓性瘫痪,但感觉正常,故亦称小儿麻痹。口服脊髓灰质炎减毒活疫苗(糖丸)是预防小儿麻痹症最有效的方法。疫苗接种时间:满2个月、满3个月、满4个月、满1岁、满4岁各服1次。

2. **白质** 白质借脊髓表面的纵沟分为3个索:前正中裂与前外侧沟之间为前索;前、后外侧沟之间为外侧索;后外侧沟与后正中沟之间为后索。脊髓白质主要由许多纤维束组成(图8-4)。纤维束可分为长的上、下行纤维束和短的固有束。上行纤维束将不同的感觉信息上传到脑,主要的上行纤维束有位于脊髓后索的薄束和楔束,传导本体感觉(肌、腱、骨骼、关节的位置觉、运动觉和振动觉)和精细触觉(如通过触摸辨别物体纹理粗细和两点间的距离);位于脊髓侧索内的脊髓丘脑束,传导痛、温、粗触觉。下行纤维束从脑的不同部位将神经冲动下传到脊髓,控制骨骼肌的随意运动,主要有皮质脊髓束,此束起自大脑皮质运动中枢,下行至延髓下部的锥体交叉时,大部分纤维交叉到对侧脊髓外侧索继续下行,形成皮质脊髓侧束,可达骶髓;小部分不交叉的纤维在同侧脊髓前索下行,形成皮质脊髓前束;还有红核脊髓束、前庭脊髓束、顶盖脊髓束和网状脊髓束等。固有束起止均在脊髓,紧靠脊髓灰质分布,具有联系脊髓不同节段并调节脊髓本节段或各节段间的反射活动的作用。在灰质的外侧与白质外侧索之间,灰、白质相互交织,称为网状结构。

（三）脊髓的功能

1. **反射功能**　脊髓通过脊神经后根接收感觉冲动,经脊髓灰质和固有束的联系,再在前根传出冲动,引起效应,完成各种脊髓反射。前根、后根、脊髓灰质和固有束共同构成脊髓固有的反射装置。最简单的脊髓反射弧只包括1个传入神经元和1个传出神经元,只经过1个突触,可称为**单突触节内反射**,如膝跳反射(图8-5)。多数脊髓反射的反射弧具有3个以上的神经元,要通过2个以上的突触。脊髓反射还包括一些内脏反射,如排便、排尿反射等,它们的中枢在骶部脊髓。

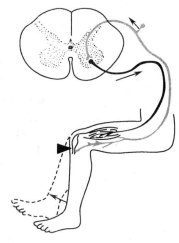

图8-5　膝跳反射的反射弧示意图

2. **传导功能**　脊髓是低级中枢,脊髓的活动受高级中枢即脑的控制。脊髓通过各种上行传导束,将躯干、四肢和内脏传入的感觉冲动上传至脑,又通过各种下行传导束接受高级中枢的调控,继而通过脊髓前角及侧角的运动神经元,沿脊神经至效应器。

二、脑

脑 encephalon 位于颅腔内,成年人脑的平均重量约为1400g。一般可将脑分为端脑、间脑、中脑、脑桥、延髓和小脑六部分。通常将中脑、脑桥和延髓合称为脑干。

（一）脑干

脑干 brain stem 包括自下而上的延髓、脑桥和中脑,下端在枕骨大孔处与脊髓相连,上端与间脑相连,被大脑两半球所覆盖,背侧与小脑相连。脑干自上而下依次连有第Ⅲ～Ⅻ对脑神经。

1. **脑干的外形**

（1）**延髓** medulla oblongata:延髓腹侧面(图8-6)呈倒置锥形,中线上有自脊髓上延的前正中裂,在裂的两侧是纵长隆起的**锥体** pyramid,由大脑皮质下行的皮质脊髓束构成。在锥体的下端,皮质脊髓束的大部分纤维斜行越过中线左右交叉,形成锥体交叉。锥体的外侧为前外侧沟,有舌下神经根丝穿出。前外侧沟外侧长圆形的隆起称橄榄,内含下橄榄核。橄榄后方纵行的沟为橄榄后沟,沟内由上而下依次有舌咽神经、迷走神经和副神经的根丝进出延髓。延髓背侧面(图8-7)下段有自脊髓上延的后正中沟,沟的两侧有膨隆的薄束结节和楔束结节,其深面有相应的薄束核、楔束核。楔束结节外上方的隆起为小脑下脚,由与小脑相连的白质纤维构成。延髓上段背侧面主要构成第四脑室底(菱形窝)的下半部。

（2）**脑桥** pons:脑桥腹侧面(图8-6)宽阔膨隆,为脑桥基底部,沿中线有基底沟。基底部两侧变狭,移行为小脑中脚,移行处有粗大的三叉神经根。脑桥腹侧面下缘借延髓脑桥沟与延髓分界,沟中由内侧向外侧依次有展神经、面神经和前庭蜗神经附着。脑桥背侧面(图8-7)主要构成菱形窝的上半部,两侧是左、右小脑上脚和小脑中脚。两侧小脑上脚之间所夹的薄层白

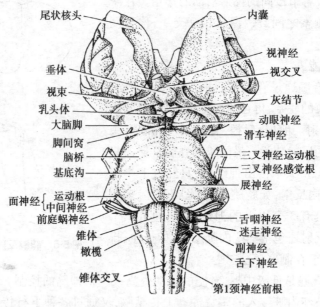

图 8-6　脑干外形（腹侧面）

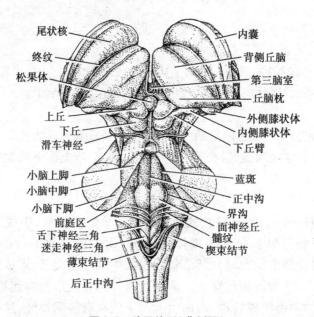

图 8-7　脑干外形（背侧面）

质板，称为上（前）髓帆，它构成第四脑室顶的上半部。

（3）**中脑 midbrain**：中脑腹侧面（图 8-6）有一对纵行柱状隆起为大脑脚，其间的凹陷为脚间窝，动眼神经由此穿出。脚间窝的窝底有许多血管穿入的小孔，称为后穿质。中脑背侧面（图 8-7）有上、下两对圆形隆起，上方者称上丘，下方者称下丘，合称四叠体。滑车神经在四叠体下方穿出。上、下丘各向外上方引出隆嵴，为上丘臂和下丘臂，分别连于间脑的外侧膝状体和内侧膝状体。中脑上丘向上与间脑移行处称顶盖前区。

（4）**菱形窝 rhomboid fossa**：位于延髓上部及脑桥的背面，和小脑共同围成第四脑室，故又称第四脑室底。窝的外侧角与其背侧的小脑之间为第四脑室的外侧隐窝。由外侧隐窝横行向内至中线的髓纹，可作为脑桥与延髓在脑干背面的分界线。在菱形窝的正中有纵行的正中沟，正中沟的两侧各有一条大致与之平行的界沟。界沟和正中沟之间的部分轻微隆起称**内侧隆起**，其紧靠髓纹上方的部位，有一较明显的圆形隆起称为**面神经丘**，其深面含展神经核及面神经膝。在髓纹下方，可见两个小的三角形区域，内上方者为舌下神经三角，内含舌下神经核，外下方者为迷走神经三角，深面含迷走神经背核。界沟的外侧是较宽阔的三角形区，称**前庭区**，其深面含前庭神经核。前庭区外侧角有一小隆起称**听结节**，内含蜗神经背核。在新鲜标本上，界沟上端可见一呈蓝灰色的小区域，称为**蓝斑**，其深面的细胞富含色素。

（5）**第四脑室** fourth ventricle：位于延髓、脑桥和小脑之间的腔隙，可分为顶、侧壁和底 3 部分。顶朝向小脑，呈帐篷形，由上（前）髓帆、下（后）髓帆和第四脑室脉络组织构成。脉络组织内的部分血管反复分支，并夹带软脑膜和室管膜突入室腔，形成第四脑室脉络丛，可产生脑脊液。侧壁的前部和后部分别是菱形窝的外上界和外下界。底即是菱形窝。第四脑室向上经中脑水管通第三脑室，向下通延髓中央管，并经第四脑室正中孔和外侧孔与蛛网膜下隙（腔）相通，正中孔位于菱形窝下角的上方，外侧孔成对，位于第四脑室小脑下脚背侧的左、右外侧隐窝处。

2. **脑干的内部结构**　和脊髓一样，脑干的内部结构也主要由灰质和白质构成（图 8-8），但脑干的灰、白质分布远比脊髓复杂。

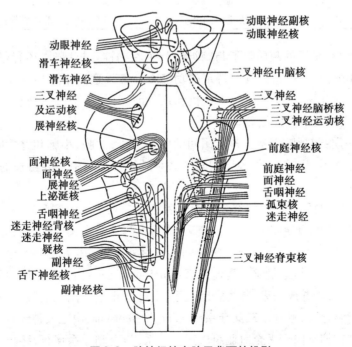

图 8-8　脑神经核在脑干背面的投影

（1）脑神经核：脑干内的脑神经核是脑神经的起、止核团，按性质分为躯体运动核、内脏运动核、躯体感觉核和内脏感觉核 4 种（表 8-1）。

表 8-1 脑干脑神经核的位置及功能

功能核	脑神经核名称	位 置	功 能
躯体运动核	动眼神经核	上丘平面	支配上、下、内直肌及下斜肌、上睑提肌
	滑车神经核	下丘平面	支配上斜肌
	展神经核	脑桥中下部	支配外直肌
	舌下神经核	延髓上部	支配舌肌
	三叉神经运动核	脑桥中部	支配咀嚼肌等
	面神经核	脑桥中下部	支配表情肌等
	疑核	延髓上部	支配咽、喉肌等
	副神经核	延髓下部、第 1 ~ 5 颈髓	支配斜方肌、胸锁乳突肌
内脏运动核	动眼神经副核	上丘平面	支配瞳孔括约肌、睫状肌
	上泌涎核	脑桥下部	支配泪腺、舌下腺、下颌下腺等
	下泌涎核	延髓上部	支配腮腺
	迷走神经背核	延髓中下部	支配胸、腹腔大部分脏器
躯体感觉核	三叉神经中脑核	中央灰质外侧	接受面肌、咀嚼肌的本体觉
	三叉神经脑桥核	脑桥中部	接受头面部、口腔、鼻腔的触觉
	三叉神经脊束核	脑桥延髓	接受头面部的痛温觉、触觉
	前庭神经核	延髓与脑桥交界处	接受内耳平衡觉的冲动
	蜗神经核	延髓与脑桥交界处	接受内耳螺旋器的听觉冲动
内脏感觉核	孤束核	延髓上中部	接受味觉及一般内脏器感觉

（2）非脑神经核：脑干的灰质除了与脑神经相关联的神经核以外，还有很多与上、下行的传导束相关联的非脑神经核，它们具有特定的功能或在传导通路中起中继作用。主要的非脑神经核有位于中脑的红核、黑质、上丘、下丘核和顶盖前区；位于脑桥的脑桥核和蓝斑核；位于延髓的薄束核、楔束核及下橄榄核等。

（3）脑干的白质：包括脑干本身各核团间的联系纤维，大脑、小脑和脊髓间互相联系的纤维以及脑干各神经核团与脑干以外各结构间的联系纤维等。其中主要由长的上、下行纤维束组成。

长的上行纤维束包括内侧丘系、脊髓丘脑束和三叉丘系等。**内侧丘系** medial lemniscus：由薄束核和楔束核发出的纤维越过中线左右交叉，称为内侧丘系交叉，交叉后的纤维在中线的两侧折向上行，形成内侧丘系，上行止于背侧丘脑的腹后外侧核，其功能为传导来自对侧躯干和四肢的意识性本体感觉和精细触觉。**脊髓丘系** spinal lemniscus：由脊髓丘脑前束和脊髓丘脑侧束上行到延髓中部后，合并成一束，称为脊髓丘系，上行终止于背侧丘脑腹后外侧核，传导对侧半躯干及四肢的痛温觉、粗触觉。**三叉丘系** trigeminal lemniscus：由三叉神经脊束核和三叉神经脑桥核发出的纤维在脑干内交叉至对侧组成三叉丘系，与内侧丘系伴行，终止于背侧丘脑腹后内侧核，主要传导头面部的温、痛、触觉冲动。

长的下行纤维束主要有锥体束。**锥体束** pyramidal tract：是大脑皮质发出支配骨骼肌随意运动的纤维束，途径端脑的内囊、中脑的大脑脚、脑桥的基底部、延髓腹侧的锥体。锥体束中一部分纤维在脑干内下行过程中陆续终止于对侧或双侧的脑神经运动核，称为**皮质核束**；另一部分纤维经脑干下行至脊髓,终止于脊髓前角运动神经元,称为**皮质脊髓束**。

（4）脑干的网状结构:是指在脑干内,除了界线分明的核团和纤维束以外,还存在着纵横交错成网状的神经纤维,其间散在有大小不等的神经细胞团块。脑干网状结构可分正中区及其侧方的内、外侧区。正中区含中缝核,联系广泛,其中一些细胞可释放 5-羟色胺引起睡眠,中缝核还参与镇痛机制。网状结构外侧区为网状结构的感受区,接受各种感觉径路的侧支。网状结构内侧区为网状结构的效应区,接受外侧区的非特异性传入,发出长轴突上升或下降,其上升纤维多次中继传至丘脑,最后弥散投射于大脑皮质广泛区域,构成非特异性传入系统即上行网状激动系统,上行激动大脑皮质,维持清醒状态。下降纤维一部分联系脑神经核,一部分构成网状脊髓束降入脊髓,联系前角和侧角,借以调节躯体运动和脏器的活动。在脑桥下部和延髓的网状结构中有呼吸中枢、心血管中枢等生命中枢,一旦损伤可危及生命。

（二）小脑

小脑 cerebellum 位于颅后窝内,在大脑的后下方、延髓和脑桥的背侧。两侧膨隆的部分称为**小脑半球**,中间较窄的部分称小脑蚓(图 8-9)。小脑半球下面的前内侧部有一对膨隆称**小脑扁桃体**,其前方邻延髓,下方是枕骨大孔,当颅内压增高时,可嵌入枕骨大孔,形成小脑扁桃体疝,压迫延髓,危及生命。小脑表面的薄层灰质称小脑皮质,皮质深部是大量神经纤维组成的白质,称小脑髓质。白质的深部藏有灰质核团,即**小脑核** cerebellar nuclei。小脑通过一些纤维

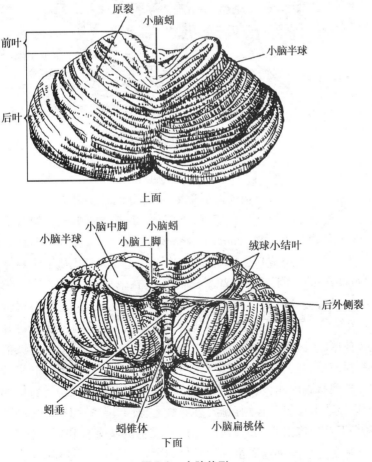

图 8-9　小脑外形

束与脊髓、脑干和大脑发生联系。

根据发生、进化、功能和纤维联系，小脑可分为古小脑、旧小脑和新小脑三部分。古小脑（原小脑、前庭小脑）即绒球小结叶，在进化上出现最早。旧小脑（脊髓小脑）包括小脑前叶和小脑蚓部的蚓垂及蚓锥体，在进化上出现较晚。新小脑（大脑小脑）主要为小脑后叶，在进化上形成最晚。小脑的功能与维持身体平衡、调节肌张力和共济运动有关。

（三）间脑

间脑 diencephalon 下接中脑，上方伸入端脑，大部分被大脑半球掩盖，外侧面与半球愈着，只有腹侧面一部分露出脑底（图 8-10）。间脑的结构和功能十分复杂，是仅次于端脑的中枢高级部位。间脑可分为背侧丘脑、后丘脑、上丘脑、下丘脑和底丘脑 5 部分。

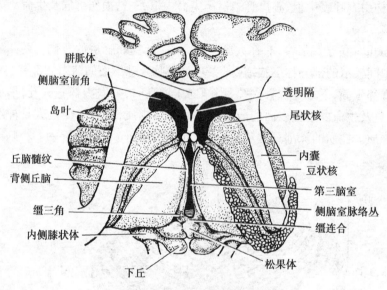

图 8-10　间脑的背面

1. **背侧丘脑** dorsal thalamus　背侧丘脑又称丘脑，位居间脑背侧，是一对卵圆形的灰质块。背侧丘脑内部有一呈 "Y" 形的白质板，称**内髓板**，它将背侧丘脑分为前核群、内侧核群和外侧核群（图 8-11）。上述各核群中均含有多个核团，其中外侧核群的**腹后内侧核** ventral posteromedial nucleus 和**腹后外侧核** ventral posterolateral nucleus，接受全身浅、深感觉的上行传入纤维。其发出的纤维参与组成丘脑中央辐射，主要终止于大脑皮质第Ⅰ躯体感觉区。

2. **下丘脑** hypothalamus　下丘脑在背侧丘脑前下方，形成第三脑室下部的侧壁和室底。下面最前方有左、右视神经会合形成的视交叉。视交叉后方为灰结节，向下移行于漏斗，漏斗下端与垂体相接。灰结节后方有一对圆形隆起，称**乳头体**。下丘脑自前至后分为视前区、视上区、结节区和乳头体区，各区都包含许多核团（图 8-12）。视前区位于视交叉前方，第三脑室最前部，主要核团有视前核；视上区位于视交叉的上方，主要核团有视上核和室旁核；结节区位于漏斗的上方，主要核团有腹内侧核、背内侧核和漏斗核；乳头体区位于乳头体部，主要核团有乳头体核和下丘脑后核。下丘脑与背侧丘脑、边缘系统、脑干、脊髓和垂体之间都有纤维联系，其中与垂体的联系是下丘脑传出联系的特殊部分，下丘脑的室旁核和视上核分泌缩宫素和加压素，经室旁垂体束和视上垂体束输送至神经垂体，释放入血流。下丘脑虽然体积不大，但却控制着机体的多种重要功能，与内脏活动有密切关系，是自主神经的皮质下中枢，是脑内维持机

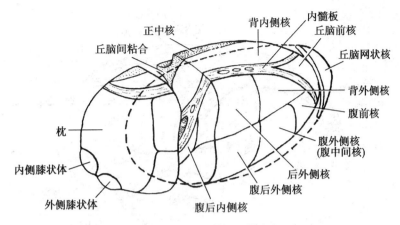

图 8-11 背侧丘脑核团模式图

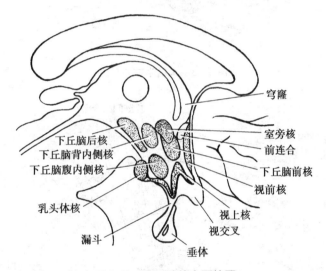

图 8-12 下丘脑的主要核团

体内环境稳定的最重要结构之一,也是控制内分泌活动的重要部位。下丘脑的功能是多方面的,对摄食行为、水盐平衡、体温、情绪反应、昼夜节律、生殖和内分泌等活动进行广泛的调节,下丘脑的损伤常会引起尿崩症、体温调节紊乱、睡眠紊乱和情感改变等症状。

3. **后丘脑**metathalamus　后丘脑位于背侧丘脑后外下方,包括**内侧膝状体**medial geniculate body 和**外侧膝状体**lateral geniculate body,分别以下丘臂和上丘臂与下丘和上丘相连。内侧膝状体和外侧膝状体分别是听觉和视觉通路的中继核,内侧膝状体接受下丘臂来的听觉纤维,发出听辐射投射到大脑皮质的听区,外侧膝状体接受视束来的视觉纤维,发出视辐射投射至大脑皮质的视区。

4. **上丘脑**epithalamus　上丘脑位于背侧丘脑与中脑顶盖前区相移行的部分,主要包括丘脑髓纹、缰三角和松果体等。

5. **底丘脑**subthalamus　底丘脑是间脑与中脑的移行区,位置较深。

(四)端脑

端脑telencephalon 由左、右大脑半球借胼胝体连接而成(图 8-13,14)。左、右大脑半球被大脑纵裂分隔,此裂的底为**胼胝体** corpus callosum。半球表面的灰质层称大脑皮质,皮质深面是髓质(白质),内藏基底核。大脑半球内部的空腔为侧脑室。

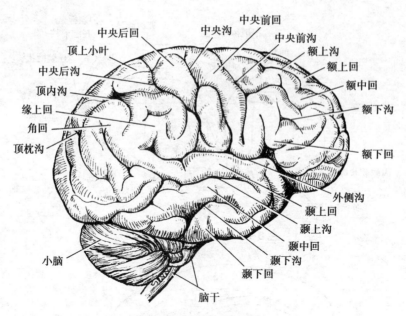

图 8-13   大脑半球外侧面

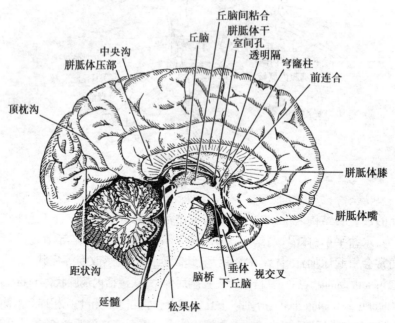

图 8-14   大脑半球内侧面

1. **大脑半球的外形和分叶**   每个半球有 3 个面,上外侧面圆凸,内侧面较平坦,下面起伏不平。半球表面有许多深浅不同的大脑沟,沟间隆起的部分称大脑回。半球有 3 条主要的沟:外侧沟起自半球下面,行向后上方,至上外侧面;中央沟自半球上缘中点稍后方,在上外侧面斜向前下;顶枕沟主要位于半球内侧面后部,自下而上转至上外侧面。3 条沟将大脑半球分为 5 个叶:中央沟以前,外侧沟以上为**额叶** frontal lobe;外侧沟以下为**颞叶** temporal lobe;外侧沟上方中央沟与顶枕沟之间为**顶叶** parietal lobe;顶枕沟后方为**枕叶** occipital lobe;在外侧沟的深部藏有**岛叶** insular lobe。

在大脑半球上外侧面的额叶,有与中央沟大致平行的中央前沟,中央沟与中央前沟之间为中央前回。在顶叶有与中央沟大致平行的中央后沟,中央沟与中央后沟之间为中央后回。在外侧沟下方,与外侧沟大致平行的颞上沟,外侧沟与颞上沟之间为颞上回,自颞上回转入外侧沟的下壁上,有两个短而横行的脑回为颞横回。

在大脑半球内侧面,有呈弓形的距状沟,向后至枕叶后端。中央前、后回自上外侧面延伸到内侧面的部分为**中央旁小叶** paracentral lobule。内侧面可见胼胝体,在胼胝体的背面有胼胝体沟,沟的背面有与之平行的扣带沟,胼胝体沟与扣带沟之间为扣带回。

在大脑半球的下面,可见到侧副沟,侧副沟的内侧为海马旁回,其前端弯曲,称钩。在海马旁回的内侧为海马沟,沟的上方有呈锯齿状的窄条皮质,称齿状回,齿状回的外侧有一呈弓状的隆起,称**海马** hippocampus。

2. **大脑皮质功能定位**　大脑皮质的第Ⅰ躯体运动区位于中央前回和中央旁小叶的前部,发出的投射纤维组成锥体束下行,主要控制对侧半身骨骼肌运动。身体各部在此区的代表区基本上是倒置的,但头面部是正的。运动越是精细的部位,如手、舌、唇等,代表区的面积越大(图 8-15)。第Ⅰ躯体感觉区位于中央后回和中央旁小叶的后部。对侧半身的浅感觉和本体感觉冲动,经背侧丘脑腹后核中继后投射到此区,产生相应的感觉。身体各部在第Ⅰ躯体感觉区的代表区类似于第Ⅰ躯体运动区,也是倒置的,且各部代表区的面积大小,与身体感觉功能的精细程度成正比,而与体表面积无关(图 8-16)。

视区位于枕叶内侧面距状沟的上、下方,损伤后可引起双眼对侧半视野的同向性偏盲。听区位于颞横回,每侧听区接受双侧的听觉冲动,一侧听区受损不致引起全聋。语言代表区包括听话中枢(听觉性语言中枢)、说话中枢(运动性语言中枢)、阅读中枢(视觉性语言中枢)和书写中枢(图 8-17),是人类大脑皮质所独有的,语言功能多集中在优势半球上。优势半球是在人类社会历史发展过程中形成的,多数为左侧大脑半球,部分人的优势半球可为右侧大脑半球,少数人的语言功能可在两侧大脑半球。

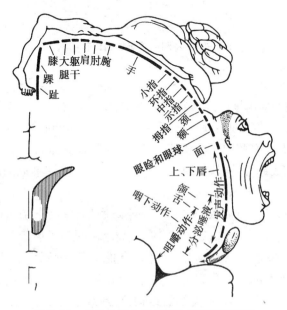

图 8-15　人体各部在第Ⅰ躯体运动区的定位

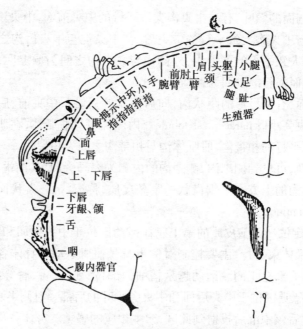

图 8-16 人体各部在第 Ⅰ 躯体感觉区的定位

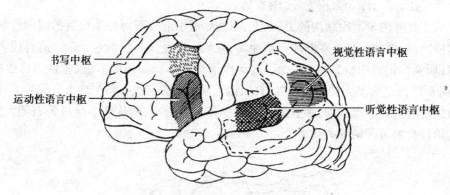

图 8-17 左侧大脑半球的语言中枢

3. 端脑的内部结构

（1）**侧脑室** lateral ventricle：为大脑半球内的腔隙，左、右各一。按所在部位由四部分组成，即中央部位于顶叶内，前角伸向额叶，后角伸向枕叶，下角伸向颞叶（图 8-18）。两侧前角各借室间孔与第三脑室相通，室腔内由室管膜上皮、软脑膜及其血管形成脉络组织，某些部位的脉络组织血管反复分支成丛、连同软脑膜和室管膜上皮突入脑室形成的脉络丛，是产生脑脊液的主要结构。

（2）**基底核** basal nuclei：基底核为靠近大脑半球底部、埋藏于髓质内的灰质核团的总称，包括尾状核、豆状核、屏状核和杏仁核（图 8-19）。尾状核呈"C"形弯曲，弯绕背侧丘脑外侧份周围，全长伴随侧脑室。豆状核形似扁豆，位于岛叶的深部、背侧丘脑的外侧。豆状核被内部的白质板分为 3 部分，外侧部最大称壳，内侧两部分称苍白球。豆状核和尾状核合称纹状体。在种系发生上，壳和尾状核是纹状体较新的结构，称新纹状体。苍白球为纹状体较古老的部分，称为旧纹状体。纹状体是锥体外系的重要组成部分，主要功能是调节肌张力和协调骨骼肌

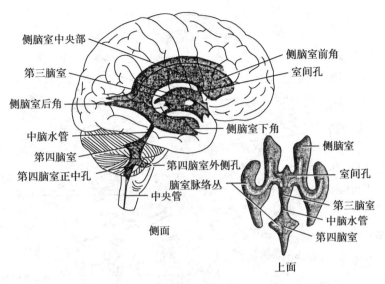

图 8-18 脑室投影图

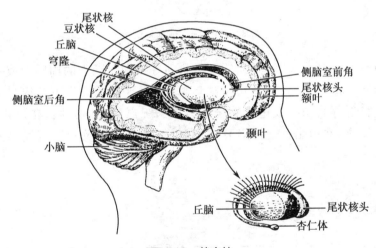

图 8-19 基底核

运动。屏状核位于岛叶皮质深面。杏仁核位于侧脑室下角的前端、海马旁回钩的深面。

（3）大脑髓质：大脑髓质（图8-20）由大量神经纤维组成，纤维包括连于同侧半球不同部位皮质间的联络纤维、连于两侧半球皮质间的连合纤维以及联系大脑皮质、皮质下中枢和脊髓的上、下行投射纤维。主要的连合纤维为胼胝体，胼胝体在两大脑半球的底部，是联系左、右半球的大量横行连合纤维；投射纤维在背侧丘脑、尾状核和豆状核之间穿行，形成宽厚的白质纤维板，称为**内囊** internal capsule。在大脑水平切面上，内囊呈向外开放的"V"形，可分为内囊前肢、内囊膝和内囊后肢。内囊是大脑皮质与下级中枢联系的交通要道，内囊膝有皮质核束通过，内囊后肢主要有皮质脊髓束、丘脑中央辐射、视辐射和听辐射等通行。如一侧内囊损伤时（如脑出血等），可引起对侧偏身感觉缺失（丘脑中央辐射受损）、对侧偏瘫（皮质脊髓束、皮质核束受损）和偏盲（视辐射受损）的"三偏"症状。

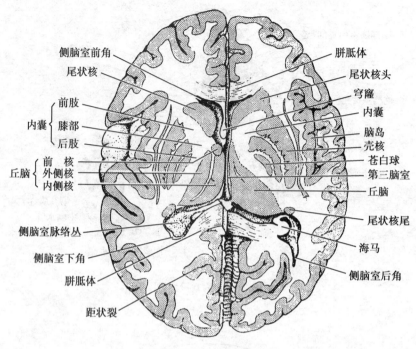

图 8-20 大脑半球水平切面

4. 边缘系统 扣带回、海马旁回、钩及齿状回等共同在脑干的周围形成一个环形皮质结构,称为**边缘叶** limbic lobe。边缘叶再加上与之联系密切的皮质下结构,如杏仁核、下丘脑、背侧丘脑前核群等共同组成边缘系统。边缘系统也称为内脏脑,在进化上较古老,与内脏活动、情绪反应、性功能及记忆等有关,在维持个体生存及延续后代等方面具有重要作用。

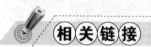

脑与学习记忆及全麻药对其的影响

学习与记忆是脑的重要生理功能,是现代生命科学研究的前沿。学习是指人和动物获得关于外界知识的神经过程,而记忆则是将获得的知识储存和读出来的神经过程。在脑内并没有明确一个特殊区域专门执行记忆功能,记忆与脑的许多部位有关,有资料表明,最可能参与记忆痕迹形成的结构是海马、小脑、大脑皮质、杏仁体和纹状体边缘区,不同类型的记忆被储存在脑的不同系统内。

全身麻醉药物除了具有镇静、催眠的作用外,还具有遗忘作用,这是导致术后认知功能障碍的重要原因之一。多数研究认为,全麻药物抑制学习记忆能力,如以海马为基础的学习记忆过程更容易受到异氟烷的影响,而杏仁体可能是丙泊酚产生遗忘作用的靶位。

第三节 周围神经系统

一、脊 神 经

（一）概述

脊神经（图8-21）共31对,包括颈神经8对、胸神经12对、腰神经5对、骶神经5对和尾神经1对。每条脊神经都借前根和后根与脊髓相连,前根由运动神经纤维组成,后根由感觉神经纤维组成,前、后根在椎间孔处合并而成脊神经。后根在近椎间孔处有一梭形膨大,称**脊神经节**,属于感觉神经节,由感觉神经元（假单极神经元）的胞体组成。脊神经节细胞的中枢突组成后根进入脊髓,周围突加入脊神经。脊神经的运动纤维由脊髓前角、侧角和骶副交感核的运动神经元轴突组成。脊神经的纤维成分根据其分布和功能不同分为4种:躯体感觉纤维分布于躯干和四肢的皮肤、骨骼肌、肌腱和关节,将来自皮肤的浅感觉冲动和来自骨骼肌、腱和关节的深感觉冲动传入脊髓;内脏感觉纤维分布于内脏、心血管和腺体,将来自这些器官的内脏感觉冲动传入脊髓;躯体运动纤维分布于躯干和四肢的骨骼肌,支配其运动;内脏运动纤维分布于心肌、平滑肌和腺体,支配心肌、平滑肌运动及腺体的分泌。

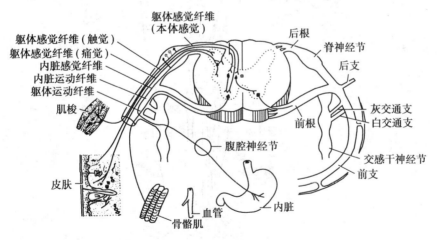

图 8-21 脊神经组成、分支、分布示意图

脊神经干较短,出椎间孔后立即分为4支,即前支、后支、脊膜支和交通支。前支粗大,分布于躯干前外侧和四肢的肌及皮肤,除第2~12对胸神经的前支保持明显的节段性,直接分布于躯干以外,其余的脊神经前支形成4个神经丛,即颈丛、臂丛、腰丛和骶丛,由丛发出分支分布到颈部、部分腹壁、会阴和四肢的皮肤以及肌肉（图8-22,23）。后支细小,呈节段性分布于颈部和背部的皮肤以及肌肉。脊膜支分出后又经椎间孔返回椎管,分布于脊髓被膜、脊柱的韧带和椎间盘等处。交通支为连于脊神经和交感干之间的细支,属于交感神经系统的结构。

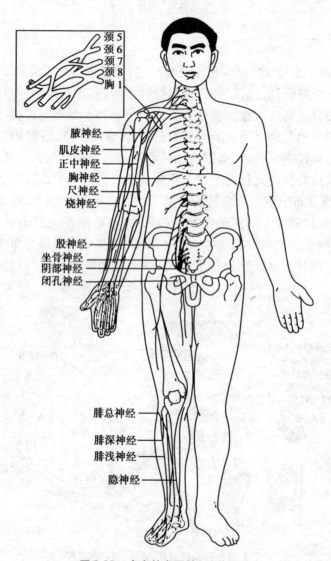

颈5
颈6
颈7
颈8
胸1

腋神经
肌皮神经
正中神经
胸神经
尺神经
桡神经

股神经
坐骨神经
阴部神经
闭孔神经

腓总神经
腓深神经
腓浅神经
隐神经

图 8-22　全身的主要神经(前面)

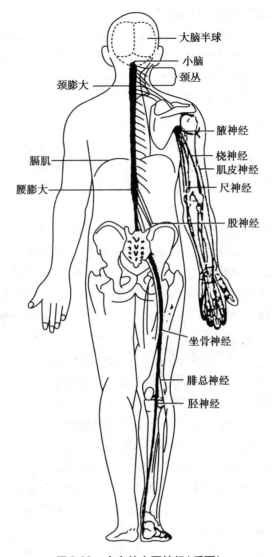

图 8-23　全身的主要神经(后面)

(二)颈丛

颈丛 cervical plexus 由第 1～4 颈神经的前支组成,位于胸锁乳突肌上部的深面,发出皮支与肌支。皮支由胸锁乳突肌后缘中点附近穿出至浅筋膜,呈放射状分布,其分支有枕小神经、耳大神经、颈横神经和锁骨上神经,主要分布至颈前部、肩部、胸上部以及头的后外侧部皮肤;肌支分布于颈部深层肌、舌骨下肌群和膈,主要分支为膈神经。**膈神经** phrenic nerve 是颈丛的重要分支,由第 3～5 颈神经前支组成,属混合性神经。膈神经发出后沿前斜角肌前面下行,经胸廓上口入胸腔,越过肺根的前方,在纵隔胸膜与心包之间下行达膈,其运动纤维支配膈肌,感觉纤维分布于心包、纵隔胸膜、膈胸膜和膈下面中央部的腹膜。右膈神经的感觉纤维还分布于肝和肝外胆道的腹膜。

(三)臂丛

臂丛 brachial plexus 由第 5～8 颈神经的前支和第 1 胸神经前支的大部分组成。各神经在锁骨后方互相交织成丛,于锁骨中点后方进入腋窝。臂丛的神经根反复分支、组合后,分别从内侧、外侧和后方包绕腋动脉形成内侧束、外侧束和后束。主要分支有：

1. **腋神经** axillary nerve　发自后束，向后外绕肱骨外科颈至三角肌深面。肌支支配三角肌和小圆肌，皮支分布于肩部和臂外侧区上部的皮肤。肱骨外科颈骨折、肩关节脱位或使用腋杖不当，都可能损伤腋神经而导致三角肌瘫痪，表现为臂不能外展，三角肌区皮肤感觉障碍。由于三角肌萎缩，肩部圆隆的外形消失。

2. **肌皮神经** musculocutaneous nerve　发自外侧束，斜穿臂肌前群，并发出分支支配该肌群。其终支在肱二头肌下端穿出，称前臂外侧皮神经，分布于前臂外侧皮肤。肱骨骨折和肩关节损伤时可伴发肌皮神经损伤，表现为屈肘无力及前臂外侧皮肤感觉减弱。由于前臂外侧皮神经周围有手背静脉网，故在前臂远端或手背部做静脉注射时，可能会刺激皮神经而出现疼痛、麻木等感觉。

3. **正中神经** midian nerve　由臂丛内、外侧束共同组成，沿肱二头肌内侧下降至肘窝。在肘窝，正中神经居肱动脉内侧，向下经腕管入手掌。正中神经在臂部一般无分支，在肘部和前臂发出肌支，支配大部分前臂肌前群及附近关节，在手掌部支配除拇收肌以外的鱼际肌和第1、2蚓状肌。其皮支管理手掌桡侧2/3、桡侧三个半指的掌面以及背面中、远节皮肤的感觉。正中神经在前臂和腕部外伤时易被损伤。在腕管内，周围结构的炎症、肿胀和关节病变也使正中神经易于受压，出现腕管综合征。

4. **尺神经** ulnar nerve　发自内侧束，在肱二头肌内侧随肱动脉下行，在臂中部转向后下，经肱骨内上髁后方的尺神经沟转至前臂内侧，沿尺动脉的内侧下行达腕部。尺神经在臂部无分支，在前臂分支支配尺侧腕屈肌、指深屈肌尺侧半。在手掌，发出肌支支配小鱼际肌、骨间肌和第3、4蚓状肌；皮支分布于小鱼际和尺侧1个半手指的皮肤，在手背，分布于手背尺侧半和尺侧2个半手指的皮肤。肱骨髁上骨折时易损伤尺神经。

5. **桡神经** radial nerve　发自后束，在腋窝位于腋动脉后方，伴肱深动脉向下外行，沿桡神经沟绕肱骨中段背侧旋向外下，在肱骨外上髁上方穿外侧肌间隔至肘窝前面，分为浅、深支。桡神经发出肌支支配臂部和前臂部伸肌群，皮支分布于前臂背面、手背桡侧半和桡侧2个半手指的手背面皮肤。肱骨干骨折易损伤桡神经。

（四）胸神经前支

共12对，第1~11对各自走行于相邻两肋骨之间，故名**肋间神经** intercostal nerves，第12对行于肋下称**肋下神经** subcostal nerves。肋间神经伴随肋间后动、静脉，在肋间内、外肌之间循肋沟行走，在腋前线附近发出外侧皮支。上6对肋间神经达胸骨侧缘处穿至皮下，称前皮支。下5对肋间神经远侧部和肋下神经斜向下内，行于腹内斜肌与腹横肌之间，并进入腹直肌鞘，至腹白线附近穿至皮下，成为前皮支。肋间神经和肋下神经的肌支分布于肋间肌和腹肌前外侧群，皮支分布于胸、腹壁皮肤及相应的壁胸膜和壁腹膜。

胸神经前支在胸、腹壁皮肤的分布有明显的节段性，各神经分布区呈带状由上而下依次排列（图8-24），其中第2胸神经的分布区平胸骨角，第4胸神经平乳头，第6胸神经平剑突，第10胸神经平脐，肋下神经分布于耻骨联合与脐连线中点平面。相邻神经分布区有一定的重叠，临床上根据皮肤出现感觉障碍的部位，可作出脊神经或脊髓损伤的定位诊断。

（五）腰丛

腰丛 lumbar plexus 由第12胸神经前支的小部分，第1~3腰神经前支和第4腰神经前支的大部分组成，位于腰大肌深面。主要分支有：

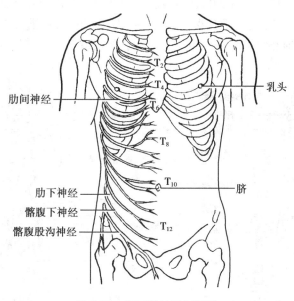

图 8-24 躯干的神经(前面)

1. **髂腹下神经** 自腰大肌外侧缘穿出,经髂嵴上方进入腹肌之间前行,在腹股沟浅环上方 3cm 处穿腹外斜肌腱膜达皮下,沿途分布于腹壁诸肌,并发出皮支分布于臀外侧区、腹股沟区及下腹部的皮肤。

2. **髂腹股沟神经** 行于髂腹下神经下方,穿经腹股沟管,伴精索或子宫圆韧带自腹股沟管浅环穿出。肌支分布于腹壁肌,皮支分布于腹股沟区、阴囊或大阴唇的皮肤。

3. **闭孔神经 obturator nerve** 自腰大肌内侧缘穿出,沿盆侧壁,穿闭膜管至股内侧,分布于股内侧肌群、股内侧面皮肤及髋关节。骨盆骨折时易伤及闭孔神经,表现为股内侧肌群瘫痪,站立和行走受限,患肢不能交叉到健侧下肢上。

4. **股神经 femoral nerve** 自腰大肌外侧缘穿出,行于腰大肌与髂肌之间,经腹股沟韧带中点的深面,于股动脉外侧进入股三角。股神经的肌支主要支配股前群肌,皮支除分布于股前部皮肤外,还分出隐神经,伴股动脉、股静脉入收肌管下行,于缝匠肌下段后方浅出,再与大隐静脉伴行至足的内侧缘,分布于小腿内侧面及足前内侧皮肤(图 8-25)。在踝部大隐静脉做静脉注射时,如药物外漏可刺激隐神经。股神经损伤表现为屈髋无力,行走困难,步履细小,不能奔跑跳跃;膝反射消失,股前面和小腿内侧面皮肤感觉障碍。

(六)骶丛

骶丛 sacral plexus 由第 4 腰神经前支的小部分、第 5 腰神经前支及全部骶神经及尾神经的前支组成,位于骨盆侧壁。主要分支有:

1. **臀上神经** 经梨状肌上孔出骨盆,支配臀中肌、臀小肌和阔筋膜张肌。如臀上神经受损,下肢外展功能障碍,当患者抬起健肢以患肢站立时,骨盆向健侧倾斜。

2. **臀下神经** 经梨状肌下孔出骨盆,支配臀大肌。臀下神经受损,如起立和上楼梯时,伸髋关节受限。

3. **阴部神经** 经梨状肌下孔出骨盆,绕坐骨棘经坐骨小孔进入坐骨直肠窝,分布于会阴、外生殖器和肛门周围的肌和皮肤。

4. **坐骨神经** 是全身最长、最粗大的神经,经梨状肌下孔出骨盆,在臀大肌深面下行,经坐骨结节与股骨大转子之间下行至股后区,在股二头肌深面下行,达腘窝上方分为胫神经和腓总神经(图 8-26)。坐骨神经主干分支分布于髋关节和股后群肌。

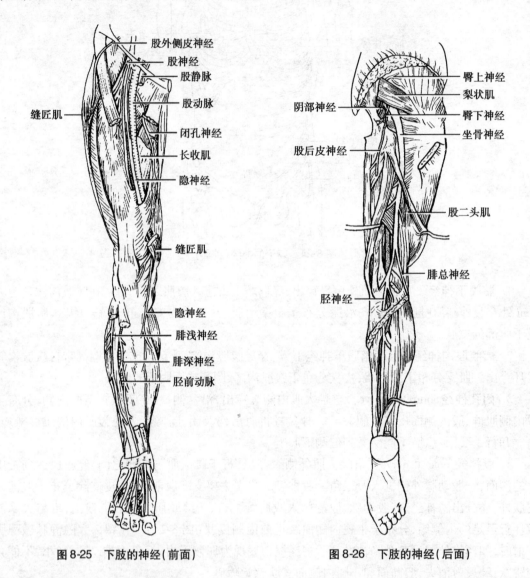

图 8-25　下肢的神经(前面)　　　　图 8-26　下肢的神经(后面)

胫神经为坐骨神经的直接延续,在小腿比目鱼肌深面伴胫后动脉下行,经内踝后方进入足底,分为足底内侧神经和足底外侧神经。胫神经肌支支配小腿后群肌及足底肌,皮支分布于小腿后面和足底皮肤。胫神经损伤后由于小腿后群肌收缩无力,主要表现为足不能跖屈,不能以足尖站立,内翻力弱,感觉障碍以足底皮肤最明显。

腓总神经沿腘窝外侧缘下降,绕腓骨颈外侧向前下,分为腓浅神经和腓深神经。腓浅神经在腓骨长、短肌之间下行,肌支支配小腿外侧群肌,皮支分布于小腿外侧、足背及第 2～5 趾背的皮肤。腓深神经穿经小腿前群肌深面至足背,分布于小腿肌前群、足背肌、小腿前面及第 1、2 趾相对缘的皮肤。腓总神经在绕经腓骨颈处位置表浅,易受损伤,损伤后由于小腿前、外侧肌功能丧失,表现为足不能背屈,趾不能伸,行走时足下垂且内翻,患者必须通过高抬足以代偿,感觉障碍以小腿前、外侧面及足背区最明显。

二、脑　神　经

（一）概述

脑神经(图 8-27)共 12 对,按其连于脑的位置由前向后依次排序:Ⅰ嗅神经、Ⅱ视神经、Ⅲ动眼神经、Ⅳ滑车神经、Ⅴ三叉神经、Ⅵ展神经、Ⅶ面神经、Ⅷ前庭蜗神经、Ⅸ舌咽神经、Ⅹ迷走神经、Ⅺ副神经、Ⅻ舌下神经。脑神经中的纤维成分按其分布和功能可概括分为 4 种:

1. **躯体感觉纤维**　除视觉纤维外,其他躯体感觉纤维均起始于脑神经的感觉神经节。神经细胞的周围支分布于头部的皮肤、黏膜、角膜、牙、骨膜、肌、腱、关节和前庭蜗器。中枢支进入脑干,终止于躯体感觉核。

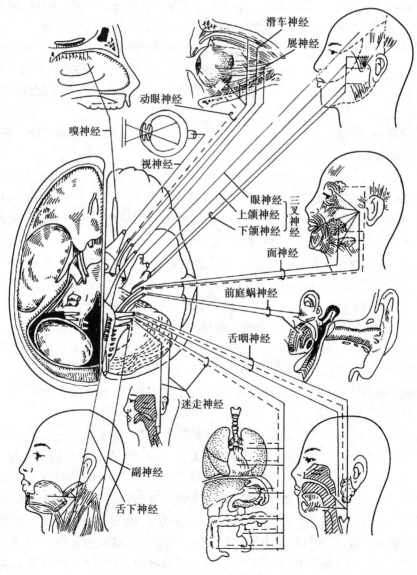

图 8-27　脑神经概况

2. **内脏感觉纤维** 除嗅觉纤维外,其他内脏感觉纤维也均起始于脑神经上的感觉神经节。其周围支分布于舌的味蕾、颈部及胸腹腔脏器、心血管、腺体;中枢支进入脑干,终止于孤束核。

3. **躯体运动纤维** 起始于脑干的躯体运动核,支配头颈部骨骼肌运动。

4. **内脏运动纤维** 即副交感神经纤维,起始于脑干的内脏运动核,分布于头颈部及胸腹部器官,在器官附近或器官壁内的副交感神经节换神经元,神经节细胞发出的节后神经纤维支配这些器官的平滑肌、心肌运动或腺体分泌。

各对脑神经所含神经纤维种类不同,据此将 12 对脑神经分为 3 类:第Ⅰ、Ⅱ、Ⅷ对是感觉神经;第Ⅲ、Ⅳ、Ⅵ、Ⅺ、Ⅻ对是运动神经;第Ⅴ、Ⅶ、Ⅸ、Ⅹ对是混合神经。

(二)脑神经

1. **嗅神经** olfactory nerve 为感觉性神经,由嗅细胞中枢突聚集而成 20 多条嗅丝,穿筛孔入颅连于嗅球,传导嗅觉。

2. **视神经** optic nerve 为感觉性神经,由视网膜内的节细胞轴突聚合而成,穿出巩膜构成视神经,经视神经管入颅腔,将视觉冲动传向大脑皮质的视区,传导视觉冲动。

3. **动眼神经** oculomotor nerve 为运动性神经,由动眼神经核发出的躯体运动纤维和动眼神经副核发出的内脏运动纤维(副交感纤维)组成,从中脑脚间窝出脑,穿眶上裂入眶。其中躯体运动纤维支配上睑提肌、上直肌、下直肌、内直肌和下斜肌;副交感纤维支配瞳孔括约肌和睫状肌,参与完成瞳孔对光反射和调节反射。

4. **滑车神经** trochlear nerve 为运动性神经,起自滑车神经核,由中脑背侧下丘下方出脑,绕大脑脚走向腹侧,由眶上裂入眶,支配上斜肌。

5. **三叉神经** trigeminal nerve 为混合性神经,由止于三叉神经感觉核群的躯体感觉纤维和发自三叉神经运动核的躯体运动纤维组成。躯体感觉纤维来自三叉神经节内假单极神经元的中枢突,节的周围突由前缘发出三大分支,即眼神经、上颌神经和下颌神经。三叉神经运动根于三叉神经节下面通过,向前加入下颌神经。**眼神经** ophthalmic nerve 经眶上裂出颅入眶,分支分布于眶内、眼球、泪腺、结膜、硬脑膜、部分鼻和鼻旁窦黏膜、上睑、鼻背及额顶部皮肤,主要分支有额神经、泪腺神经以及鼻睫神经。**上颌神经** maxillary nerve 经圆孔出颅,至翼腭窝内分为数支,分布于上颌牙和牙龈、口腔顶和鼻腔及上颌窦黏膜、硬脑膜、睑裂与口裂之间皮肤,主要分支有眶下神经和上牙槽神经。**下颌神经** mandibular nerve 经卵圆孔出颅至颞下窝,分成数支,肌支支配咀嚼肌,感觉支分布于硬脑膜、下颌牙及牙龈、舌前 2/3 及口腔底的黏膜、耳颞区及口裂以下的皮肤,主要分支有耳颞神经、舌神经和下牙槽神经。

6. **展神经** abducent nerve 为运动性神经,起于展神经核,从延髓脑桥沟中部出脑,经眶上裂入眶,支配外直肌。

7. **面神经** facial nerve 为混合性神经,含三种纤维成分:躯体运动纤维起于面神经核;内脏运动纤维起于上泌涎核;内脏感觉纤维终于孤束核。面神经在延髓脑桥沟外侧出脑后进入内耳门,经内耳道入面神经管,出茎乳孔后向前穿入腮腺,于腮腺内分为数支并交织成丛,自腮腺前缘呈放射状发出五支,即颞支、颧支、颊支、下颌缘支和颈支,支配面部表情肌和颈阔肌。面神经在面神经管内发出 3 个分支:鼓索,在茎乳孔上方发出,穿经鼓室至颞下窝加入舌神经,含内脏感觉纤维和内脏运动纤维,其内脏感觉纤维司舌前 2/3 味觉,内脏运动纤维支配下颌下腺和舌下腺的分泌;岩大神经,出岩大神经裂孔前行,穿破裂孔出颅底,含内脏运动纤维,支配泪腺、鼻、腭部的腺体分泌;镫骨肌神经,支配鼓室内的镫骨肌。

8. **前庭蜗神经**vestibulocochlear nerve 为感觉性神经,由前庭神经和蜗神经组成。前庭神经经内耳门入颅,经延髓脑桥沟外侧入脑,终于前庭神经核,传导平衡觉冲动。蜗神经伴前庭神经入脑,终于蜗神经核,传导听觉冲动。

9. **舌咽神经**glossopharyngeal nerve 为混合性神经,含4种纤维成分:躯体运动纤维起于疑核;躯体感觉纤维终于三叉神经脊束核;内脏运动纤维起于下泌涎核;内脏感觉纤维终于孤束核。舌咽神经于延髓橄榄后沟上部出脑,经颈静脉孔出颅,向前达舌根,主要分支有5条:鼓室神经,经颅底外面进入鼓室,分支分布于鼓室、乳突小房和咽鼓管黏膜,传导内脏感觉,其终支为岩小神经支配腮腺分泌;舌支,分布于舌后1/3黏膜和味蕾,司一般感觉和味觉;咽支,分布于咽侧壁,支配咽的感觉和运动;颈动脉窦支,分布于颈动脉窦和颈动脉小球,调节血压和呼吸。

10. **迷走神经**vagus nerve 为混合性神经,含4种纤维成分:内脏运动纤维起于迷走神经背核;内脏感觉纤维终于孤束核;躯体运动纤维起于疑核;躯体感觉纤维终于三叉神经脊束核。迷走神经是脑神经中行程最长、分布最广的神经。迷走神经于延髓橄榄后沟中部出脑,经颈静脉孔出颅,向下穿过颈部,经胸廓上口入胸腔,伴食管一起穿膈肌食管裂孔进入腹腔,分布于胃的前、后壁,其终支为腹腔支,参加腹腔丛。

迷走神经在颈部发出脑膜支、耳支、咽支、颈心支,分布于硬脑膜、外耳道及耳廓后皮肤、咽部和心。其发出的重要分支主要为喉上神经,与喉返神经共同支配喉的感觉和运动。在胸部发出支气管支、食管支、胸心支,分别加入肺丛、食管丛和心丛。另一重要分支为喉返神经,沿气管与食管之间的外侧上行,在甲状腺侧叶深面入喉,又称喉下神经。在腹部分为胃前支、胃后支、肝支和腹腔支,分布于胃、肝、胆、胰、脾、肾及结肠左曲以上消化管,支配其感觉和运动。

11. **副神经**accessory nerve 为运动性神经,纤维起于疑核和副神经核,于橄榄后沟下部出脑,经颈静脉孔出颅,分布至咽肌、胸锁乳突肌和斜方肌。

12. **舌下神经**hypoglossal nerve 为运动性神经,纤维起自舌下神经核,于延髓锥体与橄榄之间出脑,经舌下神经管出颅,分支进入舌内,支配舌肌运动。

12对脑神经的分布区及其主要功能见表8-2。

表8-2 脑神经的分布及功能

名称	性质	核的位置	连接部位	分布	损伤后主要表现
嗅神经(Ⅰ)	感觉	大脑半球	端脑	鼻腔上部黏膜	嗅觉障碍
视神经(Ⅱ)	感觉	间脑	间脑	视网膜	视觉障碍
动眼神经(Ⅲ)	运动	中脑上丘	中脑	眼的上、下、内直肌和下斜肌、上睑提肌;瞳孔括约肌、睫状肌	眼外斜视、上睑下垂、对光反射消失
滑车神经(Ⅳ)	运动	中脑下丘	中脑	眼上斜肌	眼不能向外下斜视
三叉神经(Ⅴ)	混合	脑桥中部	脑桥	咀嚼肌、头面部皮肤、鼻腔、口腔黏膜、牙龈、角膜	面部感觉障碍、角膜反射消失、咀嚼肌瘫痪、张口时下颌偏向患侧
展神经(Ⅵ)	运动	脑桥中下部	脑桥	眼外直肌	眼内斜视

名称	性质	核的位置	连接部位	分布	损伤后主要表现
面神经（Ⅶ）	混合	脑桥中下部	脑桥	面部表情肌、舌前 2/3 味蕾、泪腺、下颌下腺、舌下腺	额纹消失、眼不能闭合、口角歪向健侧、鼻唇沟变浅、味觉障碍、腺体分泌障碍
前庭蜗神经（Ⅷ）	感觉	脑桥及延髓	延髓及脑桥	螺旋器、椭圆囊斑、球囊斑、壶腹嵴	听力障碍、眩晕、眼球震颤等
舌咽神经（Ⅸ）	混合	延髓	延髓	咽肌,腮腺、咽部黏膜、舌后 1/3 黏膜和味蕾、颈动脉窦、颈动脉小球、耳后皮肤	腮腺分泌障碍、咽和舌后 1/3 感觉障碍、咽反射消失、舌后 1/3 味觉障碍
迷走神经（Ⅹ）	混合	延髓	延髓	咽喉肌、颈部及胸腹腔脏器、心血管、腺体、耳廓、外耳道皮肤及硬脑膜	心动过速、内脏活动障碍、腺体分泌障碍、发音困难、声音嘶哑、吞咽障碍、内脏感觉障碍、耳及外耳道皮肤感觉障碍
副神经（Ⅺ）	运动	延髓	延髓	胸锁乳突肌、斜方肌	脸不能转向健侧、不能上提患侧肩胛骨
舌下神经（Ⅻ）	运动	延髓	延髓	舌肌	舌肌瘫痪、伸舌时舌尖偏向患侧

三、内脏神经系统

（一）概述

内脏神经系统按照部位不同,可分为中枢部和周围部。内脏神经主要分布和管理内脏、心血管、平滑肌和腺体的运动及感觉,因而可分为内脏运动神经和内脏感觉神经。其中内脏运动神经管理内脏、平滑肌、心肌的运动和腺体的分泌,通常不受人的意志支配,故称为**自主神经** autonomic nervous system,又因为它主要控制和调节动、植物共有的新陈代谢,也称为**植物神经** vegetative nervous system。内脏感觉神经和躯体感觉神经一样,其初级神经元为假单极神经元,胞体主要位于脑神经节和脊神经节内,周围突分布于内脏和心血管等处的感受器,中枢突经脊神经或脑神经进入中枢。

（二）内脏运动神经

内脏运动神经 visceral motor nerve 与躯体运动神经一样,都受大脑皮质和皮质下各级中枢的控制和调节,两者之间在功能上互相依存、互相协调,以维持机体内、外环境的相对平衡,但两者在形态结构、功能及分布范围上有很大的差别:

躯体运动神经支配骨骼肌,受意志的控制;内脏运动神经则支配平滑肌、心肌和腺体,不受意志的控制。

躯体运动神经自其低级中枢至骨骼肌只有 1 个神经元,而内脏运动神经自其初级中枢到所支配的器官有 2 个神经元。内脏运动神经自初级中枢发出后,需要在内脏运动神经节内更换神经元,再发出纤维到达效应器。第 1 个神经元称节前神经元,胞体位于脑干和脊髓内,其轴突称节前纤维。第2个神经元称节后神经元,胞体位于内脏运动神经节内,其轴突称节后纤维(图8-28)。

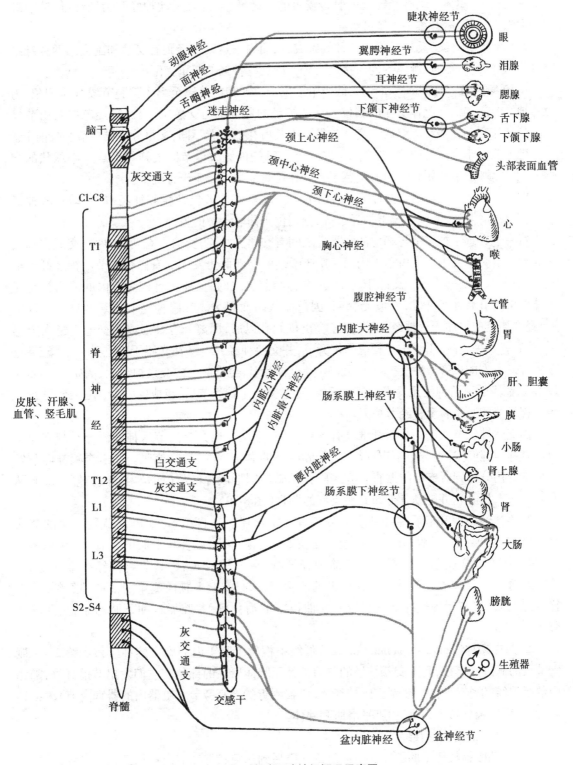

图8-28 内脏运动神经概况示意图

在形态上,躯体运动神经纤维以条索状神经的形式分布,内脏运动神经的节后纤维则常攀附于脏器或血管,形成神经丛,再由丛发分支至效应器。

在结构上,躯体运动神经纤维一般是较粗的有髓纤维,内脏运动神经则为细纤维,节前纤维是薄髓纤维,节后纤维为无髓纤维。

在功能上,躯体运动神经仅有一种纤维成分,而内脏运动神经则有交感和副交感两种纤维成分,多数的内脏器官、腺体等同时接受交感和副交感神经的双重支配。

1. **交感神经**sympathetic nerve 低级中枢位于第 1 胸髓节段至第 3 腰髓节段灰质侧角,为交感神经节前神经元胞体所在的部位。交感神经的周围部由交感干、交感神经节以及由节发出的分支和交感神经丛等组成。交感神经节因其所在的位置不同,又可分为椎旁节和椎前节。

椎旁节位于脊柱的两侧,即交感干神经节。每侧椎旁节借节间支连接形成一串珠状的交感干,上达颅底,下至尾骨。左右交感干下端在尾骨前面汇合于奇神经节。

椎前节位于脊柱前方,呈不规则的结节状团块。椎前节包括腹腔神经节、主动脉肾神经节、肠系膜上神经节和肠系膜下神经节等,分别位于同名动脉的根部。

每一个交感干神经节与相应的脊神经之间有交通支相连,交通支有两种,即白交通支和灰交通支。白交通支主要是由第 1 胸髓~第 3 腰髓的脊髓侧角发出的有髓鞘的节前神经纤维组成,呈白色。灰交通支连于交感干与 31 对脊神经前支之间,主要含有椎旁节内的节后神经元胞体发出的节后神经纤维,一般无髓鞘,因色泽灰暗而得名。交感神经节前纤维自侧角发出后,经脊神经前根加入脊神经,随脊神经穿出椎间孔以后,即离开脊神经以白交通支进入交感干,然后有 3 种去向:①终止于相应的椎旁节,并交换神经元。②在交感干内上升或下降,终止于上方或下方的椎旁节并交换神经元。③穿过椎旁节,至椎前节内交换神经元,例如:由第 5 ~ 12 胸髓节段的侧角神经元发出的节前纤维,穿过交感干神经节后,组成内脏大、小神经,下行至腹腔神经节和肠系膜上神经节换元。

由交感神经节发出的节后纤维也有 3 种去向:①发自椎旁节的节后神经纤维经灰交通支返回脊神经,随脊神经分布至头颈部、躯干和四肢的血管、汗腺和竖毛肌。②由交感神经节发出分支直接分布到所支配的器官。③攀附在动脉周围形成神经丛(如颈内、外动脉丛、腹腔丛和肠系膜上丛等),并随动脉分布到所支配的器官(图 8-29)。

交感神经节前和节后神经纤维的分布有一定规律。来自第 1 ~ 5 胸髓节段侧角的节前神经纤维,更换神经元后,其节后神经纤维支配头、颈、胸腔器官和上肢的血管、汗腺和竖毛肌;来自第 5 ~ 12 胸髓节段侧角的节前神经纤维,更换神经元后,其节后神经纤维支配肝、脾、胰、肾等实质性器官和结肠左曲以上的消化管;来自脊髓上腰段侧角的节前神经纤维,更换神经元后,其节后神经纤维支配结肠左曲以下的消化管、盆腔器官和下肢的血管、汗腺和竖毛肌。

2. **副交感神经**parasympathetic nerve 低级中枢位于脑干内的副交感神经核和第 2 ~ 4 骶髓节段的骶副交感核,是副交感神经的节前神经元胞体所在的部位。它们发出节前纤维,随相应的脑神经、骶神经行走,在副交感神经节(脏器附近的器官旁节和脏器内的器官内节)内换神经元,节后纤维分布于心肌、内脏平滑肌和腺体。

(1) 颅部的副交感神经

1) 随动眼神经行走的副交感节前纤维入眶后到达睫状神经节内换神经元,节后纤维支配瞳孔括约肌和睫状肌。

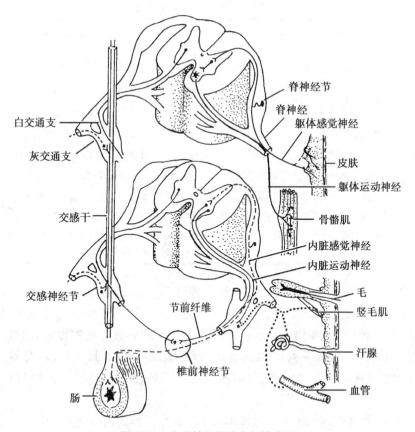

图 8-29　交感神经纤维走行模式图

2）随面神经行走的副交感节前纤维,一部分至翼腭神经节交换神经元,节后纤维分布至泪腺、鼻腔及腭部黏膜的腺体。另一部分经鼓索和舌神经至下颌下神经节交换神经元后,其节后纤维分布于下颌下腺、舌下腺和口腔黏膜的腺体。

3）随舌咽神经行走的副交感节前纤维,经鼓室神经至耳神经节交换神经元后,节后纤维分布于腮腺,管理腮腺的分泌活动。

4）随迷走神经行走的副交感节前纤维,至颈、胸、腹腔脏器附近或壁内的副交感神经节,交换神经元后,节后纤维分布于胸、腹腔内脏器(结肠左曲以下的消化管除外)。

（2）骶部副交感神经:第 2～4 骶髓节段的骶副交感核发出的节前纤维,随骶神经的前支出骶前孔,然后从骶神经分出组成盆内脏神经加入盆丛,随盆丛的分支至盆部脏器附近或脏器壁内的副交感神经节,交换神经元后,节后纤维支配结肠左曲以下的消化管和盆腔脏器。

在交感神经与副交感神经双重神经支配的器官中,交感神经与副交感神经的作用往往是拮抗的,两者在来源、形态结构及分布范围等方面各有其特点(表 8-3)。

（三）内脏感觉神经

人体各内脏器官除有交感和副交感神经支配外,也有感觉神经分布。内脏感受器接受内脏器官的各种刺激,并将其转变为神经冲动,经内脏感觉神经传入至中枢,中枢可直接通过内脏运动神经或通过体液调节各内脏器官的活动。

表8-3 交感神经与副交感神经的比较

	交感神经	副交感神经
低级中枢	第1胸髓节段至第3腰髓节段的侧角	脑干内的副交感神经核和第2~4骶髓节段的骶副交感核
神经节	椎旁节和椎前节	器官旁节和器官内节
节前、节后纤维	节前神经纤维短,节后神经纤维长	节前神经纤维长,节后神经纤维短
节前、节后神经元的比例	一个交感节前神经元的轴突可以与许多节后神经元建立突触联系	一个副交感节前神经元的轴突与较少的节后神经元建立突触联系
分布范围	交感神经较广泛地分布于全身血管、胸、腹、盆腔脏器的平滑肌、心肌、腺体及竖毛肌,瞳孔开大肌	副交感神经分布于胸、腹、盆腔脏器的平滑肌、心肌、瞳孔括约肌和睫状肌等,一般认为汗腺、竖毛肌、肾上腺髓质和大部分血管无副交感神经支配

内脏感觉神经元的胞体位于脑神经节和脊神经节内,周围突随舌咽神经、迷走神经、交感神经和骶部副交感神经分布于内脏器官,中枢突一部分随舌咽神经和迷走神经进入脑干;另一部分随同交感神经及盆内脏神经进入脊髓,终于脊髓后角。在中枢内,内脏感觉纤维一方面直接或经中间神经元与内脏运动神经元联系,完成内脏-内脏反射,或与躯体运动神经元联系,完成内脏-躯体反射。另一方面则通过较复杂的传导途径传入大脑皮质,产生内脏感觉。

内脏痛 内脏器官受到伤害性刺激作用时产生的疼痛称为**内脏痛** visceral pain。内脏无本体感觉,温度觉和触觉也很少,因此内脏的感觉主要是痛觉。内脏痛具有以下特征:①具有慢痛性质,表现为缓慢、持续;②定位不明确,对刺激的分辨能力差,这是内脏痛最主要的特点;③对机械性牵拉、缺血、痉挛、炎症等刺激敏感,而对切割、烧灼刺激不敏感;④常伴有不愉快的情绪反应及自主神经性反应,如恶心、呕吐、呼吸急迫、心跳加快等。

（四）牵涉性痛

当某些脏器发生病变时,常在体表的一定区域产生感觉过敏或疼痛,这种现象称为牵涉性痛(图8-30)。感觉过敏或疼痛可以发生在病变脏器邻近的皮肤区,有时也发生在距病变脏器较远的皮肤区,例如心绞痛时,常在胸前区及左臂内侧皮肤感到疼痛;肝胆疾病时,常在右肩部感到疼痛;而阑尾炎初期常出现上腹部或脐区疼痛;输尿管结石常出现睾丸疼痛;肾结石常出现腹股沟疼痛;胃溃疡、胰腺炎常出现左上腹、肩胛区疼痛。所以根据牵涉痛部位可以协助诊断某些疾病。关于牵涉性痛的发生机制,目前认为牵涉性痛的体表部位与病变脏器往往受同一节段脊神经支配,其感觉神经进入同一脊髓节段,并在脊髓后角内密切联系。因此,来自病变脏器的冲动可以扩散或影响到邻近的躯体感觉神经元,而产生牵涉性痛。也有研究表明,脊神经节中有神经元的周围突分叉到躯体部和内脏器官,并认为这是牵涉性痛机制的形态学基础。

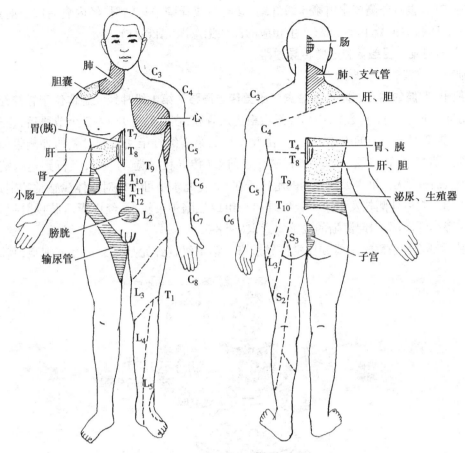

图 8-30　内脏器官疾病时的牵涉性痛区

第四节　神经系统的传导通路

一般将由感受器到脑的神经通路称为上行(感觉)传导通路,将由脑到效应器的神经通路称为下行(运动)传导通路。

一、感觉传导通路

(一)传向大脑皮质的本体感觉和精细触觉通路

本体感觉又称深部感觉,为来自骨骼肌、腱、关节等处的位置觉、运动觉和振动觉。传导深部感觉冲动至大脑的传导通路,同时也传导精细触觉(如辨别两点间的距离、感受物体的性状及纹理粗细等)冲动。该通路由 3 级神经元组成。躯干、四肢的本体感觉和精细触觉传导通路的第 1 级神经元的胞体位于脊神经节内,其周围突分布于肌、腱、关节的本体感受器和皮肤的精细触觉感受器,中枢突经后根进入脊髓后索,形成薄束和楔束,向上分别终止于延髓的薄束核和楔束核(第 2 级神经元的胞体所在)。两核发出第 2 级纤维在中线交叉到对侧,形成内侧丘系交叉,交叉后的纤维折转上行为内侧丘系,向上止于背侧丘脑腹后外侧核(第 3 级神经元的胞体所在)。腹后外侧核发出第 3 级纤维,参与组成丘脑中央辐射,经内囊后肢投射到大脑皮质中央后回和中央旁小叶后部,产生相应的深感觉意识(图 8-31)。

(二)痛温觉、粗触觉和压觉传导通路

该通路又称浅感觉传导通路。

1. **躯干、四肢的温觉、痛觉、粗触觉和压觉传导通路** 第 1 级神经元胞体位于脊神经节内,周围突分布于皮肤的浅感受器,中枢突经后根进入脊髓,在脊髓上升 1～2 个节段后,止于脊髓灰质后角(第 2 级神经元的胞体所在)。由此发出的第 2 级纤维交叉至对侧的外侧索和前索,组成脊髓丘脑侧束(传导温、痛觉)和脊髓丘脑前束(传导粗触觉、压觉),上行到达间脑,止于背侧丘脑腹后外侧核(第 3 级神经元的胞体所在)。在此水平可形成对躯体浅感觉特别是痛觉的粗略感知。腹后外侧核发出第 3 级纤维参与组成丘脑中央辐射,经内囊后肢投射到中央后回和中央旁小叶后部,引起清晰的浅感觉意识(图 8-32)。

2. **头面部温觉、痛觉、触觉和压觉传导通路** 第 1 级神经元是三叉神经节细胞,其周围突

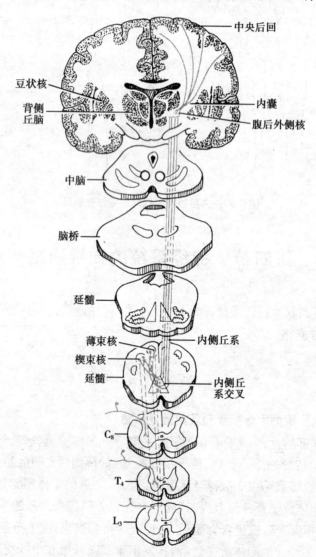

图 8-31 躯干和四肢意识性本体感觉传导通路

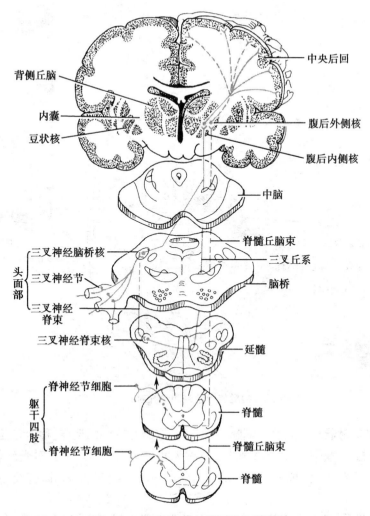

图 8-32　痛温觉和粗触觉压觉传导通路

经三叉神经分布于头面部皮肤、口、鼻腔黏膜和眶内结构的相应感受器,中枢突组成三叉神经感觉根入脑,触觉和压觉纤维主要终止于三叉神经脑桥核;温觉、痛觉纤维终止于三叉神经脊束核(两核为第 2 级神经元的胞体所在)。两核发出的第 2 级纤维交叉到对侧组成三叉丘系,上行止于背侧丘脑腹后内侧核(第 3 级神经元的胞体所在)。腹后内侧核发出的第 3 级纤维加入丘脑中央辐射,经内囊后肢投射到中央后回(图 8-32)。

(三)视觉传导通路和瞳孔对光反射通路

1. **视觉传导通路**　视网膜的感光细胞接受光线刺激,经双极细胞(第 1 级神经元)传至节细胞(第 2 级神经元),节细胞的轴突在视神经盘处集合成视神经,经视神经管入颅腔,形成视交叉后,延为视束。在视交叉处,来自两眼视网膜鼻侧半的纤维交叉到对侧,参与构成对侧的视束,来自视网膜颞侧半的纤维不交叉,参与构成同侧的视束。因此,左侧视束含有来自两眼视网膜左侧半的纤维,右侧视束含有来自两眼视网膜右侧半的纤维。视束主要终止于外侧膝状体(第 3 级神经元胞体所在处),由外侧膝状体发出纤维组成视辐射,经内囊后肢投射到距状沟上下的视皮质(图 8-33)。

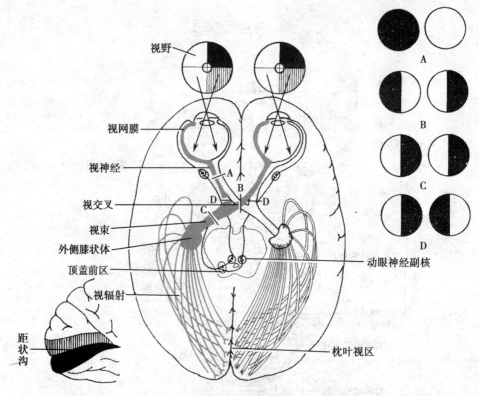

图8-33　视觉传导通路和瞳孔对光反射通路

2. 瞳孔对光反射通路　光照一侧瞳孔,引起两眼瞳孔缩小的反应,称为瞳孔对光反射。光照侧的反应为直接对光反射,未光照侧的反应称为间接对光反射。瞳孔对光反射的通路:视网膜→视神经→视交叉→两侧视束→顶盖前区→两侧动眼神经副核→动眼神经→瞳孔括约肌收缩→两侧瞳孔缩小。

当一侧视神经受损时,由于信息传入中断,光照患侧瞳孔,两侧瞳孔均不反应;但光照健侧瞳孔,则两眼对光反射均存在(即患侧直接对光反射消失,间接对光反射存在)。当一侧动眼神经受损时,传出信息中断,患侧瞳孔直接和间接对光反射都消失,但健侧瞳孔直接和间接对光反射都存在(图8-33)。

二、运动传导通路

下行传导通路是指从大脑皮质至躯体运动效应器的神经联系,可分为锥体系和锥体外系。

(一)锥体系

锥体系是大脑皮质下行控制躯体运动的最直接途径,由上、下两级神经元组成,上运动神经元胞体位于大脑皮质,发出的纤维组成锥体束,其中下行至脊髓的称皮质脊髓束,而下行至脑神经躯体运动核的称皮质核束。下运动神经元为脑神经运动核和脊髓前角运动神经元,发出纤维随脑神经或脊神经支配相应的骨骼肌。

1. 皮质脊髓束(图8-34)　主要由中央前回和中央旁小叶前部等处的大锥体细胞发出的纤维组成,下行经内囊后肢、延髓锥体至锥体下端,绝大部分纤维经锥体交叉越至对侧,在脊髓

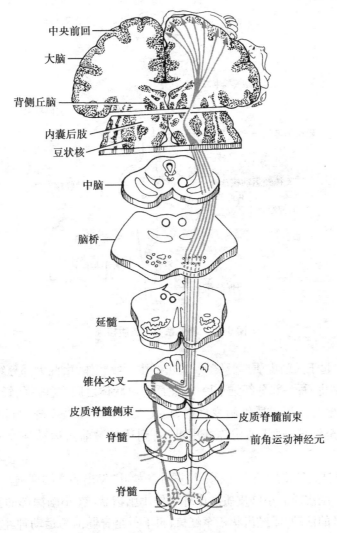

中央前回

大脑

背侧丘脑

内囊后肢

豆状核

中脑

脑桥

延髓

锥体交叉

皮质脊髓侧束

脊髓

皮质脊髓前束

前角运动神经元

脊髓

图 8-34 锥体系中的皮质脊髓束

外侧索中组成皮质脊髓侧束下行,支配上、下肢肌。少数未交叉的纤维,在同侧脊髓前索中下行,为皮质脊髓前束,此束在下行中止于双侧脊髓前角的下运动神经元,支配膈肌和躯干肌。

2. **皮质核束**(图 8-35) 由中央前回下部等处的大锥体细胞发出的纤维组成,下行经内囊膝至延髓,在脑干下行时相继分出,大部分纤维终止于双侧脑神经躯体运动核,由这些核发出纤维支配相应骨骼肌的随意运动。小部分纤维终止于对侧一个半脑神经躯体运动核(舌下神经核和面神经核下半部),支配睑裂以下面肌和全部舌肌。

(二)锥体外系

锥体外系指锥体系以外控制骨骼肌运动的下行传导通路。人类锥体外系的主要功能是调节肌张力、协调肌肉运动、维持体态姿势和习惯性动作(如走路时双臂自然协调地摆动)等。锥体系和锥体外系在运动功能上是互相依赖不可分割的一个整体,只有在锥体外系保持肌张力稳定协调的前提下,锥体系才能完成一切精确的随意运动。锥体外系是由中枢内许多结构共同组成的复杂的多级神经元链,包括大脑皮质、纹状体、背侧丘脑、小脑、红核、黑质、脑桥核、网状核、前庭神经核及其相关的纤维束等。锥体外系主要有纹状体系和小脑系。

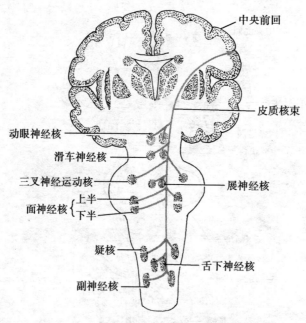

图 8-35　锥体系中的皮质核束

1. **纹状体系**　起于大脑皮质广泛区域,发出纤维到纹状体,由此大部分纤维会聚上行至背侧丘脑,反馈到大脑皮质;一部分纤维至黑质,黑质与纹状体之间有往返的纤维联系,黑质合成的多巴胺向纹状体输送。当黑质细胞变性时,可使纹状体多巴胺下降,与帕金森病的发生有关;另有部分纤维至红核、网状结构等处中继后,到达脊髓前角运动神经元,调节骨骼肌的活动。

2. **小脑系**　起自大脑皮质的额叶、顶叶、颞叶和枕叶,发出的纤维到脑桥核,脑桥核发出纤维横越中线,进入小脑皮质。小脑皮质发出纤维经小脑齿状核(小脑深部的核团)返回大脑皮质,影响皮质运动区的活动,或经齿状核至红核,再下行至脊髓前角运动神经元,调节骨骼肌的活动。

第五节　脑和脊髓的被膜、血管和脑脊液

一、脑和脊髓的被膜

脑和脊髓的表面包有三层被膜,由外向内依次为硬膜、蛛网膜和软膜,有支持和保护脑和脊髓的作用。

(一)脊髓的被膜

1. **硬脊膜** spinal dura mater　由致密结缔组织构成,上端附于枕骨大孔边缘,与硬脑膜相延续。下端在第 2 骶椎水平逐渐变细,包裹马尾,末端附于尾骨。硬脊膜与椎管内面的骨膜及黄韧带之间有狭窄腔隙称**硬膜外隙** epidural space,内含疏松结缔组织和椎内静脉丛等,并有脊神

经根通过(图8-36)。硬膜外隙不与颅腔相通,隙内略呈负压,是临床硬膜外麻醉的部位。

2. **脊髓蛛网膜**spinal arachnoid mater 紧贴硬脊膜内,为半透明的薄膜,向上与脑蛛网膜相续,下端达第2骶椎平面。脊髓蛛网膜和软脊膜之间有宽阔的**蛛网膜下隙**subarachnoid space,隙内充满脑脊液(图8-36)。该隙的下部,在脊髓下端与第二骶椎之间扩大为终池。临床上进行腰穿或腰麻时,即将针刺入终池,可避免伤及脊髓。

3. **软脊膜**spinal pia mater 薄而富有血管,紧贴脊髓表面,在脊髓两侧,脊神经前、后根之间,软脊膜形成两列齿状韧带附于硬脊膜,具有固定脊髓的作用(图8-36)。

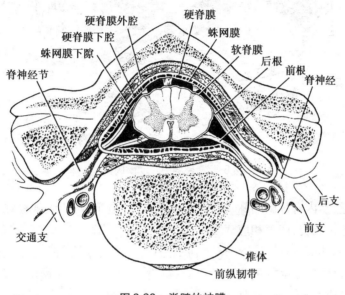

图8-36 脊髓的被膜

(二)脑的被膜

1. **硬脑膜**cerebral dura mater 由颅骨内膜和硬膜合成。硬脑膜与颅盖骨连接疏松,因而颅盖外伤骨折时,易形成硬膜外血肿;硬脑膜与颅底骨连接紧密,颅底骨折时,易将硬脑膜和蛛网膜一同撕裂,引起脑脊液外漏。硬脑膜在某些部位内层折叠形成板状结构,伸入各脑部之间对脑有固定和承托作用。

(1) **大脑镰**:呈镰刀状伸入大脑纵裂内达胼胝体上方,后端续连小脑幕。

(2) **小脑幕**:形似幕帐,伸入大脑与小脑之间,前缘游离凹陷,称小脑幕切迹,围绕中脑。海马旁回及钩恰在其上方,当颅内压增高时,可被挤入小脑幕切迹,形成小脑幕切迹疝,压迫中脑大脑脚和动眼神经,产生相应症状。

(3) **硬脑膜窦**:硬脑膜的两层在某些部位分开,内衬内皮细胞,构成颅内静脉管道,称硬脑膜窦(图8-37)。其特点是无瓣膜和平滑肌,不能收缩,故损伤时出血较多。主要硬脑膜窦有:上矢状窦,位于大脑镰上缘,自前向后注入窦汇;下矢状窦,位于大脑镰下缘,自前向后汇入直窦;直窦,位于大脑镰和小脑幕连接处,由大脑大静脉和下矢状窦汇合而成,向后与上矢状窦合成窦汇;横窦和乙状窦,横窦左、右各一,起自窦汇,沿横窦沟走行,向下续于乙状窦,乙状窦行于乙状窦沟内达颈静脉孔,移行为颈内静脉;海绵窦,位于垂体窝两侧,为硬脑膜两层间不规则的腔隙,该窦交通广泛,向前通眼静脉,向后借岩上窦汇入乙状窦,借岩下窦汇入颈内静脉,向

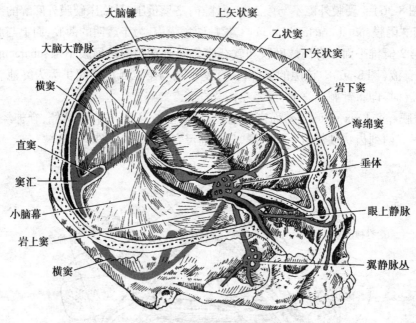

图 8-37 硬脑膜及硬脑膜窦

下与翼静脉丛相通,窦内有颈内动脉、展神经、动眼神经、滑车神经、眼神经和上颌神经通过,面部感染常可蔓延至海绵窦,产生相应症状。

2. **脑蛛网膜**cerebral arachnoid mater 薄而透明,缺乏血管和神经。该膜与硬脑膜间为硬膜下隙,与软脑膜之间形成脑蛛网膜下隙,内含脑脊液,并与脊髓蛛网膜下隙相通。此隙在小脑与延髓间扩大形成小脑延髓池,临床上可经枕骨大孔进针作小脑延髓池穿刺,抽取脑脊液。在上矢状窦附近的蛛网膜呈颗粒状突入窦内,称蛛网膜粒,脑脊液经过这些蛛网膜粒渗入硬脑膜窦内,回流入静脉。

3. **软脑膜**cerebral pia mater 薄而富含血管,紧贴脑的表面,并伸入脑的沟裂中。在脑室附近,由软脑膜、毛细血管和室管膜上皮共同突入脑室内构成脉络丛,是脑脊液产生的主要结构。

二、脑和脊髓的血管

(一)脑的血管

脑是代谢最旺盛的器官,其重量不到体重的 3% ,但血流量却占全身血流量的 20% 左右(每分钟约有 500ml 血流经 100g 脑组织)。脑血流减少或中断可引起脑神经元的缺氧甚至坏死,造成严重的神经功能障碍。

脑的动脉来源于颈内动脉和椎动脉,左、右椎动脉入颅后合成一条基底动脉。以顶枕沟为界,大脑半球前 2/3 和部分间脑由颈内动脉的分支供应,大脑半球后 1/3、部分间脑、脑干和小脑由椎动脉和基底动脉的分支供应,二者均有皮质支供应皮质及浅层髓质,中央支供应间脑、基底核及内囊等。

颈内动脉起自颈总动脉,经颈内动脉管入颅,向前穿过海绵窦,主要分支有:**大脑前动脉**

anterior cerebral artery 位于大脑纵裂内,沿胼胝体上方后行,分布于顶枕沟以前的半球内侧面和半球上外侧面上缘;**大脑中动脉** middle cerebral artery 是颈内动脉的直接延续,占大脑半球血流量的 80%,进入大脑外侧沟向后行,分布于大脑半球上外侧面顶枕沟以前的大部分和岛叶,供应躯体运动、躯体感觉和语言中枢等重要中枢和内囊膝、内囊后肢、纹状体和背侧丘脑等结构,一旦栓塞或破裂,会出现运动、感觉和语言等功能障碍;颈内动脉向后经后交通动脉与大脑后动脉吻合。

椎动脉起自锁骨下动脉,向上穿第 6 至第 1 颈椎横突孔,经枕骨大孔入颅腔,在脑桥基底部下缘合成基底动脉,至脑桥上缘分为左、右大脑后动脉。椎-基底动脉发出小脑下后动脉、小脑下前动脉及小脑上动脉供应小脑;发出脑桥动脉供应脑桥;发出迷路动脉供应内耳迷路等;其最主要的分支是**大脑后动脉** posterior cerebral artery,该动脉绕大脑脚向后,分支分布于颞叶下面、内侧面和枕叶。

颈内动脉系和椎-基底动脉系在脑底部吻合形成**大脑动脉环** cerebral arterial circle。大脑动脉环又称 Willis 环,位于脑底部,在蝶鞍上方,围绕视交叉、灰结节及乳头体。大脑动脉环由两侧颈内动脉的末段,两侧大脑前、后动脉的始段和前、后交通动脉吻合而成(图 8-38)。此环使两侧颈内动脉系与椎-基底动脉系互相沟通,对维护脑血流的平衡有一定的意义。

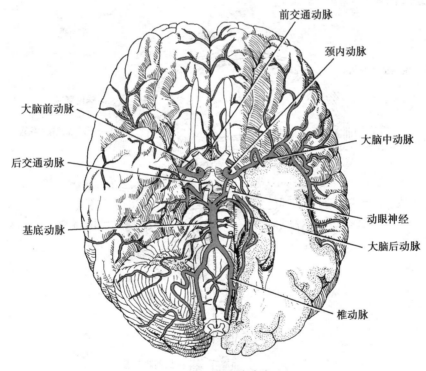

图 8-38　脑底的动脉

脑的静脉不与动脉伴行,分浅、深两种。浅静脉主要有大脑上静脉、大脑中静脉和大脑下静脉,三者相互吻合成网,分别注入上矢状窦、海绵窦和横窦等。深静脉收集大脑髓质、基底核、间脑和脑室脉络丛的静脉血,形成大脑大静脉,注入直窦。

（二）脊髓的血管

脊髓的动脉有两个来源,即椎动脉和节段性动脉。椎动脉发出脊髓前动脉、脊髓后动脉各两条,脊髓前动脉在起始处合成一条,沿前正中裂下行;两条脊髓后动脉分别沿后外侧沟下降,在脊髓颈段中部合成一条。节段性动脉主要为颈升动脉、肋间后动脉和腰动脉,进入椎管与脊髓前、后动脉吻合。在脊髓的第1~4胸节(特别是第4胸节)、第1腰节处,是两个来源动脉吻合的过渡带,血液供应不充分,易发生脊髓的横断性缺血坏死,称"危险区"。

脊髓的静脉分布大致和动脉相同。回收的静脉血注入硬膜外隙的椎内静脉丛,再转入椎外静脉丛返回心脏。

三、脑脊液及循环

脑脊液为无色透明的液体,成人总量约100~160ml,不断产生又不断被吸收,保持着动态平衡(每6~8小时可更新一次)。脑脊液充满于脑室和蛛网膜下隙,对脑和脊髓有营养和保护作用,可以缓冲外力,使脑和脊髓免受震荡。此外,与颅内压的调节有关。脑脊液主要由各脑室的脉络丛产生,通常由侧脑室脉络丛产生的脑脊液,经室间孔流入第三脑室,与第三脑室脉络丛产生的脑脊液汇合,经中脑水管导入第四脑室,与第四脑室脉络丛产生的脑脊液汇合,经正中孔和两个外侧孔入蛛网膜下隙,经蛛网膜粒渗入硬脑膜窦(主要为上矢状窦),最后经颈内静脉返回心脏(图8-39)。

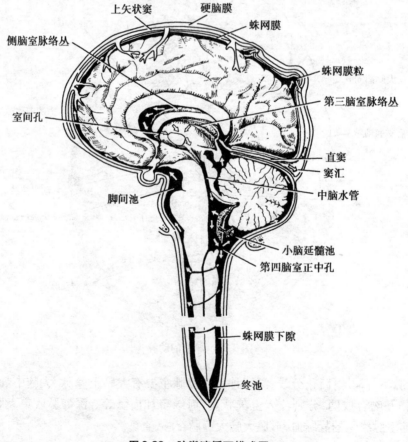

图8-39　脑脊液循环模式图

四、脑屏障

中枢神经系统的功能复杂,其神经元的正常功能活动,需要其周围的微环境保持一定的稳定性。为使中枢神经系统中神经元周围的微环境保持稳定,血液和脑脊液中的物质在进入脑组织时,有一定的选择性和限制,这种选择性地允许某些物质进入脑组织的结构,称为脑屏障。脑屏障包括血-脑屏障、血-脑脊液屏障和脑脊液-脑屏障(图8-40)。

血-脑屏障位于血液与脑、脊髓神经元之间,其结构基础是:①无窗孔的毛细血管内皮细胞,细胞间连接紧密;②连续包裹在毛细血管壁外层的基膜;③神经胶质细胞的突起在毛细血管壁外面形成一层神经胶质膜。在中枢神经系统的某些部位缺乏血-脑屏障,如松果体和神经垂体等。这些部位的毛细血管内皮细胞有孔,内皮细胞之间存在着缝隙连接,可使蛋白和大分子物质通过。血-脑脊液屏障位于脑室脉络丛的毛细血管与脑脊液之间,其结构基础主要为脉络丛上皮细胞之间有闭锁小带相连,但脉络丛的毛细血管内皮细胞上有窗孔,故仍有一定的通透性。脑脊液-脑屏障是位于脑室和蛛网膜下隙的脑脊液与脑、脊髓神经元之间的屏障结构,其结构基础为室管膜上皮、软脑膜和软膜下胶质膜。由于室管膜上皮没有闭锁小带,因而不能有效地限制大分子物质通过,加上软脑膜和它下面的胶质膜的屏障作用也很弱,因此,脑脊液的化学成分与脑组织细胞外液的成分大致相同。

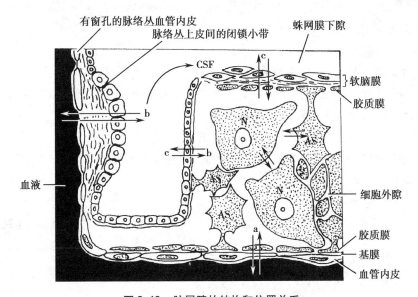

图8-40　脑屏障的结构和位置关系
a. 血-脑屏障;b. 血-脑脊液屏障;c. 脑脊液-脑屏障;
AS. 星形胶质细胞;N. 神经元;CSF. 脑脊液

当脑屏障损伤时(如炎症、外伤、血管病等),其通透性可发生改变,从而使脑和脊髓神经元受到各种致病因素的影响,因而导致脑水肿、脑出血、免疫异常等严重后果。

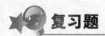 **学习小结**

　　神经系统由数以亿万计相互联系的神经细胞所组成,控制和调节其他各系统的活动。神经系统在形态和功能上是一个整体,为了叙述方便,将其分为中枢神经系统和周围神经系统。

　　中枢神经系统包括脑和脊髓,可分为神经元胞体聚集形成的灰质或神经核,以及神经纤维聚集形成的白质。脑位于颅腔内,又分为端脑、间脑、中脑、脑桥、延髓和小脑六部分,延髓向下与椎管内的脊髓相连。

　　周围神经系统分为脑神经、脊神经和内脏神经,根据其分布和功能可分为躯体感觉纤维、内脏感觉纤维、躯体运动纤维和内脏运动纤维,其中内脏运动纤维又分为交感神经和副交感神经。脑神经与脑相连,共 12 对;脊神经与脊髓相连,共 31 对;内脏神经通过脑神经和脊神经附于脑和脊髓。

　　脑和脊髓的表面由外向内依次为硬膜、蛛网膜和软膜,并形成硬脑膜窦汇集脑的静脉血、蛛网膜下隙容纳脑脊液等特殊结构。脑的动脉来源于颈内动脉和椎动脉,并构成大脑动脉环调节血流量;脊髓的动脉来源于椎动脉和节段性动脉。

复习题

1. 神经系统如何区分?
2. 大脑半球分哪几个叶?
3. 试述内囊的位置、分部及各部的主要传导束。
4. 试述主要脊神经的组成、走行、分支分布及损伤后的表现。
5. 写出运动眼球的肌肉名称及其支配神经。
6. 内脏运动神经与躯体运动神经有哪些不同?
7. 左食指采血时,其痛觉是怎样传到中枢的? 试述其神经传导路?
8. 脑脊液的产生和循环途径。
9. 简述大脑动脉环的组成。

（马志健）

第二篇 生理学

第 九 章

人体功能的基础

学习目标

1. 掌握内环境、内环境稳态及细胞兴奋性的概念;细胞膜的功能和物质转运的方式;静息电位的概念和特点;动作电位的概念、过程、特点、意义及其与局部反应的区别;神经-肌接头兴奋传递的过程。
2. 熟悉人体生理功能调节的基本方式;生物电产生的机制;细胞间信息传递的方式及兴奋-收缩耦联的过程。
3. 了解粗、细肌丝的分子组成和作用及肌丝滑行的过程;动作电位的传导方式;骨骼肌收缩的外在表现及影响因素。

细胞是构成人体最基本的功能单位,机体的一切生理功能都是众多细胞活动的结果,因此要认识人体的生命活动,首先应了解细胞的生理活动。根据结构和功能的不同可以将人体的细胞分成二百余种,每种细胞都分布于特定的部位,执行特定的功能。虽然细胞种类繁多,但它们的基本功能活动是相同或相近的。本章主要介绍体内细胞生活的环境、细胞的基本功能以及细胞间的信息联系。

第一节 内环境的稳态与组织细胞的兴奋性

一、内环境及内环境稳态

人体内的细胞一般不能直接与外界环境接触,而必须通过细胞周围的液体,才能与周围环境发生联系。细胞周围的液体称为细胞外液,是细胞直接接触和赖以生存的环境,是细胞进行新陈代谢的场所。细胞外液是体液的一部分,包括血浆、组织液、淋巴液、脑脊液等,约占体重的20%。生理学上把细胞外液称为机体的**内环境** internal environment,以区别于整个机体所处的外环境。

正常情况下,细胞外液的各种理化因素(如温度、pH、渗透压、各种离子和营养成分浓度等)只能在很小的范围内发生变动,保持相对恒定的状态。我们把内环境各种理化性质保持相对稳定的状态称为**稳态** homeostasis。内环境稳态是维持细胞正常结构和功能的必要条件,是维持正常生命活动的必要条件。当内环境稳态受到破坏时,将引起机体功能紊乱,导致疾病的发生。

二、内环境稳态的变动及维持

内环境稳态的维持是一个动态平衡的过程。在生命过程中,一方面细胞新陈代谢以及外环境的干扰,不断扰乱内环境的稳态;另一方面机体各器官的功能活动,使遭受破坏的内环境及时得到恢复,从而维持其相对稳定。

(一)内、外环境变化对内环境的影响

内环境理化性质的相对恒定并非固定不变,而是可在一定范围内变动但又保持相对稳定的状态。例如体温可以在37℃上下波动;血浆 pH 可以在7.35~7.45之间波动;血浆中各种离子浓度也可以在小范围内变化。细胞在新陈代谢过程中,从细胞外液中摄取氧和葡萄糖、氨基酸等营养物质,同时将代谢产生的二氧化碳和其他代谢产物排至细胞外液中,内环境的相对稳定状态也就不断地被扰乱或破坏。人体周围外界环境的变化,也会干扰内环境的稳态。

(二)内环境稳态的维持和生理意义

内环境稳态的维持需要全身各系统和器官的共同参与和相互协调。在内环境稳态被破坏的同时,机体内相应细胞、器官功能活动发生改变,恢复并维持内环境的稳态。如细胞新陈代谢过程中,不断消耗氧气和营养物质,产生二氧化碳和代谢产物。呼吸系统的活动,则摄入氧气,排出二氧化碳,恢复内环境中氧气和二氧化碳浓度的相对稳定;消化系统的活动,则补充了葡萄糖、氨基酸等营养物质;肾脏通过尿液的生成和排出,将体内细胞的代谢产物、多余的物质等排出体外;循环系推动血液的流动,运输营养物质及代谢产物;神经系统和内分泌系统通过协调各系统、各器官的活动,共同维持机体内环境的稳态。

稳态具有十分重要的生理意义。因为细胞的各种代谢活动都是酶促生化反应,因此,细胞外液中需要有足够的营养物质、氧和水分,以及适宜的温度、离子浓度、酸碱度和渗透压等。细胞膜两侧一定的离子浓度和分布也是可兴奋细胞保持其正常兴奋性和产生生物电的重要保证。稳态的破坏将影响细胞功能活动的正常进行。如高热、低氧、水与电解质以及酸碱平衡紊乱等都可导致细胞功能的严重损害,引起疾病,甚至危及生命。因此,稳态是维持机体正常生命活动的必需条件。

三、组织细胞的兴奋性

(一)细胞的反应及兴奋性

生理学中将能被机体感受的内、外环境的变化称为**刺激** stimulus。而将刺激引起机体内部代谢或外表活动发生某种形式的变化称为**反应** reaction。按照刺激性质的不同可以将刺激划分为物理性刺激、化学性刺激、生物性刺激和社会心理刺激等。而机体的反应有两种表现形式,即**兴奋** excitation 和**抑制** inhibition。细胞、组织或机体接受刺激后,由相对静止状态转变为活动

状态,或活动增强称为兴奋。相反,细胞、组织或机体接受刺激后,由活动状态转入相对静止状态,或活动减弱称为抑制。

细胞、组织或机体之所以能对刺激发生反应,是因为其具有兴奋性。**兴奋性**excitability 是指机体感受刺激并产生反应的能力。兴奋性是一切生物体所具有的一种特性,使生物体能对内、外环境的变化作出适当的反应,维持正常的生命活动,因此兴奋性是机体生命活动的基本特征之一。各细胞的兴奋性高低是不同的,如,神经细胞、肌细胞和腺细胞的兴奋性较高,生理学上称为**可兴奋细胞**excitable cell。

（二）衡量兴奋性的常用指标

生理学中常用刺激**阈值**threshold 来作为衡量组织兴奋性高低的客观指标。刺激一般具有刺激强度、刺激持续时间和强度-时间变化率三个参数,因此分别有强度阈值、时间阈值和强度-时间变化率阈值。生理实验中,测定组织兴奋性高低通常是将刺激的持续时间和强度-时间变化率固定,改变刺激强度,观察组织的兴奋反应。实验中观察到,只有当刺激强度增大到某一值时,才能引起组织兴奋。因此,在实际测量中,常把刺激的持续时间和强度-时间变化率固定,把刚刚能引起组织细胞产生兴奋的最小刺激强度,即强度阈值称为**阈强度**threshold intensity,简称**阈值**threshold。把强度等于阈强度的刺激称为**阈刺激**threshold stimulus,强度大于阈强度的刺激则称为阈上刺激,而强度小于阈强度的刺激称为阈下刺激。要引起组织兴奋,刺激的强度必须大于或等于该组织的阈值。

组织兴奋性的高低与阈值的大小呈反比关系,即阈值越小,组织的兴奋性越高;相反,阈值越大,组织的兴奋性越低。不同组织或同一组织在不同的功能状态下,兴奋性也会发生变化,即有不同的阈值。细胞在接受刺激兴奋时以及兴奋后的一段时间内,其兴奋性的高低将发生一系列变化,一般先后经历绝对不应期、相对不应期、超常期和低常期。如处于绝对不应期时,细胞的兴奋性消失,无论多强的刺激都不会引起细胞发生再次兴奋。

第二节　生理功能的调节

机体各个器官、系统的功能活动随着内、外环境的变化及时调整,以维持内环境的相对稳定。当内、外环境发生改变,体内一些器官、细胞的功能活动随之发生相应改变的过程,称为生理功能的调节。

一、生理功能调节的基本方式

（一）神经调节

神经调节neural regulation 是指通过神经系统的各种活动来完成的调节方式,在人体内的功能调节中起主导作用。神经调节的基本方式是反射。**反射**reflex 是指在中枢神经系统的参与下,机体对内、外环境变化所作出的规律性应答反应。反射的结构基础是**反射弧**reflex arc,由感受器、传入神经、神经中枢、传出神经和效应器五个部分组成(图9-1)。

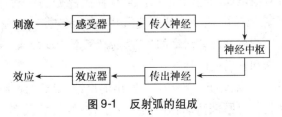

图9-1　反射弧的组成

神经调节的特点为迅速、精确、短暂和局限。

（二）体液调节

体液调节 humoral regulation 是指体内某些特殊的化学物质通过体液运输对相应的细胞、器官的功能活动进行调节的过程。体液调节有多种方式：一些内分泌细胞分泌的激素可经血液循环运输至全身各处发挥调节作用，称为全身性体液调节，也称为远距分泌，如胰岛分泌的胰岛素；而某些细胞产生的化学物质仅通过组织液在局部扩散至邻近的细胞发挥调节作用，称为局部性体液调节，又称为旁分泌；有些神经细胞也可以分泌化学物质即神经激素，神经激素分泌的方式称为神经分泌。

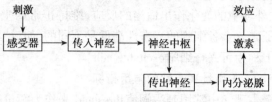

图 9-2　神经-体液调节模式图

体液调节的特点为作用缓慢、广泛和持久。

人体内多数内分泌腺都受神经系统的直接或间接调控，在这种情况下，体液调节成了神经调节的反射弧中的效应部分，也是神经调节的延伸和补充，这种复合的调节方式，称为**神经-体液调节** neuro-humoral regulation（图 9-2）。

（三）自身调节

自身调节 autoregulation 是指组织细胞不依赖神经调节或体液调节，自身对刺激发生的适应性反应。例如，当某些器官的动脉血压升高时，对血管壁的牵张刺激增强，血管平滑肌会发生收缩反应，血管口径变小，从而使其血流量不致因血压升高而相应增多。

自身调节的特点为反应弱、敏感性低、影响范围小。

二、人体功能调节的控制系统

机器的自动控制或人体内各种功能调节，都可视为控制系统的活动过程。控制系统由控制部分和受控部分组成，可以把中枢神经系统和内分泌腺看作控制部分，效应器或靶细胞看作受控部分。多数情况下，控制部分和受控部分之间并不是单向信息联系。根据它们的作用方式和作用机制不同可以将控制系统分为以下几种情况。

（一）非自动控制系统

控制部分对受控部分发出指令，影响受控部分，而受控部分不能返回信息。控制方式是单向的"开环"系统，即非自动控制系统，没有自动控制的特性，在人体功能调节中比较少见。

（二）自动控制系统

自动控制系统又称反馈控制系统，表现为控制部分发出指令调节受控部分的同时，受控部分有信息返回控制部分，以影响控制部分的活动。这是一种双向的"闭环"系统（图 9-3）。在控制系统中，由受控部分发出并能够影响控制部分的信息称为反馈信息；受控部分的活动反过来影响控制部分活动的过程，称为**反馈** feedback。根据反馈对整个控制系统的效应，可分为负反馈和正反馈两种形式。

1. **负反馈**　受控部分发出的反馈信息对控制部分的活动产生抑制作用，使受控部分的活动朝着与原来活动相反的方向变化，称为**负反馈** negative feedback。负反馈控制的结果保持了

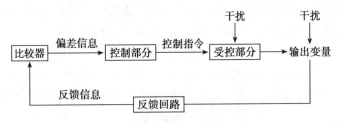

图 9-3　反馈控制模式图

整个系统内的相对稳定。在人体内多数的功能调节过程都存在负反馈控制,负反馈调节是维持机体稳态的一种重要调节方式。例如,动脉血压突然升高时,对于压力感受器的刺激信息通过反馈回路传至心血管中枢(控制部分),后者发出指令到达心脏和血管(受控部分),使心脏输出量减少,外周阻力降低,血压下降恢复至正常水平。

2. **正反馈**　受控部分发出的反馈信号通过影响控制部分的活动,使受控部分的活动向与原来相同方向变化的反馈称为**正反馈**positive feedback。正反馈控制的结果导致系统内活动不断加强,使原有的稳定状态受到破坏。人体生理功能调节中,正反馈控制不多,主要存在于血液凝固、排尿反射、分娩等生理过程中。

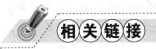相关链接

正反馈控制——排尿反射

　　体内的正反馈虽然远不如负反馈多见,但其意义在于产生"滚雪球"效应,能使生理活动很快达到高潮并发挥最大效应。例如,排尿反射过程就是典型的正反馈,当排尿中枢发动排尿后,由于尿液通过尿道时刺激后尿道感受器,后者不断发出反馈信息进一步加强排尿中枢的活动,使排尿反射一再加强,膀胱进一步收缩,直到将尿液全部排出为止。

(三)前馈控制系统

前馈feed forward 是指在控制部分向受控部分发出指令的同时,通过监控装置向受控部分发出前馈信号,及时调节和纠正受控部分的活动。前馈的特点是更加准确、适时和适度。由此可见,与反馈的"滞后"和"波动"缺点相比,前馈较快速,而且使机体的反应有一定的超前性和预见性。

第三节　细胞膜的物质转运功能

　　机体的每个细胞都被**细胞膜**cell membrane 所包被,细胞膜主要由脂质、蛋白质和极少量的糖类物质组成。目前关于膜结构的**液态镶嵌模型**fluid mosaic model 理论已被学术界公认,这一学说认为,细胞膜是以液态的脂质双分子层为基架,其中镶嵌着许多不同结构和功能的蛋白质。

　　细胞膜在维持细胞的正常代谢中起屏障作用,分隔细胞内容物与细胞周围环境,使各种离

子和水溶性分子都很难穿越脂质双层的疏水区,因而细胞内液的成分和浓度与细胞外液显著不同。但是,膜两侧物质仍可有选择地进行交流,而在物质跨膜转运中起重要作用的主要是镶嵌在膜上的蛋白质。

各种物质通过细胞膜的方式和难易程度不同。脂溶性物质和少数分子很小的水溶性物质可直接穿过细胞膜(单纯扩散);大部分水溶性溶质分子和所有离子的跨膜转运需要由膜蛋白质介导来完成(易化扩散、主动转运);大分子物质或团块则以复杂的方式(入胞或出胞)整装进出细胞。

一、单 纯 扩 散

单纯扩散 simple diffusion 是指脂溶性小分子物质从高浓度区域向低浓度区域的移动。由于细胞膜的基架是脂质双分子层,因此一般来说,脂溶性高的小分子物质不需要其他因素的帮助,就能顺浓度差以扩散的方式通过细胞膜,这是一种简单的物理现象,没有生物学转运机制参与。例如,氧气可以从分压较高的细胞外液直接通过膜脂质进入细胞内;二氧化碳可以从分压较高的细胞内经膜脂质扩散至细胞外液。以单纯扩散方式进行跨膜转运的还有 N_2、水、乙醇、尿素和甘油等脂溶性小分子物质。

单纯扩散的特点是不需要膜蛋白的参与,同时也不需要由细胞代谢提供能量,因此称为简单扩散。影响单纯扩散方向和速度的主要因素有:①被转运物质在膜两侧的浓度差;②细胞膜对该物质的通透性,即物质通过细胞膜的难易程度。

二、易 化 扩 散

易化扩散 facilitated diffusion 是非脂溶性或脂溶性很小的物质在膜蛋白帮助下顺浓度差或顺电场力的跨膜转运。细胞生命活动所必需的各种离子、葡萄糖等是水溶性物质,不能直接通过细胞膜脂质双分子层,必须借助细胞膜中某些蛋白质分子的"帮助",才能进行顺浓度差或顺电场力的跨膜转运。根据细胞膜蛋白质在易化扩散过程中发挥的作用,可将易化扩散分为经载体的易化扩散和经通道的易化扩散。

(一)经载体的易化扩散

载体 carrier 也称转运体,是膜上存在的一类蛋白质,每种载体只能特异性地转运一种或几种溶质,这种转运是通过载体蛋白分子上的结合位点与被转运物特异性结合而实现的。如葡萄糖、氨基酸等营养物质以及细胞的某些中间代谢产物在跨膜转运时,先在高浓度一侧与特异性载体蛋白结合,迅速引起载体蛋白的构象发生变化,使被转运的物质朝向低浓度一侧,再与载体蛋白分离,从而实现了由膜的高浓度侧向低浓度侧的转运(图9-4)。这种小分子亲水物质经载体蛋白的介导,顺浓度梯度的被动跨膜转运称为**经载体的易化扩散** facilitated diffusion via carrier。

经载体的易化扩散的特点:

1. **特异性** 某种载体一般只能转运某一种物质,因为载体的结合位点与被转运物之间具有严格的化学结构上的适配性,即具有高度的结构特异性。

2. **饱和现象** 膜上的载体数量和载体上结合位点数量都是一定的,所以在单位时间内转

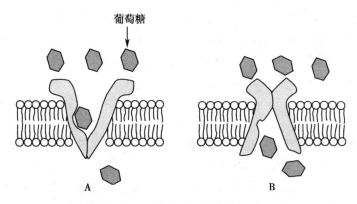

图9-4　以载体为中介的易化扩散模式图

A. 细胞外的葡萄糖与载体蛋白分子的位点结合；B. 载体蛋白变构，位点移
至细胞内侧，解离下葡萄糖

运物质的量是有限的，当被转运物的浓度增加到一定程度后，转运速率就会出现**饱和**
saturation，不再随浓度的增加而增大。

3. **竞争性抑制**　结构相似的两种被转运物竞争性地与同一载体上的位点结合，从而出现
相互竞争，而抑制对方的转运。

（二）经通道的易化扩散

细胞膜上还有一些蛋白质分子称为通道蛋白，简称**通道**channel，经通道转运的溶质基本都
是一些带电离子，如 Na^+、K^+、Ca^{2+} 等，因而也称之为**离子通道**ion channel，其分子内部具有一条
贯通膜内外的水相通道。各种带电离子经通道蛋白的介导，顺浓度梯度或电位梯度的跨膜转
运称为**经通道的易化扩散**facilitated diffusion via channel（图9-5）。Na^+、K^+、Ca^{2+} 等带电离子的
跨膜转运具有重要的生理意义，在细胞的生物电产生、信号转导、细胞分泌、肌细胞收缩等活动
中都起着十分重要的作用。

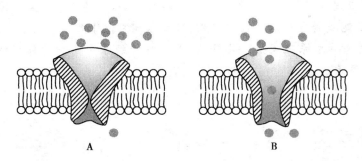

图9-5　通道转运示意图

A. 通道关闭；B. 通道开放，相应离子经通道顺电-化学梯度跨膜转运

经通道的易化扩散的特点：

1. **离子选择性**　一般情况下，一种通道只允许一种或几种离子通过，对其他离子则不易或
不能通过，即表现有一定的离子选择性。根据通道主要转运的物质，分别称为 Na^+ 通道、K^+ 通
道、Ca^{2+} 通道和 Cl^- 通道等。

2. **门控性**　除少数非门控通道外，大部分通道具有"闸门"样结构，由闸门来控制通道的
开放和关闭。当通道的闸门开放时，离子经通道顺电-化学梯度跨膜移动；当通道的闸门关闭

时,即使膜两侧存在较大浓度差或电位差,离子也不能经通道跨膜移动,这一特性称为通道的**门控**gating 特性,这类通道称为门控通道。根据引起闸门开关的因素即门控特性的不同,可将门控通道分为:①由膜两侧电位差(电压)变化引起通道开闭的**电压门控通道** voltage-gated ion channel;②由某种化学物质如神经递质引起通道开闭的**化学门控通道** chemically-gated ion channel;③由某种机械因素如牵拉、压迫等控制通道开闭的**机械门控通道** mechanically-gated ion channel。

3. **转运速度快**　孔道开放时,离子的跨膜流动无需与脂质双层相接触,速度极快,每秒可达 10^8 个离子,远大于载体的转运速率(每秒 $10^2 \sim 10^5$ 个)。驱动离子扩散的力量,除取决于膜两侧离子的浓度差外,还受膜两侧的电位差的影响。浓度差和电位差合称为电-化学梯度,该梯度愈大,驱动力就愈大。

理论与实践

药物与离子通道

一些药物通过干扰细胞膜上某种离子通道的活动,减少或增加相应离子的跨膜转运,影响细胞的活动,达到治疗疾病的目的。例如,普鲁卡因类局部麻醉药的作用原理是暂时阻断电压门控性 Na^+ 通道。当普鲁卡因应用于局部神经末梢或神经干周围时,因其具有亲脂性,能透入神经纤维膜,阻断神经纤维膜上的电压门控性 Na^+ 通道的开放。当神经纤维传导兴奋时,由于 Na^+ 通道不能开放,没有 Na^+ 内流,动作电位就不能产生而使传导阻滞,达到在意识清醒的情况下,局部痛觉等感觉暂时丧失。用于治疗糖尿病的磺酰脲类药物,可阻滞胰岛 B 细胞膜上的 K^+ 通道,减少 K^+ 外流,再经过一定作用途径,使 B 细胞分泌胰岛素,降低血糖。钙通道阻滞药(钙拮抗药)是一类在临床上广泛使用的药物,这类药物通过阻滞 Ca^{2+} 通道的开放,抑制细胞外的 Ca^{2+} 内流,降低细胞内的 Ca^{2+} 浓度而发挥作用,导致心肌收缩力减弱、心率下降、房室传导速度变慢等负性作用,还能减弱血管平滑肌的收缩,使血管舒张,因此可用于治疗高血压、心绞痛、心律失常等心血管系统疾病。此外,很多中枢神经系统药物的作用环节也是中枢神经元膜上的离子通道。

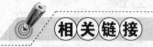

水的跨膜转运和水通道

水分子扩散的动力是渗透压差。当半透膜两侧溶液的溶质浓度不同,两侧溶液的渗透压不等时,水分子从低渗侧经半透膜往高渗侧移动。水分子跨膜移动的转运方式包括单纯扩散和以水通道蛋白为中介的易化扩散。水分子的单纯扩散存在于所有细胞,但扩散的速率较慢,对某些需大量转运水的细胞,如肾脏远曲小管和集合管的上皮细胞,仅靠单纯扩散是远远不够的。1988 年 Agre 等发现了水通道,1991 年克隆了水通道基因,1992 年完成了功能鉴定。构成水通道的蛋白称为**水孔蛋白**aquaporin,AQP,目前已经鉴定出10多种,主要有 AQP0～AQP9。各种水孔蛋白的组织分布和功能特性是不一样的。例如 AQP1 分布于许多具有分泌和吸收功能的上皮细胞的细胞膜上。AQP2 则只分布于肾脏集合管上皮细胞内的囊泡膜上,无抗利尿激素作用时,这些带 AQP2 的囊泡位于胞质内,上皮细胞管腔膜对水的通透性很小。抗利尿激素通过 G 蛋白耦联受体介导的跨膜信号转导,使带 AQP2 的囊泡以类似于出胞的方式镶嵌于管腔膜上,AQP2 在管腔膜上大量出现,提高了集合管对水的通透性,增加了肾脏对水的重吸收。

以单纯扩散和易化扩散方式进行的跨膜转运都是顺着被转运物的电-化学梯度的跨膜转运,导致跨膜转运的力量是被转运物的浓度势能和(或)膜两侧的电位势能,细胞并不为转运过程直接提供能量,因此属于**被动转运**passive transport。

三、主 动 转 运

某些物质借助细胞膜蛋白质的帮助,由细胞代谢提供能量,实现逆电-化学梯度进行跨膜转运的过程,称为**主动转运** active transport,可分为原发性主动转运和继发性主动转运两种形式。

(一)原发性主动转运

细胞直接利用代谢产生的能量将物质逆浓度差或逆电场力跨膜转运的过程,称为**原发性主动转运**primary active transport。参与这一过程的细胞膜蛋白质被称为生物泵,其中转运离子的称为离子泵,如钠-钾泵、钙泵和转运 H^+ 的质子泵等。离子泵的化学本质是 ATP 酶,可将细胞内的三磷酸腺苷(ATP)水解为 ADP,利用释放的能量完成主动转运。

在哺乳动物的细胞膜上普遍存在的离子泵是钠-钾泵,简称**钠泵**sodium pump。钠泵是一种特殊的膜蛋白质,结构中有 Na^+、K^+ 和 ATP 的结合位点,当细胞内 Na^+ 浓度升高或细胞外 K^+ 浓度升高时,钠泵被激活,将 ATP 分解为 ADP,故钠泵也称为 Na^+-K^+依赖式 ATP 酶。由此释放的能量用于完成对 Na^+ 和 K^+ 的主动跨膜转运,将细胞内的 Na^+ 逆浓度差移至细胞外,将细胞外的 K^+ 逆浓度差移入细胞内(图9-6)。一般情况下,钠泵每分解 1 分子 ATP 可将细胞内的 3 个 Na^+ 泵出细胞,同时将细胞外的 2 个 K^+ 泵入细胞。由于钠泵的活动,可使细胞外的 Na^+ 浓度高于细胞内十几倍,而细胞内的 K^+ 浓度则高于细胞外三十多倍,从而形成和维持细胞内、外 Na^+、K^+ 浓度的不均衡分布。钠泵的特异性抑制剂是哇巴因。

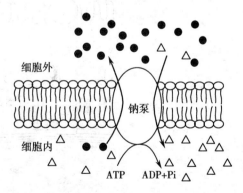

图9-6 钠泵的活动过程
●:Na^+;△:K^+

细胞内外 Na^+、K^+ 的不均衡分布具有重要的生理意义:①钠泵活动造成的细胞内高 K^+ 为胞质内许多代谢反应所必需。②维持细胞内的低 Na^+,减少过多水进入细胞内,从而维持胞质渗透压和细胞容积的相对稳定。③钠泵活动建立的膜内外 Na^+、K^+ 的跨膜浓度梯度,是细胞生物电活动的前提条件。④建立 Na⁺ 在膜两侧的浓度梯度,为继发性主动转运提供势能储备。⑤钠泵活动是生电性的,可直接影响膜电位,活动增强将导致细胞内负电位增加。

（二）继发性主动转运

有些物质逆浓度差或逆电场力主动转运所需的能量不直接由 ATP 分解供给,而是利用原发性主动转运建立起来的势能储备,这种间接利用 ATP 能量的主动转运方式称为**继发性主动转运** secondary active transport,也称为联合转运。完成继发性主动转运的膜蛋白称为**转运体** transporter。转运体蛋白通常利用细胞内外两侧某一物质的浓度势能储备来实现对另一种物质的跨膜转运。继发性主动转运又按照被转运物质的方向分为两种形式。

1. **同向转运**　指联合转运的物质为同一方向。例如,肾小管上皮细胞对小管液中葡萄糖的重吸收就是通过 Na⁺-葡萄糖联合转运体的同向转运实现的。其转运的基本过程为:①肾小管上皮细胞基侧膜上的钠泵分解 ATP,将细胞内 Na⁺ 泵出细胞,造成细胞内 Na⁺ 浓度下降,建立起管腔膜两侧 Na⁺ 浓度外高内低的浓度差。②管腔膜上的 Na⁺-葡萄糖同向转运体同时与 Na⁺ 和葡萄糖结合后,利用 Na⁺ 的浓度势能将管腔中的 Na⁺ 和葡萄糖一并转运至细胞内,其间 Na⁺ 的跨管腔膜转运是顺浓度差的被动转运,而葡萄糖的跨膜转运是逆浓度差的继发性主动转运。③进入胞质的葡萄糖经基侧膜上的葡萄糖载体顺浓度差进入组织液而被吸收,而进入胞质中的 Na⁺ 则被钠泵泵出细胞,维持胞质内的低钠状态,以继续对葡萄糖继发性主动转运(图 9-7)。上述过程中,上皮细胞将小管液中的葡萄糖逆浓度差转运入细胞内时并没有直接分解 ATP 获能,只是顺着 Na⁺ 的浓度差跨膜转运,而 Na⁺ 浓度差的形成则是钠泵活动的结果。从这个意义上讲,葡萄糖的吸收是继发于 Na⁺ 的主动转运。此外,肾小管上皮细胞对氨基酸的重吸收、肠黏膜上皮细胞对葡萄糖、氨基酸等的吸收、甲状腺腺泡上皮细胞从血液中摄碘时碘的跨膜转运方式也都与此过程相似。

2. **逆向转运**　指联合转运的物质为相反方向,也称交换。例如,心肌细胞膜上的 Na⁺-Ca²⁺ 交换,就是借助 Na⁺ 内流的驱动,将细胞内的 Ca²⁺ 排出到细胞外的。

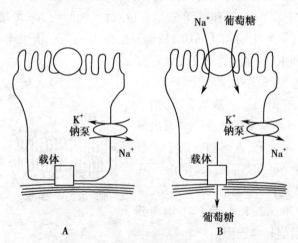

图 9-7　肾小管上皮细胞对葡萄糖的继发性主动转运模式图

A. 上皮细胞基-侧膜上钠泵工作,造成细胞内 Na⁺ 浓度低于小管液;

B. 小管液中的 Na⁺ 和葡萄糖经管腔膜上同向转运体介导,顺 Na⁺ 浓度差进入细胞内,葡萄糖再经基-侧膜上葡萄糖载体转运入组织液

四、出胞与入胞

大分子物质或固态、液态的物质团块进出细胞,是通过出胞或入胞的方式进行的,往往需要多种蛋白质参与(图9-8),例如,Ca^{2+}触发的神经递质的出胞过程,至少有20余种蛋白质参与。

出胞 exocytosis 又称为胞吐,是指细胞内的某些大分子物质或物质颗粒被排放到细胞外的过程。例如,内分泌腺细胞分泌激素、外分泌腺细胞分泌黏液、神经末梢释放神经递质等均是以出胞方式进行的。出胞的主要过程为:膜外特殊化学信号或膜电位变化引起细胞膜中 Ca^{2+} 通道开放,Ca^{2+} 内流入细胞,触发内含待分泌物质的囊泡向细胞膜内侧移动,囊泡膜和细胞膜接触并相互融合,最后融合处出现裂口,将囊泡内容物排放到细胞外。

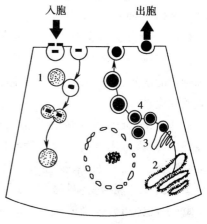

图9-8　出胞和入胞式物质转运模式图

入胞 endocytosis 又称为胞吞,是指细胞外大分子或某些物质团块(如细菌、病毒、大分子营养物质等)进入细胞的过程。入胞的主要过程为:细胞周围环境中的某些物质与细胞膜接触,或者与细胞膜上的相应受体形成复合物,导致该处细胞膜内陷或伸出伪足把被转运物包裹起来,细胞膜内陷逐渐发展,最后与周围的膜断离,被转运物连同包裹它的那部分细胞膜形成吞噬小泡而进入细胞内,再与溶酶体融合,溶酶体中的蛋白水解酶将吞入的物质消化分解。如入胞的物质是固态,又称为**吞噬** phagocytosis;如入胞的物质呈液态,又称为**吞饮** pinocytosis。

理论与实践

药物分子的跨膜转运方式

药物在人体内吸收、代谢和排泄时都要通过细胞膜,细胞膜是药物在体内转运的主要屏障。药物分子通过细胞膜的转运方式主要有单纯扩散、溶剂拖曳、经载体的易化扩散等。大多数药物是以单纯扩散的方式通过细胞膜的,由于细胞膜是以脂质双分子层为基架的,具有脂溶性的药物分子能通过脂质层,顺浓度差跨膜扩散,其扩散速率与膜两侧的药物浓度差和药物分子的脂溶性成正比。溶剂拖曳是指当水分子由于渗透被重吸收时,有些溶质可随水一起转运。因为多数细胞的细胞膜对水的通透性不大,因此以这种方式跨膜转运的药物多为水溶性小分子。某些细胞的膜上存在的一些载体蛋白,可通过易化扩散的方式顺浓度差转运某些药物。

第四节 细胞间的信息传递

无论是神经调节或体液调节,都必须在细胞间进行信息传递。细胞间信息传递的基本方式有化学性传递和电传递,主要为化学性传递。化学性传递是通过数百种化学信号分子传递信息的,它们先与细胞膜表面或细胞内的受体结合,经跨膜或细胞内的信号转导,最后导致细胞功能改变,产生相应的效应。

受体 receptor 是位于细胞膜上或细胞内的能与神经递质、激素等化学信号分子特异性结合,并能引发细胞特定生物效应的特殊生物分子,受体的主要成分为蛋白质。能与受体特异性结合的物质称为**配体** ligand。配体可分为受体激动剂和受体拮抗剂,能与受体特异性结合并产生生物效应的化学物质称为受体激动剂;而仅能与受体特异性结合,但不能产生生物效应的化学物质称为受体拮抗剂,又称为受体阻断剂。

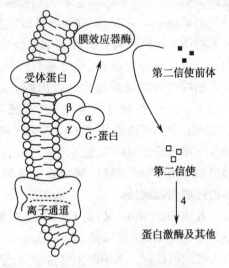

图 9-9 跨膜信号转导的主要类型

根据受体作用的机制,可将细胞膜上的受体分为:①G 蛋白耦联受体;②离子通道受体;③酶耦联受体。人体内大多数受体属于 G 蛋白耦联受体。

根据配体的不同作用方式,可大体将它们分为两类:一类以疏水性的类固醇激素为代表,它们以单纯扩散的方式透过细胞膜,与胞内受体结合并发挥作用;另一类是数量较多的亲水性化学信号分子,如神经递质、含氮类激素、细胞因子等本身不能进入细胞内,它们只能首先作用于细胞膜上的相应受体,激活细胞膜中的跨膜信号转导系统,再以新的信号形式传到细胞内,引发细胞产生生物学效应,从而完成细胞间的信息传递。

跨膜信号转导主要有以下几种类型(图 9-9)。

一、离子通道受体介导的跨膜信号转导

离子通道受体 ion channel receptor 分子是一种同时具有受体和离子通道功能的蛋白质分子,又称为化学门控性通道,由于它们接受的化学信号多为神经递质,故又称为递质门控通道,又由于其激活后可引起离子的跨膜流动,因此也称为促离子型受体。这些通道不仅本身有"孔道",允许离子通过,而且还存在特异性感受结构,能感受细胞周围环境中的化学物质浓度、细胞膜电位的变化或机械的刺激,从而导致其分子中的通道开放或关闭,产生相应离子的跨膜移动,最后产生膜生物电变化等细胞功能改变。

如神经与骨骼肌接头处的信息传递就是典型的例子。骨骼肌细胞终板膜上的 N_2 型乙酰胆碱受体阳离子通道,就是一种离子通道型受体。N_2 型乙酰胆碱受体阳离子通道能与运动神经末梢释放的神经递质——**乙酰胆碱** acetylcholine,ACh 特异性结合,分子结构中的通道开放,Na^+

和 K^+ 顺着各自的浓度梯度跨膜转运,使骨骼肌细胞的跨膜电位改变,进一步引发肌细胞的兴奋和收缩(详见本章第五节),完成了运动神经元与骨骼肌细胞之间的信息传递。

此外,离子通道还包括电压门控性通道和机械门控性通道,虽然通常不称之为受体,但事实上,它们是接受电信号和机械信号的"受体",并通过通道的开闭和离子跨膜流动把信号传递到细胞内部。

二、G 蛋白耦联受体介导的跨膜信号转导

还有一类存在于细胞膜上的整合蛋白质,本身不具备通道结构,也无酶的活性,但是该类受体要通过与膜上的 G 蛋白耦联才能发挥作用,故称为 **G 蛋白耦联受体** G protein-linked receptor。

这种跨膜信号转导的过程比较复杂,至少需要细胞膜中三类蛋白质分子以及细胞内的多种物质分子共同参与,大致包括如下几个连续发生的过程:

1. 细胞膜上的 G 蛋白耦联受体与外来化学信号分子(第一信使)特异性结合而被激活。

2. 被激活的 G 蛋白耦联受体将位于细胞膜内侧面的 G 蛋白激活。**G 蛋白** G protein 通常是由 α、β 和 γ 三个亚单位构成的三聚体蛋白质,因能与鸟苷酸结合,而被称为**鸟苷酸结合蛋白** guanine nucleotide binding protein,简称 G 蛋白。

3. 已激活的 G 蛋白对细胞膜中的 G 蛋白效应器发挥作用,使后者的功能改变。**G 蛋白效应器** G protein effector 包括酶和离子通道两类。主要的效应器酶有腺苷酸环化酶、磷脂酶 C、磷酸酶 A_2 和磷酸二酯酶等,激活的 G 蛋白可使其活性增强或者减弱;少数的 G 蛋白效应器则是细胞膜上的某些离子通道,G 蛋白可使通道开放或关闭,引起相应离子跨膜移动,导致细胞功能改变。

4. 当作为 G 蛋白效应器的酶活性改变时,导致胞质内**第二信使** second messenger 物质的浓度升高或下降,再通过激活蛋白激酶等途径,最终导致细胞功能改变。第二信使物质主要有 cAMP(环-磷酸腺苷)、IP_3(三磷酸肌醇)和 DG(二酰甘油)、cGMP(环-磷酸鸟苷)和 Ca^{2+} 等。

人体内 G 蛋白耦联受体信号转导的主要途径有:①受体-G 蛋白-腺苷酸环化酶-cAMP-蛋白激酶 A 途径;②受体-G 蛋白-磷脂酶 C-IP_3 和 DG 途径。

三、酶耦联受体介导的跨膜信号转导

酶耦联受体 enzyme-linked receptor 也是一种跨膜蛋白,既有与信号分子结合的位点,本身也有酶活性或激活膜内相连的酶。以酪氨酸激酶受体介导的跨膜信号转导为例,该受体在膜外侧有结合配体的位点,伸入细胞质的一端具有酪氨酸激酶活性,能够使底物在酪氨酸残基上发生磷酸化,从而引发细胞内功能活动的改变。

第五节　细胞的生物电

体内活的细胞在进行生命活动时都伴随有电的现象,这种电现象称为**生物电** bioelectricity。

临床上,用放置于体表一定部位的电极把这些电信号引导并记录下来,就成为心电图、脑电图、肌电图等临床诊断用的体表电图。细胞生物电是细胞重要的生命活动之一,发生在细胞膜的两侧,故称为**跨膜电位** transmembrane potential,简称**膜电位** membrane potential。膜电位包括静息电位、动作电位和局部电位几种形式。为了分析单个细胞的生物电变化和产生机制,需要采用微电极进行细胞内电位记录的方法加以研究。

一、细胞膜的生物电现象

(一)静息电位

静息电位 resting potential,RP 是指细胞安静时存在于细胞膜内外两侧的电位差。

1. **静息电位的记录** 将无关电极置于细胞外,并使之保持在零电位水平,当作为记录电极的微电极(尖端直径小于 $1\mu m$)穿过细胞膜进入细胞内的瞬间,所测得的膜内电位值突然下降,并停留在一个较稳定的负值水平,这表明细胞膜两侧存在电位差,而且膜内侧的电位低于膜外(图 9-10)。因为微电极的尖端极其细小,不会对细胞造成明显的刺激和损伤,细胞仍处于相对安静状态,因此所测得的跨膜电位称为细胞的静息电位。

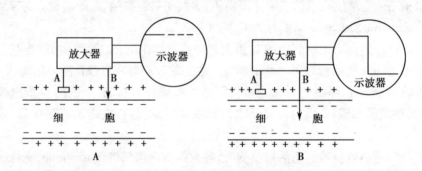

图 9-10 细胞膜电位的记录及静息电位

A. A 电极和 B 电极均置于细胞外,两电极间电位相等;B. B 电极刺入细胞内,A 电极与 B 电极间出现电位差

2. **静息电位的主要特征** 细胞的静息电位具有以下主要特征。

(1)外正内负:细胞在安静状态时膜电位处于"外正内负"的状态,即膜内电位低于膜外电位。人们通常把平稳的静息电位存在时细胞膜电位外正内负的状态称为**极化** polarization;静息电位增大即细胞内负值加大的状态称为**超极化** hyperpolarization;静息电位减小即细胞内负值减小称为**去极化** depolarization。

电生理实验中,一般以膜外电位为参考零电位,各种细胞的膜内电位安静情况下都是负值,在图上则标为膜内"−",膜外"+"。根据测定,以细胞膜外为零电位,细胞的静息电位都在 −10 ~ −100mV 之间。如骨骼肌细胞膜内外电位差值为 90mV,则静息电位记为−90mV。

(2)为一稳定的直流电位:大多数细胞在未受外来刺激而保持正常的功能状态时,其静息电位的值稳定在某一相对恒定的水平。但是少数细胞会出现静息电位的自发性波动。

(二)动作电位

当细胞受到有效刺激时,膜电位在静息电位的基础上发生迅速、可逆、可沿膜迅速远距离传播的电位波动,称为**动作电位** action potential,AP。

1. **动作电位的意义**　可兴奋细胞在接受刺激而兴奋时,首先产生动作电位,然后出现各种形式的反应(如肌细胞的收缩、腺细胞的分泌等),说明兴奋的实质是动作电位爆发的过程。因此兴奋性可被理解为细胞接受刺激后产生动作电位的能力或特性,兴奋与动作电位也成为了同义语。

2. **动作电位的过程**　动作电位的全过程包括锋电位和后电位(图9-11)。

（1）**锋电位** spike potential:是动作电位的主要部分,被视为动作电位出现的标志,具有动作电位的主要特征。锋电位包括上升支和下降支。

上升支:膜内负电位迅速减小,甚至高于膜外,成为所谓的反极化状态,即由静息时的外正内负变为外负内正。这种膜内电位向负值(绝对值)减少方向变化的过程称为**去极化** depolarization 或除极化。膜电位高于零电位的部分称为**超射** overshoot。

下降支:膜内电位的负值增大,向静息电位时的外正内负状态恢复。细胞先发生去极化,然后再向静息电位方向恢复的过程称为**复极化** repolarization。

神经细胞和骨骼肌细胞的锋电位持续时间很短暂,一般只持续 0.5~2.0ms,用电生理仪器观察时显示为一尖锐的脉冲波。

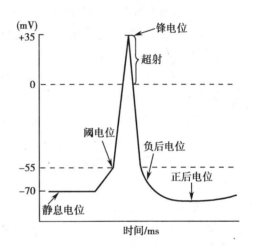

图9-11　动作电位的过程

（2）**后电位** after potential:是指锋电位之后出现的膜电位低幅缓慢的波动。后电位包括两个成分,前一个成分是膜电位尚未复极到静息电位的负后电位,后一个成分是后面复极超过静息电位的正后电位。后电位结束之后,膜电位恢复到稳定的静息电位水平。

3. **动作电位的特征**　生理实验中,分别用不同强度的刺激作用于单个细胞时可观察到:当刺激强度小于阈强度时,不会引起细胞膜产生任何幅度的动作电位;而当刺激强度一旦达到阈强度时,则可引起动作电位爆发;随后,在阈上刺激的范围内再增大刺激强度,所引起的动作电位幅度也不会增大而总保持一定幅度。动作电位产生后,可以沿细胞膜在同一细胞上传导,但是,动作电位的幅度不会衰减而总保持同样的大小。同时,连续刺激产生的多个动作电位之间总有一定间隔,而不能重合在一起。

因此,动作电位的特点可以总结为:①**全或无** all or none 现象:即动作电位要么不发生(无),一旦发生即达其幅度的最大值(全)。即同一细胞上动作电位的幅度不会因刺激强度的增大而加大;②**呈不衰减性传导**:动作电位一旦产生,就会立刻沿整个细胞膜传导,其幅度和波形不会因为传导距离的增加而减小;③**脉冲式**:相继产生的动作电位互不融合,即动作电位呈现为一个一个分离的脉冲式发放。

（三）局部电位

若细胞受到阈下刺激,虽不能爆发动作电位,但受刺激局部的细胞膜也会发生微弱的去极化,这种去极化的膜电位变化称为**局部电位** local potential,产生的这种反应称为局部反应或**局部兴奋** local excitation。局部电位的主要特征为:①有等级性:局部电位的幅度较小,并且随阈下刺激的增强而增大,因此没有"全或无"的特征;②呈电紧张扩布:仅能以电紧张扩布方式影响邻近的局部膜而不能远距离传播,局部电位的幅度随传播距离的增加而减小,因此为衰减性扩布;③有总和现象:数个局部反应可以总和起来使膜发生较大幅度的去极化,从而引发动作电位。总和现象包括空间总和与时间总和,有多个相距较近的局部兴奋同时产生的叠加称为空间总和;由连续刺激产生的多个局部兴奋先后产生的叠加称为时间总和。

二、细胞生物电的产生机制

(一)细胞膜两侧 Na^+、K^+的分布状况

Na^+、K^+在细胞膜两侧的浓度是不相同的,如哺乳动物骨骼肌细胞外液的 Na^+浓度(145mmol/L)约为细胞内(12mmol/L)的 12 倍,而细胞内的 K^+浓度(155mmol/L)约为细胞外(4mmol/L)的 39 倍。这些带电离子不能自由通过细胞膜的脂质双分子层,只有在一定条件下才能跨膜移动。当细胞膜上 Na^+通道或 K^+通道开放时,在膜两侧离子浓度差的基础上,Na^+或 K^+将顺浓度差以易化扩散的方式跨膜移动,从而导致细胞膜两侧的电荷分布发生变化。

(二)静息电位产生的机制

细胞处于静息状态时,细胞膜对 K^+的通透性较大(K^+通道开放),对 Na^+的通透性仅为 K^+通透性的 $1/100 \sim 1/50$,而对细胞内的有机负离子(主要是带负电荷的蛋白质等有机大分子)几乎没有通透性。静息时,细胞内 K^+顺浓度梯度外流,将正电荷带到膜外,而细胞内的负离子不能外流且较多地分布于膜内侧,造成膜两侧外正内负的跨膜电位差,这种电位差产生的电场力会阻止带正电荷的 K^+继续外流。当促使 K^+外流的力量(浓度势能)与阻碍 K^+外流的电场力(电位势能)相等时,K^+的跨膜净移动等于零,这时的膜电位是 K^+净移动达到平衡时的电位,即 K^+的电-化学平衡电位,简称为 K^+平衡电位 K^+ equilibrium potential,E_K。此时细胞膜两侧电位的差值就会稳定在一定水平上,即形成了相对稳定的静息电位。因此,细胞的静息电位主要是由于 K^+外流建立起的 K^+平衡电位。

实际上,由于静息时细胞膜对 Na^+还有轻度的通透性,仍有少量 Na^+顺浓度差内流,使膜处于轻度去极化状态,膜电位数值稍小于 K^+平衡电位。另外,钠-钾泵的活动本身具有生电作用,每次活动时将 3 个 Na^+转运到细胞外,把 2 个 K^+转运到细胞内,造成细胞内的负电位。因此,钠-钾泵的活动在一定程度上也参与了静息电位的形成。

(三)动作电位的产生机制

1. **锋电位上升支的产生机制** 细胞外 Na^+浓度明显高于细胞内,Na^+存在内流的趋势;同时,膜静息时外正内负的电位差形成的电场力也是推动 Na^+内流的力量。因此,细胞静息时,促使 Na^+内流的电-化学驱动力很大。在此基础上,如果细胞受到一个有效刺激,使膜去极化达到一个临界值时,细胞膜上大量电压门控性 Na^+通道开放将触发动作电位产生,这个能触发动作电位的膜电位临界值称为阈电位 threshold potential,TP。此时细胞膜对 Na^+的通透性迅速增加,Na^+借助很强的电-化学驱动力迅速内流并向 Na^+平衡电位发展,膜发生迅速除极和反极化,因此形成了锋电位的上升支。

2. **锋电位下降支的产生机制** 膜上 Na^+通道开放后很快失活,细胞膜对 Na^+的通透性迅速减小,Na^+内流停止;同时细胞膜上的电压门控性 K^+通道受除极影响而开放,使细胞膜对 K^+通透性增大,K^+在电-化学驱动力作用下快速外流,导致膜内电位下降而产生复极,最终恢复到外正内负的静息电位水平附近,构成锋电位的下降支。

3. 后电位时的离子跨膜移动 负后电位是锋电位降支的延续,由 K$^+$ 外流减慢形成;正后电位是由于钠-钾泵活动增强,按 3:2 的比例跨膜转运 Na$^+$、K$^+$,造成膜的超极化而形成,同时恢复了兴奋前细胞内外离子的不均衡分布状况。

综上所述,锋电位的上升支主要是电压门控性 Na$^+$ 激活后 Na$^+$ 大量快速内流形成的;下降支则是电压门控性 K$^+$ 通道激活后 K$^+$ 快速外流的结果(图 9-12)。以上过程都是经通道的易化扩散,不需细胞代谢供能,但是在锋电位之后,要将流入细胞的 Na$^+$ 重新转运到细胞外、将流出细胞的 K$^+$ 重新转运回细胞内,则要由钠-钾泵消耗能量逆浓度差来实现。

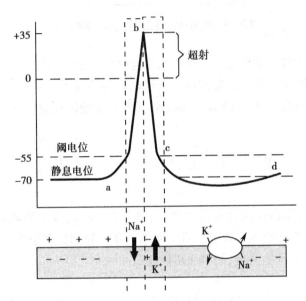

图 9-12 动作电位的产生机制示意图
a→b:锋电位上升支;b→c:锋电位下降支;c→d:后电位

三、动作电位的传导

动作电位一旦在细胞膜的某一点产生,即可沿细胞膜向周围进行不衰减地传播,直到传遍整个细胞为止。动作电位在同一细胞上的传播,称为**传导**conduction。

动作电位传导的原理用局部电流学说来解释(图 9-13)。当无髓神经纤维左侧段受刺激产生动作电位时,该处的膜电位变为外负内正的反极化状态,而与它相邻的未兴奋部位仍处于外正内负的极化状态,因此兴奋部位与未兴奋部位之间出现了电位差,并由此产生了由正到负的电荷流动。我们将这种在兴奋部位与未兴奋部位之间流动的电流称作**局部电流** local current。局部电流流动的方向是:在膜内侧,电流由兴奋点流向未兴奋点;在膜外侧,电流由未兴奋点流向兴奋点。结果邻近未兴奋部位的膜内电位负值减小,即出现膜去极化,当去极化达阈电位水平时,该处的电压门控性 Na$^+$ 通道大量开放,Na$^+$ 大量快速内流而导致动作电位爆发(即产生兴奋)。这样的过程在细胞膜上连续进行,兴奋就传导至整个细胞。

当动作电位在有髓神经上传导时,由于髓鞘有绝缘作用,动作电位不能在髓鞘部位的神经细胞膜上发生,但可以在郎飞结处的膜上发生,因为该处的膜不仅是裸露的,而且 Na$^+$ 通道密集,动作电位在此产生后可以与下一个相邻安静的郎飞结之间形成局部电流,使相邻的郎飞结

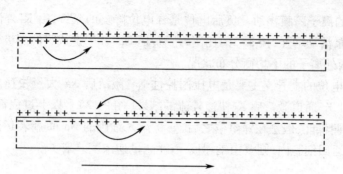

图 9-13　无髓神经纤维上的兴奋传导机制

的细胞膜达到阈电位而发生动作电位。这种动作电位从一个郎飞结传给相邻郎飞结的传导方式称为跳跃式传导。跳跃式传导使有髓神经纤维的传导速度大大加快。例如,人的 A 类有髓神经纤维的传导速度可高达 70～120m/s,而 drC 无髓纤维的传导速度仅为 0.2～0.6m/s。

第六节　肌细胞的收缩功能

机体的各种运动都是由肌肉收缩完成的,收缩是肌细胞的基本功能和重要生理特性。正常情况下,肌细胞兴奋后都会发生收缩。骨骼肌细胞和心肌细胞都是横纹肌,收缩的基本原理大致相同,下面以骨骼肌细胞为例,简单介绍横纹肌的收缩功能。

一、神经-肌接头处的兴奋传递

骨骼肌是随意肌,本身没有自律性,必须在中枢神经系统的控制下活动。脑的指令传至脊髓或脑干的运动神经元,再经运动神经纤维将冲动传至**神经-肌接头** neuromuscular junction 处,最终引起骨骼肌细胞兴奋和收缩。

(一)神经-肌接头的微细结构

神经-肌接头由运动神经末梢和骨骼肌细胞膜所构成。神经末梢在接近肌细胞处失去髓鞘,裸露的轴突末梢膨大形成接头小体,嵌入由肌膜构成的凹槽内,形成神经-肌接头。神经-肌接头的组成包括接头前膜、接头后膜和接头间隙三部分。**接头前膜**prejunctional membrane 是嵌入到肌细胞膜凹陷中的轴突末梢的细胞膜。轴突末梢内含有许多囊泡,称为突触小泡,每个囊泡约含有 1 万个**乙酰胆碱**acetylcholine,ACh 分子;**接头后膜**postjunctional membrane 是与接头前膜相对应的凹陷的肌细胞膜,又称**终板膜**endplate membrane 或**运动终板**motor end plate。接头后膜又进一步向细胞内凹陷形成许多皱褶,接头后膜上特别是皱褶的开口处有与 ACh 特异结合的乙酰胆碱受体,即 N_2 型 ACh 受体阳离子通道,其本质为化学门控通道。接头前膜与接头后膜之间并没有原生质的联系,它们之间的间隔约 50nm,其中充满组织液,称为**接头间隙**junctional cleft。

(二)神经-肌接头处兴奋传递的过程

兴奋传递是指动作电位由一个细胞传给另一个细胞的过程。神经-肌接头处兴奋的传递是将运动神经上的动作电位传给骨骼肌细胞(图 9-14),其传递过程是:当运动神经传来的动作电位到达神经末梢时,造成接头前膜去极化、膜上的电压门控性钙通道开放,细胞外 Ca^{2+} 顺电-化学梯度进入轴突末梢内,使末梢内 Ca^{2+} 浓度升高,Ca^{2+} 可启动突触小泡的出胞机制,促使大量突触小泡向接头前膜内侧靠近,以出胞方式将囊泡内储存的递质 ACh"倾囊"释放入接头间隙,ACh 扩散抵达终板膜,与终板膜上的 N_2 型 ACh 受体阳离子通道结合,通道开放,出现以 Na^+ 内流为主的跨膜离子移动,使终板膜发生去极化。这一去极化的电位变化称为**终板电位** end-plate potential,EPP,其幅度约 50mV,属于局部兴奋。由于终板膜上无电压门控钠通道,因而不会产生动作电位。终板电位以电紧张扩布方式使邻近的肌细胞膜去极化达阈电位,导致肌膜上的电压门控钠通道大量开放,最终触发该处膜爆发动作电位,并传播至整个肌细胞膜,即引起骨骼肌细胞的兴奋。这样,运动神经元的兴奋通过传递过程引起了骨骼肌细胞的兴奋(图 9-14)。

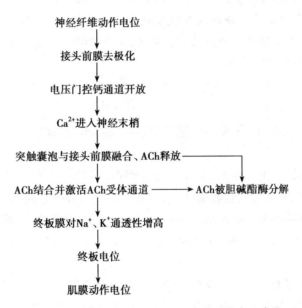

神经纤维动作电位

接头前膜去极化

电压门控钙通道开放

Ca^{2+} 进入神经末梢

突触囊泡与接头前膜融合、ACh 释放 ————

ACh 结合并激活 ACh 受体通道 ————→ ACh 被胆碱酯酶分解

终板膜对 Na^+、K^+ 通透性增高

终板电位

肌膜动作电位

图 9-14　骨骼肌神经-肌接头处兴奋传递的主要步骤

神经-肌接头处的兴奋传递可以概括为电-化学-电的过程,其中化学性神经递质 ACh 从接头前膜释放是由 Ca^{2+} 触发的,因此 Ca^{2+} 内流进入前膜是递质释放的重要条件。而 ACh 发挥作用后,很快被终板膜上和接头间隙中的胆碱酯酶迅速水解成乙酸和胆碱而失去活性,从而保证终板电位非常短暂,使一次神经冲动只引起一次肌细胞兴奋,而神经冲动停止时,肌细胞的兴奋也停止。另外,一个突触小泡所含的 ACh 是最小的一个整份的数量单位,被称为一个"量子",接头前膜在释放 ACh 时以囊泡为单位的"倾囊"释放,称为**量子式释放** quantal release。

综上所述,神经-肌接头的传递具有以下特点:①单向传递:兴奋只能从接头前膜传向接头后膜,而不能反向传递;②1∶1 传递:神经与骨骼肌之间的兴奋传递是非常可靠的 1∶1 传递;③时间延搁:神经-肌接头的传递涉及的环节多,特别是化学递质 ACh 的释放和经接头间隙扩散耗时较长;④易受内、外环境变化的影响:细胞外液的离子成分、pH、药物等因素都可作用于传递的不同环节,影响兴奋的正常传递。

▌▌理论与实践 📖

与神经-肌接头处兴奋传递有关的疾病和药物

神经-肌接头是许多药物和病理因素作用的靶点。如筒箭毒碱、阿曲库铵、α-银环蛇毒等能与运动神经末梢释放的 ACh 竞争终板膜上的 N_2 型 ACh 受体阳离子通道,但与该受体结合后并不能引起通道的开放,因此不发生 Na^+ 内流,不出现终板电位,导致神经-肌接头处的兴奋传递功能丧失,肌肉因不能兴奋收缩而处于松弛状态,故该类药物常作为实验研究中的工具药或临床上的肌肉松弛药使用。重症肌无力病人的发病原因是自身免疫性抗体破坏了终板膜上的 N_2 型 ACh 受体阳离子通道,使 ACh 的作用被阻断而导致肌肉无力,而新斯的明等胆碱酯酶抑制剂主要通过抑制神经-肌接头处的胆碱酯酶,使已释放到接头间隙的 ACh 不能被及时水解而增多,引起骨骼肌收缩增强,因而能改善重症肌无力病人的症状。有机磷农药中毒则是由于胆碱酯酶被磷酰化而丧失活性,造成 ACh 在接头间隙大量蓄积,而引起骨骼肌出现自发性纤颤的中毒症状,药物碘解磷定能恢复胆碱酯酶的活性,故可用作有机磷中毒的特效解毒剂。

二、骨骼肌细胞的兴奋-收缩耦联

经过神经-肌接头处的兴奋传递,骨骼肌细胞兴奋,正常情况下将引发收缩。在以膜的电变化为特征的兴奋和肌细胞的机械收缩之间,存在一个把两者联系起来的中介过程,这一中介过程称为**兴奋-收缩耦联**excitation-contraction coupling。实现兴奋-收缩耦联的组织结构是肌管系统,其中三联管部位是最重要的结构基础,而起关键作用的物质是 Ca^{2+}。兴奋-收缩耦联的过程主要包括以下三个步骤。

(一)骨骼肌细胞膜的动作电位沿横管膜传至肌细胞内部

横管膜是肌细胞膜的延续,因此当肌细胞膜产生动作电位时,这一电变化可沿凹入肌细胞内部的横管膜传至肌细胞深部的三联管处。

(二)三联管处的信息传递

兴奋到达三联管后,激活横管膜上的电压门控 L 型 Ca^{2+} 通道,再引起肌质网(终池)膜上的 Ca^{2+} 通道开放。

(三)肌质网对 Ca^{2+} 的释放和再聚集

终池是细胞内 Ca^{2+} 贮存的场所,其内的 Ca^{2+} 浓度比肌浆高 1000 倍以上。当终池膜上钙通道开放时,终池内的 Ca^{2+} 经钙通道顺浓度差扩散进入肌浆内,使肌浆内 Ca^{2+} 浓度升高 100 倍,最终引发肌丝的滑行(见下文),肌肉收缩。

当肌细胞的兴奋结束后,终池膜上钙通道关闭,终池膜上的钙泵活动增强,将肌浆中的 Ca^{2+} 逆浓度差转运到终池内,使肌浆中 Ca^{2+} 浓度下降,最后导致肌肉舒张。

三、骨骼肌细胞的收缩机制

(一)肌丝的分子组成

粗肌丝主要由**肌凝蛋白**myosin(也称肌球蛋白)分子构成(图9-15)。肌凝蛋白分子呈杆状,杆的一端有两个球形的头。每个分子由6条肽链构成,包括一对重链和两对轻链。肌球蛋白的杆状部分由两条重链的尾部相互缠绕形成,头部由两条重链的末端分别结合一对轻链而构成。在粗肌丝中,肌凝蛋白分子的杆状部分都朝向M线平行排列,形成粗肌丝的主干;球形的头部连同与它相连的一小段杆状部分一起形成**横桥**cross-bridge,由粗肌丝的表面向周围伸出,每条粗肌丝上约有300~400个横桥。横桥具有以下两个特性:①分解ATP并获得能量;②与细肌丝上肌纤蛋白分子的位点结合后被激活,向M线方向摆动,是肌丝滑行的动力。

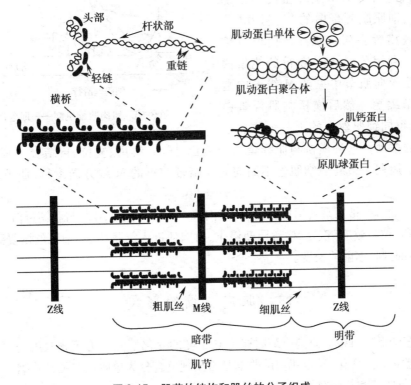

图9-15　肌节的结构和肌丝的分子组成

细肌丝由三种蛋白分子构成(图9-15),肌纤蛋白(又名肌动蛋白)、原肌凝蛋白(又名原肌球蛋白)和肌钙蛋白。构成细肌丝主干的是肌纤蛋白分子链,**肌纤蛋白**actin是球形分子,多个肌纤蛋白分子聚合成一条长链,两条链相互缠绕成螺旋状。肌纤蛋白分子上存在有能激活横桥的位点。**原肌凝蛋白**tropomyosin分子形成的链沿肌纤蛋白双螺旋链走行,能阻止肌纤蛋白分子的位点与横桥头部结合。**肌钙蛋白**troponin是球形分子,附着在原肌凝蛋白链上,肌钙蛋白可结合 Ca^{2+},并通过构象的改变引起原肌凝蛋白分子变构并移位,暴露出肌纤蛋白分子上的横桥结合位点,启动肌细胞的收缩过程。

（二）肌肉收缩的过程

现在一般以**肌丝滑行理论** myofilament sliding theory 来阐明肌肉收缩的机制。其主要内容是:骨骼肌缩短和伸长均通过粗、细肌丝在肌节内的相互滑行而发生,而肌丝本身的长度不变(图9-16)。

当肌肉处于静息状态时,细肌丝上的原肌凝蛋白遮盖了肌纤蛋白上的位点(位阻效应),使粗肌丝上的横桥无法与细肌丝上的肌纤蛋白结合。当兴奋-收缩耦联引起肌质中 Ca^{2+} 浓度显著升高时,细肌丝中的肌钙蛋白与 Ca^{2+} 结合而变构,引起原肌凝蛋白变构移位,暴露出肌纤蛋白与横桥的结合位点,即原肌凝蛋白的"位阻效应"被解除,导致横桥头部与肌纤蛋白位点结合而被激活,利用分解 ATP 获得的能量摆动,拖动细肌丝向肌节中央的 M 线方向滑行,导致肌节缩短。然后横桥与肌纤蛋白解离、复位,再同细肌丝上的下一个位点结合,出现新的摆动。这种横桥与肌纤蛋白的结合、摆动、解离、复位、再结合,如此反复的过程,称为横桥周期。最终使细肌丝不断向肌节暗带中央的 M 线方向滑行,肌节缩短,肌肉收缩。

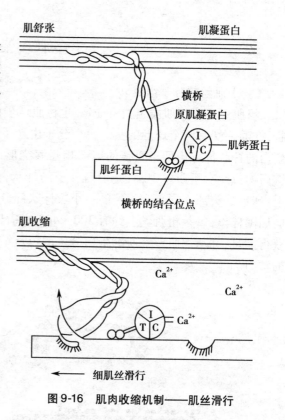

图9-16 肌肉收缩机制——肌丝滑行

当肌浆中的 Ca^{2+} 被钙泵转运回终池,肌浆内 Ca^{2+} 浓度降低时,Ca^{2+} 与肌钙蛋白分离,原肌凝蛋白的构象和"位阻效应"恢复,横桥周期停止,肌肉便进入舒张状态,细肌丝恢复到收缩前的位置,肌小节回到收缩前的长度。

四、肌肉收缩的形式

肌肉收缩的形式可根据肌肉收缩时张力和长度的变化不同分为等张收缩与等长收缩;也可以根据刺激频率的变化,导致肌肉的收缩是否出现复合分为单收缩与强直收缩。

（一）等长收缩和等张收缩

等长收缩 isometric contraction 是指张力增加而长度不变的肌肉收缩形式。**等张收缩** isotonic contraction 是指张力不变而长度缩短的肌肉收缩形式。

骨骼肌的收缩大多数情况下是混合式的,既有张力的增加又有长度的缩短,而且总是张力增加再先,长度缩短在后。当肌肉开始收缩时,肌肉收缩产生的张力不足以克服后负荷,一般只有肌张力的增加,表现为等长收缩;当肌张力等于或超过阻力负荷时,出现肌肉长度缩短,肌肉的张力不再明显增大,表现为等张收缩。在人体内既有等长收缩也有等张收缩,而且经常是两种收缩形式不同程度的复合。当肢体自由屈曲时,主要是有关肌肉的等张收缩;而在臂伸直提起一重物时,主要是等长收缩。

（二）单收缩和强直收缩

骨骼肌受到一次短促刺激时,可发生一次动作电位,随后出现一次收缩和舒张,这种收缩形式称为**单收缩**twitch。当骨骼肌受到频率较高的连续刺激时,相邻的单收缩会相互复合,出现**强直收缩**tetanus。肌肉的各次单收缩间是否能发生复合,主要取决于刺激频率。若给骨骼肌的连续刺激频率相对低时,使后一刺激引起的收缩发生在前次收缩的舒张期外,骨骼肌已完全舒张之后再出现新的收缩,表现为一连串的单收缩。当刺激频率适当增高时,使后一刺激引起的收缩发生在前次收缩的舒张期内,骨骼肌在尚未完全舒张的基础上出现新的收缩,称**不完全强直收缩**incomplete tetanus。如刺激频率再增高,使后一刺激引起的收缩发生在前次收缩的缩短期内,骨骼肌在尚未开始舒张之前就出现了新的收缩,表现为持续的收缩,称**完全强直收缩**complete tetanus(图9-17)。

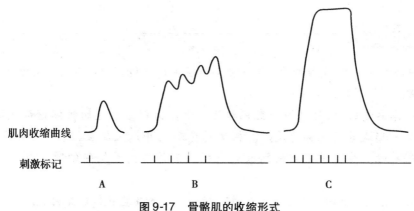

肌肉收缩曲线

刺激标记

A B C

图9-17 骨骼肌的收缩形式
A. 单收缩;B. 不完全强直收缩;C. 完全强直收缩

与单收缩相比,强直收缩可以产生较大的收缩效果。例如,骨骼肌等长收缩时,完全强直收缩所能产生的最大张力可达单收缩的4倍左右。人体内运动神经元传到骨骼肌的兴奋冲动都是一串串的,因此体内骨骼肌的收缩几乎都是完全强直收缩,这样不仅可产生较大的收缩效能,而且收缩稳定,利于躯体的运动。

五、影响肌肉收缩效能的因素

影响肌细胞收缩效能的因素主要有前负荷、后负荷和肌肉收缩能力。

作用于肌肉上的负荷分为两种,一种是肌肉收缩前所承受的负荷,称为**前负荷**preload。前负荷使肌肉收缩前处于某种程度的被拉长状态,即具有一定的**初长度**initial length,因此对骨骼肌收缩来说,前负荷与初长度是同义语。另一种是肌肉开始收缩后所遇到的负荷,称为**后负荷**afterload。

（一）前负荷对肌肉收缩效能的影响

对每一块骨骼肌来说,存在一个最适前负荷和最适初长度,当处于最适初长度时,肌肉收缩的效能最大。因为当处于最适前负荷时,肌节内粗肌丝与细肌丝的有效重叠程度最大,能被激活发生摆动的横桥数量最多;在小于最适前负荷的范围内,随前负荷的增大,收缩的效能增强;而大于最适前负荷后,则随前负荷的增加,肌肉收缩的效能减小。

（二）后负荷对肌肉收缩效能的影响

后负荷是肌肉收缩做功的对象，因此是收缩的阻力，只有当肌肉收缩产生的主动张力大于后负荷时，肌肉才能缩短。因此随着后负荷的增大，肌肉收缩产生的主动张力必须相应增大，其结果导致肌肉开始缩短的时间推迟，缩短的长度减小，缩短的速度减慢。

（三）肌肉收缩能力对肌肉收缩效能的影响

肌肉收缩能力contractility 是指与负荷无关的决定肌肉收缩效能的肌肉本身的内在特性。肌肉收缩能力增强，肌肉收缩时产生的张力和（或）缩短的程度均提高，肌肉收缩的效能增大。肌肉收缩能力受多种神经递质、激素或药物的影响，这些因素主要通过改变肌细胞胞质内的 Ca^{2+} 浓度和粗肌丝横桥的 ATP 酶活性来调节和影响肌肉收缩能力的。例如，肾上腺素可使心肌细胞膜上的 Ca^{2+} 通道开放，Ca^{2+} 内流增多，胞质内 Ca^{2+} 浓度升高，心肌收缩能力增强，因此肌肉收缩的效能增大。

学习小结

内环境即细胞外液，是细胞直接接触和赖以生存的环境。内环境稳态是维持细胞正常结构和正常生命活动的必要条件。

能被机体感受的内、外环境的变化称为刺激。由刺激引起的机体内部代谢或外表活动发生某种形式的变化称为反应。机体感受刺激并产生反应（或产生动作电位）的能力称为兴奋性。生理学中常用刺激的阈强度来作为衡量组织细胞兴奋性高低的客观指标。

人体生理功能调节的基本方式有三种：神经调节、体液调节和自身调节，其中最重要的是神经调节。人体生理功能调节的控制系统以自动控制系统（反馈控制系统）为主，其中负反馈控制最重要、也最多见。细胞膜有多种跨膜物质转运方式，单纯扩散和易化扩散是顺电-化学梯度的被动转运，不消耗能量；而主动转运是逆电-化学梯度进行的，因此需要细胞直接提供能量。钠-钾泵能分解 ATP、逆浓度差转运 Na^+ 和 K^+，维持细胞内外 Na^+、K^+ 的不均衡分布。跨膜信号转导的类型主要包括①通过离子通道受体介导、②由 G 蛋白耦联受体介导、③由酶耦联受体介导三种。

静息电位是外正内负的稳定直流电位，主要是由 K^+ 外流建立起的 K^+ 平衡电位。动作电位是在细胞接受有效刺激使膜去极化达阈电位时产生，依次出现 Na^+ 快速内流和 K^+ 外流，导致细胞兴奋并以局部电流的形式向周围传播。

运动神经元的兴奋传到神经-肌接头时，通过电-化学-电的方式使肌细胞膜爆发动作电位，再通过兴奋-收缩耦联过程启动粗、细肌丝的滑行，引起肌肉收缩。

复习题

1. 机体内环境有何生理意义？举例说明机体是如何维持内环境稳态的。
2. 机体对功能活动的调节方式主要有哪些？各有何特点？相互之间关系怎样？
3. 试比较单纯扩散和易化扩散的异同。
4. 试述钠泵的本质、作用和生理意义。

5. 动作电位的特点有哪些？局部电位与动作电位相比有何不同？

6. 试比较冲动在神经纤维上传导与在神经-肌肉接头处的传递有何不同。

7. 电刺激坐骨神经-腓肠肌标本引起的骨骼肌收缩经历了哪些生理反应过程？

（葛　凤）

第十章

血 液

学习目标 ▮▮▮

1. 掌握血液的组成;血液的理化特性;血细胞的生理特性和功能;生理性止血及血液凝固的机制;ABO 血型系统及输血原则。
2. 熟悉血液的生理功能;血细胞的生成和破坏;生理性抗凝物质;纤维蛋白溶解系统及纤溶过程。
3. 了解血量及其生理意义;血细胞的形态与数量;Rh 血型系统。

血液是一种由血浆和血细胞组成的流动的结缔组织,充满于心血管系统内,借助于心脏的推动作用,在心血管系统内循环流动,起着沟通人体内各部分组织液及与外环境进行物质交换的作用。

血液是在动物进化过程中出现的。当单细胞生物进化成比较复杂的多细胞生物时,机体开始出现了细胞外液,以后机体又出现了循环系统。细胞外液又进一步分为含有多种蛋白质的血浆和以盐溶液为主的组织液,并逐步出现各种血细胞,形成血液。

血液中的液体成分是血浆,它属于体液的一部分。体液是体内液体的总称,约占成人体重的 60%。根据存在部位的不同,体液分为细胞内液和细胞外液。细胞内液是细胞内各种生物化学反应进行的场所,约占成人体重的 40%。细胞外液则是指存在于细胞外的液体,是细胞直接生活的环境,即**内环境** internal environment,约占成人体重的 20%,包括血浆、组织液、淋巴液和脑脊液等。

血液具有运输物质的功能,通过运输 O_2、CO_2、营养物质、激素、代谢产物等,以维持人体各器官的正常代谢;血液具有免疫和防御功能,血液中的白细胞、抗体等能抵御细菌、病毒和毒素等对人体的侵害;血液中还存在缓冲物质,可以缓冲酸碱代谢产物引起的 pH 变化;血液中的水比热较大,可吸收大量热量而使温度升高不多。因此,血液对维持机体内环境稳态是十分重要的。

人体内血液的总量称为**血量** blood volume。正常成年人的血量约相当于体重的 7% ~ 8%,即每公斤体重有 70 ~ 80ml 血液,其中血浆量每公斤体重 35 ~ 50ml。

第一节 血液的组成与特性

一、血液的组成

正常血液为红色黏稠液体,由血浆和悬浮于其中的血细胞组成。血细胞包括红细胞、白细胞和血小板。血浆是含有多种溶质的水溶液,其中水约占90% ~ 92%,溶质约占8% ~ 10%。溶质中主要是血浆蛋白,此外还有多种电解质、有机物和气体(如 O_2、CO_2)等。血液的组成可概括如下:

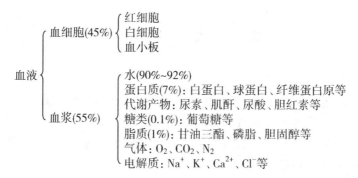

将新采的血液经抗凝处理后,装入刻度管(如比容管),混匀后以每分钟3000转的速度离心30min,可见刻度管内血液分为两层:上层淡黄色透明液体是血浆,约占容积55%;下层是血细胞,血细胞层中最上面一薄层为白细胞和血小板,其下呈红色的为红细胞(图10-1)。血细胞在血液中所占的容积百分比,称为**血细胞比容**hematocrit。正常成年男性血细胞比容为40% ~ 50%,成年女性为37% ~ 48%。如果把从血管内抽出的血液放入不加抗凝剂的试管中,几分钟后就会凝固成血凝块;静置1 ~ 2小时后,血凝块回缩,析出淡黄色澄明液体,称为**血清**serum。血清和血浆的主要区别是血清中没有纤维蛋白原及缺乏某些凝血因子,但增添了少量在凝血过程中血小板释放出来的物质和激活的凝血因子。

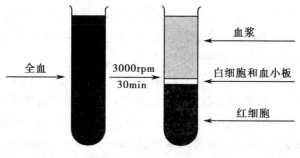

图 10-1 血液的组成

血浆蛋白是血浆中多种蛋白的总称。用盐析法可将血浆蛋白分为白蛋白、球蛋白和纤维蛋白原三类。血浆蛋白的主要生理功能如下:

1. **形成血浆胶体渗透压** 血浆胶体渗透压主要是由白蛋白决定。

2. **运输功能** 血浆蛋白可与脂溶性物质结合,使之成为水溶性,便于运输;还可以与血液中分子较小的物质可逆性地结合,既可防止它们从肾脏流失,又由于结合状态与游离状态处于动态平衡,使游离状态的这些物质在血中的浓度保持相对稳定。

3. **缓冲功能** 血浆白蛋白和它的钠盐组成缓冲对,与其他无机盐缓冲对(主要是 $NaHCO_3/H_2CO_3$)一起缓冲血浆中发生的酸碱变化,保持血液 pH 的稳定。

4. **参与凝血和抗凝血功能** 绝大多数的血浆凝血因子、生理性抗凝物质以及促进纤维蛋白溶解的物质都是血浆蛋白。

5. **参与机体的免疫功能** 在实现免疫功能中有重要作用的免疫抗体、补体系统等,都属于血浆球蛋白。

6. **营养功能** 正常成人 3L 左右血浆中蛋白质约 200g,起着营养贮备功能。

二、血液的理化特性

(一)血液的比重

正常成人全血比重为 1.050～1.060,其高低主要取决于红细胞的数量,血液中红细胞数愈多则血液比重愈大。血浆比重为 1.025～1.030,其高低主要取决于血浆中血浆蛋白的含量,血浆蛋白含量愈多则血浆比重愈大。不同的血细胞与血浆比重有差异,可以借此进行血细胞的分离制备和红细胞沉降率的测定。

(二)血液的黏滞性

液体的黏滞性是由于其内部分子或颗粒之间的摩擦产生。血液包含血细胞和血浆,血浆中含有大分子物质,在血管内流动时有较大的黏滞特性,称为血液或血浆的黏滞性。通常是在体外测定血液或血浆与水相比的相对黏滞性,以水的黏滞性为 1,这时血液的相对黏滞性为 4～5,主要决定于红细胞的数量;血浆的相对黏滞性为 1.6～2.4,主要决定于血浆蛋白的含量。严重贫血的病人红细胞减少,血液黏滞性下降;而大面积烧伤的病人,由于血中水分大量渗出血管,血液浓缩,故黏滞性增高。

(三)血浆渗透压

渗透现象是指被半透膜隔开的两种不同浓度的溶液,水分子从低浓度溶液向高浓度溶液中扩散的现象。渗透压是溶液具有的特性,是渗透现象发生的动力,即溶液具有吸引和保留水分子的能力。若渗透压大则该溶液通过半透膜的吸水力强。溶液渗透压的大小与溶液中溶质颗粒的数目成正比,而与溶质颗粒的种类和大小无关。

血浆渗透压约为 300mOsm/(kg·H_2O),相当于 5790mmHg(770kPa)。血浆的渗透压主要来自溶解于其中的晶体物质,特别是电解质。由晶体物质所形成的血浆渗透压,称为血浆**晶体渗透压** crystal osmotic pressure,其数值占血浆渗透压的绝大部分;另一部分来自血浆中的大分子物质,主要是血浆白蛋白,称为血浆**胶体渗透压** colloid osmotic pressure,其数值甚小,不超过 1.3mOsm/(kg·H_2O),约相当于 25mmHg(3.3kPa)。若白蛋白明显减少,即使球蛋白增加而保持血浆蛋白总含量基本不变,血浆胶体渗透压也将明显降低。

血浆蛋白分子量大,一般不能通过毛细血管壁,致使血浆蛋白含量大大多于组织液蛋白含量,所以血浆胶体渗透压(25mmHg)高于组织液胶体渗透压(15mmHg)。胶体渗透压的这种差别成为组织液中水分子进入毛细血管的主要动力,对保持毛细血管内外的水平衡有重要作用。由于血浆和组织液的晶体物质中绝大部分不易透过细胞膜,所以晶体渗透压的相对稳定,对保持细胞内外的水平衡极为重要(图 10-2)。

图 10-2 示红细胞内与血浆晶体渗透压基本相等,可维持红细胞的正常形态;而血浆胶体渗透压大于组织液胶体渗透压,可将组织液中的水转移到血管内。

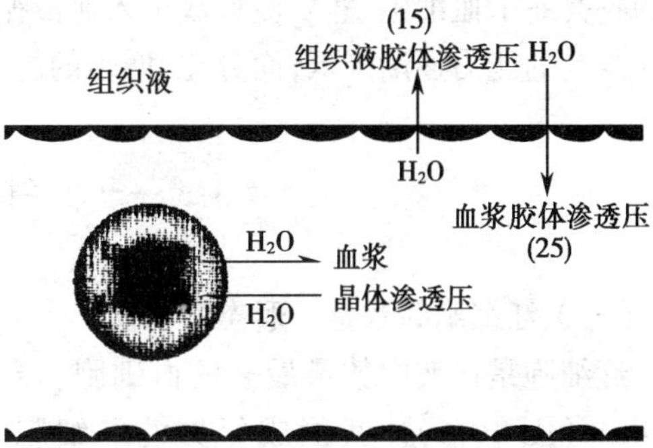

图 10-2　血浆晶体渗透压与胶体渗透压作用示意图(图中数字的单位为 mmHg)

（四）血浆的酸碱度（pH）

正常人的血浆 pH 为 7.35～7.45。血浆 pH 能够保持相对恒定,是由于血浆中含有对酸碱物质具有缓冲作用的缓冲对,如 $NaHCO_3/H_2CO_3$、Na_2HPO_4/NaH_2PO_4、蛋白质钠盐/蛋白质等,其中最重要的缓冲对是 $NaHCO_3/H_2CO_3$。

第二节　血细胞的形态和生理功能

血细胞包括红细胞、白细胞和血小板三类细胞(图 10-3),它们均起源于造血干细胞。造血过程,也就是各类血细胞的发育、成熟的过程。首先是造血干细胞阶段;第二个阶段是定向祖细胞阶段;第三个阶段是形态可辨认的前体细胞阶段,这些细胞进一步分别成熟为具有特殊功

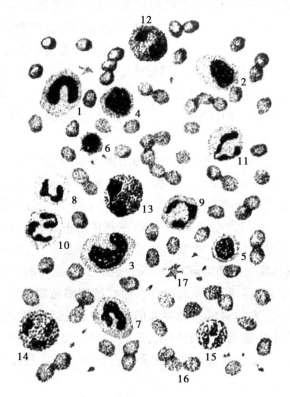

图 10-3　各种血细胞的形态
1、2、3. 单核细胞;4、5、6. 淋巴细胞;7、8、9、10、11. 中性粒细胞;12、13、14. 嗜酸性粒细胞;15. 嗜碱性粒细胞;16. 红细胞;17. 血小板

能的各类终末血细胞,然后被释放进入血液循环。造血细胞在经历上述发育成熟过程中,细胞自我复制的能力逐渐降低,而分化、增殖的能力逐渐增强,细胞数量逐渐增多。

一、红　细　胞

(一)红细胞的数量、形态和功能

红细胞是血液中数量最多的血细胞。人类成熟的红细胞无核,呈双凹圆碟形,平均直径 $7 \sim 8 \mu m$(图 10-4)。我国成年男性红细胞正常值为$(4.0 \sim 5.5) \times 10^{12}/L$,女性为$(3.5 \sim 5.0) \times 10^{12}/L$。红细胞内的蛋白质主要是血红蛋白,我国成年男性血红蛋白含量为 $120 \sim 160g/L$,女性为 $110 \sim 150g/L$。

红细胞的主要功能是运输 O_2 和 CO_2,此外还在酸碱平衡中起一定的缓冲作用。

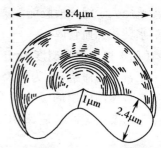

图 10-4　红细胞的形状

(二)红细胞的生理特性

1. **红细胞的悬浮稳定性**　红细胞能够较稳定地分散悬浮于血浆中而不易下沉的特性,称为红细胞的**悬浮稳定性**suspension stability。红细胞的悬浮稳定性可用红细胞沉降率表示。将抗凝的血液静置于有刻度的血沉管中垂直竖立,用第一小时末管内红细胞下沉的毫米数来表示红细胞沉降的速度,称为**红细胞沉降率**erythrocyte sedimentation rate,简称血沉。红细胞由于比重较大,将因重力而下沉,但正常时下沉的速度十分缓慢。用魏氏法测定正常男性的红细胞沉降率第一小时末为 $0 \sim 15mm$,女性为 $0 \sim 20mm$。正常的红细胞下降缓慢,说明红细胞有一定的悬浮稳定性。红细胞之所以能相对稳定地悬浮于血浆中,是由于红细胞与血浆之间的摩擦阻碍了红细胞的下沉,特别是双凹圆碟形的红细胞,其表面积与体积的比值较大,因而所产生的摩擦也较大,故红细胞下沉缓慢。红细胞沉降率在某些疾病(如活动性肺结核、风湿热等)时加快,这主要是由于许多红细胞能较快地互相以凹面相贴,形成一叠红细胞,称为红细胞叠连;红细胞叠连后,其表面积与体积之比减小,同等重量的红细胞与血浆间的摩擦减小,下沉加快。叠连形成的快慢主要决定于血浆成分的变化,而不在于红细胞自身。

2. **红细胞的渗透脆性**　在临床或生理学实验使用的各种溶液,如果其渗透压与血浆渗透压相等,称为等渗溶液,例如 0.9% NaCl 溶液(生理盐水)和 5% 葡萄糖溶液;渗透压高于或低于血浆渗透压的溶液则分别称为高渗溶液或低渗溶液。正常情况下由于红细胞内渗透压与血浆渗透压相等,它在血浆中的形态和大小可保持不变;在高渗溶液中,红细胞内的水分将外渗而发生皱缩;在低渗溶液中,水分将进入红细胞内,引起红细胞膨胀甚至破裂,血红蛋白外溢,称为**溶血**hemolysis。红细胞膜对低渗溶液有一定的抵抗力,抵抗力的大小可用渗透脆性来表示。红细胞在低渗溶液中发生膨胀破裂的特性称为红细胞**渗透脆性**osmotic fragility,简称脆性。红细胞渗透脆性越大,表示对低渗盐溶液的抵抗力越小。如生理情况下,衰老红细胞的渗透脆性较高,生理盐水的渗透压稍有降低,此类红细胞便发生破裂而溶血。反之,脆性小则对低渗盐溶液的抵抗力大,生理盐水渗透压降到更低时才使这些红细胞破裂溶血。

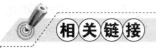

相关链接

渗透压与临床应用

为了不影响组织细胞的正常形态和功能,临床上在给病人大量输液时,一般应输入等渗溶液。高渗性脱水的病人,其血浆渗透压高于正常,输液时应输入一定量的低渗溶液;反之,低渗性脱水的病人则应输入一定量的高渗溶液。外科手术或给创伤病人换药时,不宜用蒸馏水清洗伤口,一般使用生理盐水,这样可减轻对组织的刺激。

临床上还可以通过改变机体局部组织或血液的渗透压来治疗疾病。给痰液黏稠不宜咳出的病人口服祛痰药如氯化铵(NH_4Cl),药物吸收后,Cl^- 和 NH_4^+ 可从气管、支气管黏膜中分泌出来,使黏膜表面液体的渗透压增高,促使水分从黏膜中渗出,可使痰液变得稀薄而易于咳出,起到化痰止咳作用。临床上需排出病人肠内毒物时,常给病人服用大量盐类泻药如硫酸镁($MgSO_4$),肠黏膜难以吸收 Mg^{2+} 和 SO_4^{2-},形成肠内容物的高渗透压,阻止肠黏膜吸收水分,甚至还会导致肠黏膜中的水分渗出到肠道来,使粪便变稀薄,粪便量增多,扩张肠壁,起到强烈的泻下作用。另外,脑外伤、脑瘤、脑膜炎等引起的脑水肿,病人颅内压明显增高,可发生脑疝等严重后果,此时应给病人快速静脉注射大量脱水药,如高渗甘露醇(高渗山梨醇、高渗葡萄糖等),使血浆渗透压迅速升高。当高渗的血液流过脑组织时,可将脑组织中的水分吸引到血液中来,使颅内压降低,迅速消除脑水肿。

3. **红细胞的可塑变形性** 正常红细胞具有可塑变形能力。血液循环中的红细胞,有时要挤过口径比它小的毛细血管和血窦孔隙,这时红细胞将发生卷曲变形,通过后又恢复正常形态,此特性称为**可塑变形性**plastic deformation。红细胞的这一特性是由于双凹圆碟形红细胞的表面积与体积之比较大,使红细胞在受到外力时易于发生变形。衰老的红细胞和遗传性球形红细胞的变形性均较差。

4. **红细胞膜的选择通透性** 红细胞膜是以脂质双分子层为骨架的半透膜,不仅 O_2 和 CO_2 等脂溶性气体可以自由通过,尿素也有很好的通透性。在电解质中,负离子(如 Cl^-、HCO_3^-)一般较易通过红细胞膜,而正离子却很难通过。

(三)红细胞的生成与破坏

1. 红细胞的生成 在红细胞生成过程中,需要有足够的蛋白质、铁、叶酸和维生素 B_{12} 的供应。蛋白质和铁是合成血红蛋白的重要原料,而叶酸和维生素 B_{12} 是红细胞成熟所必需的物质。

造血所需的蛋白质来自食物。食物中的蛋白质被消化分解为氨基酸后,吸收入血并运送到骨髓,在有核红细胞内合成血红蛋白。成人每天需要 $20 \sim 30mg$ 铁用于红细胞生成。铁的来源有两部分:一部分是衰老的红细胞在体内破坏,由血红蛋白分解所释放的"内源性铁"(约95%);另一部分是从食物中来的"外源性铁"(约5%)。"外源性铁"多以高铁(Fe^{3+})化合物的形式存在于有机物中,经胃酸作用,还原为亚铁离子(Fe^{2+})或其他亚铁化合物,在十二指肠和空肠上段吸收。慢性出血时,体内贮存铁减少,或造血功能增强而供铁不够,血红蛋白合成减少,可引起小细胞低色素性贫血,即缺铁性贫血。

在幼红细胞的发育成熟过程中,合成细胞核的主要物质——DNA 必须有叶酸和维生素 B_{12} 作为辅酶。叶酸是合成胸腺嘧啶脱氧核苷酸所必需的辅酶。叶酸缺乏时,骨髓有核红细胞核内 DNA 合成障碍,细胞的分裂增殖速度减慢,使红细胞的生长停止在幼稚状态而不能成熟,形成巨幼红细胞性贫血,曾称为恶性贫血。维生素 B_{12} 是含钴的有机化合物,其作用是增加叶酸在体内的利用,从而间接促进 DNA 的合成。机体对维生素 B_{12} 的吸收必须有胃液中的内因子参与,内因子缺乏时可发生维生素 B_{12} 吸收障碍,影响幼红细胞的分裂和血红蛋白的合成,出现巨幼红细胞性贫血。

此外,红细胞生成还需要维生素 B_6、维生素 B_2、维生素 C、维生素 E,微量元素铜、锰、钴和锌等。

2. 红细胞生成的调节　正常情况下,人体内红细胞数量保持相对稳定。当人体所处环境或功能状态发生变化时,红细胞生成将发生相应的变化,其中晚期红系祖细胞的生成主要受促红细胞生成素和雄激素的调节。

(1) 促红细胞生成素:是一种热稳定糖蛋白,主要由肾组织产生,分子量为 34 000。促红细胞生成素的主要作用是促进红系祖细胞增殖、分化以及骨髓释放网织红细胞。当组织缺氧或氧耗量增加时,血浆中促红细胞生成素的浓度增加,使红细胞生成增多,增加血循环中红细胞数量,提高血液的运氧能力,以满足组织对氧的需要。例如高原居民及长期从事体力劳动或体育锻炼的人,其红细胞数量较多,主要是由于组织缺氧的刺激,使肾组织合成促红细胞生成素增加所致;病理情况如肺心病患者,促红细胞生成素生成也会增加。严重肾疾患时,肾组织合成促红细胞生成素减少,是患者贫血的原因之一。

(2) 雄激素:雄激素可直接刺激红骨髓,使红细胞数量增多;还能作用于肾脏,促进促红细胞生成素的合成,使骨髓造血功能增强,血液中红细胞数量增多。雄激素的这些作用可能是成年男性红细胞数量高于女性的原因之一。

此外,甲状腺激素、生长激素和糖皮质激素对红细胞生成也有一定的促进作用;雌激素则有抑制红细胞生成的作用。

3. 红细胞的破坏　红细胞平均寿命约为 120 天。当红细胞逐渐衰老时,可塑变形能力减退而脆性增加,可因血流撞击血管壁或因穿过毛细血管被挤压变形而破裂,衰老的红细胞特别容易停滞在脾和骨髓中被巨噬细胞吞噬。红细胞被吞噬后,血红蛋白分解为珠蛋白和血红素,两者均被摄取回收再利用。此外,麻醉剂和青霉素可使红细胞膜的脂质溶解,导致红细胞破裂;免疫过程中,抗体和补体吸附到红细胞膜上可使红细胞致敏并产生凝集现象,最终导致红细胞破裂。

4. 红细胞的异常增多与贫血　红细胞不断被破坏,也不断再生成,形成一种动态平衡,使红细胞数量保持相对稳定。如生成或破坏过程发生异常,则可能造成红细胞数量过多或过少。

(1) 红细胞增多症:红细胞数高达 6.0×10^{12}/L 以上时,称为红细胞增多症。如由于空气中氧含量减少或由于机体运输氧的功能发生障碍,造成组织缺氧,使造血器官活动加强,生成较多的红细胞。红细胞数量增多可使血液黏滞性增加,循环阻力加大,心脏负担加重。

(2) 贫血:外周血液中血红蛋白或红细胞计数低于正常值,均称为**贫血**anemia。其原因包括:①生成原料缺乏:最常见为缺乏 Fe^{2+} 时,导致缺铁性贫血;其次是缺乏维生素 B_{12}、叶酸等促使红细胞分化和成熟的物质,造成巨幼红细胞性贫血;②造血器官功能障碍:某些化学毒物或 X 射线、γ 射线的辐射作用破坏了造血器官的功能,造成再生障碍性贫血;③红细胞破坏增多:

某些病原虫或药物等因素可使红细胞破坏增多而造成贫血。

二、白 细 胞

（一）白细胞的分类和正常值

白细胞是一类无色、有核的血细胞，在血液中呈球形，在组织中则有不同程度的变形。依据胞质中有无特殊的嗜色颗粒，将白细胞分为粒细胞和无粒细胞两大类。粒细胞又依所含嗜色颗粒特性的不同，分为中性粒细胞、嗜酸性粒细胞和嗜碱性粒细胞。无粒细胞分为单核细胞和淋巴细胞。我国正常成年人白细胞总数是$(4.0 \sim 10.0) \times 10^9/L$，白细胞超过$10.0 \times 10^9/L$时，称为白细胞增多；少于$4.0 \times 10^9/L$时，称为白细胞减少。各类白细胞的形态特征、计数和分类见表10-1。

表10-1　正常人白细胞分类计数及形态特征

名称	直径（μm）	百分比（%）	形态特点
中性粒细胞	10 ~ 12	50 ~ 70	细胞核为杆状或分叶状；细胞质颗粒微细，染成紫红色
嗜酸性粒细胞	10 ~ 15	0.5 ~ 5	细胞核分为两叶，多呈八字形；颗粒粗大染成红色
嗜碱性粒细胞	8 ~ 10	0 ~ 1	细胞核不规则，有些分为2 ~ 3叶；颗粒大小不等，分布不均匀，染成深蓝色
单核细胞	14 ~ 20	3 ~ 8	细胞核呈肾形或马蹄形；细胞质稍多于淋巴细胞，染成均匀的灰蓝色
淋巴细胞	7 ~ 12	0 ~ 40	细胞核较大，呈圆形或椭圆形，染成深蓝色；细胞质很少，染成天蓝色

（二）白细胞的功能

1. 粒细胞

（1）中性粒细胞：绝大部分粒细胞属中性粒细胞。中性粒细胞在血液的非特异性免疫系统中起着十分重要的作用，它处于机体抵御微生物病原体，特别是抵御化脓性细菌入侵的第一线。当炎症发生时，它们被趋化性物质吸引到炎症部位，由于中性粒细胞内含有大量溶酶体酶，因此能将吞噬入细胞内的细菌和组织碎片分解，入侵的细菌被包围在局部并消灭，防止病原微生物在体内扩散。当中性粒细胞本身解体时，释出的各溶酶体酶类可溶解周围组织而形成脓液。

（2）嗜碱性粒细胞：嗜碱性粒细胞的胞质中存在较大和碱性染色很深的颗粒，能合成并释放肝素、组胺、过敏性慢反应物质和嗜酸性粒细胞趋化因子等多种生物活性物质，其中组胺、过敏性慢反应物质可引发荨麻疹、哮喘等过敏反应。

（3）嗜酸性粒细胞：嗜酸性粒细胞胞质内含有较大的、椭圆形的嗜酸性颗粒。这类白细胞具有吞噬功能，但无杀菌作用。嗜酸性粒细胞在体内的作用是：①限制嗜碱性粒细胞在速发型过敏反应中的作用。②参与对蠕虫的免疫反应。当机体发生过敏反应或寄生虫感染时，常伴有嗜酸性粒细胞增多。

2. 单核细胞

单核细胞胞体较大，与其他血细胞比较，单核细胞内含有更多的非特异性酯酶，并且具有较强的吞噬作用。单核细胞在血液中停留2 ~ 3天后穿过毛细血管壁进入组织，转变成巨噬细胞,吞噬作用大为提高。激活的单核-巨噬细胞主要作用于细胞内致病物,如病毒、原虫等,它聚集于感染灶附近,吞噬并消灭病原微生物;激活的单核-巨噬细胞还参与激活淋巴细胞的特异免疫功能,识别和杀伤肿瘤细胞,清除变性的血浆蛋白、衰老和损伤的红细胞、血小板等。激活的单核-巨噬细胞也能生成并释放多种细胞因子,如集落刺激因子、干扰素、肿瘤坏死因子和白细胞介素等,参与机体的防御机制。

3. **淋巴细胞**　淋巴细胞是免疫细胞中的一大类,在免疫应答过程中起着核心作用。根据细胞生长发育的过程和功能的不同,主要有两大类:一类是由骨髓生成的淋巴干细胞,在胸腺激素的作用下发育成熟的 T 淋巴细胞,约占血液中淋巴细胞总数的 70% ~80% ,它的主要功能与机体的细胞免疫有关;另一类是在骨髓或肠道淋巴组织中发育成熟的 B 淋巴细胞,在抗原的刺激下,B 淋巴细胞转化为浆细胞,浆细胞能产生抗体,因此,B 细胞主要与机体的体液免疫有关。

(三)白细胞的破坏

白细胞的寿命较难准确判断。粒细胞和单核细胞主要是在组织中发挥作用;淋巴细胞则往返循环于血液-组织液-淋巴之间,而且尚可增殖分化。一般来说,中性粒细胞在循环血液中停留 8 小时左右即进入组织,一般 4 ~5 天后将衰老死亡;如有细菌入侵,中性粒细胞在吞噬活动中释出过多溶酶体酶而发生"自我溶解",与被杀灭的细菌和组织碎片共同构成脓液。

三、血 小 板

(一)血小板的形态、结构和数量

血小板是从骨髓成熟的巨核细胞胞质脱落形成的具有代谢能力的细胞。体积小,直径为 2 ~4μm,厚 1μm,呈梭形或椭圆形(图 10-5)。我国健康成年人血小板正常值为(100 ~300)× 10^9/L。血小板数量超过 $1000×10^9$/L,称为血小板过多,易发生血栓;血小板数量低于 $50×10^9$/L,称为血小板减少,易产生出血倾向。

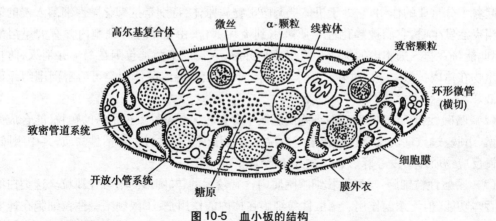

图 10-5　血小板的结构

(二)血小板的生理特性

1. **黏附**　当血管损伤,内膜下的胶原组织暴露,血小板将黏着于胶原组织上,称为血小板黏附。黏附是血小板发挥作用的开始。

2. **聚集** 聚集是血小板彼此聚合的现象。这一过程需要 ADP、Ca^{2+}、肾上腺素、5-羟色胺、胶原、凝血酶、组胺或血栓烷 A_2 等的参与。血小板聚集可分为两个时相:第一时相发生迅速,聚集后还可解聚,称为可逆性聚集;第二时相发生较缓慢,一旦发生后,不能再解聚,称为不可逆性聚集。

3. **释放** 释放是指血小板受到刺激后,可释放 ADP、5-羟色胺、儿茶酚胺等活性物质。血小板释放的 ADP 可使血小板聚集,形成血小板血栓,堵住血管的创口;5-羟色胺、儿茶酚胺可使小动脉收缩,有助于止血。

4. **吸附** 血小板吸附是指血小板能将许多凝血因子吸附到它的表面。当血管破损时,随着血小板的黏附与聚集,血小板吸附大量凝血因子,使破损局部的凝血因子浓度显著增加,加速凝血过程。

5. **收缩** 血小板中的收缩蛋白可发生收缩,使止血栓紧缩,牢固地封住血管破口,巩固止血过程。

(三)血小板的生理功能

1. **参与生理性止血** 参见第三节内容。

2. **促进凝血** 血小板可释放许多与凝血过程有关的因子,还能吸附大量的凝血因子,因而具有较强的促进血液凝固的作用。

3. **维持毛细血管壁的正常通透性** 血小板可随时沉着在毛细血管壁上,以填补血管内皮细胞脱落留下的空隙,从而维持毛细血管壁的正常通透性。当血小板数量减少到 $50×10^9/L$ 以下时,毛细血管的脆性增加,出现皮下淤点或紫癜,称为血小板减少性紫癜。

(四)血小板的破坏

血小板平均寿命 7~14 天。衰老的血小板主要是被脾、肝的单核-吞噬细胞系统吞噬和破坏,也有少数衰老血小板在循环过程中被破坏。此外,还有的血小板在发挥其生理功能时被消耗。

第三节 生理性止血、血液凝固与纤维蛋白溶解

一、生理性止血

生理性止血 hemostasis 是指小血管损伤,血液从小血管内流出,数分钟后出血自行停止的现象。临床上常用小针刺破耳垂或指尖使血液自然流出,测定出血延续的时间,称为出血时间,正常为 1~3 分钟,其长短可反映生理性止血的功能状态。血小板减少时,出血时间相应延长,说明血小板在生理性止血过程中发挥重要的作用。

生理性止血主要包括三个过程:①受损小血管收缩,若破损不大即刻使破口封闭;②血小板止血栓的形成。损伤的血管暴露内膜下的胶原组织,激活血小板,使血小板黏附、聚集于血管破损处,形成松软的血小板止血栓填塞伤口;③血液凝固。血液凝固系统启动,在局部迅速出现凝血块,使松软的止血栓变为牢固的止血栓,达到有效止血(图 10-6)。

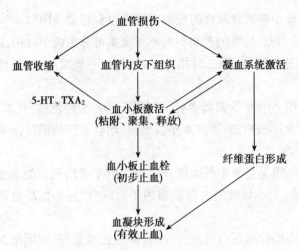

图 10-6　生理性止血过程示意图
5-HT:5-羟色胺;TXA_2:血栓烷 A_2

二、血液凝固

　　血液离开血管数分钟后,由流动的溶胶状态变成不能流动的胶冻状凝块,这一过程称为**血液凝固** blood coagulation,简称凝血。血液凝固是一系列复杂的酶促反应,最后使血浆中可溶性的纤维蛋白原转变为不溶性的丝状纤维蛋白,交织网罗血细胞,形成凝血块。

　　(一)凝血因子

　　血浆与组织中直接参与凝血的物质,统称为凝血因子,其中已按国际命名法用罗马数字编号的有 12 种(表 10-2)。此外,还有前激肽释放酶、高分子激肽原以及血小板磷脂等也直接参与凝血过程。除因子Ⅳ(Ca^{2+})与磷脂外,其余已知的凝血因子都是蛋白质,其中大部分是以无活性的酶原形式存在的蛋白酶,必须被激活才具有活性,如因子Ⅱ、Ⅸ、Ⅹ、Ⅺ、Ⅻ等。被激活的因子,则在右下角加"a"(activated)来表示,如Ⅱa、Ⅸa 等。除因子Ⅲ外,其他凝血因子均存在于血浆中。因子Ⅱ、Ⅶ、Ⅸ、Ⅹ都是肝细胞合成的,合成中需要维生素 K 的参与,因此,当肝功能损害或维生素 K 缺乏时,都会导致凝血功能障碍。

表 10-2　按国际命名法编号的凝血因子

序号	名称	序号	名称
Ⅰ	纤维蛋白原	Ⅷ	抗血友病因子
Ⅱ	凝血酶原	Ⅸ	血浆凝血激酶
Ⅲ	组织因子	Ⅹ	Stuart-Power 因子
Ⅳ	钙离子	Ⅺ	血浆凝血活酶前质
Ⅴ	前加速素	Ⅻ	接触因子
Ⅶ	前转变素	ⅩⅢ	纤维蛋白稳定因子

　　(二)凝血过程

　　凝血过程大体上可分为三个过程:①凝血酶原激活复合物的形成。②凝血酶原转变为凝血酶。③纤维蛋白原转变成纤维蛋白,形成凝血块。

依凝血酶原激活复合物形成的途径不同,凝血过程可分为内源性和外源性两种途径。内源性凝血途径是指参与凝血过程的因子全部来自血液,通常因血液与带负电荷的异物表面(如玻璃、白陶土、硫酸酯、胶原等)接触而启动,启动因子为ⅩⅡ,逐步使因子Ⅹ激活的途径。外源性凝血途径是由被损伤的血管外组织释放因子Ⅲ与血液接触而启动的凝血过程,如创伤后出血发生的凝血。两者主要区别在于凝血酶原激活复合物形成的过程不同。

1. 凝血酶原激活复合物的形成

(1)内源性凝血途径:血浆中凝血因子ⅩⅡ与损伤血管壁内的胶原或基膜接触后,使因子ⅩⅡ激活成ⅩⅡa。ⅩⅡa可激活前激肽释放酶使之成为激肽释放酶,激肽释放酶反过来又能激活因子ⅩⅡ,这是一种正反馈,可使因子ⅩⅡa大量生成。ⅩⅡa又激活因子ⅩⅠ成为ⅩⅠa,ⅩⅠa在 Ca^{2+} 存在的条件下,将因子Ⅸ激活为Ⅸa。Ⅸa再与因子Ⅷa和血小板第三因子(PF3)及 Ca^{2+} 形成因子Ⅹ酶复合物,即可激活因子Ⅹ生成Ⅹa。

(2)外源性凝血途径:在组织损伤、血管破裂情况下因子Ⅲ释放,与血浆中的因子Ⅶ、Ca^{2+} 形成复合物,激活因子Ⅹ生成Ⅹa。

因子Ⅹa与因子Ⅴa在 Ca^{2+} 和 PF3 的参与下,形成凝血酶原激活复合物。

一般来说,外源性途径凝血较快,内源性途径较慢。但正常体内的生理性凝血,是两种途径共同作用的结果,其中外源性凝血途径的组织因子为启动物,组织因子进入血液,与因子Ⅶa结合成复合物,该复合物激活内源性途径中的因子Ⅸ,通过"截短的"内源性途径形成大量因子Ⅹ酶复合物,从而激活足够的因子Ⅹ和凝血酶,完成血液凝固。

2. 凝血酶的形成 凝血酶原激活复合物可激活凝血酶原(Ⅱ)生成具有活性的凝血酶(Ⅱa)。凝血酶是一个多功能的凝血因子,主要作用是分解纤维蛋白原。

3. 纤维蛋白的形成 凝血酶能迅速催化纤维蛋白原成为纤维蛋白单体。同时在 Ca^{2+} 作用下,凝血酶又激活因子ⅩⅢ生成ⅩⅢa,ⅩⅢa使纤维蛋白单体变为牢固的不溶性的纤维蛋白多聚体,即不溶于水的血纤维。后者交织成网,网络血细胞形成凝血块,完成凝血过程(图10-7)。

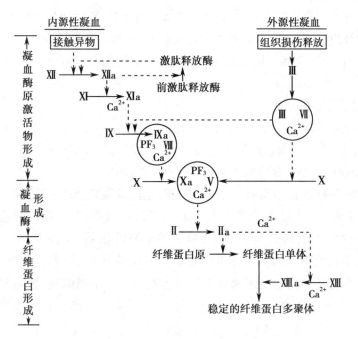

图 10-7 血液凝固过程示意图

应该强调的是:①凝血过程中存在多个正反馈控制,如凝血酶生成后,可反过来加强因子 Ⅴ、Ⅷ、Ⅺ等的活性,加速凝血;②Ca^{2+}在多个凝血环节上起促凝血作用,在临床上,可通过除去 Ca^{2+}用于抗凝;③凝血过程本质上是酶促连锁反应,每一步骤都是密切联系的,一旦触发,就会 迅速连续进行,形成"瀑布"样反应,直到凝血完成为止;若一个环节受阻则整个凝血过程就会 停止。

三、抗 凝 系 统

正常情况下,血管内的血液能保持流体状态而不发生凝固,除与血管内膜完整光滑以及血 液循环不息、血流较快有关外,还与血液中存在与凝血系统相对抗的抗凝物质密切相关。抗凝 物质中最主要的是抗凝血酶Ⅲ、肝素、蛋白质 C 系统和组织因子途径抑制物等。

(一)抗凝血酶

抗凝血酶是血浆中最重要的抗凝物质。它是由肝细胞和血管内皮细胞分泌的一种丝氨酸 蛋白酶抑制物,能与凝血酶结合形成复合物,从而使凝血酶失活,还能封闭因子Ⅶ、Ⅸa、Ⅹa、Ⅺa、 Ⅻa 的活性中心,使这些因子失活达到抗凝作用。

(二)肝素

肝素是一种酸性黏多糖,主要由肥大细胞和嗜碱性粒细胞产生,存在于大多数组织中,尤 以肝、肺组织中最多。当肝素与抗凝血酶Ⅲ结合时,可使抗凝血酶与凝血酶的亲和力增强约 100 倍,并使两者结合得更稳定,促使凝血酶失活。肝素还能抑制凝血酶原的激活过程,阻止血 小板的黏附、聚集与释放反应,促使血管内皮细胞释放凝血抑制物和纤溶酶原激活物。因此, 肝素是一种很强的抗凝物质,已在临床实践中广泛应用于体内、外抗凝。

(三)蛋白质 C 系统

蛋白质 C 系统主要包括蛋白质 C、蛋白质 S、凝血酶调节蛋白和蛋白质 C 的抑制物。蛋白 质 C 是由肝细胞合成,其合成过程需要维生素 K 的参与,以酶原形式存在于血浆中。激活的蛋 白质 C 能够灭活因子Ⅴa 和Ⅷa,限制因子Ⅹa 与血小板的结合,促进纤维蛋白溶解,因而具有 抗凝作用。

(四)组织因子途径抑制物

组织因子途径抑制物主要来源于小血管的内皮细胞。它的主要作用是抑制因子Ⅹa 的活 性,在 Ca^{2+}的存在下,灭活Ⅶ与组织因子的复合物,从而发挥抑制外源性凝血途径的作用。目 前认为,组织因子途径抑制物是体内主要的生理性抗凝物质。

此外,在体外,某些理化因素可用于延缓或阻止血液凝固:①降低温度。当温度降低至 10℃以下时,很多参与凝血过程的酶活性下降,可延缓血液凝固;②增加异物表面的光滑度。 光滑的表面可减少血小板的聚集和解体,减弱因子Ⅻ的激活,从而延缓血液凝固的过程; ③除去 Ca^{2+}。由于血液凝固的多个环节中都需要 Ca^{2+}的参加,临床常用枸橼酸钠抗凝。枸 橼酸钠可与血浆中的 Ca^{2+}结合成不易解离的可溶性络合物枸橼酸钙,使血浆中的 Ca^{2+}减少, 起到抗凝作用,因此常用它来处理输血用的血液。实验室常用的抗凝剂还有草酸铵、草酸钾 和乙二胺四乙酸(EDTA)等,它们能与 Ca^{2+}结合成不易溶解的复合物,从而去除了血浆中游 离的 Ca^{2+}。

四、纤维蛋白溶解系统

血液凝固过程中形成的纤维蛋白被分解液化的过程,称为**纤维蛋白溶解**fibrinolysis,简称纤溶。纤溶是体内重要的抗凝血过程,它和凝血过程一样,也是机体的一种保护性生理过程,对体内血液经常保持液体状态和血管通畅起着重要作用。

纤溶系统包括四种成分,即纤维蛋白溶解酶原(纤溶酶原)、纤维蛋白溶解酶(纤溶酶)、纤溶酶原激活物与纤溶抑制物。纤溶的基本过程可分两个阶段,即纤溶酶原的激活与纤维蛋白(或纤维蛋白原)的降解(图 10-8)。

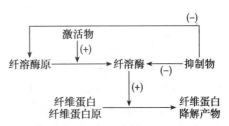

图 10-8　纤维蛋白溶解系统示意图
→:变化方向;↓:催化作用;(+):促进作用;
(−)抑制作用

(一)纤溶酶原的激活

纤溶酶原是一种蛋白质,可在肝、骨髓、嗜酸性粒细胞和肾脏合成,以血浆中的含量最高。体内多种物质可以激活纤溶酶原,这些物质统称为纤溶酶原激活物。根据来源的不同,纤溶酶原激活物可分为三类:①血管激活物,在小血管内皮细胞中合成后,释放入血。如血管内出现凝血块时,可使内皮细胞释放大量激活物,并吸附于凝血块上面。肌肉运动、静脉阻断、儿茶酚胺和组胺等也可使血管内皮细胞合成和释放这种激活物。②组织激活物,存在于很多组织中,以子宫、前列腺、肺、甲状腺等组织含量较高,在组织损伤时释放入血促使纤溶酶原变为纤溶酶,因此临床病人实施这些器官手术时常易发生术后渗血现象。妇女月经血不凝固,与含有组织激活物有关。肾合成与释放的尿激酶是一种活性很强的组织激活物,有利于防止肾小管中纤维蛋白沉积,临床用于治疗血栓病。③依赖于因子Ⅻ的激活物,例如前激肽释放酶被Ⅻa激活后生成的激肽释放酶即可激活纤溶酶原。这一类激活物可使血凝与纤溶互相配合并保持血液的正常液态。

(二)纤维蛋白的降解

纤溶酶是血浆中活性最强的蛋白水解酶,水解肽链上各单位的赖氨酸-精氨酸键,逐步将整个纤维蛋白或纤维蛋白原分割成许多可溶性的小肽,总称为纤维蛋白降解产物,此降解产物一般不再凝固。

(三)纤溶抑制物及其作用

血浆中抑制纤维蛋白溶解的物质称为纤溶抑制物,它们存在于血浆、组织及各种体液中。纤溶抑制物可分两类:①抑制纤溶酶原激活,称为抗活化素;②抑制纤溶酶的作用,称为抗纤溶酶。目前,临床上常用的止血药,如氨甲苯酸和氨甲环酸,能竞争性对抗纤溶酶原激活因子,抑制纤溶酶活性而产生止血作用。

第四节　血型与输血

一、血型与红细胞凝集

血型blood group 通常是指红细胞膜上特异性抗原的类型。目前已知,除了红细胞外,白细胞和血小板也有血型。这种细胞膜上抗原的特异性,是人体免疫系统识别"自我"或"异己"的标志。若将血型不相容的两个人的血滴放在玻片上混合,其中的红细胞即聚集成簇,这种现象称为红细胞凝集。红细胞凝集的本质是抗原-抗体反应。凝集原是存在于红细胞膜上的一些特异糖蛋白,在凝集反应中糖蛋白起着抗原的作用。能与红细胞膜上的凝集原起反应的特异抗体则称为凝集素,它是一种γ-球蛋白,溶于血浆中。目前已知人类红细胞血型有 ABO、Rh、MNSs、P 等 20 余种血型系统,其中与医学关系最为密切的是 ABO 血型系统和 Rh 血型系统。

二、红细胞血型

(一) ABO 血型系统

1. **ABO 血型的分型**　血型分类的依据是根据红细胞膜上所含相应凝集原的类型而确定的。ABO 血型是根据红细胞膜上存在的凝集原 A 与凝集原 B 的不同,将血液分为四型:①红细胞只含 A 凝集原的为 A 型;②只含有 B 凝集原的称为 B 型;③A 与 B 两种凝集原都有的称为 AB 型;④A 与 B 两种凝集原都没有的则称为 O 型。不同血型的人的血清中各含有不同的凝集素,即不含有对抗自身红细胞凝集原的凝集素。在 A 型人的血清中,只含有抗 B 凝集素;B 型血中,只有抗 A 凝集素;AB 型血中无抗 A 和抗 B 凝集素;O 型血中则含有抗 A 和抗 B 凝集素(表 10-3)。抗 A 凝集素和抗 B 凝集素均属于天然抗体,出生后半年左右出现于血液中。天然抗体多属 IgM 抗体,分子量大,不能通过胎盘。因此,A 型的母亲血中虽然有抗 B 凝集素,但一般不能通过胎盘使 B 型胎儿血中的红细胞凝集破坏。

表 10-3　ABO 血型系统中的凝集原和凝集素

表现型(血型)	遗传基因型	抗原	抗体
A	AA AO	A	抗 B
B	BB BO	B	抗 A
AB	AB	A 及 B	无
O	OO	无	抗 A 及抗 B

2. **血型的遗传学特征**　血型是先天遗传的。控制 ABO 血型系统有三个等位基因,即 A 基因、B 基因和 O 基因。在一对染色体上只可能出现上述三个基因中的两个,分别由父母双方各遗传一个给子代。三个基因可组成六组基因型。其中 A、B 基因为显性基因,O 基因则为隐性基因(表 10-3)。A 型血的基因型为 AA 或 AO,B 型血的基因型为 BB 或 BO,O 型血的基因型为 OO。因此,A 型或 B 型的父母完全可能生下 O 型的子女。知道了血型的遗传规律,就可以从子女的血型表型来推断亲子关系。但必须注意的是,法医学上需要依据血型表型来判断亲子关系时,只能作为否定的参考依据,而不能据此作出肯定的判断。

3. **ABO 血型的鉴定**　血型鉴定是输血以及组织、器官移植成败的关键。ABO 血型鉴定方法:用已知含抗 B 凝集素的血清和含抗 A 凝集素的血清,分别与被鉴定人红细胞混悬液混合,依其发生凝集反应的结果,判定被鉴定人红细胞膜上所含的凝集原,再根据所含凝集原确定血型(图 10-9)。

(二) Rh 血型系统

有人用恒河猴的红细胞重复注射入家兔体内,在家兔血清中产生抗恒河猴红细胞的抗体

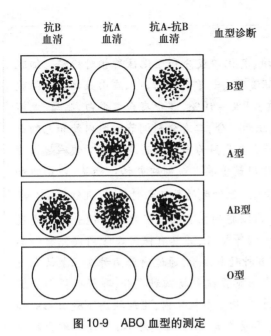

抗B 血清	抗A 血清	抗A-抗B 血清	血型诊断
			B型
			A型
			AB型
			O型

图 10-9 ABO 血型的测定

（凝集素）。再用含这种抗体的血清与人的红细胞混合，发现大部分人的红细胞被这种血清凝集，说明这些人的红细胞上具有与恒河猴红细胞同样的抗原，取其英文名的前两个字母，称为Rh 抗原（凝集原）。红细胞具有 Rh 抗原的称Rh 阳性，缺乏 Rh 抗原的则称 Rh 阴性，这一血型系统即称为 Rh 血型。我国汉族人 Rh 阳性率达99%，只有 1% 的人为 Rh 阴性。有些少数民族中，Rh 阴性者比例较大，如苗族为 12.3%，塔塔尔族为 15.8%。

Rh 血型在临床上有重要意义：①Rh 血型抗体是免疫抗体，即只有在 Rh 阴性人接受 Rh 阳性人的血液后，体内才产生抗 Rh 抗体。在第二次或多次接受 Rh 阳性输血时，就会发生凝集反应而引起严重的后果。②Rh 系统的抗体主要是不完全抗体 IgG，分子较小，能透过胎盘。

因此，当 Rh 阴性的母亲怀有 Rh 阳性的胎儿时，胎儿的红细胞可进入母体，通过免疫反应，使母体的血液产生抗 Rh 抗体。如果 Rh 阴性母亲再次怀有 Rh 阳性胎儿时，抗 Rh 抗体可透过胎盘进入胎儿的血液，可使胎儿的红细胞发生凝集反应，造成新生儿溶血性贫血，严重时可致胎儿死亡。

三、输血的原则

输血是治疗某些疾病、抢救大出血和确保一些大手术顺利进行的重要手段。为了保证输血的安全和提高输血的效果，必须遵守输血的原则。

在准备输血时，首先必须鉴定血型，保证供血者与受血者的 ABO 血型相合。对于在生育年龄的妇女和需要反复输血的病人，还必须使供血者与受血者的 Rh 血型相合，特别要注意 Rh 阴性受血者产生抗 Rh 抗体的情况。

即使在 ABO 系统血型相同的人之间进行输血，输血前也必须进行**交叉配血试验** cross-match test，即将供血者的红细胞和血清分别与受血者的血清和红细胞交叉混合，以观察有无凝集反应。首先将供血者的红细胞与受血者的血清进行配合试验，称为交叉配血主侧；再将受血者的红细胞与供血者的血清作配合试验，称为交叉配血次侧。如果交叉配血试验的两侧都没有凝集反应，即为配血相合，可以进行输血；如果主侧有凝集反应，则为配血不合，不能输血；如果主侧不起凝集反应，而次侧有凝集反应，只能在应急情况下输血，输血时不宜太快太多，并密切观察受血者的情况，如发生输血反应，应立即停止输注。

随着医学和科学技术的进步，输血疗法已经从原来的单纯输全血，发展为成分输血。成分输血是把人血中的各种有效成分，如红细胞、粒细胞、血小板和血浆分别制备成高纯度或高浓度的制品，根据人体需要输入相应的某一成分。这样既能提高疗效，减少不良反应，又能节约血源。

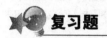 学习小结

　　细胞外液是细胞直接生活的环境,称内环境,其化学成分和理化性质相对稳定。细胞外液主要由血液和组织液组成,血液对维持内环境稳态起重要作用。血液由血浆和血细胞组成。血浆主要成分是水,占90%~92%;溶质占8%~10%,其中有血浆蛋白、脂质、电解质等。血浆渗透压包括晶体渗透压和胶体渗透压两部分,二者分别调节细胞内外和毛细血管内外的水平衡。正常血浆 pH 为 7.35~7.45,主要是因为血浆中存在一些对酸碱起缓冲作用的物质,其中以 $NaHCO_3/H_2CO_3$ 缓冲对的作用最重要。血细胞包括红细胞、白细胞和血小板。红细胞的主要生理功能是运送 O_2 和 CO_2。红细胞的数量相对稳定,促红细胞生成素和雄激素对红细胞的生成起主要调节作用。白细胞的主要功能有吞噬功能并参与免疫调节过程。血小板有黏附、聚集、释放、吸附和收缩等特性,并具有保持血管内皮完整和参与生理性止血及凝血过程的作用。血液中含有多种凝血因子,通过内外两种途径激活血液凝固系统,凝血过程可分为三个阶段。纤维蛋白溶解系统包括四种成分,即纤维蛋白溶解酶原、纤维蛋白溶解酶、纤溶酶原激活物与纤溶抑制物。在机体内,生理状态下凝血系统和纤溶系统处于动态平衡。根据红细胞表面的凝集原命名 ABO 血型及 Rh 血型。输血的原则是在输血前必须进行交叉配血试验。

复习题

1. 简述血浆蛋白的生理作用。
2. 试述血浆晶体渗透压和血浆胶体渗透压的作用。
3. 简述红细胞的生理功能。
4. 为什么生活在高原的居民红细胞数量较多?
5. 试述白细胞的种类及其生理作用。
6. 简述血小板的生理功能。
7. 简述生理性止血的基本步骤。
8. 试述血液凝固的基本过程及内、外凝血系统的主要异同点。

(徐静华)

第十一章

血 液 循 环

学习目标

1. 掌握心动周期与心率;心脏泵血过程及其机制;心脏泵血功能的评价;影响心输出量的因素;心肌的生物电现象;心肌生理特性及其影响因素;动脉血压的形成原理及影响因素;微循环;心血管活动的调节(压力感受性反射、肾上腺素与去甲肾上腺素、血管紧张素Ⅱ)。
2. 熟悉心电图各波的意义;心音的组成及意义;静脉血压及影响静脉回心血量的因素;组织液生成与回流及其影响因素。
3. 了解各类血管的结构与功能特点;其他心血管反射;器官循环。

血液循环blood circulation 是指血液在心血管闭合的管道系统内按一定方向,周而复始地流动。

第一节 心 脏 生 理

在循环系统中,心脏起着泵血的功能,推动血液循环。心脏的这种功能是由于心肌进行节律性的收缩与舒张及瓣膜的活动而实现的。

根据组织学、电生理特点和功能可将心肌细胞分为两大类:一类是普通细胞,含有丰富的肌原纤维,具有收缩功能,称为**工作细胞**working cell,工作细胞属于非自律性细胞,它不能产生节律性兴奋活动,但它除了具有收缩性以外,还有兴奋性和传导兴奋的能力,包括心房肌和心室肌。另一类是一些特殊分化了的心肌细胞,含肌原纤维很少或完全缺乏,无收缩功能;除具有兴奋性、传导性外,还具有自动产生节律性兴奋的能力,故又称**自律细胞**autorhythmic cell。它们主要包括窦房结的 P 细胞和浦肯野细胞。它们与另一些既不具有收缩功能又无自律性,只保留很低的传导性的细胞组成心脏中的**特殊传导系统**specialized conduction system。特殊传导系统是心脏中发生兴奋和传导兴奋的组织,起着控制心脏节律性活动的作用。特殊传导系统包括窦房结、房室交界、房室束和末梢浦肯野纤维。

一、心肌细胞的生物电现象

心肌细胞和神经、骨骼肌细胞一样,在静息和活动时也伴有生物电(又称跨膜电位)变化。研究和了解心肌的生物电现象对进一步理解心肌生理特性具有重大意义。

（一）静息电位及其形成机制

心肌细胞在静息状态下膜两侧呈极化状态,膜内电位为负,膜外电位为正。这种静息状态下膜内外的电位差称为**静息电位**。不同心肌静息电位的稳定性不同,人和哺乳类动物心脏的非自律细胞的静息电位稳定,膜内电位低于膜外电位 90mV 左右。而自律性细胞的静息电位不稳定,称为**最大复极电位**,不同部位的自律细胞舒张期最大复极电位不同,浦肯野细胞的最大复极电位为–90mV,窦房结细胞的最大复极电位较小,约为–70mV 左右。心肌细胞静息电位产生的原理基本上与神经、骨骼肌相似,主要是由于 K^+ 外流所形成,可以看做是 K^+ 的平衡电位。

（二）动作电位

心肌细胞兴奋过程中产生的并能扩布的电位变化称为**动作电位**。与骨骼肌相比,心肌细胞动作电位升支与降支不对称,复极过程比较复杂。不同部分心肌细胞动作电位形态、波幅都有所不同(图 11-1)。

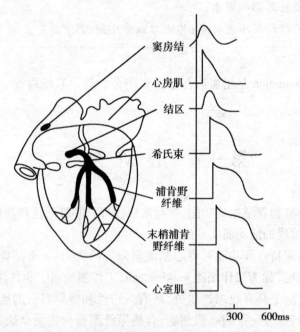

图 11-1　心脏各部分心肌细胞的跨膜电位和兴奋传导速度

按照心肌细胞电活动的特点,可以分为**快反应细胞**fast response cell 和**慢反应细胞**slow response cell。快反应细胞包括:心室肌、心房肌和浦肯野细胞,前二者属非自律细胞,后者属自律细胞。快反应细胞动作电位的特点是去极化速度快,波幅大,复极过程缓慢并可分几个时相(期)。由于去极化速度快、波幅大,所以兴奋传导快。慢反应细胞包括窦房结和房室结细胞。慢反应细胞的主要特点是去极化速度慢,波幅小,复极缓慢且无明显的时相区分,传导速度慢。

1. 快反应细胞动作电位及其形成机制 快反应细胞的动作电位可分为五个时相(期),简述如下(图11-2)。

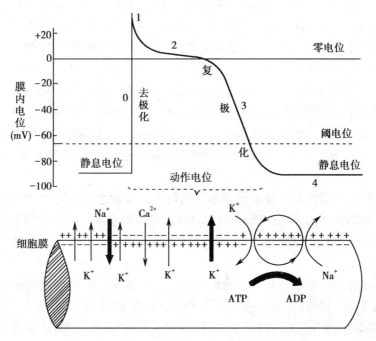

图 11-2 心肌细胞的生物电与离子活动示意图

0 期:又称除极或去极化过程,心肌细胞受到刺激发生兴奋时出现去极化。在适当的刺激作用下,首先引起 Na^+ 通道的部分开放,少量 Na^+ 内流,而引起膜内电位上升。当膜电位由 $-90mV$ 升至 $-70mV$ 时,则 Na^+ 通道被大量激活而开放,通透性增高,此电位水平即称为**阈电位**。由于膜外 Na^+ 浓度大于膜内和膜内外电位梯度的影响,大量 Na^+ 快速进入膜内,膜内电位迅速由静息状态的 $-90mV$ 上升到 $+30mV$ 左右,即膜两侧原有的极化状态被消失并呈极化倒转,形成动作电位的升支,其超过 0 电位的部分称为超射。0 期短暂,仅占 $1 \sim 2ms$,而上升幅度大,可达 $120mV$。当膜电位负值减少至 $-55mV$ 以上时,则 Na^+ 通道失活关闭,Na^+ 内流迅速终止。Na^+ 通道的激活与失活十分迅速故称为**快通道** fast channel。由快通道开放而出现的电位变化称为**快反应动作电位** fast response action potential。故具有这种特性的心肌细胞称为快反应细胞。

1 期(快速复极化期):在动作电位去极化完毕后,转入复极化期。在复极化初期,膜电位迅速由 30mV 下降到 0mV 左右,占时约 10ms,1 期在不同的快反应细胞复极化程度不同,在浦肯野细胞很明显。关于心肌动作电位 1 期的形成原理,过去认为是 Cl^- 内流所引起,近年研究表明,1 期电位可被 K^+ 通道阻滞剂四乙基胺和 4-氨基吡啶所阻断,因之认为 K^+ 的跨膜外流是引起 1 期的主要离子流。

2 期(缓慢复极化期又称平台期):在 2 期内,复极化速度极为缓慢,几乎停滞在同一膜电位水平,因而形成平台,故又称**平台期** plateau,平台期是心肌细胞动作电位的主要特征。不同心肌细胞平台期的电位水平和时程长短不同。心室肌和房室束近端的浦肯野细胞平台期的电位为零电位附近。在束支远端或末梢的浦肯野细胞为 $-40mV$ 左右。心室肌细胞平台期时程约占 100ms、浦肯野细胞为 200～300ms。2 期形成的原因主要是 Ca^{2+} 的缓慢内流和少量 K^+ 外流所形成。心肌膜上存在一种慢 Ca^{2+} 通道，慢 Ca^{2+} 通道的激活所需时间比 Na^+ 通道要长，故称**慢通道**。慢通道也是电压依从性的，激活慢通道的阈电位水平是去极化至 -50～-35mV。由于慢钙通道的选择性不如快钠通道那样专一，它虽然对 Ca^{2+} 的通透性较高，但对 Na^+ 也有一定的通透性，约为 Ca^{2+} 内流的 1/70～1/100。故在平台期也有一定量的 Na^+ 内流。

平台期的存在是心肌快反应细胞动作时程明显长于神经细胞、骨骼肌细胞的主要原因。

3 期（快速复极化末期）：2 期复极化结束后，复极过程加速，膜内电位下降至静息电位或舒张电位水平，完成复极化过程，持续时间约为 100～150ms。3 期的形成主要是由于 Ca^{2+} 通道完全失活，而膜对 K^+ 通透性增高，K^+ 外流随时间而递增导致膜的复极化愈来愈快，直至复极化完成。

4 期（静息期）：是动作电位复极化完毕后的时期。又称之为电舒张期。在非自律细胞如心房肌，心室肌细胞 4 期内膜电位稳定于静息电位，称为**静息期**。在自律细胞 4 期内膜电位不稳定，有自发的缓慢去极化倾向称为**自动去极化**。当 4 期自动去极化达到阈电位水平就可产生一次新的动作电位。

在 4 期内，工作细胞膜电位基本上稳定于静息电位水平。但膜内外离子分布都与静息电位时不同，即由于前一阶段的变化，膜内 Na^+、Ca^{2+} 有所增加，而 K^+ 有所减少。因此只有把动作电位期间进入细胞内的 Na^+、Ca^{2+} 排出去，把外流出去的 K^+ 摄取回来，才能恢复细胞内外正常的离子浓度梯度，保持心肌的正常兴奋能力。这些离子的转运都是逆浓度梯度进行的主动转运过程。Na^+、K^+ 的主动转运主要是通过 Na^+-K^+ 泵的作用而实现的。关于进入细胞内 Ca^{2+} 的转运一般认为与 Na^+ 顺浓度梯度的内流相耦合而进行的。即 Na^+ 的内流促使 Ca^{2+} 外流形成 Na^+-Ca^{2+} 交换。由于 Na^+ 的内向性浓度梯度的维持是依靠 Na^+-K^+ 泵而实现的，故 Ca^{2+} 的主动转运的能量也是由 Na^+-K^+ 泵提供的，Ca^{2+} 的转运决定于膜两侧 Na^+ 的浓度梯度。故当细胞内 Na^+ 的浓度增加时（导致 Na^+ 内向性浓度梯度减小），Ca^{2+} 的外运也相应减少，细胞内 Ca^{2+} 将因此而增加。

快反应自律细胞（浦肯野细胞）在 4 期内膜电位不稳定，研究资料表明，在浦肯野细胞 4 期出现主要是 Na^+ 随时间推移而渐增的内向流动所引起，这种 Na^+ 内流的膜通道在 3 期复极电位达 -60mV 左右，开始激活开放，其激活程度随膜电位复极化过程中膜内负电位的增加而增大，至 -100mV 充分激活。因此，Na^+ 内流逐步增大，膜的除极程度逐渐增加，一旦达阈电位水平即能产生另一次动作电位。虽然这种通道允许 Na^+ 通过，但与快钠通道不同，因为二者激活的电位水平不同，此外具有阻断快钠通道的河豚毒素（TTX）也不能阻断此通道。

2. 慢反应细胞动作电位的特征及形成机制　窦房结、房室交界的自律细胞属慢反应细胞。与快反应细胞跨膜电位相比，慢反应细胞电位具有以下特点：

（1）慢反应细胞的静息电位和阈电位比快反应细胞小。

（2）慢反应细胞动作电位的 0 期去极化速度慢，幅度也小。因之慢反应细胞的动作电位 0 期去极化时程（约 7ms）比快反应细胞动作电位去极化时程长 1～2ms。

（3）慢反应细胞的动作电位不出现明显的 1 期和平台期。

（4）引起慢反应细胞 0 期的内向正离子也与快反应细胞不同。实验证明慢反应细胞的 0 期去极化受膜外 Ca^{2+} 的影响并可被 Ca^{2+} 拮抗剂维拉帕米所阻断，故慢反应细胞 0 期去极化主要是受慢通道控制的,与 Ca^{2+} 内流有关。窦房结动作电位的形成过程如下:当膜电位由最大复极电位自动除极达到阈电位水平时,激活膜上钙通道引起 Ca^{2+} 内流而导致 0 期除极。随后,钙通道逐渐失活,Ca^{2+} 内流逐渐减少,同时细胞膜对 K^+ 通透性增大,K^+ 外流逐渐增多而出现自动去极。

（5）慢反应细胞的 4 期缓慢去极化的发生机制也与快反应细胞不同。在浦肯野细胞的 4 期缓慢去极化,主要是以逐渐增强的 Na^+ 内流所引起。窦房结 P 细胞 4 期的去极化也是随时间而自动逐渐增强的净内向离子流所引起。但是参与的离子成分比较复杂,就目前所知,慢反应细胞的 4 期自动去极化主要由 K^+ 外流的进行性衰减和以 Na^+ 为主的缓慢内流所引起(图 11-3)。

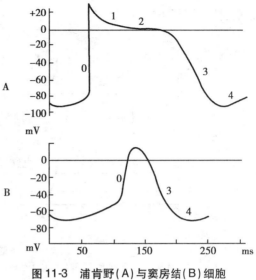

图 11-3　浦肯野(A)与窦房结(B)细胞跨膜电位的比较

二、心肌的生理特性

心肌组织具有兴奋性、自律性、传导性和收缩性四种生理特性。其中兴奋性、自律性和传导性是以肌膜的生物电活动为基础的,故又称为**电生理特性**。

（一）心肌的兴奋性

心肌和其他组织一样也具有对刺激发生反应的能力,即**兴奋性**。由于兴奋一词可以看做是动作电位及其产生过程的同义语,因此,心肌细胞动作电位产生的条件、原理以及影响因素也就是兴奋发生的条件、原理及影响因素。例如快反应细胞的兴奋主要决定于 Na^+ 内流,而 Na^+ 内流又决定于快钠通道的状态,快钠通道只有处于备用状态时,才具有兴奋性。心肌细胞兴奋性的高低与静息电位(或自律细胞的最大复极电位)水平及阈电位水平有关。静息电位的绝对值增大,则与阈电位的距离增大,引起兴奋所需的刺激阈值增大,表现为兴奋性降低,反之,静息电位的绝对值减小,则与阈电位的距离减小,引起兴奋所需要的刺激阈值减小,表现为兴奋性升高。

心肌细胞发生一次兴奋时,其动作电位从 0 期至 3 期中膜电位复极达到 -55mV 这一段时间内再给以任何强度的刺激都不会发生反应,此期称为**绝对不应期** absolute refractory period,ARP。在绝对不应期后,膜电位复极化由 -55mV 到 -60mV 这一段时期内,如果给予足够强度的刺激,肌膜可产生局部兴奋反应,但并不引起扩播性兴奋(动作电位),称为**局部反应期** local response period。因此心肌细胞的动作电位 0 期开始到 3 期复极至 -60mV 这段时期称为**有效不应期** effective refractory period,ERP。有效不应期完毕,膜电位从 -60mV 复极至 -80mV 这一段时间内,给以阈刺激,心肌仍不能引起兴奋反应,但用阈上刺激时,则可引起扩播性兴奋,这段时间称为**相对不应期** relative refractory period,RRP。相对不应期后,心肌细胞继续复极化,膜内电位由 -80mV 复极到 -90mV 这一段时期内,用阈下刺激,心肌即能引起兴奋,表明此期兴奋性高于正常,故称为**超常期** supranormal period,SNP。超常期后复极完毕膜电位恢复正常静息水平,兴奋性也恢复正常(图11-4)。

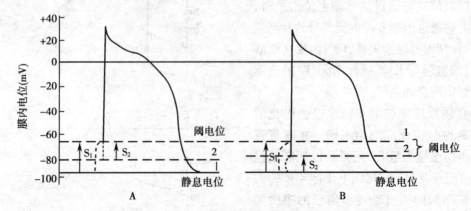

图 11-4 兴奋性的决定因素

A. 膜内电位水平的影响:静息电位 1 的阈刺激 S_1 大于静息电位 2 的阈刺激 S_2;B. 阈电位水平的影响:阈电位 1 的阈刺激 S_1 大于阈电位 2 的阈刺激 S_2

可兴奋细胞在发生一次兴奋过程中,兴奋性会发生周期性变化,但心肌细胞与神经肌肉组织不同的是,心肌细胞的兴奋性特点为有效不应期特别长。如以心肌机械收缩作为指标观察心肌细胞的不应期可发现,在心肌收缩开始至舒张早期,给以电刺激都不会发生反应,只有在舒张早期之后用强刺激才能引起兴奋和收缩。故心肌细胞的有效不应期相当于心肌细胞的整个收缩期及舒张早期。这一特点使心肌不会像骨骼肌那样产生完全强直收缩而始终是收缩和舒张交替进行,这对心脏泵血功能具有重要意义。在心肌舒张早期以后给以较强的刺激所引起的收缩称为**期前收缩** premature systole。心肌出现期前收缩后往往出现一段较长的舒张期称为**代偿性间歇** compensatory pause(图 11-5)。

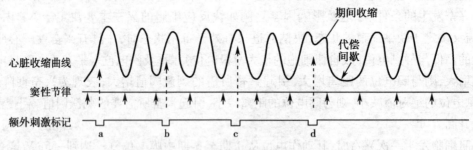

图 11-5 期前收缩与代偿间歇

额外刺激 a、b、c 落在有效不应期内,不引起反应;额外刺激 d 落在相对不应期内,引起期前收缩和代偿性间歇

代偿间歇产生的原因,是由于在整体心脏活动过程中从窦房结传来的兴奋刚好落在心肌期前收缩的有效不应期内,因而必须等到再下一次窦房结的兴奋传来才能引起兴奋和收缩,而减少一次搏动。

（二）自动节律性

1. 心肌自动节律性及窦房结在心脏活动中的作用 在没有外来刺激的条件下,组织细胞能够自动地发生节律性兴奋的特性称为**自动节律性**autorhythmicity 简称自律性。特殊传导系统各部分的自动节律性高低不同,可用发生兴奋的频率来衡量,其中以窦房结细胞自律性最高(每分钟约 100 次),其次为房室交界(每分钟为 40~60 次),心室末梢浦肯野纤维自律性最低(每分钟为 20~40 次)。在正常情况下,由于窦房结的自动节律性最高,而特殊传导系统其他部位的自动节律性比较低,因此窦房结总是在其他自律组织尚未发生兴奋之前首先发生兴奋。窦房结发生的兴奋向外扩布,依次激动心房肌、房室交界、房室束、心室内传导组织和心室肌引起整个心脏兴奋和收缩。可见窦房结是主导整个心脏兴奋的部位,故称之为**正常起搏点**normal pacemaker,或正常起步点。由窦房结所控制的心律称为窦性心律。人体安静状态时窦房结的自动节律性活动受迷走神经的抑制作用,因而正常心率仅为 60~80 次/分。正常情况下其他部位的自律细胞都受窦房结的控制,并不表现出它们的自动节律性,它们只是起着兴奋传导作用,称之为**潜在起搏点**。在异常情况下,如窦房结以外的特殊传导组织自律性升高或窦房结的兴奋传导阻滞而不能控制其他自律组织,这些自律组织也可能发生自律性兴奋而控制心脏的活动,这些异常的起搏点称之为**异位起搏点**ectopic pacemaker,由异位起搏点兴奋所引起心脏节律性跳动称之为异位节律。

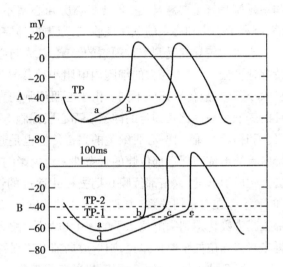

图 11-6 影响自律性产生的因素

A. 起搏电位斜率由 a 减少到 b 时,自律性降低;B. 最大复极电位水平由 a 达到 d,或阈电位由 TP-1 升到 TP-2 时,自律性均降低 TP:阈电位

2. 自律性产生的原因及影响因素 前面已经提到自律细胞的自动兴奋是细胞膜在 4 期自动缓慢去极化使膜电位从最大复极电位达到阈电位水平从而爆发全面去极化所引起的。因此自律性的高低与 4 期自动去极化速度、最大复极电位及阈电位的高低有关(图 11-6)。

(1) 4 期自动去极化速度:4 期自动去极化速度加快,则从最大复极电位达到阈电位所需的时间缩短,单位时间内发生的兴奋次数增多,自律性高。反之则自律性下降。在传导系统中窦房结 P 细胞的 4 期去极化速度最快,故自律性最高。

(2) 最大复极电位水平:最大复极电位绝对值减少,则其与阈电位之间的差距减少,自动去极化达到阈电位水平所需时间缩短,自律性升高;反之则自律性降低。最大复极化电位水平的高低受 3 期 K^+ 外流的影响。K^+ 外流多则最大复极电位绝对值增大,自律性降低。反之,则自律性升高。

(3) 阈电位水平:阈电位上移,则它与最大复极电位之间的差距增大,自动去极达阈电位的时间延长,故自律性降低,反之则自律性升高。阈电位水平的变化不常见,故它不是影响自律性的主要因素。

(三)传导性

心肌和神经、肌肉组织一样也具有传导性。由于心肌是一种功能合胞体,故心脏任何部位产生的兴奋不但可以沿整个细胞膜传布,而且可以通过闰盘传布到另一个心肌细胞,从而引起整块心肌的兴奋和收缩。在正常情况下,窦房结发生的兴奋可直接通过心房肌传到整个左、右心房引起心房收缩,同时,窦房结的兴奋通过心房肌,尤其是沿着心房肌细胞组成的"优势传导通路"迅速传到房室交界区,然后通过房室束经左、右束支传至浦肯野纤维,引起心室肌兴奋,再经心室肌将兴奋由内膜侧向外膜侧扩布而引起整个心室肌的兴奋。

由于各种心肌细胞的传导性高低不同,故心肌各部的传导速度不同,如浦肯野纤维的传导速度可达4m/s。心房肌、心室肌的传导速度较慢(心房肌约为0.4m/s,心室肌约为1m/s),房室交界的传导速度很慢,其中结区的传导速度最慢,仅为0.02m/s。由于房室交界的传导速度最慢,故兴奋由心房通过房室交界产生延搁(约为0.13s),称**房-室延搁** atrioventricular delay。房室延搁具有重要意义,它可以使心房和心室不会同时收缩,保证心房收缩完毕后心室才收缩,有利于心房和心室的顺序性收缩,以更好地完成心脏的泵功能。

心肌的传导性受到多种因素的影响,首先与心肌纤维直径有关,直径小的细胞内电阻大故传导速度慢,反之直径大的细胞内电阻小故传导速度快。房室交界区细胞和浦肯野细胞的直径大小不同,故传导速度不同。由于心肌细胞的直径不会发生突然明显的改变,因此它对传导性的影响是一个比较固定的因素。而心肌细胞电生理特性的改变对传导性的影响具有重要意义。和神经纤维一样,心肌细胞的兴奋传播也是通过形成局部电流而实现的。因此,可以从局部电流的形成与邻近部位膜的兴奋性来讨论影响传导性的因素。局部电流是兴奋部位膜0期去极化所引起的,兴奋部位膜0期去极化速度的快慢和振幅的大小,对局部电流形成的快、慢和大、小存在着密切关系。0期去极化的速度快,局部电流的形成速度也快,则促使邻近未兴奋部位膜去极化达到阈电位水平的速度也加快,故兴奋传导快。0期去极幅度大,兴奋部位和邻近未兴奋部位的膜电位差大,则形成局部电流强,兴奋传导也加快。反之则传导速度慢。

心肌0期去极化速度和幅度与兴奋前膜静息电位的水平有关。如在不同静息电位下测量兴奋时的0期去极化的最大速度(V/s),以静息电位作横坐标,0期最大去极化速度为纵坐标作图,则可绘出膜反应曲线(图11-7)。从曲线上可见在一定范围内膜静息电位愈大,0期去极化上升速度愈大;反之则相反。静息电位水平与0期去极化速度的这种相关性,是由于不同膜电位水平与膜上离子(Na⁺)通道的状态有关,膜电位负值大,快Na⁺通道开放得多,进入膜内

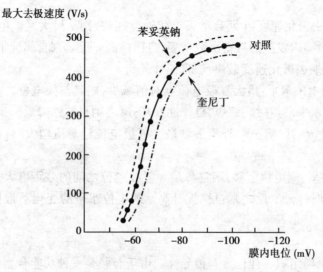

图11-7　膜反应曲线

Na^+多而快,故 0 期去极化的速度快幅度大。某些药物可以影响离子在膜内外的转运,故可影响膜反应曲线,如苯妥英钠可提高膜反应性(促 Na^+ 内流),使膜反应曲线左上移,加快 0 期去极化速度,从而加快兴奋的传导。奎尼丁能降低膜反应性(阻 Na^+ 内流),使膜反应曲线右下移,减慢 0 期去极化速度,从而减慢兴奋的传导。两药皆有抗心律失常作用。

由于兴奋的传导是细胞膜依次兴奋的过程,所以邻近未兴奋部位的兴奋性对兴奋的传导也有重要关系。如未兴奋部位兴奋性低,如处于有效不应期,则导致传导阻滞,如落在相对不应期内,则可出现 0 期上升缓慢、幅度小的动作电位。因而传导速度慢。

(四)收缩性

心肌在肌膜动作电位的触发下,发生收缩的特性称为**收缩性**。心肌收缩的原理基本上同骨骼肌,即先出现电位变化,通过兴奋-收缩耦联引起肌丝滑行,造成整个肌细胞收缩。与骨骼肌收缩的不同点是心肌细胞的肌浆网很不发达,容积较小,其中钙的贮存量比骨骼肌少,因此细胞外液中钙浓度对心肌收缩力的影响较大。

正常情况下,窦房结发生的兴奋几乎同时到达左右心房各部,故全部心房肌收缩是同步的。心房收缩后,由房室束传至左右心室肌的兴奋也几乎同时到达左右心室各部,因此左右心室的收缩也是同步的。心肌同步收缩对心脏完成泵血功能是非常重要的,如果心肌不能产生同步收缩而各自收缩与舒张则形成纤维性颤动(纤颤),按其发生部位不同,可分为心房纤颤和心室纤颤,后者使心室立即丧失泵血功能。

(五)离子对心肌生理特性的影响

多种理化因素都可以影响心肌的生理特性,如温度升高可引起心率加快、温度下降可引起心率减慢。pH 偏低可引起心肌收缩力减弱;pH 偏高则心肌收缩力增强而舒张不完全。在影响心肌活动的各种理化因素中以 K^+、Ca^{2+}、Na^+ 的影响最重要。当血液中 K^+ 浓度过高时(高于 5.5mmol/L),心肌(特别是快反应细胞)的兴奋性、自律性、传导性、收缩性都下降,表现为收缩力减弱,心动过缓和传导阻滞,严重时心搏可停止(停止于舒张期)。血浆中 K^+ 浓度过低时则可引起心肌兴奋性增加,传导性下降,超常期延长。这些生理特性的异常是 K^+ 易于出现心律失常的原因。

血钙浓度升高时,心肌收缩力加强,离体实验证明,灌流液中 Ca^{2+} 浓度过高,心跳停止于收缩状态。血中 Ca^{2+} 浓度下降则心肌收缩力减弱。血中 Ca^{2+} 浓度升高对心肌收缩性的影响机制是由于 Ca^{2+} 内流加速,每一动作电位期间进入细胞内的 Ca^{2+} 增快、增多,心肌收缩因而增强。

细胞外液中 Na^+ 浓度的轻微变化,对心肌影响不明显。只有当细胞外液中 Na^+ 浓度发生非常明显的变化时,才会影响心肌的生理特性。当细胞外液中 Na^+ 明显升高时,快反应自律细胞的自律性和传导性升高、收缩性下降。这是由于快反应自律细胞 4 期、0 期 Na^+ 内流增加所致,同时 Na^+ 内流的增加,将促进心肌细胞内 Ca^{2+} 的外流,进而心肌细胞内 Ca^{2+} 浓度降低,故心肌收缩减弱。

三、心脏的泵血功能

心脏是血液循环的动力装置,在整个生命过程中不停地进行收缩与舒张相交替的活动,舒张时吸引压力较低的静脉血返回心脏,收缩时为血液射入压力较高的动脉提供能量,推动血液沿单一方向循环流动。心脏的这种活动形式与水泵相似,故心脏的基本功能称为泵血功能。

（一）心动周期

心脏每收缩和舒张一次,称为一个**心动周期** cardiac cycle,即一次心跳。每分钟心跳的次数称为**心率** heart rate。正常成人安静时的心率为 60～100 次/分,平均约 75 次/分。

在一个心动周期中,心房和心室的活动按一定先后顺序进行,左右心房的活动是同步的,左右心室的活动也是同步的,但心房与心室的活动不是同步的。以成人心率 75 次/分计算,每个心动周期平均 0.8s。在心房的心动周期中收缩 0.1s,舒张 0.7s;在心室的心动周期中心室收缩 0.3s,舒张 0.5s。由于推动血液流动主要依靠心室的舒缩活动,故临床一般讲的心动周期是指心室的心动周期,常把心室的收缩期和舒张期作为心的收缩期和舒张期,简称心缩和心舒期(图 11-8)。

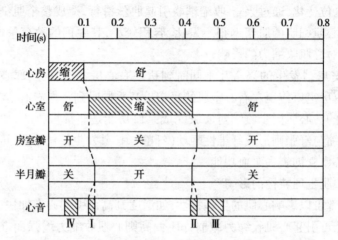

图 11-8　心动周期中心房和心室活动的顺序和时间关系

（二）心脏的泵血过程

左、右心室的泵血过程相似,而且几乎同时进行。现以左心室为例,说明一个心动周期中心室射血和充盈的过程(图 11-9),以便了解心脏泵血的机制。

1. 心室收缩期包括等容收缩期和射血期,后者又分为快速射血期和减慢射血期。

（1）等容收缩期:心室收缩前,心房处于收缩期,心室处于舒张状态,心室内压低于心房压和主动脉压,房室瓣打开,半月瓣关闭,血液经心房流入心室。心室收缩(心房已舒张),室内压升高,当室内压超过房内压时,心室内血液产生由心室向心房反流的倾向,正好推动房室瓣关闭,阻止血液流入心房。此时,室内压尚低于主动脉压,半月瓣仍处于关闭状态,心室成为一个封闭腔。由于血液是不可压缩的液体,此时心室肌的强烈收缩导致心室内压急剧升高,但心室容积未变,故称为**等容收缩期**,持续 0.05s。

（2）快速射血期:等容收缩期间当室内压升高超过主动脉压时,半月瓣被冲开,血液快速射入主动脉,射血量占整个射血期总射血量的 2/3,流速也很快,心室容积明显缩小,室内压继续上升达峰值,故称之为**快速射血期**,历时 0.10s。

（3）减慢射血期:快速射血期后,由于大量血液由心室进入主动脉,使主动脉压相应增高,心室内压开始下降,射血速度也逐渐变慢。称为**减慢射血期**,占时 0.15s。此时,心室内压已等于或略低于主动脉压,但心室内的血液由于受到心室肌收缩的作用而具有较高的动能,依其惯性动力而逆着压力梯度继续向动脉射血,到此期末心室容积减少到最小值,称为心室收缩末期

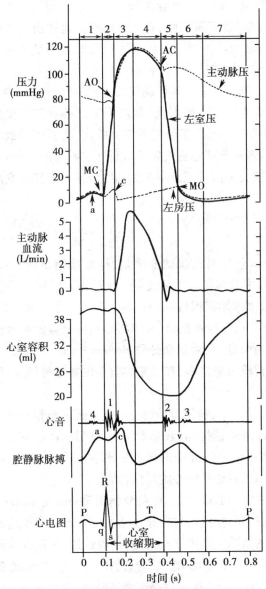

图 11-9　心脏(左心)心动周期各时期中心房、心室、主动脉压力变化和瓣膜活动

1. 心房收缩期；2. 等容收缩期；3. 快速射血期；4. 减慢射血期；5. 等容舒张期；6. 快速充盈期；7. 减慢充盈期；AO和AC分别表示主动脉开启和关闭，MO和MC分别表示二尖瓣开启和关闭

容量，约为50ml。

2. 心室舒张期包括等容舒张期和充盈期，后者又分为快速充盈期、减慢充盈期和房缩充盈期。

(1) 等容舒张期：心室肌开始舒张，室内压降低，明显低于主动脉压，主动脉内血液向心室方向反流，推动半月瓣关闭。此时，室内压仍明显高于房内压，房室瓣仍然关闭，心室又成为封闭腔。心室内压急剧下降，但其容积不变，称为**等容舒张期**。历时0.06~0.08s。

(2) 快速充盈期：心室继续舒张，室内压继续降低，当室内压降到低于房内压时，房室瓣被血液冲开，心房内血液顺着房室压力梯度被心室"抽吸"快速进入心室，心室容积随之增大。故称之为**快速充盈期**，历时0.11s。此期进入心室内血量约为充盈期总充盈量的2/3。在此期内，心房、心室同时处于舒张状态，房、室内压接近于零，低于静脉压，静脉血也将经心房注入心室。

(3) 减慢充盈期：快速充盈期后，随着心室内血液不断增多，房、室和大静脉之间的压力梯度逐渐减小，血液以较缓慢的速度继续流入心室，心室容积进一步增大，称**减慢充盈期**，历时0.22s。

(4) 心房收缩期：在充盈期的最后0.1s，心房开始收缩，房内压稍上升，进一步推动心房血液进入心室，使心室进一步充盈，称**心房收缩期**，心室的充盈量可再增加10%~30%。此期末心室容量达到最大，称为心室舒张末期容量，为120~130ml。

综上所述，由于心房与心室的舒缩活动，导致心房与心室内压力变化，从而推动瓣膜的闭启及血液的流动。

(三) 心音

心音 heart sound 是心动周期中，心肌收缩、瓣膜开闭、血液流动等因素引起的机械振动所产生的声音。用听诊器放在胸壁某些部位即可听到。多数情况下在一个心动周期中只能听到两个心音，分别称为第一、第二心音。某些健康儿童和青年可以有第三心音，40岁以上的人也可能出现第四心音。

1. 第一心音　出现在心缩期,是心室开始收缩的标志。其音调较低、持续时间较长,约为0.12~0.14s。产生第一心音的原因有心室肌收缩、房室瓣关闭、心室射血的血流冲击主动脉根部以及大血管扩张形成的血液涡流所引起的振动。其中房室瓣关闭引起的振动是主要原因。它的强弱可反映心室肌收缩力的强弱以及房室瓣的功能状况。

2. 第二心音　出现在心舒期,是心室开始舒张的标志。其音调较高、持续时间较短,约为0.08~0.10s。心室舒张时引起主动脉瓣和肺动脉瓣关闭的振动,是产生第二心音的主要原因。它的强弱可反映动脉压的高低和动脉瓣的功能状况。多种先天性心脏病、心肌病变或心瓣膜开闭发生障碍等,均可出现心杂音。心脏杂音对某些心脏疾病的诊断有重要意义。

用心音图机将心动周期中心的机械振动转换成电信号记录下来的曲线便是心音图。它对某些心脏疾病的诊断亦具重要意义。

（四）衡量心脏泵血功能的指标

1. 心脏的输出量

（1）每搏输出量和射血分数:一侧心室每次收缩时射出的血液量,称**每搏输出量** stroke volume,简称搏出量。通常左、右两心室的搏出量大致相等。正常成年人在安静状态下,左心室舒张末期容积(end-diastolic volume)约125ml,**收缩末期容积**(end-systolic volume)约55ml,二者之差即为搏出量,约70ml(60~80ml)。可见,心室在每次射血时,并未将心室内充盈的血液全部射出。每搏输出量与心室舒张末期的容积的百分比,称为**射血分数** ejection fraction。射血分数与心肌的收缩力有关,心肌收缩力越强,则每搏输出量越多,在心室内留下的血量将越少,射血分数也越大。

健康成年人,射血分数为55%~65%。正常情况下,搏出量始终与心室舒张末期容积成正比,即当心室舒张末期容积增加时,搏出量也相应增加,射血分数基本不变。但是,在心室异常扩大,心功能减退时,搏出量可能正常,但与增大了的心室舒张末期容积比不相适应,所以,射血分数减小。因此,与搏出量相比,射血分数能更准确地反映心脏泵血功能。

（2）每分输出量和心指数:一侧心室每分钟射出的血液量,称**每分输出量** minute volume,简称心排出量,等于搏出量与心率的乘积。左、右两心室的心排出量基本相等。通常所说的心排出量是指左心室的输出量。心排出量与机体的新陈代谢水平相适应,可因性别、年龄及其他生理情况不同而不同。健康成年男性静息状态下,心率平均75次/分,搏出量约为70ml,心排出量为5L/min左右,女性比男性约低10%,青年时期的心排出量高于老年时期,剧烈运动时可高达25~35L/min,麻醉状态下可下降到2.5L/min。

心排出量是以个体为单位计算的,不同个体之间心排出量也有差别。人在安静时的心输出量并不与体重成正比,而是与体表面积成正比。以单位体表面积(m^2)计算的心输出量称为**心指数** cardiac index。安静和空腹情况下的心指数,称为静息心指数。中等身材的成年人体表面积为1.6~1.7m^2,安静和空腹情况下心排出量为5~6L/min,其心指数为3.0~3.5L/(min·m^2)。年龄在10岁左右时,静息心指数最大,可达4L/(min·m^2),以后随年龄增长而逐渐下降,肌肉运动、妊娠、情绪激动和进食等生理条件下心指数有不同程度增高。

2. 心脏做功　心脏的收缩是血液循环的动力来源。心脏在泵血过程中所做的功,为血液在血管中运行提供能量。心室收缩一次所做的功,称为**每搏功**,简称搏功。

心脏收缩所做的功和释放的能量,一方面将血液由心室射入动脉,并产生一定高度的动脉压(即转化为压强能);另一方面使血液以一定的速度向前流动(即转化为血液的动能)。

由于在静息状态下,血液的动能所占比例很小,仅占 1% ,可忽略不计,因此每搏功等于搏出量与左心室射血压力的乘积;而左心室射血压力接近于主动脉的平均压力,所以,每搏功等于搏出量乘以平均主动脉压。通常又可用平均动脉压代替平均主动脉压,这样,搏功近似等于搏出量与平均动脉压的乘积。心脏的每分功等于搏功与心率的乘积。右心室搏出量与左心室相等,但肺动脉平均压仅为主动脉平均压的 1/6 左右,故右心室做功量也只有左心室的 1/6。

心排出量相同的心脏不等于它们的做功量相等,其中动脉压的高低有重要影响。例如动脉压较高,心脏射出同样多的血液,就必须加强收缩,做功量就要大;如果此时心肌收缩的强度不变,搏出量将会减少。反之,动脉压较低,做功量就会少;如果此时心肌收缩强度不变,心排出量将会增加。所以,用心脏做功量作为评价心脏射血功能的指标要比单纯用心排出量更全面和更有意义。

(五)心脏泵血功能的调节

心脏的主要功能是射出血液以适应机体代谢的需要。因此,调节心排出量,使之适应机体需要,具有重要意义。下面重点讨论控制和影响心排出量的主要因素。决定心排出量的因素为每搏输出量和心率,因此,凡能影响搏出量和心率的因素都可影响心排出量。

1. 每搏输出量的调节 前面已经提到在心室肌收缩期内(引起心室内压升高),当心室内压升高到超过大动脉压时,血液才能冲开动脉瓣射入大动脉内,心肌纤维缩短,心室容积缩小。由此可见,在心率恒定情况下,心室的射血量既取决于心肌纤维缩短的程度和速度,也取决于心室肌产生张力(表现为心室内对血液的压力)的程度和速度。也就是说,心肌收缩强,速度愈快,射出的血量就愈多;反之则减少。根据大量的实验研究资料分析,对搏出量的调节可归纳为由心肌纤维初长度改变引起的异长自身调节和由心肌收缩性能改变引起的等长自身调节两种主要方式。此外,心肌细胞的后负荷也影响搏出量。

(1)前负荷:心室肌收缩前所承受的负荷,称为**前负荷**preload。前负荷可使肌肉在收缩前处于一定的初长度,对中空球形的心脏来说,心室肌的初长度决定于心室舒张末期的血液充盈量,也就是心室舒张期末容积。可见,心室舒张末期容积相当于心室的前负荷。由于测量心室内压比测定心室容积方便,且心室舒张末期容积与心室舒张末期压力在一定范围内具有良好的相关性,故常用心室舒张末期压力来反映前负荷。

与骨骼肌相似,心肌的初长度对心肌的收缩力具有重要影响。一定范围内,回心血量越多,心室舒张末期充盈量就越大,心肌受牵拉也越强,使心肌初长度也越长,则心室肌收缩力也越强,搏出量也越多;反之,搏出量则减少。这种通过改变心肌初长度而引起心肌收缩力改变的调节,称为**异长自身调节**,是一种不依赖于神经、体液因素的心脏自身调节,其生理意义在于对搏出量进行精细的调节。

通常将大动脉压称为后负荷。在维持后负荷于恒定水平,逐渐增加静脉回心血量,通过增加心室充盈量以增加前负荷,分析初长度改变对搏出量的影响,绘制两者关系的曲线为心室功能曲线(图 11-10)。从曲线可看出,当心室内充盈压由 0.67 增到 2.0kPa 这个范围内,心搏出量随前负荷的增加而增加;当心室内压由 2.0 增到 2.67kPa 范围内,搏出量无明显变化;当心室内充盈压超过 2.67kPa,搏出量不变或略微下降。

异长自身调节的发生机制,在于初长度的改变。在一定范围内,增大前负荷,改变心肌纤维初长,可增加搏出量,但前负荷的增大超过一定限度时,则不能再增加搏出量或有轻度下倾,但并不出现明显的降支。能使心室肌产生最强收缩张力的前负荷或初长,称为**最适前负荷**或

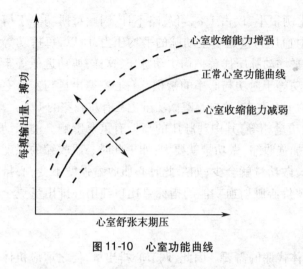

图 11-10 心室功能曲线

最适初长。最适初长引起心肌收缩张力增大的原因是:心肌处于最适初长时,其肌节长度为 $2.0 \sim 2.2\mu m$,这种长度是粗肌丝与细肌丝处于最佳重叠状态的肌节长度。因此,可激活的横桥数目相应增多,收缩强度增加。如果继续增加前负荷,心肌细胞可被进一步拉长,肌节的长度可超过 $2.2\mu m$,则粗细肌丝重叠程度明显减少,横桥联结的数目也相应减少,故收缩能力下降。但是,心肌细胞肌节的伸展长度不会超过 $2.25 \sim 2.3\mu m$,故心肌收缩力不会明显下降。心肌的这种对抗过度延伸的特性,对心脏泵血功能具有重要意义。只有在慢性扩张的病理心脏,心肌组织已发生病变,增加前负荷可出现搏出量的下降。在正常情况下,异长自身调节的主要作用是对搏出量进行精细调节。

(2)心肌收缩能力:机体在进行体力活动或体育锻炼时,搏出量有明显增加,而此时心室舒张末期容积不一定增大,甚至可能减小。说明此时搏出量的增加不是由于增长心肌初长所引起的。实验观察表明,搏出量的增加是由于心肌收缩能力增加所致。这种通过心肌收缩能力的改变而不是初长度改变,来影响心肌收缩的强度和速度,使心脏搏出量和搏功发生相应改变的调节,称为等长自身调节。心肌收缩能力与心肌细胞兴奋-收缩耦联各环节及肌凝蛋白的 ATP 酶活性等有关,凡能影响这些环节的因素都能改变心肌收缩能力。例如,支配心脏的交感神经兴奋时,可以引起心肌收缩能力加强。其机制是交感神经节后纤维末梢释放的去甲肾上腺素能激活心肌膜上 β_1 肾上腺素能受体,引起胞质 cAMP 水平升高,使肌膜和肌浆网 Ca^{2+} 通道开放程度增加,导致胞质 Ca^{2+} 浓度升高,从而导致心肌收缩能力增强。

(3)后负荷:搏出量除受前负荷影响外,还受后负荷的影响,所谓后负荷即指心室收缩开始后遇到的负荷。心室肌的后负荷主要指大动脉血压。动脉压的变化将影响心室肌的收缩过程,从而影响搏出量。在心率、心肌初长和收缩能力不变的情况下,如果动脉压增高,则射血期心室肌纤维缩短的程度和速度均减少,搏出量因而减少。在正常情况下,如果动脉压增高所引起的搏出量减少,又可继发性地引起异长自身调节,增加了心肌收缩能力,使搏出量恢复到正常水平。但也应看到,如果动脉压持续在较高的水平(如高血压病),心室肌将因长期处于收缩加强状态而逐渐肥厚,随后发生病理改变而导致泵血功能减退,严重时可出现心力衰竭。

2. 心率及其对心排出量的影响 正常成年人在安静状态下,心率平均每分钟约为 75 次(生理变动范围在 $60 \sim 100$ 次之间)。在病理情况下,心率可加快或减慢。发热时心率加快,一般体温增加 $1℃$,心率每分钟约增加 $12 \sim 20$ 次。

心排出量等于搏出量乘以心率。因此在一定范围内,心率增加可使心排出量增多。但如果心率超过 $170 \sim 180$ 次/分钟,则反而引起心排出量减少。这是由于心舒期缩短,回心血量减少所致。反之当心率过慢(每分钟少于 40 次),心排出量也减少。这是由于心舒期过长,心室充盈已接近限度,再延长心舒时间也不能相应增加搏出量,由于心率低,故心排出量减少。

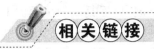

相关链接

心脏的内分泌功能

自从 William Harvey 于 1628 年建立了血液循环系统学说三百多年来,心脏一直被认为仅仅是一个循环系统的动力器官,是一个单纯的"血泵"。20 世纪 80 年代初,科学家们成功地从大鼠和人的心房中发现了一种具有强大利尿利钠作用的物质——心房钠尿肽后,证实心脏还是一个内分泌器官。

对心房钠尿肽的研究可以追溯到 20 世纪 50 年代。早在 1956 年,就发现豚鼠心房肌细胞中含有一些特殊颗粒,但对其化学性质不了解。1964 年,证实这些颗粒与内分泌细胞所含激素分泌颗粒十分相似。1979 年,发现心房内这类颗粒密度与动物水盐摄入情况有关,禁水忌钠大鼠的心房细胞内这种颗粒增加,向大鼠静脉注射心房提取物则引起明显利尿排钠效应。1984 年,分别从 5000 只大鼠和 40g 人心房组织中提取、分离、纯化出心房钠尿肽。目前,心房钠尿肽已能人工合成,并用于临床。

四、体表心电图

在每个心动周期中,由窦房结发出的兴奋依次传向心房和心室,伴随兴奋产生和传播的电变化可通过周围组织传到全身。

(一)心电图

将心电图机测量电极放置在人体体表一定部位记录出来的心电变化的波形,称为**体表心电图**。它是反映心兴奋产生、传导和恢复过程的电位变化。心电图检查是临床常用的器械检查方法之一,对心血管疾病的诊断具有重要意义。需要指出的是,心电图上每个心动周期中心兴奋时的电位变化曲线与单个心肌细胞兴奋时的电位变化曲线有显著差异(图 11-11)。

(二)心电图的各波及意义

不同导联所记录的心电图,在波形上各有特点,但典型的心电图(一般以标准 Ⅱ 导联记录的心电图为代表)有 P、Q、R、S、T 五个波组成(图 11-12)。

P 波 反映左右两心房兴奋时去极化产生的电变化。P 波时间一般不超过 0.11s,波幅不超过 0.25mV。P 波振幅增高是心房(尤其是右心房)肥大的表现。P 波时限增长是心房(尤其是左心房)肥大或心房内传导阻滞的表现。

QRS 波群 代表左右两心室去极化过程的电位变化。典型的 QRS 波群,包括三个紧密相连的电位波动。

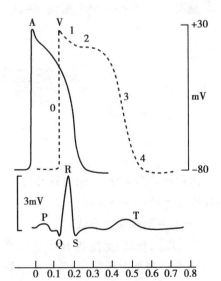

图 11-11 心肌细胞电变化曲线与常规心电图的比较

A. 心房肌细胞电变化;V. 心室肌细胞电变化

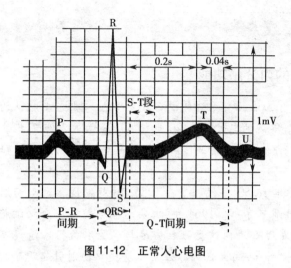

图 11-12　正常人心电图

第一个向下的 Q 波,以后是高而尖峭向上的 R 波,最后是一个向下的 S 波。QRS 波群历时 0.06 ~ 0.1s,也即代表心室肌兴奋扩布所需的时间。如测得 QRS 波群各波的振幅超过正常范围,多是心室肥厚的表现。如 QRS 时限延长,则反映心室内传导阻滞。

T 波　代表左右两心室复极过程中的电位变化。一般 T 波与 QRS 波群的主波同一方向,意味着心室后兴奋的部位先复极,而先兴奋的部位则后复极。T 波幅度约为 0.1 ~ 0.8mV。T 波历时 0.05 ~ 0.25s。如 T 波低于 R 波的1/10,波形平坦,双向或倒置,常为心肌缺血、炎症、电解质失调或药物引起的心肌损伤的表现。

PR 间期(或 PQ 间期)　是指从 P 波起点到 QRS 波起点之间的时程。它代表兴奋从心房传至心室所需要的时间,一般为 0.12 ~ 0.20s。PR 间期延长是房室传导阻滞或心房传导阻滞的表现。

QT 间期　从 QRS 波起点到 T 波终点的时程,代表心室开始去极化到完全复极的时间。其时程与心率有关系。正常人心率为 75 次/分时,QT 间期小于0.4s。QT 期间延长常见于慢性心肌缺血和电解质代谢紊乱。

ST 段　指从 QRS 波群终了到 T 波起点之间的线段,正常时,它与基线平齐,若 ST 段偏离一定范围,则表示心肌具有损伤、缺血、急性心肌梗死等病变。

第二节　血 管 生 理

一、血管的种类与结构

血管可分为动脉、毛细血管和静脉三大类。各类血管有自己的结构特点,在血液循环系统中发挥着不同的生理作用。

(一)主动脉和大动脉

管壁厚而坚韧,壁内含有丰富的弹性纤维,因此富有弹性,称为**弹性储器血管** windkessel vessel。它能缓冲血压波动,并能在心舒期继续推动血液流向外周。

(二)小动脉和微动脉

管壁富有平滑肌,收缩性好。通过平滑肌的舒缩活动,可以改变血管的口径而改变血流的阻力。由于小动脉和微动脉中血流速度仍很快,而口径又小,因此血流阻力很大,称为**阻力血管** resistance vessel。

（三）毛细血管

数量极大，口径很细，血流速度极慢，它的管壁薄，只有一层内皮细胞及一薄层基膜，因此通透性好，是血液与组织进行物质交换的部位，故毛细血管又称为交换血管。

（四）静脉血管

与相对应的动脉血管相比，其口径较粗而管壁较薄，因而容量较大，且易扩张。循环系统大约有 60% ~70% 左右的血液在静脉系统中，因此静脉又称为**容量血管** capacitance vessel。静脉管壁有一定量的平滑肌，平滑肌的舒缩活动可改变静脉容量，而静脉容量的改变对循环血量影响很大。

二、血管中的血压与血流

研究血液在血管中流动的物理现象的科学称为**血流动力学**。血流动力学中的最基本的问题是研究血流量、血流阻力与血压之间的关系。血流量、血流阻力与血压三者关系基本上符合流体力学规律，即血流量与血管两端压力差成正比，与血流阻力成反比。

血压 blood pressure 是指血管内的血液对血管壁的侧压力，也就是血液作用于单位血管壁上的压力，习惯上以毫米汞柱（mmHg）为单位，大静脉的血压较低，常以厘米水柱（cmH_2O）为单位，$1.36cmH_2O$ 相当于 1mmHg。国际标准计量单位规定，压强的单位为帕（Pa），1mmHg 相当于 133Pa 或 0.133kPa。血压可分为：动脉压、毛细血管压和静脉压。主动脉中血压最高，正常人主动脉平均压约为 13.3kPa，毛细血管近动脉端约为 4.0kPa，近静脉端约为 1.6kPa，在静脉中逐步降落，至右心房时，血压最低，接近于零。

血流量是指单位时间内流过血管某一截面的血量，也称**容积速度**，其单位通常以每分钟的毫升数或升数表示（L/min）。

血流阻力是指血液流动时，血液与血管壁之间的摩擦阻力以及血液内部的摩擦阻力。血流阻力与血管的长度和血液黏滞度成正比，与血管半径的 4 次方成反比。血液黏滞度主要决定于血液中的红细胞数，红细胞数愈多，则血液黏滞度愈高，一般情况下，血管的长度与血液黏滞度变化不大，故对血流阻力的影响较小。在整个循环系统中，小动脉和微动脉，是形成体循环中血流阻力的主要部位。这些血管也常称为**阻力血管**。

（一）动脉血压及其形成和影响因素

1. 动脉血压的生理意义 　动脉血压一般也常简称血压，它在循环中占有重要地位，能促使血液克服阻力向前流动。如动脉血压过低（低血压），则不能维持血液有效循环，满足不了各器官组织的需要，特别是位置比心脏高的器官，如脑组织等。血压过高（高血压）则增加心脏和血管的负荷，心脏必须加强收缩才能完成射血任务，严重时可引起心室扩大，心排出量减少，使循环功能发生障碍；血压过高还可导致血管破裂，严重时要影响生命。因此动脉血压不能过低也不能过高，维持一定相对稳定的水平，才能完成循环功能。

在心动周期中，心室收缩时，动脉血压升高所达到的最高值称为心缩压或**收缩压** systolic pressure；心室舒张时血压下降，其最低值称为心舒压或**舒张压** diastolic pressure。收缩压与舒张压之差称为**脉压**。通常临床多以肱动脉血压代表动脉血压。人的血压随性别和年龄而异，一般男性略高于女性、老年高于幼年。我国健康青年人血压在安静时的正常值，收缩压为 100 ~120mmHg（13.3 ~16.0kPa），舒张压为 60 ~80mmHg（8.0 ~10.6kPa）。脉压为 30 ~

40mmHg(4.0～5.3kPa)。

理论与实践

动脉血压的测量方法

目前,临床上均用血压计来间接地测量血压。血压计有汞柱式、弹簧式和电子血压计。临床上最常用的是汞柱式血压计。通常血液在血管内流动时并不产生声音,但如在血管外施加压力,使血管受压变窄而形成血液涡流时,则产生声音(血管音)。因此,用压脉带在肘关节上方肱动脉处加压,当压脉带内压超过动脉的收缩压时,动脉血流完全被阻断,此时用听诊器在肱动脉压迫处下方听不到任何声音。如压脉带内压低于收缩压而仍高于舒张压时,则心脏收缩时,动脉内有血流通过,舒张时则无。血液断续通过受压血管狭窄处,形成涡流而发出声音。当压脉带内压等于或小于舒张压时,则血管内的血流不管在心缩期或心舒期均可连续通过,所发出声音的音调突然降低或消失。因此,恰好可以完全阻断血流所必需的最小管外压力(压脉带内压力)相当于收缩压(即第一次发出的声音);在心脏舒张时有少许血流通过,即肱动脉内血流刚由断续变为连续的管外压力(取动脉音的音调突变或消失时的压力值)相当于舒张压。

2. 动脉血压的形成 动脉血压的形成是多种因素相互作用的结果。首先,在心血管的封闭管道中必须有足够的血液充盈,这是形成血压的前提。循环系统中的血液充盈程度可用循环系统平均充盈压(简称为循环系统平均压)来表示。在动物实验中,如果设法使心脏暂时停止搏动,血流暂停,则循环系统中各处的压力很快取得平衡,这时测得循环系统平均压为7mmHg,人的循环平均压也接近在这一数字。在具有足够充盈压的基础上,血压的形成尚需具备三个因素:心脏射血、外周阻力和大动脉弹性。

在正常情况下,心室每次收缩时向主动脉射入约60～80ml血液,由于外周阻力(主要在小动脉和微动脉处),在心室射血期内只有每搏输出量的1/3的血液能从主动脉流向外周,其余2/3被贮存在弹性贮器血管——主动脉和大动脉内,将主动脉和大动脉进一步扩张。故心室收缩时,将一部分能量以弹性势能的形式贮存在血管被拉长的弹性纤维上(图11-13)。

当心室舒张时,半月瓣关闭,射血停止,但此时大动脉的弹性纤维回缩,将在心缩期中贮存的那部分能量重新释放出来,把血管内的血液继续向前推动(图11-13),血压随着血量的逐渐减少而逐渐下降,到下次心脏收缩以前达到最低,即为舒张压。故大动脉的弹性一方面具有缓冲心室射血时对血管壁突然增大的压力,使收缩压不致太高,另一方面,在心脏舒张期能继续推动血液前进,使心室间断的射血变为动脉内的持续血流,同时维持主动脉内血压于一定的数值而不至于过低,大动脉的这种作用称为弹性贮器作用。

3. 动脉血压的影响因素 在维持足够血量的前提

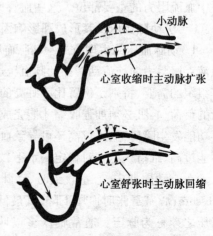

小动脉

心室收缩时主动脉扩张

心室舒张时主动脉回缩

图11-13 主动脉壁弹性对血压及血流的影响

下,上述任何因素的改变都可能影响血压。

（1）每搏输出量:搏出量增大,射入动脉中的血量增多,对管壁的张力加大,使收缩压升高。由于收缩压升高,血流速度就加快,如果外周阻力和心率不变,则大动脉内增多的血量仍可在心舒张期流至外周,到舒张末期,大动脉内存留血量和搏出量增加之前相比,增加并不多,使舒张压升高不多,脉压稍有增大。反之,当搏出量减少时,主要使收缩压降低,脉压减小。可见,在一般情况下,搏出量变化主要影响收缩压。

（2）外周阻力:外周阻力主要指小动脉和微动脉处所形成的阻力。小动脉和微动脉的平滑肌较丰富,收缩性能强,因此小动脉的口径只要发生很小的变化,就可能使血流阻力发生很大的变化。小动脉收缩时,口径小,则阻力大;小动脉舒张时,口径大,则阻力小。如果心排出量不变而外周阻力增加,则心舒期中血流向外周流动的速度减慢,心舒末期留在动脉中的血量增多,则舒张压升高。在心缩期内,由于动脉血压升高使血流速度加快,因此收缩压的升高不如舒张压的升高明显,脉压也就变小。反之,当外周阻力减小时,舒张压的降低比收缩压明显,故脉压加大。在一般情况下,舒张压的高低,主要反映外周阻力的大小。临床上的原发性高血压,常常是由于小动脉痉挛或硬化(口径缩小)所引起。很多降压药物就是通过解除小动脉痉挛,使小动脉口径扩大以降低外周阻力而使血压下降。

（3）心率:在搏出量和外周阻力不变时,心率加快,心舒张期缩短,在此期内流入外周的血液减少,心舒张期末主动脉内存留的血量增多,舒张压升高。由于动脉血压升高可使血流速度加快,因此,在心缩期内可有较多血液流至外周,收缩压升高不如舒张压升高明显,脉压减小。反之,心率减慢,舒张压降低的幅度比收缩压降低的幅度大,故脉压增大。可见,单纯心率变化主要影响舒张压。

（4）主动脉和大动脉的弹性贮器作用:可以缓冲动脉血压的变化幅度,使脉压变小。这种可扩张性和弹性一般在老年以前不可能发生很大的变化。但到老年时,动脉管壁中的弹性纤维发生变性,主动脉和大动脉的口径变大,容量也增大,而其可扩张性则减少,弹性贮器作用减弱。因此老年人动脉血压与青年人的相比较收缩压较高,舒张压较低,脉压增大。

（5）循环血量与血管系统容量:循环血量与血管系统容量相适应才能使血管足够地充盈,产生一定的体循环平均充盈压。机体正常情况下的循环血量和血管容量是相适应的。但在失血时,循环血量减少,此时如果血管系统容量不变,则体循环平均压必然降低,从而使血压下降。在另一种情况下,如果循环血量不变,而血管系统容量增大,如在毛细血管大量开放的情况下,也能造成血压下降。

（二）脉搏

脉搏一般指动脉脉搏。在每一个心动周期中心室的收缩和舒张使主动脉扩张和回缩,这种发生在主动脉根部的搏动波可沿着动脉壁依次向全身各动脉传播,这种有节律的动脉搏动,称为**动脉脉搏**arterial pulse。在手术时暴露动脉可以直接看到这种搏动。用手指也可以摸到身体浅表部位的脉搏。脉搏的强弱与心排出量、动脉的可扩张性和外周阻力有密切关系。因此,脉搏是反映心血管功能的一项重要指标。祖国医学历来十分重视通过切脉来诊断疾病。

（三）静脉血压与血流

1. 静脉的功能　静脉除作为血液回流入心脏的通道外,还具有调节循环血量的功能。由于静脉系统容量很大,且易被扩张,又能收缩,因此静脉也称作容量血管,起着血液贮存库的作用。静脉的收缩或舒张,可调节回心血量和心排出量,以使血液循环可适合机体的需要。

血液经过小动脉及毛细血管时,需要消耗很多能量以克服阻力,因此静脉内血压较低,通常用水柱来表示。正常人平卧时,肘正中静脉压约 $4 \sim 10 cmH_2O$(约等于 $0.4 \sim 0.9 kPa$),近右心房的腔静脉压,则较大气压为低(因受胸腔负压的影响)。静脉压的测定有助于某些疾病的诊断。胸腔大静脉或右心房内的压力称为**中心静脉压**,可以反映整个机体静脉血回流情况,作为临床指导输血输液的速度和量的指标。正常人中心静脉压约为 $4 \sim 12 cmH_2O$($0.5 \sim 1.18 kPa$),当心脏射血功能减弱,如右心衰竭时,右心房压力可高达 $1.7 kPa$。

促进静脉回流的根本因素是静脉起点(小静脉)与止点(腔静脉)之间的压力差。因此,凡能升高小静脉压力或降低腔静脉压力的任何因素都能促进静脉回流,反之则不利于静脉回流。

2. 影响静脉回流的因素

(1) 体循环平均充盈压:血管系统内血液充盈程度越高,静脉回心血量就越多。当血量增加或血管收缩时,体循环平均充盈压升高,静脉回心血量就增多;反之,血量减少或血管舒张时,体循环平均充盈压降低,静脉回心血量就减少。

(2) 心肌收缩力:心肌收缩力愈强,心室排空愈完全,舒张时心室内压力愈低,吸引心房及大静脉内血液回心室愈多。相反,收缩力减弱,不能及时地把回心血液排出去,这就使舒张时心室内压增高,血液大量淤积于心房和大静脉中,致使中心静脉压升高,静脉回流受阻,回心血流量减少,整个静脉系统淤血。

(3) 体位:人在平卧时,全身各静脉大致都与心脏在同一水平面上,对血流影响不大。人体直立时,则由于重力关系,大量血液将滞留于心脏以下的血管中。由于静脉管壁较薄,易于扩张,因此大量血液滞留于静脉中,减少回心血量。长期卧床病人,这种血液滞留现象更为突出,故由平卧(或蹲位)突然直立时,由于大量血液滞留于心脏水平以下的静脉中,回心血量减少,心排出量也随之减少,动脉压骤然下降,可出现眼前发黑(视网膜缺血)、头晕、昏倒(脑缺血)等症状。

(4) 骨骼肌的挤压作用:人体下肢的静脉血液回流很大程度是依靠骨骼肌的收缩和静脉血管中瓣膜的作用而实现的。由于瓣膜的作用,静脉内的血液只能向心脏方向流动而不能倒流。骨骼肌收缩时,挤压其中静脉血流向心脏。骨骼肌舒张时,静脉压下降,有利于血液从毛细血管流入静脉而使静脉充盈。

(5) 呼吸运动:吸气时,使胸膜腔负压更负,大静脉和心房更加扩张,压力也进一步下降,因此有利于外周静脉中的血液回流到心脏。

三、微　循　环

微循环是指微动脉与微静脉之间的血液循环。微循环的基本功能是实现血液与组织间的物质交换。

(一) 微循环的组成与通路

机体器官、组织的功能形态有不同,其微循环结构也有所不同。典型的微循环由微动脉、后微动脉、毛细血管前括约肌、真毛细血管,通血毛细血管(或称直捷通路)、动静脉吻合支和微静脉等部分所组成(图 11-14)。在微动脉与微静脉之间存在着三条血流通路。

1. **直捷通路** thoroughfare channel　血液从微动脉经过后微动脉、通血毛细血管而进入微静脉。通血毛细血管管径一般比真毛细血管稍粗,直捷通路经常处于开放状态,血流速度较快。

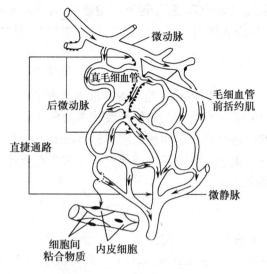

图 11-14　微循环组成模式图

它的主要生理意义在于能使血液迅速通过微循环进入静脉,它在物质交换上意义不大,为非营养性通路。

2. **动-静脉短路** arteriovenous shunt　血液由微动脉经动-静脉吻合支直接流入微静脉。这类通路在皮肤等处分布较多。这条通路血流更为迅速,故血液流经这一通路时几乎完全不进行物质交换。在一般情况下,动-静脉吻合支因血管平滑肌收缩而关闭。当环境温度升高时,动静脉吻合支开放,皮肤血流量增加,使皮肤温度升高,有利于散热。当环境温度降低时,动-静脉吻合支关闭,皮肤血流量减少,有利于保存热量。故动-静脉吻合支有调节体温作用。

3. **迂回通路** circuitous channel　血液由微动脉经过后微动脉、毛细血管前括约肌、真毛细血管进入微静脉,这一通路称为迂回通路。真毛细血管是后微动脉的分支,其分支始端仍有少量平滑肌围绕,称毛细血管前括约肌。真毛细血管互相连接形成网状,穿插于细胞间隙中,真毛细血管管壁薄,通透性大,血流缓慢,是血液和组织液之间进行物质交换的场所,故这一通路又称营养性通路。

（二）微循环的调节

真毛细血管的开放与关闭受后微动脉与毛细血管前括约肌所控制。后微动脉和毛细血管前括约肌收缩时,其后的真毛细血管关闭;舒张时,其后的真毛细血管开放。后微动脉和毛细血管前括约肌的舒缩活动主要受局部代谢产物的调节。代谢产物乳酸、二氧化碳和组胺等促使后微动脉和毛细血管前括约肌舒张;而肾上腺素、去甲肾上腺素和血管紧张素使之收缩。当真毛细血管关闭一段时间后,局部组织中的代谢产物聚积增多,使该处的后微动脉和毛细血管前括约肌舒张而导致真毛细血管开放,血流通畅以运走局部组织中积聚的代谢产物。随后,后微动脉和毛细血管前括约肌又收缩,使真毛细血管又关闭。如此周而复始形成真毛细血管的交替开放关闭。

在安静时,肌肉中的真毛细血管大约只有 20% 开放。在一般情况下,后微动脉和毛细血管前括约肌的这种收缩和舒张的交替大约每分钟 5 ~ 10 次。同一组织不同部位的毛细血管也是交替地开放和关闭的。通过这种调节过程使组织总的血流量与组织的代谢水平相适应。

（三）血液和组织液的物质交换

组织与细胞之间的空间称为组织间隙,其中的液体称为**组织液**,也称细胞间液。组织、细胞通过细胞膜和组织液进行物质交换。组织液与血液之间则通过微循环中毛细血管壁进行物质交换。因此组织液是组织细胞和血液之间的物质交换的中间环节。血液和组织液之间的物质交换主要通过扩散、滤过和重吸收以及吞饮等方式。

四、组织液的形成

组织液存在于组织细胞的间隙中,是血浆通过毛细血管壁滤过而形成,其成分除蛋白质较少外,其他成分基本与血浆相似。组织液是细胞生活的内环境,细胞从其中摄取 O_2 和营养物质,并将 CO_2 和其他代谢产物排入组织液中。药物进入体内后必须经组织液,才能与细胞接触发生其作用。组织液再经重吸收回流入血液。

(一)组织液生成与回流原理

组织液的生成与回流决定于毛细血管压、组织液胶体渗透压、组织液静水压及血浆胶体渗透压四种力量相互作用的结果。在这四种力量中,毛细血管压与组织液胶体渗透压是促进血浆成分透过毛细血管形成组织液的力量,称为**组织液生成压**。而血浆胶体渗透压和组织液静水压则是组织液回流的力量,称为**组织液回流压**。组织液生成压与回流压之差称为**有效滤过压** effective filtration pressure,(EFP),可用下列公式表示:

EFP=(毛细血管血压+组织液胶体渗透压)-(组织液静水压+血浆胶体渗透压)

根据测算,一般情况下,人的毛细血管动脉端的血压平均为 4.0kPa,静脉端的血压为 1.6kPa,血浆胶体渗透压为 3.33kPa,组织液胶体渗透压约为 2.0kPa,组织液静水压约为 1.33kPa。

按上式计算,毛细血管动脉端的有效滤过压力为正值(1.33kPa),故血浆成分由毛细血管动脉端滤出而生成组织液。毛细血管静脉端的有效滤过压为负值(-1.07kPa),故主要在毛细血管静脉端回流入血液,此外,约 10%组织液流入毛细淋巴管形成淋巴液(图 11-15)经淋巴循环而入体循环。

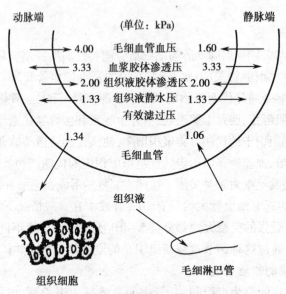

图 11-15 毛细血管、组织间隙和毛细淋巴管之间液体循环示意图

(二)影响组织液生成的因素

组织液不断地生成和不断地回流入血液,保持着动态平衡。如果因为某种原因组织液生成过多或组织液回流障碍,则破坏动态平衡,以至于组织细胞间隙中有过多的液体潴留,称为水肿。水肿可以有局部水肿和全身水肿。影响组织液保持动态平衡的因素主要有以下几种:

毛细血管血压增高或毛细血管通透性增加都可引起组织液生成增多,形成**水肿** edema。例

如,机体某部位发生炎症时,其局部小动脉扩张,由动脉进入毛细血管的血量加大,使毛细血管血压升高,同时毛细血管通透性增大,局部组织液生成增多,炎症部位出现肿胀,是一种局部水肿。又如某一静脉或某一大静脉回流受阻,毛细血管压力也相应增高。组织液生成增多,回流减少,也可形成局部水肿或全身水肿。

淋巴循环是组织液回流的辅助途径之一。淋巴回流障碍,如丝虫病患者局部淋巴管由于病变而阻塞,组织液积聚,出现局部水肿。

血浆胶体渗透压是阻止组织液生成的因素。某些肾脏疾患,因大量蛋白质由尿中排出,或者由于营养障碍,血浆蛋白质减少,血浆胶体渗透压降低,组织液回流压下降,而导致组织液生成增多,出现全身性水肿。

五、淋巴循环和脾脏

组织液(包括由毛细血管透出的蛋白质)经毛细淋巴管吸收成为淋巴液。淋巴液在淋巴系统中的运行称为淋巴循环。

(一)淋巴循环

淋巴循环是血液循环的辅助装置,正常人在安静情况下,每小时约有 120ml 淋巴液进入血液循环,淋巴循环的主要功能如下:

1. 回收蛋白质、运输营养物质、调节体内液体平衡　由于组织液中的蛋白质可透入毛细淋巴管而进入血液,故淋巴液回流的最重要意义是回收蛋白质。每天约有 75～200g 蛋白质由淋巴液带回到血液中,使组织液中的蛋白质能保持较低的水平。淋巴液回流的速度虽然很慢,但一天中回流的淋巴液量大致相等于全身的血浆量,故淋巴液的回流对血浆和组织液之间的平衡起到一定作用。

2. 消除组织中的红细胞、细菌、异物功能　进入组织间隙的红细胞或侵入体内的细菌、异物,由于淋巴毛细管的通透性较大,故可进入淋巴液。淋巴液流经淋巴结时,被淋巴结中的巨噬细胞吞噬。此外,淋巴结尚能产生淋巴细胞和浆细胞,参与免疫反应。故淋巴系统具有防御的功能。

(二)脾

脾是略呈椭圆形暗红色器官,位于胃的左后侧,恰与第 9～11 肋相对。脾的内侧面近中央是脾门,为血管和神经的出入处,脾的表面包以被膜,被膜外面覆盖间皮,被膜中含有弹性纤维和少量平滑肌纤维。脾的实质可分为白髓和红髓两部分。白髓主要由密集的淋巴组织构成,白髓是脾产生淋巴细胞的地方。红髓是位于白髓之间的血窦(脾内毛细血管),血窦的内皮细胞有较强的吞噬能力,可吞噬血液中的细菌、衰老的红细胞和其他异物。脾脏能储血 200ml 左右,当机体急需时(如突然大失血,剧烈运动等),脾的被膜收缩,可将储备的血送入血液循环。因此脾是一个造血、破坏血细胞、滤血和储备血的器官。

第三节　心血管活动的调节

心和血管的活动受神经调节、体液调节和自身调节,使心排出量与各组织器官血流量能适应人体不同状态的需要,并保持动脉血压相对稳定。

一、神经调节

心肌和血管平滑肌受自主神经支配。机体对心血管活动的神经调节是通过各种心血管反射来实现的。

（一）心脏和血管的神经支配

1. 心脏的神经支配 心脏接受心交感神经支配和心迷走神经支配(图 11-16)。

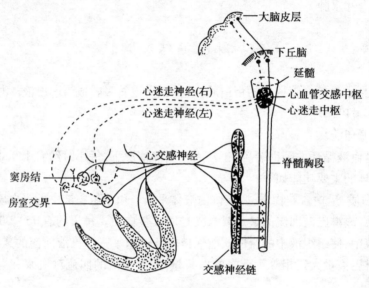

图 11-16 心脏的神经支配

（1）心交感神经及其作用:支配心脏的交感神经通过节后纤维末梢释放去甲肾上腺素,与心肌肾上腺素能 β₁ 受体相结合,可使心率加快,房室传导加快,心肌收缩力加强。这些作用分别称为**正性变时作用**、**正性变传导作用**和**正性变力作用**。交感神经兴奋时通过其释放的去甲肾上腺素发挥作用。

（2）心迷走神经及其作用:迷走神经通过节后纤维末梢释放乙酰胆碱,与心肌 M 型受体相结合,对心脏的作用是使心率减慢,房室传导减慢,心房肌收缩力减弱,即**负性变时作用**、**负性变传导作用**和**负性变力作用**。

总的来说,心交感神经和心迷走神经对心脏的作用是相拮抗的。前者起兴奋作用,后者起抑制作用。兴奋与抑制都是各自在一定紧张性的基础上发生的。由二者相互协调共同控制心脏和血管的正常活动。

2. 血管的神经支配 除毛细血管外,大部分血管只受交感神经缩血管神经的单一支配,少部分血管兼受交感或副交感的舒血管神经支配。

（1）交感缩血管神经:缩血管神经都属于交感神经,其节后纤维末梢释放去甲肾上腺素,作用于血管平滑肌的 α 受体,使血管平滑肌收缩;作用于 β 受体使血管舒张。在既有 α 受体也有 β 受体的血管,因去甲肾上腺素与 α 受体亲和力大于 β 受体亲和力,故去甲肾上腺素主要产生收缩血管效应。体内几乎所有血管都仅接受交感缩血管纤维的单一神经支配。不同部位的血管中,缩血管纤维分布的密度不同。在皮肤血管分布最密,在骨骼肌和内脏血管次之,冠状血管和脑血管中的分布最少。在同一器官中微动脉的密度为最高,而毛细血管前括约肌没有缩血管纤维分布。

安静时,交感神经有持续的神经冲动,使血管平滑肌有一定紧张性而使血管保持一定的收缩状态。节后纤维释放的去甲肾上腺素产生收缩血管的作用就是在这种紧张性的基础上发生的。交感神经兴奋减弱,血管舒张。

(2)舒血管神经:①交感神经兴奋对骨骼肌血管作用,由于去甲肾上腺素先与 α 受体结合,而后与 β 受体结合,结果骨骼肌血管出现先收缩后舒张反应。当用药物阻断上述两种受体后,交感神经兴奋仍能使骨骼肌血管舒张,然而这种效应可被阿托品所阻断,从而证明这部分节后纤维释放的神经递质不是去甲肾上腺素而是乙酰胆碱。此类神经称交感舒血管神经。当机体处于激动状态或肌肉剧烈活动时,交感舒血管神经兴奋引起骨骼肌血管舒张,使肌肉供血充足,以适应剧烈运动的需要。②体内尚有少数器官如脑、唾液腺,胃肠道的消化腺和外生殖器等,它们除受交感神经支配外还受副交感神经支配。副交感神经兴奋可舒张血管,增加器官的血流量,以适应器官功能的需要。但对循环系统总外周阻力影响不大。

（二）心血管中枢

中枢神经系统内与调节心血管活动有关的神经元集中的部位,统称为**心血管中枢** cardiovascular center。分布在脊髓、脑干、下丘脑、小脑和大脑皮质的一定部位。

心血管的基本中枢位于延髓,包括心抑制区、缩血管区、舒血管区和传入神经接替站(孤束核)。

（三）心血管活动的反射性调节

神经系统对心血管活动的调节是通过各种**心血管反射** cardiovascular reflex 来实现的。当机体处于不同的生理状态,如运动、睡眠时,或当机体内、外环境发生变化时,可引起心血管反射,其生理意义在于,心输出量和各器官的血管舒缩状况发生相应的改变,使动脉血压也可发生变动,使循环功能能够适应机体所处的状态或环境的变化。

1. 颈动脉窦和主动脉弓压力感受器反射 颈动脉窦和主动脉弓血管壁有对牵张刺激敏感的压力感受器。颈动脉窦压力感受器的传入神经为窦神经,主动脉弓压力感受器的传入神经为主动脉神经,并分别加入舌咽神经和迷走神经进入延髓(图 11-17)。

当动脉血压突然升高时,颈动脉窦和主动脉弓压力感受器所受牵张刺激增强,沿窦神经(后加入舌咽神经)和主动脉神经(后混入迷走神经)传入延髓的冲动增多,使心抑制区和舒血管区紧张性增强,而缩血管区紧张性减弱,经心迷走神经传至心的冲动增多,经心交感神经传至心的冲动减少,故而

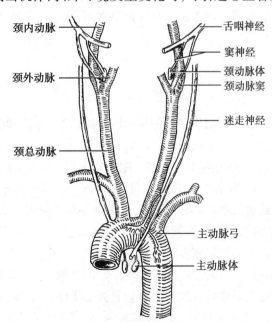

图 11-17　颈动脉窦压力感受器和主动脉弓压力感受器

心率变慢,心肌收缩力减弱,心排出量减少;由交感缩血管神经传至血管的冲动减少,故血管舒张,外周阻力降低。因心排出量减少,外周阻力降低,使动脉血压回降至正常水平,故这一反射又称为**压力感受性反射**baroreceptor reflex 也称**减压反射**depressor reflex。相反,如果动脉血压突然降低,此反射效应减弱,使血压回升。压力感受器反射的重要生理意义在于保持动脉血压的相对稳定,在心排出量、外周阻力、血量等发生突然变化的情况下,对动脉血压进行快速调节的过程中起重要的作用,使动脉血压不致发生过大的波动。

2. 心肺感受器引起的心血管反射 在心房、心室和肺循环大血管壁中存在许多感受器,总称为**心肺感受器**cardiopulmonary receptor,其传入神经纤维行走于迷走神经干内。当心房、心室或肺循环血管中压力升高,或因血容量增大而使心脏或血管壁受到较大牵张时,这些机械或压力感受器就发生兴奋,冲动经传入神经传至心血管中枢,引起心交感和交感缩血管紧张降低,心迷走紧张加强,导致心率减慢,收缩力变弱,心肌心输出量减少,外周血管阻力降低,故血压下降,同时肾交感神经活动的明显抑制,肾血流量增加,肾排水和排钠量增多。和颈动脉窦、主动脉弓压力感受器相比较,心肺感受器位于循环系统压力较低的部分,故又称低压力感受器。在生理情况下,心房壁的牵张主要由血容量增多而引起,因此心房壁的牵张感受器也称**容量感受器**volume receptor。

3. 颈动脉体和主动脉体化学感受性反射 颈动脉体和主动脉体分别位于颈总动脉分叉处的管壁外边和主动脉弓周围的组织中,是由上皮细胞构成的扁平而椭圆形小体,有丰富的血液供应和感觉神经末梢分布。当血液中某些化学成分发生变化时,如缺氧、CO_2分压过高、pH 降低等,可刺激颈动脉体和主动脉体的**化学感受器**,其感觉信号分别由窦神经和迷走神经传入至延髓孤束核,然后使延髓内呼吸神经元和心血管活动神经元的活动发生改变。**化学感受器反射**一方面引起呼吸加强,另一方面兴奋交感缩血管中枢使血管收缩,外周血管阻力增大,呼吸的改变又可反射性地使心率增快,心输出量增加,从而导致血压升高。化学感受性反射在平时对心血管活动不起明显的调节作用,只有在缺氧、窒息、动脉压过低和酸中毒等情况下,才发挥其作用。

二、体 液 调 节

心血管活动受各种体液因素的调节,血液和组织液中一些化学物质对心肌和血管平滑肌的活动发生影响,从而起调节作用。有些体液因素,通过血液运到全身,广泛作用于心血管系统;有些则在组织中形成,主要作用于局部的血管,对局部组织的血流起调节作用。

1. **肾素-血管紧张素系统** renin-angiotensin-system(RAS) 当各种原因引起肾血流灌注减少或血浆中 Na^+ 浓度降低,可刺激肾近球细胞合成和分泌的一种酸性蛋白酶-肾素,在肾素的作用下,血浆中血管紧张素原生成血管紧素 I(10 肽),血液和组织中,特别是在肺组织中存在有丰富的血管紧张素转换酶,可使血管紧张素 I 降解,生成血管紧张素 II(8 肽),后者经血管紧张素酶 A 水解,生成血管紧张素 III(7 肽)。血管紧张素 II 和血管紧张素 III 作用于血管平滑肌和肾上腺皮质等细胞的血管紧张素受体,引起相应的生理效应。

对体内多数组织、细胞来说,血管紧张素 I 不具有活性。血管紧张素中最重要的是血管紧张素 II。血管紧张素 II 可直接使全身微动脉收缩,血压升高;也可使静脉收缩,回心血量增多。血管紧张素 II 可作用于交感缩血管纤维末梢,使递质增多。还可作用于中枢神经系统内一些神经元的血管紧张素受体,使交感缩血管紧张加强。此外,血管紧张素 Ⅱ 可强烈刺激肾上腺皮质球状带细胞合成和释放醛固酮,后者可促进肾小管对 Na^+ 的重吸收,并使细胞外液量增加。血管紧张素 Ⅱ 可引起或增强渴觉,并导致饮水行为。血管紧张素 Ⅲ 的缩血管效应仅为血管紧张素 Ⅱ 的 10% ~ 20%,但刺激肾上腺皮质合成和释放醛固酮的作用较强。

在某些病理情况下,如失血时,肾素-血管紧张素系统的活动加强,并对循环功能的调节起重要作用。

2. 肾上腺素和去甲肾上腺素　**肾上腺素** epinephrine 和**去甲肾上腺素** norepinephrine(NE)或 noradrenaline(NA)在化学结构上都属于儿茶酚胺类。循环血液中的肾上腺素和去甲肾上腺素主要来自肾上腺髓质的分泌,肾上腺素约占 80%,去甲肾上腺素约占 20%。肾上腺素能神经末梢释放的递质去甲肾上腺素也有一小部分进入血液循环。血液中的肾上腺素和去甲肾上腺素对心脏和血管的作用既有共性,又有特殊性,因为两者对不同的肾上腺素能受体的结合能力不同。肾上腺素可与 α 和 β 肾上腺素能受体结合。在心脏,肾上腺素与 β 肾上腺素能受体结合,引起心率加快,心肌收缩力加强,使心排出量增加。在血管,肾上腺素的作用取决于血管平滑肌上 α 和 β 肾上腺素能受体分布的情况。在皮肤、肾、胃肠、血管平滑肌上,α 肾上腺素能受体在数量上占优势,肾上腺素的作用是使这些器官的血管收缩;在骨骼肌和肝的血管,β 肾上腺素能受体占优势,小剂量的肾上腺素常以兴奋 β 肾上腺素能受体的效应为主,引起血管舒张,大剂量时也兴奋。肾上腺素能受体,引起血管收缩。因此肾上腺素对血管的调节作用使全身器官的血流分配发生变化,特别是肌肉组织血流量大为增加。

去甲肾上腺素主要与 α 肾上腺素能受体结合,也可与心肌的 $β_1$ 肾上腺素能受体结合,但和血管平滑肌的 $β_2$ 肾上腺素能受体结合的能力较弱。静脉注射去甲肾上腺素,可使全身血管广泛收缩,动脉血压升高;血压升高使压力感受性反射活动加强,引起心率减慢,掩盖了心肌 $β_1$ 肾上腺素能受体激活引起的直接效应。

3. **血管升压素** vasopressin(VP)　是由下丘脑视上核和室旁核一部分神经元合成的,经下丘脑垂体束贮存于神经垂体,并释放进入血循环。血管升压素在肾脏可促进水的重吸收,故又称抗利尿激素。此外,当其血浆浓度明显高于正常时,血管升压素作用于血管平滑肌的相应受体,引起血管平滑肌收缩,是已知的最强的缩血管物质之一。在禁水、失水、失血等情况下,血管升压素释放增加,不仅对保留体内液体量,而且对维持动脉血压,都起重要的作用。

4. 局部性体液调节　组织细胞活动时,释放的某些物质,对微血管具有扩张作用。由于这些物质都非常容易被破坏,或经循环血液稀释后浓度很低,不再能起作用。因此,只能在其产生的局部发生调节作用。具有扩张局部血管的物质主要有激肽、组胺,前列腺素以及组织的代谢产物等。

第四节　器官循环

体内各器官结构和功能不同,器官内部的血管分布又各有特征,因此,各器官的血液循环,除具有上述血液循环的一般规律外,还有其本身特点。本节重点讨论冠脉循环、肺循环与脑循环的主要特点。

一、冠 脉 循 环

（一）冠脉循环的解剖特点

1. 冠状血管是由冠状动脉、毛细血管和冠状静脉组成。左右两支冠状动脉,分别起于主动脉起始部,心肌中的毛细血管极为丰富,几乎每一根肌纤维都伴有一条毛细血管,在心肌横截面上,每平方毫米面积内约有 2500 根毛细血管,因此心肌和冠脉循环之间的物质交换可以很快进行。

2. 冠状动脉之间有吻合支,正常时这些吻合支口径较细小,只有少量血液通过。因此当冠状动脉的某一分支突然闭塞时,不能很快建立侧支循环,常常导致心肌急性缺血,影响心脏功能。如果血管闭塞是逐渐形成的,则吻合支可逐渐扩张,建立足够的侧支循环,起到代偿作用。

（二）冠状血管的血流特点

1. 心脏是血液循环的射血器官,做功很大,心肌几乎完全依靠有氧代谢提供能量,因此耗氧量极大,需要有充分血液供应。正常情况下,进入冠脉循环的血液占心排出量的 8% ~ 9%,中等体重的人,全部冠脉血流量约为 225ml/min。在运动时冠脉循环血流量可增加 5 ~ 7 倍,以适应心脏活动的需要。

2. 冠状动脉小分支穿行于心肌组织中,故其血流明显受到心肌舒缩的影响。心室收缩时,冠状血管受挤压,血流阻力增大,血流量减少。心室舒张时,阻力减小,血流量加大,因此,心脏在舒张期的血流供应占重要地位。冠状血管血流量的多少主要决定于舒张期血压的高低和舒张期时间的长短。如心舒期血压过低,或舒张期过短,都可使冠状动脉血流量减少,从而影响心脏功能。

（三）冠状血流量的调节

1. 对冠状血管活动调节的诸因素中,最重要的是心肌本身的代谢水平。在运动、精神紧张情况下,心肌的活动增强,耗氧量也相应的增加。此时,机体主要通过舒张冠脉、增加冠脉血流量的途径来满足心肌对 O_2 的需要。也就是说,当心肌耗氧量增加或心肌组织中的 O_2 分压降低时,都可引起冠脉舒张。实验证明,缺氧时冠脉血流量可较正常时增加 5 倍。现在一般认为,引起冠脉舒张的因素并不是缺氧本身而是在心肌缺氧时,心肌的某些代谢产物,其中最重要的可能是腺苷,因为腺苷具有强烈的舒张小动脉作用。

2. 冠状血管也受交感和副交感神经支配,刺激交感神经可引起冠脉流量增加,刺激迷走神经可引起冠脉流量减少。目前认为神经对冠脉流量的这种影响并不是直接作用于血管的结果,而是由于改变心脏活动及代谢水平而引起的,如心交感神经兴奋可引起心脏代谢加强,代谢产物增多而使冠脉扩张,而交感神经对冠脉的直接作用则为收缩作用,这是由于冠状血管上 α 受体占优势所致。

3. 心脏的正常活动取决于冠脉循环不断供应营养物质和 O_2,带走代谢产物。一旦冠脉循环发生病变将影响心脏功能,甚至危及生命。临床常见病症是冠状动脉粥样硬化引起的心脏病,称为冠心病。发病时,轻则引起心绞痛,重则引起心肌梗死。如不及时治疗,有生命危险。在预防和治疗冠心病除应用扩血管和降低心肌耗氧量药物外,尚应预防和治疗动脉粥样硬化的发生和发展。

二、肺 循 环

肺循环的功能是使血液在流经肺泡时与肺泡气之间进行气体交换。呼吸性小支气管以上的呼吸道由体循环的支气管动脉供血。

（一）肺循环的生理特点

1. 血流阻力小、血压低　肺动脉的分支短而粗，管壁薄，易于扩张，总横截面积大，且肺血管全部被胸内负压所包绕，故肺循环的血流阻力很小。右心室的收缩力远较左心室的弱，肺动脉压约为主动脉压的 1/6 ~ 1/5，平均肺动脉压约为 13mmHg（1.7kPa）。由于肺毛细血管的压力 7mmHg（0.9kPa）低于血浆胶体渗透压，故肺组织基本上没有组织液。左心衰竭时，肺静脉压及肺毛细血管压升高，组织液生成增多而形成肺水肿。

2. 肺血容量变化大　肺部平静时的血容量约为 450ml，约占全身血量的 9%。由于肺组织和肺血管的可扩张性大，故肺部血管容量变动较大，有"贮血库"的作用。肺血容量在用力呼气时可减少至约 200ml，而在深吸气时可增加到约 1000ml。在每一个呼吸周期中，肺循环的血容量发生周期性变化，并对左心室输出量和动脉血压发生影响。

（二）肺循环血流量的调节

1. 神经调节　肺循环血管受交感神经和迷走神经控制。刺激交感神经直接引起肺血管收缩和血流阻力增大；但在整体情况下，因体循环的血管收缩，将一部分血液挤入肺循环，肺循环血容量增加。刺激迷走神经可使肺血管轻度舒张，肺血流阻力稍下降。

2. 肺泡气的氧分压　肺泡气氧分压可显著地影响肺血管的舒缩活动。当一部分肺泡气的氧分压降低时，肺泡周围的微动脉收缩，CO_2 有协同作用。低氧的这种效应使肺泡血流量得到有效的分配，即通气不好的肺泡血流量减少，而通气好、氧分压高的肺泡血流量增加，提高肺换气效率。当吸入气中氧分压过低时，如在高海拔地区，可引起肺循环微动脉广泛收缩，肺血流阻力加大，肺动脉压明显升高，常引发肺动脉高压甚至右心肥厚。

3. 血管活性物质对血管的影响　肾上腺素、去甲肾上腺素、血管紧张素 Ⅱ、血栓素 A_2 和前列腺素 $F_{2\alpha}$ 等，都能使肺循环的微动脉收缩；组胺、5-羟色胺能使微循环的微静脉收缩，但在流经肺循环后，即分解失活。

三、脑 循 环

（一）脑循环的特点

1. 血流量大、耗氧多　在安静状态下，脑组织的血流量约为 750ml/min，占心排出量的 15% 左右。脑的总耗氧量为 46ml/min，占全身总耗氧量的 19%，故脑对缺氧的耐受力很低。

2. 血流量变化小　由于颅腔的容积是固定不变的，故位于颅内的脑、脑血管和脑脊液三者的总和也是固定不变的，且脑组织是不可被压缩的，所以脑血管的舒缩程度受到相当的限制，其血流量的变化也较小。

3. 存在血-脑脊液屏障和血-脑屏障　在毛细血管血液和脑脊液之间存在有限制某些物质自由扩散的屏障，称为**血-脑脊液屏障**。O_2、CO_2 等脂溶性物质很容易通过血-脑脊液屏障，但许多离子则不易通过。在毛细血管血液和脑组织之间也存在类似的屏障，称为**血-脑屏障**。脂溶性物质以及某些麻醉药容易通过血-脑屏障,但对不同的水溶性物质来说,有的如葡萄糖、氨基酸通透性大,而甘露醇、蔗糖和许多离子则通透性低,甚至不能通过。血-脑屏障和血-脑脊液屏障的存在,对保持脑组织周围化学环境的稳定和防止血液中的有害物质进入脑内具有重要意义。

（二）脑血流量的调节

1. 神经调节　脑血管接受交感和副交感神经纤维的双重神经支配,刺激它们仅分别引起轻度的脑血管收缩和舒张,因此对正常脑血流量的调节作用不大。但当动脉血压突然升高时,例如在剧烈运动等情况下,交感神经系统兴奋引起大和中等脑动脉收缩,可以防止过高血压传送到较小的脑动脉,这对于防止脑血管破裂和出血有重要意义。

2. 体液调节　脑血管的舒缩活动主要受体液因素的调节。当 PO_2 降低、PCO_2 和 H^+ 浓度升高时,脑血管扩张,脑血流量增加。例如,人吸入含 7% CO_2 的空气,脑血流量增加 2 倍。而过度通气 PCO_2 降低时,引起脑血流量减少,可导致头昏等症状。PCO_2 升高舒张脑血管是通过升高脑脊液及血液中的 H^+ 浓度实现的。此外,其他一些体液因素,如 K^+、腺苷、乳酸、丙酮酸等增加时,也引起脑血管扩张,脑血流量增加,以适应脑组织代谢率增加时对血流量的需要。

3. 自身调节　当动脉血压在 60～140mmHg 的范围内变动时,脑血管可通过自身调节机制,使脑血流量保持恒定。当血压低于 60mmHg 时,脑血流量显著减少,可引起脑功能障碍;反之,当血压超过 140mmHg 时,脑血流量会明显增加,可导致血-脑屏障通透性增加和脑水肿。

脑循环的正常对机体的正常活动具有重要意义,一旦脑循环发生障碍,则可出现严重病患。常见脑循环障碍有:脑血管破裂、脑血管痉挛,脑血管栓塞等。这些病变可引起半身不遂,意识丧失,运动障碍等症状。

学习小结

血液在心血管系统中按一定方向、周而复始的流动,称为血液循环。血液循环的主要功能是完成体内的物质运输。

心脏是血液循环的动力装置,心脏收缩和舒张一次构成一个机械活动周期称为心动周期。心肌的生理特性保证了心脏射血功能的实现,从泵血功能实现角度理解心肌的生物电现象,快反应工作细胞(心室肌细胞)与慢反应自律细胞(窦房结起搏细胞),是心脏实现泵功能重要基础。在心动周期中,心肌收缩、瓣膜开闭、涡流和血液撞击心室壁及大动脉壁引起的振动,可通过组织传递到胸壁,形成心音。心输出量的多少由每搏输出量(即搏出量)和心率来决定,搏出量与前负荷、心肌收缩能力以及后负荷有关。

血管是循环系统的运输管道,维持血液在动脉、静脉、毛细血管流动,动脉血压发挥很重要的作用。血液充盈是动脉血压的形成前提条件,基本因素是心脏射血和外周阻力。动脉血压受每搏输出量、外周阻力、心率、大动脉弹性循环、血量与血管容积等比例等因素影响。微循环中的迂回通路(营养通路),是血液与组织细胞进行物质交换的主要场所,两者的媒介是组织液。组织液是血浆从毛细血管壁滤过而形成的,除不含大分子蛋白质外,其他成分基本与血浆相同。血液通过静脉系统回流到心脏。静脉回流的动力是静脉两端的压力差,即外周静脉压与中心静脉压之差,压力差的形成主要取决于心脏的收缩力,但也受呼吸运动、体位、肌肉收缩等的影响。

　　机体可通过神经和体液因素对心脏和各部分血管的活动进行调节,支配心脏的传出神经为心交感神经和心迷走神经。心交感神经产生正性变时、变力、变传导(心率加快,房室传导加快,心肌收缩力增强)作用,心迷走神经功能相反。神经系统对心血管活动调节的心血管反射中,最重要的是压力感受性反射,该反射在心输出量、外周血管阻力和血量发生突然变化时,对动脉血压进行快速调节,使血压不致发生过大的波动。其生理意义在于缓冲血压的急剧变化,维持动脉血压的相对稳定。体内各器官结构和功能不同,器官内部的血管分布又各有特征。

 复习题

1. 何谓期前收缩和代偿间歇? 代偿间歇是如何产生的?
2. 简述房-室延搁及其生理意义。
3. 简述心脏泵血功能的评价指标。
4. 微循环有哪几条流通路? 及各通路的作用如何?
5. 简述心迷走神经对心脏作用的原理。
6. 一次心动周期内,心室腔内压力高低、容积大小、瓣膜开关及血流方向发生了什么变化?
7. 影响心输出量的因素有哪些?
8. 试述心室肌细胞动作电位各期特点及形成机制。
9. 试述影响动脉血压的因素。
10. 何谓压力感受性反射? 其反射弧是什么? 有何生理意义?

(朱　亮)

217

第十二章

呼　吸

　　通过呼吸系统,从外环境中摄取 O_2,CO_2 则被排出体外,这种机体与外环境间的气体交换过程,称为**呼吸**respiration。呼吸是维持生命活动所必需的基本生理活动之一,其生理意义是维持内环境中 O_2 和 CO_2 浓度的相对稳定。

　　呼吸过程由四个互相联系的环节组成(图 12-1):①**肺通气**pulmonary ventilation:肺泡气与外界之间的气体交换。②**肺换气**gas exchange in lungs:肺泡气与肺毛细血管血液之间的气体交换;肺通气和肺换气又合称为外呼吸或肺呼吸。③**气体运输**transport of gas:通过血液循环 O_2、CO_2 在肺和组织间的运输。④**组织换气**gas exchange in tissues(又称内呼吸 internal respiration):血液与组织细胞之间的气体交换,有时也包括组织细胞内的氧化过程。

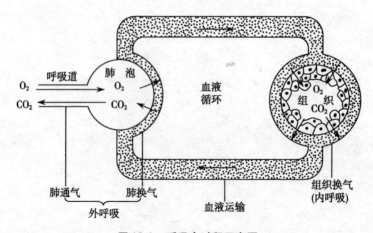

图 12-1　呼吸全过程示意图

第一节 肺 通 气

肺与外环境之间经呼吸道的气体交换过程,称为**肺通气**。实现肺通气的结构包括呼吸道、肺泡和胸廓等。呼吸道的主要作用是气体进出肺的通道,此外,还具有对吸入气体加温、加湿、过滤清洁和引起防御反射等功能;肺泡是肺泡气与血液进行气体交换的场所;胸廓的节律性呼吸运动是实现肺通气的动力。

一、肺通气的动力

气体总是从压力高的区域流向压力低的区域,身体周围的外界气压与肺内压的差值是肺通气的直接动力。正常情况下,外界气压不会迅速地明显变化,因此导致外界气压与肺内压的差值出现明显变化的主要原因是肺内压的周期性变化(图 12-2)。而呼吸过程中,导致肺内压发生变化的原因是胸廓的呼吸运动,因此呼吸运动是肺通气的原动力。

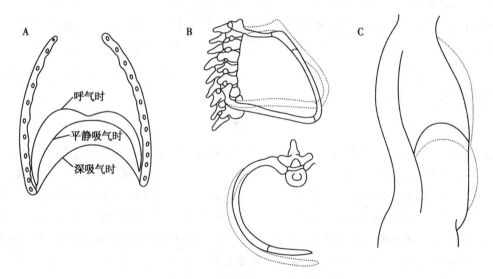

图 12-2 呼吸时膈肌、肋骨及胸腹运动
A. 膈肌运动;B. 肋骨运动;C. 胸腹运动
实线表示呼气时的位置;虚线表示吸气时的位置

(一)呼吸运动与肺内压变化

呼吸运动 respiratory movement 是指呼吸肌收缩和舒张引起胸廓节律性地扩大与缩小的过程(图 12-2)。呼吸运动包括**吸气运动** inspiratory movement 和**呼气运动** expiratory movement。参与呼吸运动的肌肉,称为**呼吸肌**。其中凡使胸廓扩大,产生吸气运动的肌肉称为吸气肌,主要有膈肌和肋间外肌。以膈肌舒缩引起的呼吸运动,腹壁发生明显的起伏,称为**腹式呼吸** abdominal breathing。以肋间外肌舒缩引起的呼吸运动,胸廓张缩较明显,称为**胸式呼吸** thoracic breathing。凡使胸廓缩小,产生呼气运动的肌肉称为呼气肌,主要有肋间内肌和腹肌。此外,在用力呼吸时才参与呼吸运动的肌肉,称为呼吸辅助肌,如斜角肌、胸锁乳突肌等。

呼吸运动还可依据呼吸运动的深度不同分为平静呼吸和用力呼吸。

1. **平静呼吸** eupnea 指在安静状态下的呼吸运动。

（1）平静呼吸时的吸气运动：由膈肌和肋间外肌收缩引起。当膈肌收缩时，其中央穹隆部下降，使胸腔上下径增大，肺容积随之扩大，肺内压降低，当肺内压低于外界气压时，外界气体经呼吸道进入肺内，产生**吸气** inspiration。正常成人平静吸气时，因膈肌下降而增加的胸腔容积相当于肺通气总量的4/5，所以膈肌舒缩在肺通气中起着重要的作用。当肋间外肌收缩时，肋骨前端和胸骨上举，肋弓外展，使胸腔前后径和左右径均增大，胸腔容积与肺容积增大，导致肺内压降低，形成吸气。

（2）平静呼吸时的呼气运动：由膈肌和肋间外肌舒张引起。膈肌舒张时，腹腔脏器回位，使膈穹隆上移，胸腔上下径减小。肋间外肌舒张，肋骨和胸骨下降，胸腔前后径和左右径均减小，使胸腔容积和肺容积缩小，肺内压升高，当肺内压高于外界气压时，肺内气体经呼吸道流出，形成**呼气** expiration。

平静时呼吸运动较平稳，正常成人呼吸频率约 12～18 次/分。平静呼吸主要由吸气肌节律性收缩和舒张形成，吸气由吸气肌收缩引发，因此吸气是主动的；而呼气是由吸气肌舒张引起的，呼气肌并没有收缩，因此是被动的。

2. **用力呼吸** forced breathing 指呼吸加深加快时的呼吸运动，也称**深呼吸** deep breathing。用力呼吸时不仅吸气肌收缩舒张，而且呼气肌和辅助呼吸肌也主动收缩，因此吸气和呼气都是主动的。

理论与实践

人 工 呼 吸

当人的自然呼吸停止时，必须立即施行人工呼吸进行抢救。人工呼吸是根据呼吸运动发生的原理，人为地建立外界气压与肺内压的压力差，推动气体经呼吸道流动，形成肺通气。人工呼吸可分为正压式人工呼吸和负压式人工呼吸。正压式人工呼吸是人为地提高外界气压，推动气体流入肺内，如使用人工呼吸机或口对口的人工呼吸。负压式人工呼吸则是人为地造成肺内压下降或升高，导致气体的吸入或呼出，如举臂压背或挤压胸廓等。要注意无论哪种人工呼吸，都应首先保证呼吸道通畅。

（二）胸膜腔内压

胸膜腔内的压力称为**胸膜腔内压** intrapleural pressure。正常情况时，胸腔内的肺脏总是处于被扩张状态而呈现一定的回缩倾向，导致胸膜腔内压低于大气压，即为负压，简称为**胸内负压**（图 12-3）。胸膜腔内压的数值随呼吸运动而变化，吸气时肺扩大，回缩力增大，胸内负压增大；呼气时肺缩小，回缩力减小，胸内负压也减小。呼吸运动加强时，胸内负压的变化范围将加大。

由于胸内负压的吸引作用，再加上胸膜腔内少量浆液中液体分子间的内聚力，导致两层胸膜紧紧贴附而不易分开，从而使肺脏处于一定的扩张状态而不至于萎陷，并能随胸廓运动而张缩。此外，胸内负压还加大了胸腔内一些管壁较薄的管道（如腔静脉、胸导管等）内外的压力差，从而有利于静脉血和淋巴液的回流。

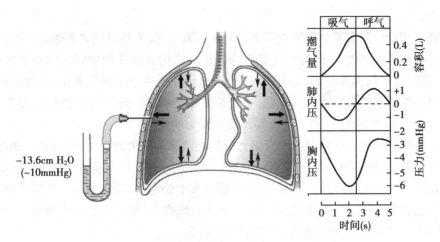

图 12-3　呼吸时肺内压、胸膜腔内压的变化
向外的箭头表示肺内压,向内的箭头表示肺回缩力

当胸腔的密闭性受到破坏,如胸壁贯通伤或肺脏损伤累及脏层胸膜时,胸膜腔与外界大气相通,外界气体将顺着压力差流入胸膜腔内而形成**气胸** pneumothorax,此时胸膜腔内的负压将消失或者减小,肺脏因本身的回缩力塌陷,这时尽管呼吸运动仍在继续进行,但肺脏却不能随胸廓运动而扩张回缩,从而不能进行肺通气。严重地影响呼吸功能和血液循环功能而危及生命,必须及时抢救。

二、肺通气的阻力

肺通气的动力必须克服肺通气的阻力才能实现肺通气。肺通气的阻力包括弹性阻力和非弹性阻力。弹性阻力又包括肺的弹性阻力和胸廓的弹性阻力,占平静呼吸时总通气阻力的70%左右,而非弹性阻力约占总通气阻力的30%。

(一)弹性阻力与顺应性

弹性阻力 elastic resistance 是指弹性物体在受外力作用变形时产生的对抗变形的力。胸廓和肺都具有弹性,因此当呼吸运动使胸廓或肺脏发生变形时,都会产生弹性阻力。

弹性阻力一般用顺应性来表示。**顺应性** compliance 是指在外力作用下,弹性体变形的难易程度。比如肺泡这样的半球状囊泡,其顺应性即可用在单位跨肺压(肺泡内压力与肺泡外压力的差值)作用下,引起的肺泡容积变化来表示。

顺应性与弹性阻力成反比。顺应性大者受外力作用时容易顺应外力发生变形,表明其弹性阻力小;反之顺应性小则不易变形,表明其弹性阻力大。

1. **肺的弹性阻力来自两方面**　一是肺泡表面液体层所形成的表面张力,约占肺弹性阻力的2/3;二是肺组织弹性纤维和胶原纤维的弹性回缩力,约占肺弹性阻力的1/3。由于正常时,肺脏总是处于一定程度的被动扩张状态,其弹性阻力的方向妨碍肺脏的进一步扩张,因此是吸气的阻力,呼气的动力。

(1)肺泡表面张力:在肺泡内表面覆盖着一薄层液体,其与肺泡内气体形成的液-气界面上存在表面张力,称为**肺泡表面张力**。因肺泡是半球状囊泡,所形成的表面张力沿曲面切线方向拉紧液面,合力构成向中心回缩力。因此,肺泡表面张力使肺泡趋于缩小,阻碍肺泡扩张,是吸气的阻力。

用物理学理论计算得到的肺泡表面张力的数值较大,若无其他因素的影响,足以阻止肺泡的扩张。但在正常人体内并非如此,这是因为肺泡内表面存在一种能降低肺泡表面张力的物质,即**肺表面活性物质**pulmonary surfactant。肺表面活性物质是由肺泡Ⅱ型上皮细胞合成并释放的一种复杂的脂蛋白混合物,有效成分是二棕榈酰卵磷脂。肺表面活性物质以单分子层形式分布在肺泡的液-气界面上,具有降低肺泡表面张力的作用。

肺表面活性物质通过降低肺泡表面张力而具有以下重要生理作用:①降低肺的弹性阻力,即减小了吸气阻力,利于肺的扩张,使吸气省力。②减少肺间质和肺泡内的组织液生成,防止肺水肿的发生。③防止肺泡过度膨胀或塌陷,稳定大小肺泡的容积,肺泡表面活性物质的分子密度可随肺泡表面积的改变而变化,从而调整肺泡表面张力,维持大小肺泡容积及肺内压的相对稳定,防止吸气时肺泡过度扩张和呼气时肺泡塌陷。

若肺组织缺血缺氧,如患肺炎、肺血栓等时,Ⅱ型上皮细胞受损,表面活性物质分泌减少,降低表面张力的作用减弱,肺泡表面张力相对增大,致使吸气的阻力增大,导致吸气困难。

(2)肺组织本身的弹性阻力:肺组织含有具有弹性的弹性纤维和胶原纤维,参与形成肺弹性阻力。在一定范围内,肺被扩张得愈大,肺组织的弹性回缩力便愈大,吸气愈困难。

理论与实践

肺表面活性物质与新生儿呼吸窘迫综合征

肺泡Ⅱ型上皮细胞在胎龄6、7个月之后,才开始合成和分泌肺表面活性物质,因此早产儿体内的肺表面活性物质缺乏或不足,对肺表面张力的降低作用减弱,肺表面张力相对增大,肺弹性阻力明显变大,导致早产儿吸气非常困难,表现为呼吸窘迫,称为新生儿呼吸窘迫综合征。可用抽取羊水检查其表面活性物质的含量,协助诊断新生儿呼吸窘迫综合征发生的可能性,以便采取措施加以预防。例如,可适当延长妊娠时间,或使用糖皮质激素等药物促进肺表面活性物质的合成与释放,也可在婴儿出生后给予外源性表面活性物质作为替代治疗。

2. **胸廓弹性阻力** 胸廓是一个双向弹性体,其弹性阻力的方向随胸廓的容积而变。胸廓处于其自然位置时(平静吸气末),不表现出弹性阻力;当胸廓容积小于其自然位置(如平静呼气)时,胸廓处于一定的回缩状态,其弹性阻力向外,帮助胸廓扩张,成为吸气的动力,呼气的阻力。当胸廓容积大于其自然位置时(如深吸气时),其弹性阻力向内,与肺弹性回缩力方向相同,成为吸气的阻力,呼气的动力。

(二)非弹性阻力

非弹性阻力inelastic resistance 包括气道阻力、惯性阻力和黏滞阻力。气道阻力是气体通过呼吸道时气体分子之间以及气体与管壁之间的摩擦力,约占非弹性阻力的80% ~90%。

气道阻力受气体流速、气流形式和气道管径的影响。气体流速愈快,气道阻力愈大;发生涡流时,气道阻力增大;气道阻力与气道半径的4次方成反比,所以气道口径的大小是影响气道阻力的重要因素。呼吸道管壁的平滑肌受自主神经支配。副交感神经兴奋导致呼吸道管壁的平滑肌收缩,管径缩小,气道阻力增大。交感神经兴奋使呼吸道管壁的平滑肌舒张,管径扩大,气道阻力减小。某些病理情况下,肺组织本身释放的组胺、慢反应物质、内皮素等,也可导致支气管平滑肌收缩,气道阻力增大。

┃┃ 理论与实践 ✏

支气管哮喘及其药物治疗

支气管哮喘是由于某些原因导致支气管平滑肌持续的强烈收缩,支气管管径变小,气道阻力增大,导致患者呼吸困难,其中呼气尤为困难。

当支气管哮喘急性发作时,可使用肾上腺素缓解。肾上腺素皮下或肌肉注射,经血液循环至肺部,与支气管壁平滑肌细胞上的 β_2 受体结合,使支气管平滑肌舒张,气道阻力减小,数分钟后即可初步缓解。但肾上腺素作用时间短暂,易产生心血管系统的不良反应,因此只适用于支气管哮喘的急性发作病例。对于非急性发作的哮喘患者,可选用沙丁胺醇(舒喘灵)等选择性 β_2 受体激动药。

三、肺通气功能的评价

评价肺通气功能的基本指标包括肺容量和肺通气量两组。

(一)肺容量(图 12-4)

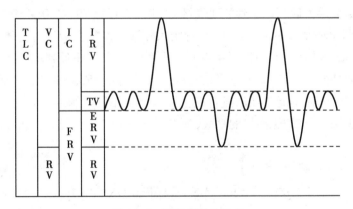

图 12-4　肺容量及其组成

TLC. 肺总量;VC. 肺活量;RV. 残气量;IC. 深吸气量;FRV. 功能残气量;IRV. 补吸气量;TV. 潮气量;ERV. 补呼气量

肺容量pulmonary volume 是指肺所容纳的气体量,一般指一次吸入或呼出的气体量。

1. **潮气量** tidal volume,TV　一次吸气所吸入或一次呼气所呼出的气量。正常成人平静呼吸时潮气量约为 0.4~0.6L,平均 0.5L。呼吸加深时,潮气量增大。

2. **补吸气量** inspiratory reserve volume,IRV 和**深吸气量** inspiratory capacity,IC 平静吸气末再尽力吸气所能吸入的气量,称为**补吸气量**,正常成人约为 1.5~2.0L。补吸气量与潮气量之和,称为**深吸气量**,是衡量最大通气潜力的一个重要指标,深吸气量大,表示吸气贮备能力大。

3. **补呼气量** expiratory reserve volume,ERV　平静呼气末再尽力呼气所能呼出的气量。正常成人约为 0.9~1.2L。补呼气量的大小,表示呼气贮备能力的大小。

4. **残气量** residual volume,RV　最大呼气末肺内残留的气量,又称**余气量**。正常成人约为 1.0~1.5L。

5. **功能残气量** functional residual volume,FRV　平静呼气末,肺内所存留的气量。是补呼气量与残气量之和,正常成人约为 2.5L。功能残气量的意义是缓冲呼吸过程中肺泡内氧分压和二氧化碳分压的变化,有利于肺换气。支气管哮喘、肺气肿患者的功能残气量增加。

6. **肺活量** vital capacity,VC　一次最大吸气后再尽力呼气,所能呼出的最大气量。是潮气量、补吸气量和补呼气量三者之和,正常成人男性平均约为 3.5L,女性约为 2.5L。肺活量大小反映一次呼吸的最大通气能力,是肺静态通气功能的重要指标。

7. **用力呼气量** forced vital capacity,FVC　最大吸气后以最快速度用力呼气,在一定时间(第 1 秒、前 2 秒、前 3 秒)内所能呼出的气体量,也称**时间肺活量**,通常以它们各占肺活量的百分数来表示。正常成人第 1 秒、前 2 秒、前 3 秒内所呼出气量分别占肺活量的 83%、96%、99%。用力呼气量不仅能反映肺活量的大小,还能反映肺组织的弹性和气道阻力,肺弹性下降或阻塞性呼吸系统疾患,用力呼气量可显著降低。

(二)肺通气量和肺泡通气量

1. **肺通气量** pulmonary ventilation　每分钟吸入或呼出肺的气体总量,等于潮气量乘以呼吸频率。正常成人平静状态下,呼吸频率 12~18 次/分,潮气量为 0.5L,则肺通气量约为 6.0~9.0L/min。肺通气量随年龄、性别、身材和活动量的不同而异。以最大限度地作深而快的呼吸,每分钟吸入或呼出的气量,称**最大随意通气量** maximal voluntary ventilation,可反映单位时间内呼吸器官发挥最大潜力后所能达到的通气量,健康成人可达 70~120L/min。

2. **肺泡通气量** alveolar ventilation　每分钟吸入肺泡并能与血液进行气体交换的新鲜空气量,也称**有效通气量**。其计算方法为:(潮气量–无效腔气量)×呼吸频率。无效腔是指从鼻到肺泡的无气体交换功能的管腔,其容量在正常成年人约为 0.15L。由于无效腔的存在,使每次通气量中总有一部分气体不能与血液进行交换。因此在相同的肺通气量的情况下,浅而快的呼吸肺泡通气量少,而适当的深而慢的呼吸,肺泡通气量大,提高了肺通气的效能。

第二节　体内的气体交换

一、体内气体交换的基本原理

气体交换的原理是扩散,动力是两处气体间的压力差。

气体扩散速率是指单位时间内气体分子扩散的量,受下列因素影响。

1. **气体的分压差**　分压是指混合气体中各组成气体分子运动所产生的压力。混合气体中各种组成气体分子扩散的方向与速率只与该气体的分压差有关,而与其他气体的分压差无关。气体分压差愈大,扩散速率也愈大。吸入气、呼出气、肺泡气、动脉血及静脉血中的 O_2 分压(PO_2)和 CO_2 分压(PCO_2)见表 12-1。

表 12-1　海平面空气、肺泡气、血液及组织中的 PO_2 和 CO_2(mmHg)

	PO_2	PCO_2	PN_2	H_2O	合计
空气	159	0.3	597	3.7	760
肺泡气	104	40	569	47	760
动脉血	100	40	573	47	760
静脉血	40	46	573	47	760
组织	30	50	573	47	760

2. 气体的溶解度和分子量　气体扩散的速率与气体在血浆中的溶解度成正比,与气体分子量的平方根成反比。在综合分子量和在血浆中的溶解度后,计算出在分压差相同时,CO_2 扩散速率为 O_2 的 21 倍。所以临床上缺 O_2 比 CO_2 潴留常见。

3. 扩散面积和距离　气体扩散速率与扩散面积成正比,与扩散距离成反比。

4. 温度　气体扩散速率与温度成正比。

二、气体交换的过程

人体内的气体交换包括肺换气和组织换气两个过程(图 12-5)。

(一)肺换气

1. 肺换气过程　肺泡气中的 PO_2 大于静脉血的 PO_2,而肺泡气的 PCO_2 则小于静脉血的 PCO_2,因此来自肺动脉的静脉血流经肺毛细血管时,在各自分压差的推动下,O_2 由肺泡扩散入血液,CO_2 则由静脉血扩散入肺泡,完成肺换气过程(图 12-5),使静脉血变成含 O_2 较多、CO_2 较少的动脉血。O_2 和 CO_2 在肺泡处能以单纯扩散的方式迅速地通过呼吸膜。

2. 影响肺换气的因素

(1)呼吸膜的厚度:呼吸膜是指位于肺泡腔与肺毛细血管腔之间的膜(图 12-6)。呼吸膜很薄,平均厚度不到 $1\mu m$,有的部位仅为 $0.2\mu m$,而且通透性极大,因此气体分子很容易通过。肺换气速率与呼吸膜厚度成反比。

(2)呼吸膜的面积:正常成人两侧肺脏共有约 3 亿个肺泡,总表面积约 $70m^2$。肺换气速率与扩散面积成正比。

(3)肺通气/血流比值:肺换气发生

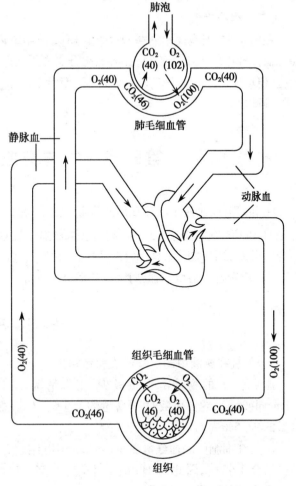

图 12-5　体内气体交换示意图

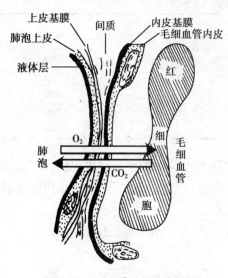

图 12-6 呼吸膜结构示意图

上皮基膜　间质　内皮基膜　毛细血管内皮　肺泡上皮　液体层　红　细　胞　毛细血管　肺泡　O_2　CO_2

在肺泡气与血液之间,要达到高效率的气体交换,通气量和血流量之间必须有一个适宜的比值。肺通气/血流比值简称 V_A/Q 比值是指每分钟肺泡通气量与每分钟肺血流量之间的比值。正常成人安静状态下,肺泡通气量约为 4.2L,每分钟肺血流量即心排出量约为 5.0L,$V_A/Q = 4.2/5.0 = 0.84$。V_A/Q 比值在 0.84 的情况下,肺泡通气量与肺血流量配合适当,肺换气效率高。V_A/Q 比值增大,说明肺泡通气相对过剩或肺血流不足(如肺血管栓塞时),使部分肺泡气未能与血液充分交换,致使肺泡无效腔增大。V_A/Q 比值减小,说明肺通气不足或肺血流相对过多,多见于部分肺泡通气不良(如支气管哮喘时),致使相对过多的血液流经通气不良的肺泡,不能充分进行气体交换,形成功能性动-静脉短路。因此,从换气效率来看,V_A/Q 比值维持在 0.84 时才能实现理想的气体交换。V_A/Q 比值大于或小于 0.84,都将使肺换气效率降低,出现以缺氧为主的换气功能障碍。

(二)组织换气

在组织中,细胞代谢消耗 O_2,产生 CO_2,故组织内 PO_2 较动脉血低,而 PCO_2 较动脉血高,当动脉血流经组织毛细血管时,在各自分压差的推动下,O_2 由血液扩散入组织液,继而进入组织细胞,CO_2 则从组织细胞扩散入血液,完成组织换气。结果使动脉血变成了含 O_2 较少、含 CO_2 较多的静脉血。

第三节　气体在血液中的运输

O_2 和 CO_2 在血液中的存在形式有物理溶解和化学结合,两者处于动态平衡之中。化学结合是 O_2 和 CO_2 在血中主要的运输形式,虽然血中物理溶解的 O_2 和 CO_2 均较少,但却是实现化学结合所必需的中间步骤,O_2 和 CO_2 均须先溶解于血浆,才能进行化学结合;结合状态的 O_2 和 CO_2 则必须先解离溶解于血浆内,才能逸出血液。

一、氧　的　运　输

(一)氧在血液中的运输形式和运输量

血浆中 O_2 的物理溶解量极少,正常情况下,1L 动脉血浆中 O_2 的物理溶解量不超过 0.1mmol(3ml),约占血液 O_2 总含量的 1.5%。O_2 在血液中以化学结合形式运输的 O_2 量占总运输量的 98.5% 左右。

O_2 与红细胞内的**血红蛋白** hemoglobin Hb 结合,生成**氧合血红蛋白** HbO_2。1 个 Hb 分子可最多结合 4 个 O_2,因此 1g Hb 最多可结合 1.34 ~ 1.39ml O_2。每升血液中血红蛋白所能结合的最大 O_2 量,称为 **Hb 氧容量** oxygen capacity of Hb。每升血液中的 Hb 实际结合的 O_2 量称为 **Hb**

氧含量 oxygen content of Hb。Hb 氧含量占 Hb 氧容量的百分比称为 Hb **氧饱和度** oxygen saturation of Hb,Hb 氧饱和度是反映血液中含氧量多少的常用指标之一。由于血液中物理溶解的 O_2 量极少,一般忽略不计,因此 Hb 氧容量、Hb 氧含量和 Hb 氧饱和度可分别视为血氧容量、血氧含量和血氧饱和度。

(二)O_2 与 Hb 结合的特征

1. **反应快、可逆、不需任何酶的催化**。

2. **是氧合而不是氧化**。O_2 与 Hb 结合时,Hb 中的铁离子仍是二价铁,氧合是一种疏松的、可逆的结合。

3. **HbO_2 呈鲜红色,不结合氧的 Hb(去氧 Hb)呈紫蓝色**。因此含 HbO_2 较多、去氧 Hb 较少的动脉血为鲜红色,而含去氧 Hb 较多的静脉血为暗红色。

理论与实践

发绀与缺氧

当血液中去氧 Hb 达到 50g/L 血液以上时,在口唇、甲床等毛细血管丰富的浅表部位可出现青紫色,称为**发绀** cyanosis(又称为紫绀)。发绀一般提示人体缺氧,血液中去氧 Hb 增多,浓度超过 50g/L,多见于窒息、肺炎、心功能不全等疾病引起的肺换气功能障碍。但某些特殊情况下,人体缺氧时并不出现发绀,如严重贫血的患者,即使已严重缺氧,由于血中 Hb 含量明显下降,去氧 Hb 的量达不到 50g/L,因此不会出现发绀。相反,但某些特殊情况下,人体出现发绀但并不缺氧,如某些红细胞增多者(如长期在高原生活的人),即使无缺氧,由于血中 Hb 含量高,去氧 Hb 的绝对量仍超过 50g/L,而出现发绀。

---

4. **血液中 PO_2 的高低决定 O_2 和 Hb 是结合还是解离**。在血液流经肺时,肺泡气 PO_2 高,O_2 从肺泡扩散入血液,血液中 PO_2 升高,促进 O_2 与 Hb 结合,形成 HbO_2。在血液流经组织时,组织中 PO_2 低,O_2 从血液扩散入组织,致使血液 PO_2 降低,引起 HbO_2 解离,释放 O_2 而成为去氧血红蛋白。以上过程可用下式表示。

$$Hb+O_2 \underset{PO_2低(组织)}{\overset{PO_2高(肺部)}{\rightleftharpoons}} HbO_2$$

反映血 PO_2 和 Hb 氧饱和度关系的曲线称为**氧解离曲线** oxygen dissociation curve(图 12-7)。从氧解离曲线可发现,不同范围内 PO_2 的变化对 Hb 结合 O_2 能力的影响程度是不一样的。当 PO_2 较高(60~100mmHg)时,血氧饱和度可达 90% 以上,PO_2 在此范围内变化时,对血氧饱和度的影响不大,这一特点利于在肺部 Hb 与 O_2 的结合。而当 PO_2 在较低(<60mmHg)范围内下降时,Hb 对 O_2 的亲和力明显降低,表现为血氧饱和度明显下降,意味着在此范围内,PO_2 即使稍有降

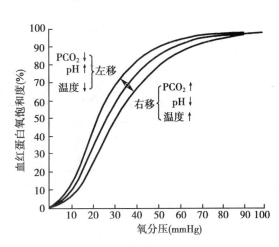

图 12-7 氧解离曲线及主要影响因素

低,HbO_2的解离明显增多,释放出较多的O_2供组织利用,这一特点利于组织获得较多的O_2。

　　O_2与Hb的结合除受氧分压影响外,还受血液中PCO_2、血液pH和温度等因素的影响,血PCO_2升高、血液pH降低或温度升高,均可使氧解离曲线右移,即Hb与O_2的亲和力降低,HbO_2解离,释放出较多氧给组织利用。相反,血PCO_2降低、血液pH增高或温度下降,均可使氧解离曲线左移,即Hb与O_2的亲和力增大,不利于HbO_2解离。

理论与实践

一氧化碳中毒

　　一氧化碳(CO)中毒即为一般讲的煤气中毒。CO一方面可与Hb结合,占据Hb分子中与O_2的结合位点,CO与血红蛋白的亲和力是O_2的250倍,因此空气中只要含有低浓度的CO时,就可形成较多一氧化碳血红蛋白(HbCO),使Hb不能与O_2结合,血液中HbO_2含量减少。另一方面CO还会使已结合了O_2的HbO_2不易解离O_2,加重组织细胞的缺氧。CO中毒时患者虽已严重缺氧,但由于血中去氧血红蛋白的含量并无增多,因此不出现发绀,而是面颊出现HbCO特有的樱桃红色。

二、二氧化碳的运输

　　血液中的CO_2以物理溶解和化学结合两种形式运输。物理溶解的CO_2约占总运输量的5%,化学结合的约占总运输量的95%,化学结合有碳酸氢盐和氨基甲酰Hb两种形式(图12-8)。

(一)碳酸氢盐形式的运输

　　碳酸氢盐形式是CO_2的主要运输方式,约占运输总量的88%。碳酸氢盐形成的基本过程如图12-8所示。组织细胞代谢生成的CO_2扩散入血浆并溶解于其中,血浆的CO_2迅速扩散入红细胞。在红细胞内碳酸酐酶(carbonic anhydrase,CA)的催化下,CO_2与H_2O结合形成H_2CO_3,H_2CO_3迅速解离成H^+和HCO_3^-。红细胞膜对负离子如HCO_3^-、Cl^-有极高的通透性,细胞内生成

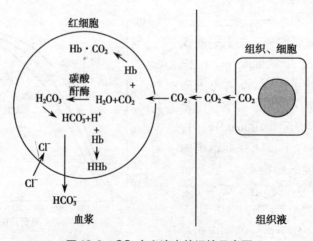

图12-8　CO_2在血液中的运输示意图

的 HCO_3^- 除小部分与细胞内的 K^+ 结合成 $KHCO_3$ 外，大部分扩散入血浆与 Na^+ 结合生成 $NaHCO_3$，同时血浆中 Cl^- 则向细胞内转移，使红细胞内外保持电荷平衡，这种现象称**氯转移**。由此可见，进入血浆的 CO_2 最后主要以 $NaHCO_3$ 形式在血浆中运输。

上述反应是可逆的，反应方向取决于 PCO_2 的高低。当静脉血流至肺泡时，肺泡内 CO_2 分压较低，反应向相反方向进行。需要指出的是碳酸氢盐是体内重要的碱贮备，因此，肺脏通过生成碳酸氢盐，参与了体内酸碱平衡的调节。

（二）氨基甲酰血红蛋白形式的运输

进入红细胞中的一部分 CO_2 能直接与 Hb 的氨基结合，形成氨基甲酰 Hb（HHbNHCOOH），这一反应无需酶的催化，是一种迅速而可逆的反应。调节该反应进行的主要因素是 Hb 与 O_2 的结合或解离。当动脉血流经组织时，HbO_2 释放出 O_2，去氧 Hb 与 CO_2 结合，形成氨基甲酰 Hb；在肺部，Hb 与 O_2 结合形成 HbO_2，迫使氨基甲酰 Hb 中结合的 CO_2 解离，扩散入肺泡。以氨基甲酰 Hb 形式运输的 CO_2 量，虽然只占运输总量的 7%，但在肺部排出的 CO_2 总量中，约有 18% 是由氨基甲酰 Hb 所释放，因此这种形式的运输对 CO_2 的排出是有重要意义的。

第四节　呼吸运动的调节

一、呼吸中枢

呼吸中枢respiratory center 是指中枢神经系统内产生和调节呼吸运动的神经细胞群。在中枢神经系统内，与呼吸有关的神经元广泛分布在大脑皮质、间脑、脑桥、延髓和脊髓等部，它们在呼吸节律的产生和调节中发挥着不同的作用。正常呼吸运动是各级呼吸中枢协调配合，并对各种感觉传入冲动整合下实现的。

基本的呼吸节律产生于低位脑干，因此延髓和脑桥内的呼吸神经元被认为是呼吸基本中枢。延髓内存在形成基本呼吸节律的起步点，脑桥呼吸调整中枢的主要作用是抑制吸气，促使吸气向呼气转化。

上位脑特别是大脑皮质对呼吸运动的控制作用十分强大。人体在清醒时能在一定范围内随意改变呼吸的频率和深度，如说话、唱歌、读书等发声动作都要呼吸的配合。

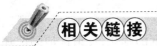

相关链接

延髓的呼吸神经元

在中枢神经系统内有的神经元的节律性放电与呼吸周期密切相关，这些神经元被称为呼吸相关神经元或呼吸神经元。呼吸神经元的类型主要有：在吸气相放电的吸气神经元，在呼气相放电的呼气神经元，在吸气相开始放电并延续到呼气相的吸气-呼气神经元，在呼气相开始放电并延续到吸气相的呼气-吸气神经元。

延髓的呼吸神经元主要集中在两组：背侧呼吸组和腹侧呼吸组。背侧呼吸组内的神经元多数为吸气神经元，兴奋时发出冲动，经下行通路投射至脊髓，引起吸气肌收缩，吸气发生。腹侧呼吸组的组成较复杂，多数为呼气神经元，也有吸气神经元。腹侧呼吸组内有的呼气神经元可引起脊髓呼气肌运动神经元兴奋，引起主动呼气；有的呼气神经元的轴突投射到延髓，抑制吸气神经元的活动。在延髓存在一个各类呼吸性中间神经元的过渡区，称为前包钦格复合体，实验中发现，在前包钦格复合体中存在着类似电压依赖性起步神经元，故有人提出，前包钦格复合体可能是呼吸节律起源的关键部位。

二、呼吸节律的形成

关于正常**呼吸节律**respiratory rhythm 形成主要有两种假说：一是起步细胞学说，认为节律性呼吸是由延髓内具有起步样活动的神经元的节律性兴奋引起的。另一学说是神经元网络学说（图12-9），认为在延髓内存在一些神经元，起着中枢吸气活动发生器的作用，同时另一些神经元，起着吸气切断机制的作用。前者的活动引起吸气神经元呈渐增性放电，发出冲动至脊髓吸气肌运动神经元，产生吸气；同时吸气活动发生器还发出冲动直接或通过脑桥呼吸调整中枢增强吸气切断机制的活动，此外，吸气时肺扩张引起的肺扩张反射的传入也增强吸气切断机制的活动，当吸气切断机制的活动增强到一定值时，会发出冲动反过来抑制吸气活动发生器，使吸气终止转为呼气。在呼气过程中，由于吸气切断机制接受的兴奋性影响减少而对吸气活动发生器的抑制作用逐渐减弱，吸气活动发生器的活动逐渐恢复，导致吸气再次发生，如此周而复始形成呼吸节律。

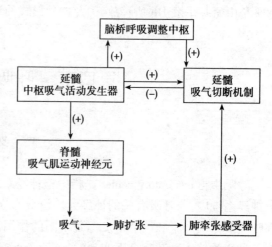

图 12-9　呼吸节律形成的神经元网络学说
+：表示兴奋，-：表示抑制

三、化学感受性呼吸反射

通过化学感受器感受动脉血或脑脊液中的 PCO_2、PO_2 和 H^+ 浓度的变化，反射性地调节呼吸运动的过程，称为**化学感受性呼吸反射**chemoreceptive reflex。化学感受性反射在呼吸运动的调节中发挥经常性调节作用，对维持血液 PO_2、PCO_2 及 H^+ 浓度具有十分重要的作用。

（一）化学感受器

1. **外周化学感受器** peripheral chemoreceptor　外周化学感受器位于颈动脉体和主动脉体。当血液中 PCO_2、H^+ 浓度升高，PO_2 下降时，外周化学感受器感受到这些化学成分的变化而兴奋，冲动经窦神经和迷走神经传入延髓呼吸中枢，反射性引起呼吸加深加快。

2. **中枢化学感受器** central chemoreceptor　中枢化学感受器位于延髓腹外侧浅表部位（图

12-10），中枢化学感受器对脑脊液和局部组织间液的 H^+ 浓度的改变极为敏感，而对 PO_2 的变化不敏感，脑脊液中的 CO_2 也不是中枢化学感受器的有效刺激，但 CO_2 能迅速通过血-脑脊液屏障，使中枢化学感受器周围的 H^+ 浓度升高，从而兴奋中枢化学感受器。

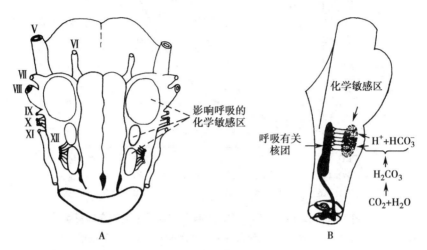

图 12-10　中枢化学感受器

A. 延髓腹外侧的三个化学敏感区；B. 血液或脑脊液 PCO_2 升高刺激呼吸的中枢机制；Ⅴ、Ⅵ、Ⅶ、Ⅷ、Ⅸ、Ⅹ、Ⅺ、Ⅻ分别为第 5、6、7、8、9、10、11、12 对脑神经

（二）CO_2 对呼吸的调节

在麻醉动物或人，发现动脉血中的 PCO_2 降到很低水平时，可出现呼吸暂停，因此 CO_2 是调节呼吸的最重要的生理性化学因素，血液中维持一定浓度的 CO_2 对维持呼吸中枢的兴奋性是必要的。适当增加吸入气中 CO_2 浓度，可使呼吸增强（图 12-11）。当吸入气中 CO_2 含量由正常的 0.04% 增加到 1% 时，呼吸就开始加深；但当吸入气中 CO_2 含量超过 7% 以上时，肺通气量的增大不足以将体内 CO_2 完全清除，可出现头昏、头痛、惊厥、昏迷等症状，甚至呼吸停止。

CO_2 对呼吸的兴奋作用是通过刺激中枢化学感受器和外周化学感受器两条途径。两条途径中以前者为主，约占总效应的 80%。血液中的 CO_2 能迅速通过血-脑屏障进入脑脊液，在脑脊液中的碳酸酐酶作用下，CO_2 与 H_2O 结合生成 H_2CO_3，继而解离出 H^+，刺激中枢化学感受器，引起呼吸中枢兴奋。CO_2 可直接刺激外周化学感受器，当动脉血 PCO_2 突然增高时，外周化学感受器引起的快速呼吸反应可起重要作用。

（三）低 O_2 对呼吸的调节

动脉血中 PO_2 明显低于正常时可使呼吸加深加快。当血液中 PO_2 降低到 80mmHg 以下时，肺通气量才出现可觉察到的增加，因此动脉 PO_2 对正常呼吸的调节作用不大。低 O_2 对呼吸的兴奋作用完全是通过刺激外周化学感受器实现的，而低 O_2 对呼吸中枢的直接作用是抑制，并且这种抑制作用随着低 O_2 程度加重而加强。在不是严重低 O_2 的情况下，来自外周化学感受器的传入冲动对呼吸中枢的兴奋作用，能抵消低 O_2 对呼吸中枢的直接抑制作用，使呼吸中枢兴奋，呼吸加强，通气量增加（图 12-11），纠正低 O_2。但严重低 O_2 时，来自外周化学感受器的兴奋作用不足以克服低 O_2 对中枢的抑制作用，将导致呼吸障碍。

（四）H^+ 对呼吸的调节

当血液中 H^+ 浓度升高时，血浆 pH 下降，可导致呼吸加深加快，肺通气量增大（图 12-11）。

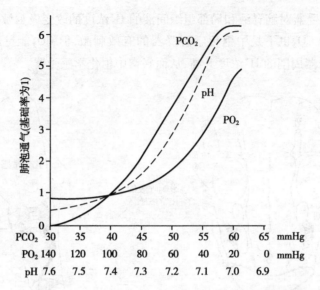

图 12-11　动脉血 PCO_2、PO_2、pH 改变对肺泡通气率的影响
（仅改变一种体液因素而保持另两种因素于正常水平时的情况）

由于 H^+ 不易通过血-脑脊液屏障，限制了它对中枢化学感受器的作用，因此，血液 H^+ 对呼吸的影响主要是通过外周化学感受器实现的。

四、呼吸运动的其他神经反射调节

（一）肺牵张反射

肺扩张或缩小引起呼吸的反射性变化，称**肺牵张反射** pulmonary stretch reflex 或**黑-伯反射** Hering-Breuer reflex，包括肺扩张反射和肺萎陷反射。**肺扩张反射** pulmonary inflation reflex 是肺充气或扩张时抑制吸气的反射。吸气时肺扩张，牵拉支气管和细支气管，使分布在支气管和细支气管平滑肌层内的牵张感受器兴奋，冲动经迷走神经传入延髓，通过一定的神经联系使吸气切断机制兴奋，切断吸气，转为呼气。肺扩张反射加速了吸气和呼气的交替，使呼吸频率增加，其意义是阻止吸气过深过长。但人体呼吸中枢对肺扩张反射的传入冲动有较高阈值，因此平静呼吸时，肺扩张反射并不发挥重要的调节作用，但在肺炎、肺水肿、肺充血等病理情况下，可出现肺扩张反射，使呼吸变浅变快。**肺萎陷反射** pulmonary deflation reflex 是肺萎陷时增强吸气或促进呼气向吸气转换的反射。感受器位于气道平滑肌内，但其性质不清楚。肺萎陷反射一般在较大程度的肺萎陷反射时才出现，所以它在平静呼吸时并不发挥调节作用，但对防止过深的呼气以及在肺不张等情况下可能起到一定的作用。

（二）防御性呼吸反射

1. **咳嗽反射** cough reflex　咳嗽反射的感受器位于喉、气管和支气管的黏膜内，能接受机械性或化学性刺激，传入冲动经迷走神经传入延髓，即可触发一系列协调且有序的反射效应：先深吸气，继之声门关闭，随后呼吸肌强烈收缩，肺内压迅速升高，然后声门突然打开，气体快速由肺内冲出，同时将肺及呼吸道内异物或分泌物排出。正常的咳嗽是一种保护性反射，但剧烈或频繁的咳嗽对人体是不利的。

2. **喷嚏反射** sneeze reflex 因鼻黏膜受刺激而引起,其动作与咳嗽反射类似,不同的是腭垂下降,舌压向软腭,使肺内气体从鼻腔冲出,可以清除鼻腔中的异物。

理论与实践

咳嗽反射与镇咳药

咳嗽反射是一种保护性反射,可促进排除呼吸道内的痰液及异物,起到保持呼吸道清洁与通畅的作用。对于剧烈无痰的咳嗽,为了减轻患者的痛苦,避免剧烈咳嗽可能引起的并发症,在采取措施治疗引起咳嗽的疾病的同时,应该采用镇咳药治疗。镇咳药通过抑制咳嗽反射弧中的某一个环节而发挥镇咳效应,目前常用的镇咳药依作用机制可分为中枢性镇咳药和外周性镇咳药。可待因、右美沙芬、喷托维林等中枢性镇咳药主要通过抑制延髓咳嗽中枢的活动来发挥镇咳作用。那可丁、苯佐那酯等外周性镇咳药在呼吸道对局部感受器和神经末梢有麻醉作用,可消除或减弱局部的刺激。甘草流浸膏也为外周性镇咳药,口服后部分覆盖在咽部黏膜上,减弱对咽黏膜的刺激,从而缓解咳嗽。

学习小结

呼吸包括肺通气、肺换气、气体运输和组织换气四个过程,呼吸运动是肺通气的原动力,而肺内压与大气压之间的压力差是肺通气的直接动力。胸内负压主要由肺弹性回缩力造成,其作用是维持肺扩张,并利于静脉血和淋巴液的回流。

肺通气的阻力包括弹性阻力和非弹性阻力,弹性阻力主要来自肺泡表面张力,而非弹性阻力主要来自气道阻力。肺表面活性物质通过降低肺泡表面张力,以利于肺扩张和防止肺水肿,维持大小肺泡的容积。评价肺通气功能的指标有肺容量和肺通气量两组。

气体交换的动力是两处分压差。在肺换气和组织换气时,O_2 和 CO_2 总是从分压高处向分压低处扩散。

O_2 和 CO_2 在血液中的运输以物理溶解和化学结合两种形式,但主要是化学结合。O_2 以 HbO_2 形式运输,而 CO_2 主要以碳酸氢盐形式运输。

呼吸运动受呼吸中枢控制,延髓和脑桥是基本呼吸节律产生的主要部位。血中 CO_2、O_2 和 H^+ 浓度的变化通过化学感受器反射性调节呼吸节律。

复习题

1. 简述胸膜腔内压的特点和生理学意义。
2. 评价肺通气功能的指标有哪些?
3. 试述肺表面活性物质的来源及生理作用。
4. 同时切断家兔颈部双侧迷走神经后,呼吸运动会发生怎样变化? 为什么?
5. 简述血液中 CO_2、O_2 和 H^+ 浓度的变化对呼吸的调节。

(于海英)

第十三章

消化与吸收

学习目标 ▮▮▮

1. 掌握消化和吸收的概念;主要胃肠激素及其生理功能;主要消化液的生理功能;小肠的吸收功能和结构特点;消化道功能的神经调节。
2. 熟悉消化的方式;消化道平滑肌的一般生理特性;消化道的主要运动形式;大肠的功能和排便反射;三大营养物质的吸收形式和途径。
3. 了解消化道平滑肌的电生理特性;脑-肠肽的概念;咀嚼和吞咽的过程;呕吐及其生理意义;回盲括约肌的功能;水分、无机盐、胆固醇的吸收。

人体在进行新陈代谢的过程中,不仅要从外环境中摄取 O_2,还必须摄取食物,以提供组织更新和生命活动所需要的营养物质和能量。营养物质主要有蛋白质、糖类、脂肪、无机盐、维生素和水等。

第一节 概 述

食物在消化道内被分解成结构简单、可被吸收的小分子物质的过程,称为**消化** digestion。消化的方式可分为机械性消化和化学性消化。机械性消化是通过消化道肌肉的收缩和舒张活动来完成的,其作用是将食物磨碎,使食物与消化液充分混合,并将食物推送到消化道的远端。化学性消化是通过消化腺细胞分泌的消化液,将食物中的蛋白质、脂肪和糖类进行化学分解,使其变成能被机体吸收和利用的小分子物质的过程。在整个消化过程中,这两种消化方式是同时进行,互相配合的。

食物经过消化后,通过消化道黏膜上皮细胞进入血液和淋巴的过程,称为**吸收** absorption。消化和吸收过程相辅相成,紧密联系。

一、消化道平滑肌的生理特性

在消化道中,除口腔、咽、食管上端肌肉和肛门外括约肌是骨骼肌外,其余部分都是由平滑肌组成。

（一）消化道平滑肌的一般生理特性

消化道平滑肌兴奋性较骨骼肌低，收缩缓慢，自动节律的频率低且不稳定，远不如心肌规则，但伸展性大，且经常保持微弱的持续收缩状态。消化道平滑肌对切割、电刺激等不敏感，但对牵张、温度和化学刺激特别敏感。

（二）消化道平滑肌的电生理特性

消化道平滑肌生物电活动大致分为三种：静息电位、慢波电位和动作电位。

1. **静息电位**　消化道平滑肌的静息电位不稳定，波动较大，其值约为$-60 \sim -50$mV，主要由 K^+ 外流形成，但其中也有 Na^+、Ca^{2+}、Cl^- 以及生电性钠泵活动的参与。

2. **慢波电位**　消化道平滑肌细胞在静息电位基础上可自发产生节律性去极化，这种周期性波动的变化速度较慢，被称为慢波电位，又称为**基本电节律**basic electrical rhythm（BER）。慢波的波幅约为 $5 \sim 15$mV，持续时间由数秒至十几秒。关于慢波产生的离子基础尚不清楚。一般认为，慢波起步点是存在于纵行肌和环行肌之间的 Cajal 细胞。

3. **动作电位**　慢波去极化达阈电位（-40mV）时，在慢波电位的基础上爆发动作电位。每一动作电位持续时间约为 $10 \sim 20$ms，去极化主要由 Ca^{2+}（以及少量 Na^+）内流引起，复极化由 K^+ 外流引起。由于平滑肌细胞动作电位期间的 Ca^{2+} 内流足以引起平滑肌收缩，因此，动作电位与收缩之间存在很好的相关性，每个慢波上所出现动作电位的数目，可作为收缩力大小的指标。

慢波、动作电位和肌肉收缩的关系可简要归纳为：平滑肌在慢波去极化的基础上产生动作电位，动作电位引起平滑肌的收缩。平滑肌收缩的张力与动作电位的数目有关，慢波电位虽不能直接触发平滑肌的收缩，但却被认为是平滑肌的起步电位，是平滑肌收缩节律的控制波，决定蠕动的方向、节律和速度（图 13-1）。

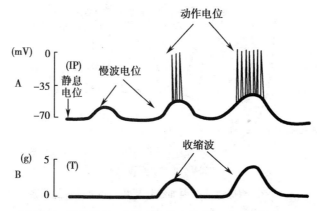

图 13-1　慢波电位、动作电位与消化道平滑肌收缩的关系

A. 消化道平滑肌细胞内记录的慢波电位和动作电位；B. 同步记录的肌肉收缩曲线，显示慢波不能引起肌肉收缩，收缩波只出现在动作电位时，动作电位数目越多，收缩的幅度也越大。IP：细胞内电位；T：张力

二、消化腺的分泌功能

消化腺分泌的消化液来源于唾液腺、肝、胰以及消化管壁内的小腺体如胃腺、肠腺等,其分泌是腺细胞主动活动的过程。人每日由各种消化腺分泌的消化液总量达 6 ~ 8L。消化液主要由有机物、无机盐和水组成,有机物中最重要的成分是各种消化酶。消化液的主要功能为:①稀释食物,使之与血浆的渗透压相等,以利于吸收;②改变消化道内 pH,使之适应于消化酶活性的需要;③水解复杂的食物成分,使之便于吸收;④通过分泌黏液、抗体和大量液体,保护消化道黏膜,防止物理性和化学性损伤。

三、胃肠的神经支配及其作用

神经系统对消化道功能的调节较为复杂,它通过自主神经和内在神经两个系统相互协调,共同调节消化和吸收功能。

消化道的内在神经系统(即肠神经系统或壁内神经丛)是由存在于食管至肛门管壁内的黏膜下神经丛和肌间神经丛组成。内在神经丛包括感觉神经元、中间神经元和运动神经元,把消化道壁的各种感受器及效应细胞与神经元互相连接,形成复杂的神经网络,可独立完成局部反射活动。在整体内,内在神经丛的活动受交感神经和副交感神经的调节(图 13-2)。

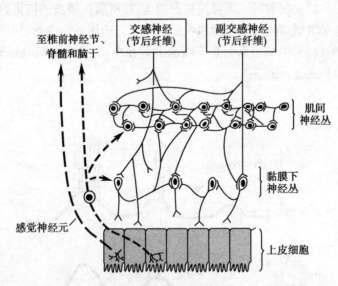

图 13-2　胃肠道的壁内神经丛及其与外来神经的联系

支配消化道的外来神经为自主神经,包括交感神经和副交感神经。除口腔、咽、食管上段肌肉及肛门括约肌为骨骼肌,受躯体神经支配外,其余消化器官都受交感和副交感神经的双重支配,其中副交感神经的影响较大(图 13-3)。

由交感神经节后纤维末梢释放的递质主要是去甲肾上腺素,可引起胃肠运动减弱,腺体分泌减少,但引起胃肠括约肌收缩,对某些唾液腺也起到刺激分泌作用。

副交感神经通过第Ⅶ、Ⅸ对脑神经中的副交感神经纤维、迷走神经和盆神经支配消化器

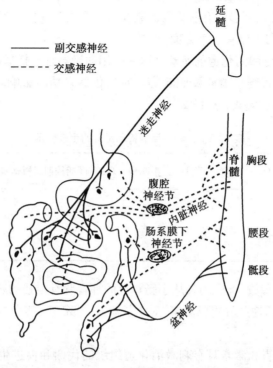

图 13-3 胃肠道的外来神经支配

官。第Ⅶ、Ⅸ对脑神经中的副交感神经纤维支配唾液腺。迷走神经发自延髓的迷走神经背核，支配食管下端、胃、小肠、结肠右三分之二，还有肝、胆囊和胰腺。盆神经起自脊髓骶段，支配远端结肠和直肠。副交感神经的作用与交感神经相反。当副交感神经兴奋时，节后纤维末梢释放乙酰胆碱，引起胃肠道运动增强，腺体分泌增加，但引起胃肠括约肌舒张。

四、消化道的内分泌

由胃肠黏膜的内分泌细胞分泌的激素统称为**胃肠激素**gastrointestinal hormone，其化学结构属于肽类。已经证明，从胃至大肠的黏膜层内，有40多种内分泌细胞，它们分散在胃肠黏膜细胞之间，可分泌多种胃肠激素（表13-1）。由于胃肠黏膜的面积巨大，胃肠内分泌细胞的总数大大超过所有内分泌腺的细胞总和。因此，消化道是体内最大、最复杂的内分泌器官。

表 13-1　主要胃肠内分泌细胞的名称、分泌产物和分布

激素名称	细胞命名	分布部位
缩胆囊素	I 细胞	小肠上部
促胃液素	G 细胞	胃窦、十二指肠
促胰液素	S 细胞	小肠上部
抑胃肽	K 细胞	小肠上部
生长抑素	D 细胞	胰岛、胃、小肠、结肠
胰高血糖素	A 细胞	胰岛

由胃肠内分泌细胞释放的激素主要通过血液循环运送到靶细胞,有些通过细胞间液弥散至邻近的靶细胞(旁分泌)。此外,有些胃肠激素作为支配胃肠肽能神经元的递质发挥作用。

胃肠激素的生理作用主要有三个方面:

1. 调节消化腺的分泌和消化道的运动 这一作用的靶器官包括唾液腺、胃腺、胰腺、肠腺、肝细胞、食管-胃括约肌、胃肠平滑肌及胆囊等。对消化器官功能影响较大的三种胃肠激素是促胃液素、促胰液素和缩胆囊素(表13-2)。

表 13-2 三种主要的胃肠激素的生理作用

	胃酸	胰液 HCO_3^-	胰酶	肝胆汁	小肠液	食管-胃括约肌	胃运动	小肠运动	胆囊收缩
促胃液素	++	+	++	+	+	+	+	+	+
促胰液素	−	++	+	+	+	−	−	−	+
缩胆囊素	+	+	++	+	+	−	+	+	++

2. 调节其他激素的释放 已证明,从小肠释放的抑胃肽有很强的刺激胰岛素分泌的作用。生长抑素、胰多肽、血管活性肽等胃肠激素,对生长激素、胰岛素、胰高血糖素、促胃液素等的释放均有调节作用。

3. 营养作用 一些胃肠激素具有刺激消化道组织的代谢和促进生长的作用。例如,促胃液素能刺激胃泌酸部位黏膜和十二指肠黏膜的蛋白质、RNA 和 DNA 的合成,从而促进其生长。

研究证明,许多胃肠道发现的肽类物质,也存在于中枢神经系统内;而原来认为只存在于中枢神经系统的神经肽,也在消化道中发现,这些消化道和中枢神经系统双重分布的肽类物质统称为**脑-肠肽** brain-gut peptide。已知的脑-肠肽有促胃液素、缩胆囊素、P 物质、生长抑素、神经降压素等约 20 余种。

第二节 口腔内消化

口腔基本功能是摄取食物。食物在口腔内停留的时间很短,只能进行初步消化。食物通过在口腔内咀嚼,被唾液湿润而便于吞咽;由于唾液的作用,食物中的某些成分还在口腔内发生化学变化。口腔内消化过程不仅能完成口腔内食物的机械性和化学性加工,它还能反射性地引起胃、胰、肝、胆囊等的活动以及胰岛素的分泌等变化,为以后的消化过程准备有利条件。

一、唾液分泌

(一)唾液的性质和成分

唾液是由腮腺、下颌下腺和舌下腺三对大唾液腺及许多散在的小唾液腺分泌的混合液,为无色无味近于中性(pH 6.6～7.1)的低渗液体。正常成人每日分泌量为 1.0～1.5L,其中水分约占 99%。唾液中的有机物主要为黏蛋白,还有球蛋白、氨基酸、尿素、尿酸、唾液淀粉酶和溶菌酶等。无机物有 Na^+、K^+、Ca^{2+}、Cl^- 等。此外,唾液中还有一定量的气体,如 O_2、N_2 和 CO_2。

（二）唾液的作用

唾液的主要作用有:①湿润与溶解食物,以引起味觉并易于吞咽。②可清洁和保护口腔,唾液可清除口腔中的残余食物,当有害物质进入口腔时,它可冲淡、中和这些物质。唾液中的溶菌酶还有杀菌作用。③消化淀粉,唾液中含唾液淀粉酶可把食物中的淀粉分解为麦芽糖。食物进入胃后,唾液淀粉酶还可继续作用一段时间,直至胃内容物 pH 降至 4.5 为止。

二、咀嚼和吞咽

咀嚼 mastication 是由各咀嚼肌有顺序地收缩所组成的复杂的反射性动作。口腔通过咀嚼运动对食物进行机械性加工。咀嚼还使食物与唾液充分混合,以便形成食团,便于吞咽。

吞咽 swallowing 是一种典型的、复杂的反射动作,它使食团从口腔经咽、食管进入胃。食团进入食管后,引起食管蠕动,将食团推送入胃。蠕动是消化道管壁肌肉的顺序舒张和收缩形成的一种向前推进的波形运动。在食团的下端为一舒张波,上端为一收缩波,收缩波与舒张波顺序地向食管下端推进,将食团推送入胃(图 13-4)。

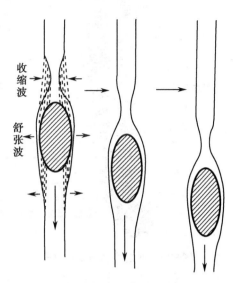

图 13-4　食管蠕动示意图

第三节　胃内消化

成人的胃容量一般为 1.0～2.0L,胃具有暂时贮存食物的功能。食物在胃内经过胃液的化学性消化和胃壁肌肉运动的机械性消化,形成食糜,然后被逐渐排送入十二指肠。

一、胃　　液

胃黏膜是一个复杂的分泌器官,含有外分泌细胞和内分泌细胞。

胃的外分泌细胞组成三种外分泌腺:①贲门腺,分布在胃与食管连接处的宽约 1～4cm 的环状区内,为黏液腺,分泌黏液。②泌酸腺,分布在胃底和胃体部。泌酸腺由三种细胞组成:壁细胞、主细胞和黏液颈细胞,它们分别分泌盐酸、胃蛋白酶原和黏液(图 13-5)。③幽门腺,分布在幽门部,是分泌碱性黏液的腺体。胃液是由这三种胃腺和胃黏膜上皮细胞的分泌物构成。

胃黏膜内至少含有 6 种内分泌细胞,它们分散在胃黏膜中,如分泌促胃液素的 G 细胞、分泌生长抑素的 D 细胞等。

（一）胃液的性质和成分

纯净的胃液是一种无色透明的酸性液体,pH 0.9～1.5。正常人每日分泌的胃液量约为

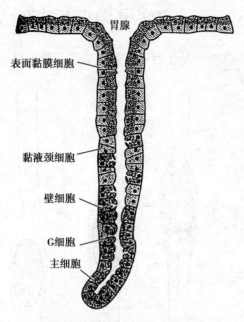

图 13-5 胃腺内各种细胞模式图

（图上标注，自上而下）胃腺、表面黏膜细胞、黏液颈细胞、壁细胞、G细胞、主细胞

1.5~2.5L。胃液的主要成分有盐酸、胃蛋白酶原、黏液、碳酸氢盐和内因子。

1. **盐酸** 即胃酸,由泌酸腺壁细胞分泌,其含量通常以单位时间内分泌的盐酸毫摩尔数表示,称为盐酸排出量。正常人空腹时盐酸排出量(基础酸排出量)约为 0~5mmol/h。在食物或某些药物(促胃液素或组胺)的刺激下,盐酸排出量可进一步增加,盐酸最大排出量可达 20~25mmol/h。一般认为,盐酸排出量可反映胃的分泌能力,与壁细胞的数量呈正变关系,也与壁细胞的功能状态有关。

胃液中 H^+ 的最大浓度可达 150mmol/L,比血液中 H^+ 的浓度高三、四百万倍,因此,壁细胞分泌 H^+ 是逆着巨大浓度梯度主动进行的,需要消耗能量。

壁细胞的基底侧膜上有 Na^+-K^+ 泵和 Cl^--HCO_3^- 逆向转运体分布;细胞膜面向胃腺腔的部分称为顶端膜。壁细胞内有从顶端膜内陷形成的分泌小管,小管膜上镶嵌有 H^+ 泵(又称质子泵或酸泵,即 H^+-K^+-ATP 酶)和 Cl^- 通道。泌酸所需的 H^+ 来自壁细胞胞质内的水。水解离产生 H^+ 和 OH^-,借助于壁细胞上分泌小管膜上 H^+ 泵的作用,H^+ 被主动地转运入小管腔内。壁细胞内含有丰富的碳酸酐酶,在它的催化下,由细胞代谢产生的 CO_2 和由血液扩散入细胞的 CO_2,迅速地与 H_2O 结合形成 H_2CO_3,H_2CO_3 随即又解离为 H^+ 和 HCO_3^-。在 H^+ 分泌后,留在细胞内的 OH^- 便和由 H_2CO_3 解离的 H^+ 结合而被中和,壁细胞内将不致因 OH^- 的蓄积而使 pH 升高。由 H_2CO_3 产生的 HCO_3^- 则在壁细胞的基底侧膜,与 Cl^- 交换进入血液。因此,餐后由于大量胃酸分泌的同时,大量 HCO_3^- 进入血液,使血和尿的 pH 往往升高而出现"餐后碱潮"。与 HCO_3^- 交换而进入壁细胞内的 Cl^- 则通过分泌小管膜上特异性的 Cl^- 通道进入小管腔,与 H^+ 形成 HCl(图 13-6)。

近年来,选择性干扰胃壁细胞的质子泵抑制剂已被用来有效地抑制胃酸分泌,成为一代新型的抗溃疡药物。

胃酸的主要作用有:①激活胃蛋白酶原,使之转变为有活性的胃蛋白酶,并为胃蛋白酶发挥作用提供必要的酸性环境;②可杀死随食物进入胃内的细菌,因而对维持胃和小肠内的无菌状态具有重要意义;③盐酸进入小肠后,可引起促胰液素的释放,从而促进胰液、胆汁和小肠液的分泌;④盐酸所造成的酸性环境,还有助于小肠对铁和钙的吸收。但若盐酸分泌过多,也会对人体产生不利影响。胃酸浓度过高

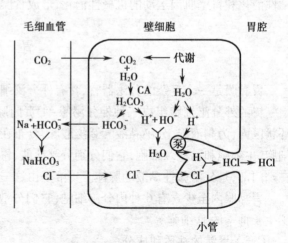

图 13-6 壁细胞分泌盐酸的基本过程
CA:碳酸酐酶

对胃和十二指肠黏膜有侵蚀作用,这是引起溃疡的重要原因之一。

2. **胃蛋白酶原** pepsinogen　由泌酸腺主细胞合成并分泌。胃蛋白酶原本身不具有生物活性,进入胃后,在胃酸的作用下,转变为具有活性的胃蛋白酶。已激活的胃蛋白酶也能促使胃蛋白酶原转变为胃蛋白酶,即自身催化。

胃蛋白酶能水解食物中的蛋白质,主要分解产物是朊和胨,以及少量多肽和氨基酸。胃蛋白酶只有在酸性较强的环境中(pH<5)才能发挥作用,其最适 pH 为 2~3。随着 pH 的升高,胃蛋白酶的活性即降低。

3. **黏液和碳酸氢盐**　胃内的黏液是由黏膜表面上皮细胞、泌酸腺的黏液颈细胞、贲门腺和幽门腺共同分泌的,其主要成分为糖蛋白。由于糖蛋白的结构特点,黏液具有较高的黏滞性和形成凝胶的特性。在正常人,黏液覆盖在胃黏膜的表面,形成厚约 500μm 的凝胶层,具有润滑作用,可减少粗糙的食物对胃黏膜的机械性损伤。胃内 HCO_3^- 主要是由胃黏膜的非泌酸细胞分泌,仅有少量的 HCO_3^- 是从组织间液渗入胃内。

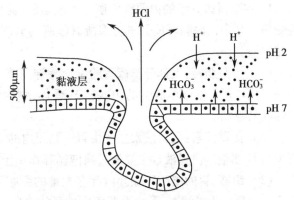

图 13-7　胃黏液-碳酸氢盐屏障模式图

长期以来人们一直在思索:胃黏膜处于高酸和胃蛋白酶的环境中,为什么不被消化? 这主要是因为胃黏液的黏稠度约为水的 30~260 倍,H^+ 和 HCO_3^- 等离子在黏液层内的扩散速度明显减慢,因此,在胃腔内的 H^+ 向黏液凝胶深层弥散过程中,它不断地与从黏液层下面的上皮细胞分泌并向表面扩散的 HCO_3^- 相遇,两种离子在黏液层内发生中和,使黏液层存在 pH 梯度,靠近胃腔面的一侧呈酸性,pH 为 2.0 左右,而靠近胃黏膜上皮细胞侧的 pH 约为 7.0(图 13-7)。因此,由黏液和碳酸氢盐共同构筑的**黏液-碳酸氢盐屏障** mucus-bicarbonate barrier,能有效地阻挡 H^+ 的逆向弥散,且黏液深层的中性 pH 环境还使胃蛋白酶丧失活性,从而有效地防止盐酸和胃蛋白酶对胃黏膜的侵蚀,对胃黏膜的保护起很重要的作用。

4. **内因子** intrinsic factor　是泌酸腺壁细胞分泌的一种糖蛋白,分子量在 50 000~60 000 之间。内因子可与进入胃内的维生素 B_{12} 结合形成一种复合物,保护维生素 B_{12} 不被小肠内水解酶破坏,促进回肠上皮细胞吸收维生素 B_{12}。

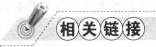
相关链接

幽门螺杆菌与消化性溃疡

2005 年诺贝尔生理学或医学奖获奖者是两名澳大利亚科学家——罗宾-沃伦(Robin Warren)和巴里-马歇尔(Barry Marshall),他们发现幽门螺杆菌是导致胃炎和胃溃疡、十二指肠溃疡的病因。多年来,"无酸无溃疡"的观点一直统治着消化性溃疡的治疗,通过抑制胃酸治疗消化性溃疡。他们的研究结果使人们认识到胃溃疡是一种细菌感染性疾病,推翻了先前人们的认识。目前,大约100%十二指肠溃疡、70%胃溃疡患者胃内可检出幽门螺杆菌。幽门螺杆菌能在胃窦黏膜内增殖形成菌落,产生多种酶、细菌毒素等,从而损伤胃黏膜上皮细胞、G细胞、D细胞等,损伤黏膜的防御屏障作用,使消化道黏膜形成溃疡灶。因此,目前对消化性溃疡的治疗多采用"抗(灭)菌"、"抑菌"、"保护"的原则,大大提高了疗效。

(二)胃液分泌的调节

胃液分泌受许多因素的影响,包括刺激胃液分泌的因素和抑制胃液分泌的因素。进食是胃液分泌的自然刺激物,它通过神经和体液因素调节胃液的分泌。

1. 刺激胃酸分泌的内源性物质 乙酰胆碱、促胃液素和组胺是直接刺激胃液分泌的内源性物质。其中乙酰胆碱能促进胃腺所有细胞的分泌;而组胺和促胃液素则特异性刺激壁细胞分泌胃酸。

(1)乙酰胆碱:大部分支配胃的副交感神经节后纤维末梢释放的递质是乙酰胆碱。乙酰胆碱直接作用于壁细胞膜上的胆碱能M受体,刺激壁细胞分泌盐酸,其作用可被M受体阻断剂阿托品阻断。

(2)促胃液素:促胃液素主要由胃窦黏膜内的G细胞分泌,十二指肠和空肠上段黏膜内也有少量G细胞。促胃液素主要通过血液循环作用于壁细胞,刺激胃酸分泌。

(3)组胺:胃的泌酸区黏膜内含有大量的组胺。产生组胺的细胞为存在于固有层内的肠嗜铬样细胞。正常情况下,胃黏膜恒定地释放少量组胺,通过旁分泌的形式作用于邻近壁细胞膜上组胺H_2受体,刺激胃酸分泌。H_2受体的阻断剂西咪替丁可阻断组胺刺激引起的胃酸分泌。此外,组胺还能增强乙酰胆碱和促胃液素引起的胃酸分泌。

刺激胃酸分泌的其他因素有Ca^{2+}、低血糖、咖啡因和酒精。

2. 消化期胃液分泌的调节 进食将刺激胃液的大量分泌,这种进食后的胃液分泌称为**消化期胃液分泌**。消化期胃液分泌根据感受食物刺激的部位,人为的分为头期、胃期和肠期。实际上,这三个时期几乎是同时开始、互相重叠的。

(1)**头期胃液分泌**:由进食动作引起的,食物刺激头面部的感受器(眼、耳、口腔、咽、食管等)所引起的胃液分泌。

头期胃液分泌可通过假饲实验来观察,该实验是对狗施行食管切断术,并造成胃瘘(图13-8)。当食物经过口腔进入食管后,随即从食管的切口流出体外,食物并未进入胃内,但却引起胃液分泌。进一步分析确定,由进食动作引起的胃液分泌的调节机制包括条件反射和非条件反射。

条件反射是与食物有关的形象、声音、气味等对视、听、嗅觉器官的刺激引起的反射。非条件反射是当咀嚼和吞咽食物时,食物对口腔、咽等处的机械和化学感受器的刺激引起的反射。反射的传出神经是迷走神经,通过其末梢释放乙酰胆碱,直接刺激胃腺分泌胃液;同时,迷走神经冲动还可引起胃窦黏膜内的G细胞释放促胃液素,后者经过血液循环到胃腺,刺激胃液分泌(图13-9)。由此

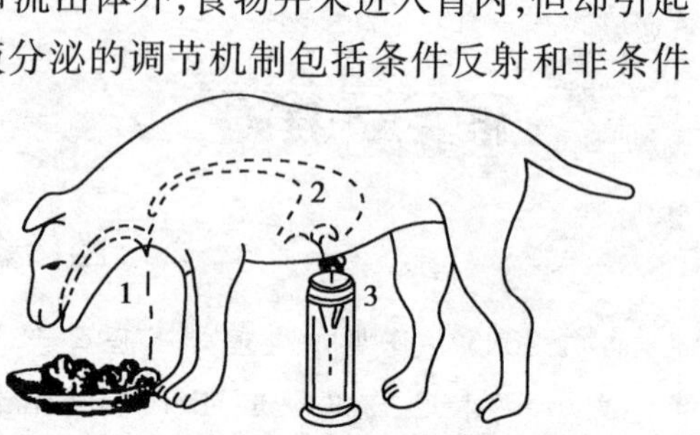

图13-8 假饲实验方法
1. 食物从食管切口流出;2. 胃;3. 胃液从胃瘘流出

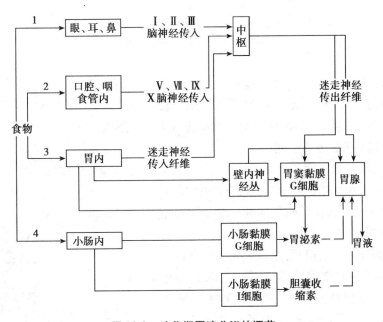

图 13-9 消化期胃液分泌的调节
1、2. 头期;3. 胃期;4. 肠期;虚线代表体液调节途径

可见,头期的胃液分泌并不是纯神经反射性的,也有神经-体液性调节的参与。头期分泌的特点是分泌量较大,占进食后分泌量的30%,酸度较高,胃蛋白酶含量丰富。分泌量的多少与食欲有很大关系,受情绪因素影响明显;而且头期刺激停止后,胃液分泌仍能持续一段时间。

(2) 胃期胃液分泌:食物进入胃后,对胃产生机械性和化学性刺激,可进一步刺激胃液分泌。胃期胃液分泌的机制主要有以下方面:①食物扩张刺激胃底、胃体部的感受器,通过迷走-迷走反射和壁内神经丛反射,引起胃液分泌;②食糜扩张刺激胃窦部,通过壁内神经丛,作用于G细胞,引起促胃液素的释放;③食物的化学成分直接作用于G细胞,引起促胃液素的释放。刺激G细胞释放促胃液素的主要食物化学成分是蛋白质的消化产物,其中包括肽类和氨基酸(图13-9)。胃期胃液分泌的特点是分泌量大,占进食后总分泌量的60%,酸度也很高,但胃蛋白酶含量较头期分泌的胃液少。

(3) 肠期胃液分泌:食糜进入小肠后,对肠壁的扩张和肠黏膜的化学刺激直接作用于十二指肠和空肠上部,引起胃液的分泌,主要通过体液调节机制实现。已知十二指肠黏膜存在较多的G细胞,因此,促胃液素可能是肠期胃液分泌的重要调节物之一(图13-9)。肠期胃液分泌特点是分泌量较小,大约占进食后胃液分泌总量的10%,胃蛋白酶含量也较少。

3. 胃液分泌的抑制性调节 正常消化期的胃液分泌,除受到上述各种兴奋性因素的调节外,还受到多种抑制性因素的调节,实际表现的胃液分泌正是兴奋和抑制性因素共同作用的结果。消化期内抑制胃液分泌的因素除精神、情绪因素外,主要有盐酸、脂肪和高渗溶液。

当胃窦的pH降到1.2~1.5时,对胃液分泌产生抑制作用。这种抑制作用的机制可能是盐酸直接抑制胃窦黏膜中的G细胞,减少促胃液素的释放。盐酸还可能通过引起胃肠黏膜释放生长抑素、促胰液素等,间接抑制促胃液素的释放,使胃液分泌减少。盐酸随食糜进入十二指肠后,pH降到2.5以下时,对胃酸分泌也有抑制作用。进入十二指肠内的脂肪和高渗溶液通过刺激小肠黏膜释放一种或几种抑制性激素而抑制胃液分泌。

二、胃 的 运 动

胃既有贮存食物的功能,又具有排出内容物的功能。胃底和胃体前部(头区)运动较弱,其主要功能是贮存食物;胃体远端和胃窦(尾区)则有较明显的运动,其主要功能是磨碎食物、使食物与胃液充分混合,形成食糜,逐步地将食糜排入十二指肠内。

（一）胃的运动形式及其作用

1. **紧张性收缩**　胃平滑肌经常处于轻度的收缩状态称为**紧张性收缩**。其生理意义在于使胃保持一定的形状和位置;维持一定的胃内压,有利于胃液渗入食糜中,帮助食糜向前推进。紧张性收缩是其他运动形式有效进行的基础。

2. **容受性舒张**　咀嚼和吞咽食物时,食物刺激口腔、咽、食管等处的感受器,通过迷走神经反射性地引起胃底和胃体平滑肌的舒张,称为**容受性舒张** receptive relaxation。这种舒张使胃的容量由空腹时的约 50ml,增加到进食后的 1.0 ~ 2.0L,使胃能适应大量食物的涌入而胃内压无显著升高。其生理意义使胃能更好地容纳和贮存食物。

3. **蠕动**　胃的蠕动是一种起始于胃体中部,并有节律地向幽门推进的波形运动。食物入胃后约 5min,即开始蠕动。人胃的蠕动波的频率约每分钟 3

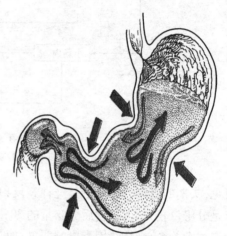

图 13-10　胃的蠕动

次,约需 1min 左右到达幽门。通常是一波未平,一波又起。蠕动波在初起时比较小,在向幽门传播过程中,波的深度和速度都逐步增加,当接近幽门时,明显加强,可将一部分食糜(约 1 ~ 2ml)排入十二指肠,因此有幽门泵之称(图 13-10)。蠕动的主要生理意义在于:一方面使食物与胃液充分混合,以利于胃液发挥消化作用;另一方面,搅拌和粉碎食物,推进胃内容物通过幽门入十二指肠。

（二）胃的排空及其控制

食物由胃排入十二指肠的过程称为**胃排空** gastric emptying。胃排空的速度与食物的物理性状和化学组成有关系。稀的、流体食物比稠的、固体食物排空快;切碎的、颗粒小的食物比大块的食物排空快;等渗液体比非等渗液体排空快。在三种主要食物中,糖类的排空时间较蛋白质为短,脂肪类食物排空最慢。对于混合食物,由胃完全排空通常需要 4h ~ 6h。

胃排空的主要动力是胃运动造成的胃与十二指肠之间的压力差。其中,胃运动是产生胃内压的根源,是促进胃排空的原动力。胃排空的速度受来自胃和十二指肠两方面因素的控制,以后者的作用更为重要。

1. **胃内容物促进胃排空**　食物对胃的机械扩张,刺激胃壁的牵张感受器,通过迷走-迷走反射或壁内神经丛反射,使胃运动加强。另外,食物的扩张刺激以及化学刺激(主要是蛋白质消化产物),可直接或间接刺激胃窦黏膜 G 细胞释放促胃液素,使胃运动加强,对胃排空有重要促进作用。

2. **十二指肠内容物抑制胃排空**　食糜中的酸、脂肪、渗透压及机械扩张,可刺激十二指肠壁上的相应感受器,通过肠-胃反射抑制胃运动,使胃排空减慢。另外,当过量的食糜,特别是酸或脂肪由胃进入十二指肠后,可刺激十二指肠黏膜释放促胰液素、抑胃肽等胃肠激素,经血液循环到达胃,可抑制胃运动,延缓胃排空。

随着盐酸在肠内被中和以及食物消化产物被吸收,对胃的抑制性影响便渐渐消失,胃运动又逐渐增强,再推送少量食糜进入十二指肠。可见,胃排空是间断进行的,这是由促进胃运动和抑制胃运动两种作用相互消长的结果。

（三）呕吐

呕吐 vomiting 是将胃及十二指肠内容物经口腔强力驱出的一种反射性动作。机械刺激和化学刺激作用于舌根、咽部、胃、大小肠、胆总管、泌尿生殖器官等部位的感受器,都可以引起呕吐。

呕吐中枢位于延髓外侧网状结构的背外侧缘。颅内压增高(脑水肿、肿瘤等疾病)可直接刺激该中枢而引起呕吐。呕吐中枢在结构和功能上与呼吸中枢、心血管中枢均有密切的联系,因而在呕吐时常伴发呼吸急促、心跳加快以及恶心、流涎等复杂反应。在延髓呕吐中枢附近存在一个特殊的化学感受区,某些中枢性催吐药如阿扑吗啡,实际上是刺激这个化学感受区,再兴奋呕吐中枢发挥作用。

呕吐可将胃内有害的物质排出,它是一种具有保持意义的防御反射。但长期剧烈的呕吐会影响进食和正常消化活动,并且使大量的消化液丢失,造成体内水、电解质和酸碱平衡的紊乱。

第四节　小肠内消化

食糜由胃进入十二指肠后,开始小肠内的消化。小肠内消化是整个消化过程中最重要的阶段。在小肠内食糜受到胰液、胆汁和小肠液的化学性消化以及小肠运动的机械性消化,食物的消化过程在小肠内基本完成。

一、胰液的分泌

胰腺是兼有内分泌和外分泌功能的腺体。胰液是胰腺的外分泌物,由胰腺的腺泡细胞和小导管管壁细胞分泌,具有很强的消化能力。

（一）胰液的性状和成分

胰液是无色无臭的碱性液体,pH 7.8～8.4,渗透压与血浆基本相等。成人每日分泌 1～2L 胰液。

胰液的成分包括水、无机物和有机物。在无机物中最重要的是胰腺小导管上皮细胞分泌的碳酸氢盐,此外还有 Cl^-、Na^+、K^+、Ca^{2+} 等离子。胰液中的有机物主要是腺泡细胞分泌的多种消化酶。胰液是人体内最重要的消化液,包含有分解三大营养物质的各种酶:胰淀粉酶、胰脂肪酶、胰蛋白酶和糜蛋白酶等。

（二）胰液的作用

1. **碳酸氢盐**　胰液中碳酸氢盐的主要作用是中和进入十二指肠的胃酸,使肠黏膜免受胃酸的侵蚀;并为小肠内多种消化酶的活动提供适宜的 pH 环境(pH 7~8)。

2. 胰淀粉酶　胰淀粉酶对生或熟淀粉的水解效率都很高,其消化产物为糊精、麦芽糖及麦芽寡糖。胰淀粉酶作用的最适 pH 为 6.7~7.0。

3. 胰脂肪酶　胰脂肪酶可分解甘油三酯为脂肪酸、甘油一酯和甘油。其最适 pH 为 7.5~8.5,胰脂肪酶需在辅脂酶的存在下才能充分发挥作用。胰液中还含有一定量的胆固醇酯酶和磷脂酶 A_2,它们分别水解胆固醇酯和卵磷脂。

4. 胰蛋白酶原　胰蛋白酶原和糜蛋白酶原这两种酶原是以不具有活性的形式存在于胰液中。当胰液进入十二指肠后,肠液中的肠致活酶可将胰蛋白酶原激活成具有活性的胰蛋白酶。此外,酸以及胰蛋白酶本身也能使胰蛋白酶原活化。糜蛋白酶原是在胰蛋白酶作用下转化为有活性的糜蛋白酶。

胰蛋白酶和糜蛋白酶的作用极相似,都能分解蛋白质为䏡和胨,当两者共同作用时,可使蛋白质分解为小分子的多肽和氨基酸。

正常胰液中还有核糖核酸酶、脱氧核糖核酸酶等水解酶,它们分别水解核糖核酸、脱氧核糖核酸酶为单核苷酸。羧基肽酶可作用于多肽末端的肽键,释放出具有自由羧基的氨基酸。

二、胆汁的分泌

胆汁由肝细胞不断分泌,生成后经肝管、胆总管排入十二指肠,或由肝管转经胆囊管而进入胆囊内贮存,在消化期再由胆囊排入十二指肠。

(一)胆汁的性质和成分

胆汁是具有苦味的有色液体,成年人每日分泌胆汁约 800~1000ml。肝胆汁呈金黄色或橘棕色,pH 为 7.4;而胆囊胆汁则因浓缩而颜色变深,pH 为 6.8。胆汁的成分很复杂,除水分和钠、钾、钙、碳酸氢盐等无机成分外,其有机成分有胆盐、胆色素、脂肪酸、胆固醇、卵磷脂和黏蛋白等。

胆汁中的胆盐是肝细胞分泌的胆汁酸与甘氨酸或牛磺酸结合形成的钠盐或钾盐,它是胆汁参与消化和吸收的主要成分。胆汁中的胆色素是血红蛋白的分解产物。胆固醇由肝合成,其中约一半转化成胆汁酸。

在正常情况下,胆汁中的胆盐(或胆汁酸)、胆固醇和卵磷脂的适当比例是维持胆固醇成溶解状态的必要条件。当胆固醇分泌过多,或胆盐、卵磷脂合成减少时,胆固醇就容易沉积下来,这是形成胆结石的原因之一。

胆汁中没有消化酶,但其中的胆盐对脂肪的消化和吸收具有重要意义。

(二)胆汁的作用

1. 促进脂肪的消化　胆汁中的胆盐、胆固醇和卵磷脂等均可作为乳化剂,能降低脂肪的表面张力,使脂肪乳化成直径 3~10μm 的脂肪微滴,分散在肠腔内,从而增加胰脂肪酶的作用面积,有利于脂肪的消化。

2. 促进脂肪的吸收　胆盐因其结构的特点,当达到一定浓度后,可聚合而形成微胶粒,其分子的亲水端向外,疏水端向内。肠腔中脂肪的分解产物如脂肪酸、甘油一酯等均可掺入到微胶粒中,形成混合微胶粒的水溶性复合物,使不溶于水的甘油一酯、长链脂肪酸等脂肪分解产物容易运送到肠黏膜刷状缘表面,促进脂肪消化产物的吸收。

3. 促进脂溶性维生素的吸收 胆汁通过促进脂肪分解产物的吸收,对脂溶性维生素(维生素 A、D、E、K)的吸收也有促进作用。

此外,胆汁在十二指肠中还可以中和一部分胃酸;胆盐在小肠内吸收后还是促进胆汁自身分泌的一个体液因素。胆盐由肝细胞分泌,经过胆总管排入十二指肠,其中绝大部分(约90%以上)经由小肠(主要为回肠末端)黏膜重吸收入血,通过门静脉回到肝,再组成胆汁分泌入肠,这一过程称为**胆盐的肠肝循环**。返回到肝的胆盐有刺激肝胆汁分泌的作用。

三、小肠液的分泌

小肠内有十二指肠腺和肠腺两种腺体。十二指肠腺分布于十二指肠黏膜下层中,分泌碱性液体,内含黏蛋白,因而黏稠度很高。肠腺分布于全部小肠的黏膜层内,其分泌液是小肠液的主要组成部分。

(一)小肠液的性质、成分和作用

小肠液是一种弱碱性液体,pH 约为 7.6,渗透压接近于血浆。成人每日分泌量约 1.0 ~ 3.0L。小肠液除水分外,还含有无机盐、黏蛋白和肠致活酶。由小肠腺分泌的酶只有肠致活酶,它能激活胰液中的胰蛋白酶原,使之变为有活性的胰蛋白酶。在肠上皮细胞内含有多种消化酶,如分解小肽的肽酶(多肽酶、二肽酶、三肽酶)、分解二糖的蔗糖酶、麦芽糖酶、异麦芽糖酶和乳糖酶等,随脱落的肠上皮细胞进入肠腔内,目前认为,这些酶对小肠内的消化并不起作用。

(二)小肠液的作用

小肠液的作用有:①分泌的碱性液体可保护十二指肠免受胃酸侵蚀;②肠致活酶可激活胰蛋白酶原,有利于蛋白质的消化;③稀释消化产物,使其渗透压降低,以利于吸收;④为营养物质的吸收提供了媒介。

四、小肠的运动

(一)小肠的运动形式

1. **紧张性收缩** 紧张性收缩是小肠其他运动形式有效进行的基础。

2. **分节运动** segmentation 是一种以环行肌为主的节律性收缩和舒张交替进行的运动,是小肠特有的运动形式。在食糜所在的一段肠管上,环行肌在许多点同时收缩,把食糜分割成许多节段;随后,原来收缩处发生舒张,而原来舒张处反而收缩,使原来的节段分成两半,而相邻的两半则合拢形成一个新的节段;如此反复进行,食糜不断地被分隔,又不断地重新混合(图 13-11)。

分节运动的推进作用很小,它的主要作用在于:①使食糜与消化液充分混合,便于进行化学性消化;②使食糜与肠壁紧密接触,为吸收创造了良好的条件;③分节运动还能挤压肠壁,有助

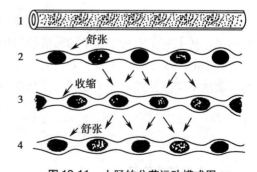

图 13-11 小肠的分节运动模式图

1. 肠管表面观;2、3、4. 肠管纵面表示不同阶段的食糜节段分割与合拢的情况

于血液和淋巴的回流。

3. **蠕动**　小肠的蠕动通常重叠在节律性分节运动之上,由纵行肌和环形肌的顺序舒缩引起。小肠的蠕动速度很慢,约为 $0.5 \sim 2.0 cm/s$,近端小肠的蠕动速度快于远端,通常行约数厘米后即消失。蠕动的意义在于使经过分节运动作用的食糜向前推进,到达新的肠段,再开始分节运动。

此外,小肠还有一种进行速度很快($2 \sim 25 cm/s$)、传播较远的蠕动,称为**蠕动冲**,它可将食糜从小肠始端一直推送到回肠末端,有时还可至大肠。蠕动冲可能是由于进食时吞咽动作或食糜刺激十二指肠而引起的反射活动,有些泻药的刺激,也可引起蠕动冲。

在消化间期,小肠的运动形式与消化期不同,呈周期性变化,称为**移行性复合运动**。小肠的移行性复合运动起源于胃下部,沿着肠管向肛门方向缓慢移行。当一个波群到达回盲部时,另一波群又在十二指肠发生,其间隔通常为 $90 \sim 120 min$。移行性复合运动的意义在于将胃肠内容物,包括上次进食后遗留的食物残渣、脱落的细胞碎片和细菌等清除干净,为下次进食做好准备。

(二)回盲括约肌的功能

回肠末端与盲肠交界外的环行肌显著加厚,起着括约肌的作用,称为**回盲括约肌**。回盲括约肌在平时保持轻度收缩状态,其内压力约比结肠内压力高 $20 mmHg(2.67 kPa)$。

回盲括约肌的主要功能是防止回肠内容物过快地进入大肠,延长食糜在小肠内停留的时间,因而有利于小肠内容物的充分消化和吸收。进食后,食物入胃,可通过胃-回肠反射引起回肠蠕动加强,在蠕动波到达回肠末端时,回盲括约肌舒张,部分小肠内容物由回肠入结肠。此外,回盲括约肌还具有活瓣作用,可阻止大肠内容物向回肠倒流。

第五节　大肠内消化

大肠内没有重要的消化活动,其主要功能是吸收水分、无机盐以及由大肠内细菌合成维生素 B、K 等物质,贮存未消化和不消化的食物残渣并形成粪便。

一、大肠液的分泌

大肠液是由大肠黏膜表面的柱状上皮细胞及杯状细胞分泌,富含黏液和碳酸氢盐,pH 为 $8.3 \sim 8.4$。其主要作用在于其中的黏液能保护肠黏膜和润滑粪便。

大肠液的分泌主要是由食物残渣对肠壁的直接机械性刺激或通过壁内神经丛的局部反射引起。刺激副交感神经可使大肠液分泌增加,刺激交感神经则抑制其分泌。

二、大肠的运动和排便

(一)大肠运动的形式

1. **袋状往返运动** haustral shuttling　是一种由结肠环行肌不规律收缩引起的非推进性结肠运动,多见于空腹时。这种运动使结肠袋中的内容物向两个方向作短距离的位移,有利于对内容物的研磨与混合,还通过与肠黏膜的充分接触,促进水和无机盐的吸收。

2. 分节或多袋推进运动 这是一个结肠袋或一段结肠收缩,将内容物缓慢推移到下一肠段的运动。进食后或结肠受到拟副交感药物刺激时,这种运动增多。

3. 蠕动 大肠的蠕动是由一些稳定向前的收缩波所组成。收缩波前方的肌肉舒张,往往充有气体;收缩波的后面则保持收缩状态,使这段肠管闭合并排空。

在大肠还有一种收缩力强、行进很快、且传播很远的蠕动,称为**集团蠕动** mass peristalsis。它通常开始于横结肠,可将一部分大肠内容物推送至降结肠或乙状结肠。集团蠕动常见于进食后,最常发生在早餐后60min内,可能是由于胃内食物进入十二指肠,由十二指肠-结肠反射所引起。

(二)排便

食物残渣在大肠内停留10h以上,其中食物残渣中的一部分水分和无机盐等被大肠黏膜吸收,同时经过大肠内细菌的发酵和腐败作用,形成粪便。

正常人直肠中通常没有粪便。一旦结肠的蠕动将粪便推入直肠,刺激直肠壁感受器,冲动经盆神经和腹下神经传至脊髓腰骶段的初级排便中枢,同时上传到大脑皮质,引起便意和排便反射。如果条件允许,大脑皮质将促进脊髓初级排便中枢的活动,使盆神经的传出冲动增加,引起降结肠、乙状结肠和直肠收缩,肛门内括约肌舒张。同时,阴部神经传出冲动减少,引起肛门外括约肌舒张,使粪便排出体外。此外,由于支配腹肌和膈肌的神经兴奋,腹肌和膈肌也发生收缩,腹内压增加,进一步促进粪便的排出。如果条件不允许,大脑发出冲动抑制脊髓初级排便中枢的活动,抑制排便。

排便运动受大脑皮质的控制,意识可以加强或抑制排便。若人们对便意经常有意识抑制,使直肠壁渐渐地对粪便压力刺激的阈值升高,敏感性逐渐降低,加之粪便在大肠内停留时间过久,水分吸收过多而变得干硬,造成排便困难,这是导致便秘最常见的原因之一。

(三)大肠内细菌的活动

大肠内有许多细菌,约占粪便固体重量的20%~30%。细菌主要来自食物和空气,它们由口腔入胃,最后到达大肠。大肠内的pH和温度对细菌的繁殖极为适宜,细菌在这里大量繁殖。大肠内的细菌能利用肠内较为简单的物质合成维生素B复合物和维生素K,它们被大肠吸收后为人体所利用。若长期使用肠道抗菌药物,肠道内细菌被抑制,则引起维生素B和K缺乏。

第六节 吸 收

食物经过消化后,各种营养物质的分解产物、无机盐、水分和维生素等,通过消化道黏膜上皮细胞进入血液和淋巴的过程称为吸收。

一、吸 收 部 位

消化道不同部位的吸收能力有很大差异,这与消化道各部分的组织结构、食物被消化的程度和停留时间等因素有关。口腔和食管基本上没有吸收功能。胃仅能吸收少量水分、酒精和某些药物。小肠是吸收的主要部位,糖类、蛋白质和脂肪的消化产物大部分是在十二指肠和空肠吸收,回肠有其独特的功能,即主动吸收胆盐和维生素 B_{12}。大肠主要吸收食物残渣中剩余的水分和盐类(图 13-12)。

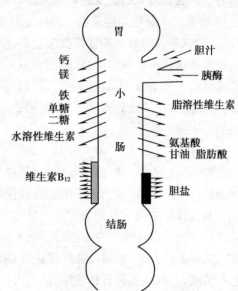

小肠之所以成为吸收的主要部位,是因为小肠具有以下四方面的有利条件:①食物在小肠内已被分解为可被吸收的小分子形式。②成人的小肠长约 4m,小肠黏膜具有环形皱襞伸向肠腔,皱襞上拥有大量绒毛,绒毛表面是一层柱状上皮细胞,这些细胞顶端的细胞膜又有许多细小的突起,被称为**微绒毛**。由于环形皱襞、绒毛和微绒毛的存在,最终使小肠黏膜的表面积比同样长短的简单圆筒的面积增大约 600 倍,达到 $200m^2$ 左右,这使小肠具有巨大的吸收面积(图 13-13)。③在小肠绒毛内部有丰富的毛细血管、毛细淋巴管、平滑肌和神经纤维网等结构。平滑肌的舒缩,可使绒毛产生节律性的伸缩和摆动,促进毛细血管内血液和毛细淋巴管内淋巴液的回流,有利于吸收。④食物在小肠内停留的时间较长,大约 $3 \sim 8h$,使营养物质有充分的时间吸收。

图 13-12　各种主要营养物质在小肠的吸收部位

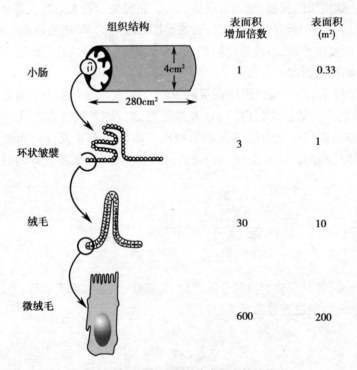

组织结构	表面积增加倍数	表面积(m^2)
小肠	1	0.33
环状皱襞	3	1
绒毛	30	10
微绒毛	600	200

图 13-13　增加小肠吸收表面积的结构

二、小肠内主要营养物质的吸收

营养物质的吸收机制包括被动转运、主动转运以及入胞和出胞。

（一）糖的吸收

糖类只有分解为单糖时才能被小肠上皮细胞吸收。肠道中的单糖主要是葡萄糖、半乳糖和果糖。单糖的吸收机制为继发性主动转运。小肠黏膜上皮细胞的侧膜上的钠泵工作，造成上皮细胞内 Na^+ 浓度低于肠腔内，Na^+ 通过小肠黏膜上皮细胞刷状缘上的转运体顺浓度差进入细胞内，由此释放的能量可用于葡萄糖分子逆浓度差进入细胞。随着细胞内葡萄糖浓度的升高，葡萄糖通过上皮细胞基底膜上的载体顺浓度差扩散入细胞间液，然后吸收入血（图 13-14）。可见，葡萄糖的吸收有赖于 Na^+ 的主动转运，用抑制钠泵的哇巴因，或用能与 Na^+ 竞争转运体的 K^+，均能抑制糖的主动转运。因此，Na^+ 对单糖的主动转运是必需的。

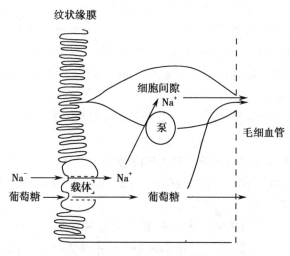

图 13-14　小肠上皮细胞吸收葡萄糖的机制

（二）蛋白质的吸收

食物中的蛋白质经消化分解成氨基酸和寡肽后，才能被小肠吸收，进入血液。在上皮细胞顶端膜上存在氨基酸转运体以及二肽和三肽转运系统。氨基酸的吸收也是与 Na^+ 的主动吸收相耦联的继发性主动转运，具体机制类似于葡萄糖的吸收。

（三）脂肪的吸收

在小肠内，脂类的消化产物脂肪酸、甘油一酯、胆固醇等很快与胆汁中的胆盐形成混合微胶粒。由于胆盐有亲水性，它能携带脂肪消化产物通过小肠黏膜的非流动水层到达微绒毛上。在这里，甘油一酯、脂肪酸和胆固醇等又逐渐地从混合微胶粒中释放出来，通过微绒毛的膜进入肠上皮细胞内，胆盐则被留在肠腔内。

进入上皮细胞内的长链脂肪酸及甘油一酯，大部分重新合成为甘油三酯，并与细胞中生成的载脂蛋白合成乳糜微粒。乳糜微粒在高尔基复合体中包装成分泌颗粒，然后移行到基底侧膜，以出胞的方式进入细胞间隙，再扩散入淋巴液（图 13-15）。少于 10 ~ 12 个碳原子的中、短链甘油三酯水解产生的脂肪酸和甘油一酯是水溶性的，可直接吸收入门静脉而不入淋巴。由于膳食的动、

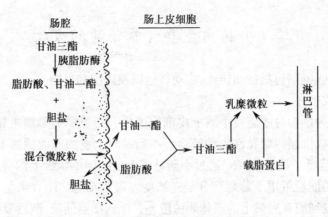

图 13-15 脂肪的消化吸收过程

植物油中含有 15 个以上碳原子的长链脂肪酸很多,所以脂肪的吸收途径以淋巴为主。

（四）水的吸收

人每日经过消化道的液体总量约有 8L 之多。肠道内水分的吸收都是被动的,各种溶质,特别是 NaCl 的主动吸收所产生的渗透压梯度是水分吸收的主要动力。由于渗透压的作用,水通过上皮细胞和细胞间的紧密连接进入细胞间隙,使间隙内静水压增高,然后进入毛细血管。

（五）无机盐的吸收

不同的无机盐吸收的难易程度不同,单价碱性盐类如钠、钾、铵盐的吸收较快,多价碱性盐类则吸收较慢。

1. **钠的吸收** 成人每日摄入的钠以及消化腺分泌入消化道的钠,绝大部分（95%～99%）都被吸收。钠的吸收机制是顺电化学梯度扩散入肠黏膜上皮内,进入细胞内的 Na^+ 又通过膜上钠泵的活动逆电化学梯度进行主动转运。

2. **铁的吸收** 人每日吸收的铁约为 1mg,仅为每日膳食中含铁量的 1/10。食物中的铁绝大部分是 Fe^{3+} 形式,不易被吸收,必须被还原为 Fe^{2+} 后才易被吸收。铁主要在十二指肠和空肠被吸收。维生素 C 将 Fe^{3+} 还原成 Fe^{2+} 促进铁的吸收。铁在酸性环境中易被吸收,故胃酸有促进铁吸收的作用,胃大部切除的病人,常常会伴有缺铁性贫血。

3. **钙的吸收** 食物中的钙仅有一小部分被吸收,大部分随粪便排出。钙只有呈离子状态才能被吸收。维生素 D_3、脂肪食物、肠内容物的酸度都能促进小肠吸收钙。凡能与钙结合而形成沉淀的盐,如硫酸钙、磷酸钙、草酸钙等,均不能被吸收。钙的吸收主要通过主动转运。

（六）维生素的吸收

脂溶性维生素 A、D、E、K 的吸收和脂肪相伴。水溶性维生素主要以单纯扩散方式在小肠上部被吸收,只有维生素 B_{12} 必须与内因子结合成复合物,才能在回肠被吸收。

学习小结

食物在消化道内被分解成结构简单、可被吸收的小分子物质的过程,称为消化,有机械性消化和化学性消化两种方式。食物经过消化后,通过消化道黏膜上皮细胞进入血液和淋巴的过程,称为吸收。消化和吸收是两个紧密联系的过程。胃肠的神经支配包括外来神经系统和内在神经系统两大部分。消化道平滑肌的一般生理特性包括兴奋性较低、收缩缓慢、伸展性大,对切割、电刺激等不敏感,对牵张、温度和化学刺激特别敏感。胃肠外来神经包括交感神经和副交感神经。副交感神经兴奋时,可引起胃肠运动加强,括约肌舒张,腺细胞分泌增加,而交感神经兴奋时,其作用与副交感神经的作用相反。胃肠道内有许多内分泌细胞,分泌胃肠激素。胃肠激素的化学本质是肽类,对消化道运动和分泌起调节作用。胃液的成分包括盐酸、胃蛋白酶原、黏液和碳酸氢盐、内因子。消化期的胃液分泌分头期、胃期和肠期。引起胃液分泌的内源性物质有乙酰胆碱、促胃液素和组胺等。盐酸、脂肪和高渗溶液是胃肠腔内抑制胃液分泌的三个重要因素。胰液中含有消化三大营养物质所需要的酶,是最重要的消化液。胆汁对脂肪的消化和吸收有重要意义。大肠没有消化功能,其主要功能是吸收水分、电解质和部分维生素,容纳食物残渣以及形成并暂时贮存粪便。小肠是营养物质吸收的主要部位。单糖和氨基酸的吸收机制是继发性主动转运,单糖和氨基酸吸收的途径是血液,脂肪的吸收途径以淋巴为主。

 复习题

1. 消化道平滑肌的一般生理特性有哪些?
2. 简述胃肠激素的生理作用。
3. 简述胃酸的作用。
4. 试述头期胃液分泌的调节机制。
5. 何谓胃排空? 说明胃排空的过程及机制。
6. 为什么说胰液是最重要的消化液?
7. 为什么小肠是食物消化和吸收的最重要的部位?
8. 简述单糖在小肠的吸收过程。

(徐静华)

第十四章

能量代谢与体温

学习目标

1. 掌握能量代谢及其影响因素;基础代谢与基础代谢率;传导、对流、辐射、蒸发散热;体温的调定点学说。
2. 熟悉能量的来源与去路;体温及其波动;体温调节中枢。
3. 了解能量代谢率的测定;温度感受器;体温的异常。

第一节　能　量　代　谢

生命最基本的特征是新陈代谢。新陈代谢包括物质代谢和能量代谢。物质代谢又包括合成代谢和分解代谢两个相反的过程。**能量代谢**energy metabolism 是指生物体内物质代谢过程中所伴随的能量释放、转移、储存和利用过程。在物质分解代谢过程中,营养物质释放出蕴藏的化学能,经过转化后用于机体的各种生命活动;在物质合成代谢过程中,随着物质的合成将发生能量储存。因此,物质代谢和能量代谢实际上是同一活动过程的两个方面,密不可分。

一、机体能量的来源和去路

自然界中存在着多种能量形式,如热能、电能、机械能和化学能等。人体只能利用食物中所蕴藏的化学能。食物中的糖、脂肪和蛋白质在用来构筑机体结构、实现组织自我更新的同时,也是机体的能源物质。其中,糖类是人体的主要能源物质。通常情况下,人体所需能量的70% 以上是由糖类提供。若按单位重量计算,脂肪是体内含能量最多的营养物质,也是能量在体内的主要储存形式。蛋白质的消化产物氨基酸则主要用来重新合成蛋白质及合成某些生物活性物质如激素、酶等。体内的蛋白质只是在某些特殊情况下,如长期不能进食或消耗量极大而体内的糖原、脂肪耗竭时,才被分解供能以维持基本的生理功能活动。因此,一般情况下,机体主要利用体内的糖和脂肪来供应能量。

虽然糖、脂肪和蛋白质是人体的能源物质,但人体的活动只能直接利用**三磷酸腺苷**adenosine triphosphate,ATP 的高能磷酸键释放出来的能量,机体只有将这三大能源物质所含的化学能先转移入 ATP 内,细胞才能加以利用。机体可利用 ATP 去合成各种所需物质及完成各种生理活动,如物质的跨膜主动转运、生物电活动、肌肉收缩等,因此,ATP 是体内重要的贮能和直接的供能物质;ATP 的合成和分解,是体内能量转移、储存和利用的重要环节。据研究,食物在体内氧化过程中,蕴藏于其分子碳氢键中的能量可因碳氢键断裂而释放出来,其中约45%的能量转移到 ATP 的高能磷酸键,其余55%的能量迅速转化为热能。此外,ATP 还可以把能量通过高能磷酸键转移给肌酸生成磷酸肌酸,以扩大体内能量储存。

体内 ATP 中所负载的自由能被细胞利用后,其绝大部分最终也将转化为热能。例如,心肌收缩所产生的势能(动脉血压)与动能(血液流速)均因克服血流阻力而转化为热能。当骨骼肌运动时,有15%~20%的能量转化为机械外功,其余也都转化为热能而散发于体外。

正常情况下,机体能量的摄取和消耗保持着动态平衡。如果在一段时间内,机体摄入的能量和消耗的能量基本相等,体重可保持不变。若摄入的能量少于消耗的能量,机体可利用体内的能源物质,如糖原、脂肪甚至蛋白质分解释放能量,体重将会有所减轻,表现为能量的负平衡。反之,若机体摄入的能量多于消耗的能量,则会以脂肪的形式储存起来,导致体重增加,表现为能量的正平衡。

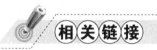

相关链接

体质指数 BMI

体质指数,即身体质量指数 body mass index,BMI 是常用来度量人体标准体重的指数。计算公式为:BMI=体重(kg)÷身高^2(m^2)。一般,正常男性 BMI 介于20~25,女性介于18~22。BMI 是与体内脂肪总量密切相关的指标,主要反映全身性超重和肥胖。BMI 指数25~29.9 为超重,BMI 指数>30 为肥胖。肥胖的主要原因是由于机体能量的摄取和消耗失去平衡造成的,即能量摄入大于能量消耗。肥胖可以增加罹患冠心病、高血压等疾病的危险性。

二、能量代谢的测定及影响因素

根据能量守恒定律,能量由一种形式转化为另一种形式的过程中,能量既不能增加,也不能减少。通过测定一定时间内机体所散发的热量与所作外功,就可测算出整个机体在单位时间内所消耗的能量,即**能量代谢率** energy metabolism rate。

(一)能量代谢的测定方法

能量代谢测定可用于营养学、劳动卫生、预防医学和临床医学等方面。测定机体发散热量的常用方法有两种:直接测热法和间接测热法。

1. **直接测热法** 是将受试者置于特制的直接测热装置中,收集其在一定时间内散发出来的热量,然后换算成单位时间的能量代谢。

2. **间接测热法** 间接测热法的基本原理是根据定比定律,测出机体在一定时间内的耗氧量和二氧化碳的排出量,间接地推算出机体在单位时间内的各种营养物质的氧化量,再推算出能量代谢率。在采用间接测热法推算能量代谢时,首先要了解以下概念。

(1) 食物的热价:1克某种食物氧化(或在体外燃烧)时所释放出来的热量称为该食物的**热价**thermal equivalent of food,可分为物理热价和生物热价;前者是指食物在体外燃烧时释放的热量,后者是食物经过生物氧化所产生的热量。糖和脂肪在体外燃烧与在体内氧化分解所产生的热量是相等的。蛋白质的生物热价小于它的物理热价。

(2) 食物的氧热价:体内营养物质氧化要消耗 O_2,机体 O_2 的消耗量与物质氧化的产热量之间有一定的关系。通常将某种营养物质氧化时,消耗 1L 氧所产生的热量称为该物质的**氧热价**thermal equivalent of oxygen。将氧热价概念应用于机体,可以根据机体在一定时间内的耗氧量推算出释放的能量。

(3) 呼吸商:一定时间内机体产出的 CO_2 量与消耗 O_2 量的比值称为**呼吸商**respiratory quotient,RQ。通常用 CO_2 和 O_2 的容积数(毫升或升)的比值来表示 RQ,即 RQ = 产生的 CO_2 容积数/消耗 O_2 的容积数。正常人摄取的多是混合食物,一般情况下,混合食物的呼吸商常在 0.85 左右。

(4) 非蛋白呼吸商:在正常情况下,体内能量主要来自糖和脂肪,蛋白质的因素可忽略不计。根据糖和脂肪氧化时所产生的 CO_2 量和耗 O_2 量计算出的 RQ,称为非蛋白呼吸商。

3. 耗 O_2 量和 CO_2 排出量的测定方法 测定耗 O_2 量和 CO_2 排出量的方法有闭合式测定法(肺量计)和开放式测定法(化学分析)。

4. 间接测热法计算步骤 ①测定机体一定时间内的耗 O_2 量、CO_2 产生量和尿氮排出量;②根据尿氮排出量计算蛋白质的氧化量、蛋白质的产热量,从而得出非蛋白呼吸商;体内氧化蛋白质的量,可用尿氮量乘 6.25 求出,因为体内氧化 1g 蛋白质可产生 0.16g 尿氮。③查找出非蛋白呼吸商所对应的氧热价,可算出非蛋白食物的产热量;④计算总产热量,即蛋白质产热量与非蛋白产热量之和。

5. 简便测算法 临床上,常用简便测算法测定能量代谢率,方法简单,所得数值与上述方法测得结果非常接近。首先用代谢率测定器测出受试者在一定时间内的耗氧量。假定进食普通混合饮食的呼吸商为 0.82,其所对应的氧热价是 20.20kJ,依据产热量(kJ)= 20.20kJ/L×耗氧量(L),即可得出该段时间的产热量。

(二)影响能量代谢的因素

人的种族、居住的地理环境、年龄和性别不同,都会影响能量代谢。机体的能量代谢还经常受到骨骼肌活动、环境温度、食物特殊动力效应、精神活动等因素的影响。

1. 骨骼肌活动 骨骼肌活动是影响能量代谢最显著的因素。机体任何轻微的活动都会提高能量代谢率。例如,每隔几秒种将上肢举到前额一次即可使能量代谢增强。在劳动或运动时,能量代谢和耗氧量显著增加,最多可达安静时的 10 ~ 20 倍。肌肉活动的强度称为肌肉工作的强度,也就是劳动强度。劳动强度通常用单位时间内机体的产热量来表示,故可将能量代谢率作为评价劳动强度的指标。

2. 食物的特殊动力效应 人在进食后一段时间内,虽然处于安静状态下,但产热量会比进食前增高。这种由进食使机体产生额外热量的现象称为食物的**特殊动力效应**specific dynamic action,SDA。不同食物的特殊动力效应不同,进食蛋白质引起机体增加的产热量约相当于摄入蛋白质所含热量的 30% ,糖和脂肪的特殊动力效应较小,只相当于其产热量的 4% ~6% ,混合食物约为 10% 。不同食物的特殊动力效应的维持时间也不相同,蛋白质食物的特殊动力效应可持续6~7小时,而糖类仅持续2~3小时。这种额外增加的热量不能被机体用来做功,只能增加产热量。

3. 环境温度 人安静时(裸体或着薄衣)的能量代谢在20~30℃的环境中最为稳定。当环境温度低于20℃时,可反射性地引起寒战和肌肉紧张性增强而使能量代谢率增加,尤其是环境温度低于10℃时代谢率增加更为显著。当环境温度升高到30℃以上时代谢率也会增加,这与发汗、呼吸和循环功能加强及体内化学反应加速等有关。

4. 精神活动 脑的代谢水平很高。在安静状态下,单位重量脑组织的耗氧量接近肌肉组织的20倍。但在安静地思考问题时,机体产热量增加一般不超过4%,影响不大。但是,当精神处于恐惧、愤怒、焦急等紧张状态下,能量代谢可显著增高。这与精神紧张、情绪活动时出现无意识的肌紧张增强、交感神经的紧张性增高以及能促进代谢的激素(如儿茶酚胺、甲状腺激素等)的释放增多有关。因此,测定能量代谢时,必须摒除受试者精神紧张的影响。

三、基础代谢与基础代谢率

基础代谢 basal metabolism 是指机体处于基础状态下的能量代谢。单位时间内的基础代谢称为**基础代谢率** basal metabolic rate,BMR。基础状态是指在室温20~25℃、清晨空腹、卧床、清醒而又极其安静的状态,也即机体排除了肌肉活动、食物特殊动力效应、环境温度和精神紧张等因素影响的状态。在基础状态下,机体所消耗的能量仅用于维持心跳、呼吸及其他一些基本的生理活动,其代谢率比一般安静状态低8%~10%,也较稳定。但BMR并不是机体最低的能量代谢水平,熟睡时能量代谢率可进一步下降10%。BMR以每小时每平方米体表面积产生的热量为单位,通常用 $kJ/(m^2 \cdot h)$ 表示。

实践表明,比较不同个体之间的能量代谢率,会出现很大的差异。曾设想以体重为衡量标准,结果发现,身材瘦小的人每公斤体重的产热量明显高于身材高大的人。动物实验也证明,小动物每公斤体重的产热量要比大动物高得多。但是,若以每平方米体表面积的产热来进行比较,则无论体积大小的各种动物或不同身高、体重的人,其每平方米每24h的产热量很相近,即能量代谢率与体表面积 body surface area,BSA 成正比关系。因此,每平方米体表面积的产热量可以作为衡量能量代谢的良好指标。

人的体表面积大小可依据身高和体重两项数值来推算。中国人体表面积(不区分性别)的推算可应用下列方法:

(1) 公式法进行测算:

体表面积(m^2)= 0.0061×身高(cm)
+0.0124×体重(kg)–0.0099

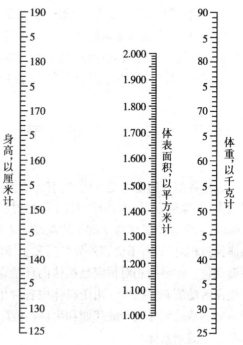

图14-1 人体表面积测算图

（2）测算图法：将受试者身高和体重连一直线，此线与体表面积交点的对应数值即为受试者的体表面积（图 14-1）。

除基础代谢率外，肺活量、心输出量、主动脉和气管的横截面、肾小球滤过率等也与体表面积有一定的关系。

实际测得的结果表明，BMR 随性别、年龄等不同而有生理变动。在其他条件相同时，男性的 BMR 值高于女性，儿童高于成人，且年龄越大代谢率越低。随着年龄的增长，机体能量代谢率逐渐下降。儿童的能量代谢率几乎是老年人的两倍。同龄男性的能量代谢率高于女性，其差异在青春期开始后更为明显，这是因为雄激素可使能量代谢率提高10% ～15%。

我国正常人（男女各年龄组）的基础代谢率的平均值如表 14-1 所示。

表 14-1　我国正常人的基础代谢率平均值[kJ/m² · h(kcal/m² · h)]

年龄（岁）	11～15	16～17	18～19	20～30	31～40	41～50	51 以上
男性	195.5 (46.7)	193.4 (46.2)	166.2 (39.7)	157.8 (37.7)	158.7 (37.9)	154.1 (36.8)	149.1 (35.6)
女性	172.5 (41.2)	181.7 (43.4)	154.1 (36.8)	146.5 (35.0)	146.4 (35.1)	142.4 (34.0)	138.6 (33.1)

一般来说，实际测得的基础代谢率的值与正常平均值比较相差在±15% 以内属于正常。如果相差超过±20% 时，才可能有病理意义。在各种疾病中，甲状腺功能改变对基础代谢率影响最为显著。甲状腺功能低下时，基础代谢率可比正常值低 20% ～40%；甲状腺功能亢进时，基础代谢率可比正常值高 25% ～80%。此外，发热时基础代谢率也将升高，体温每升高 1℃，基础代谢率将增加 13%。其他如糖尿病、红细胞增多症、白血病等也常伴有基础代谢率的增高。因此，基础代谢率的测定是临床上常用的辅助诊断手段之一。在临床工作中，基础代谢率测定常用基础代谢率差比公式计算：基础代谢率差比＝[（每分钟脉率+脉压）–111]%，其中脉压单位为 mmHg，基础代谢率差比的正常值为±10%。

第二节　体温及其调节

人体各部分的温度是不同的，有体表温度和深部温度之分。体表温度不稳定，各部分的差异较大；而深部温度（即体核温度）是相对稳定而又均匀的，各部分差异很小。体温 body temperature 通常是指机体深部的平均温度。人和高等动物由于体内有完善的体温调节机构，其体温能保持相对稳定，不会因外界气温和机体活动情况改变而发生显著变化，故人和高等动物为恒温动物。体温的相对恒定是机体内环境保持稳态的重要内容，也是机体进行新陈代谢和正常生命活动的必要条件。由于机体内各种生理过程都有赖于酶的参与，体温过高或过低都将影响酶的活性而导致新陈代谢和生理功能障碍，甚至将危及生命。因此，临床上将体温作为一个基本的健康指标。

一、体 温

（一）正常体温

由于身体各部位组织的代谢水平和散热条件不同,各部位温度存在一定的差别。体表温度因其散热快而低于深部温度;体表温度也因血液供应、衣着情况和散热程度不同存在明显差异,通常头面部体表温度较高,胸腹部次之,四肢末端最低。机体深部温度也因各器官代谢水平不同而有差异,其中以肝脏最高,约38℃。由于血液不停地循环流动于全身各部位,机体深部的血液温度可以代表体温正常值。一般所说的体温是指身体深部的平均温度,但在临床实践中通常测定腋窝、口腔温度或直肠温度来代表体温。

理论与实践

体温的测量

临床上常用直肠、口腔和腋窝等部位的温度来反映机体的深部体温。

直肠温度最高,不易受外界环境影响,而且较接近体核温度,直肠温度正常值为36.9～37.9℃,测量时温度计应插入直肠6cm以上,才能比较接近深部温度。口腔温度平均比直肠温度低0.2～0.3℃,正常值为36.7～37.7℃。其优点是测量比较方便、准确,一般选择测定舌下温度,但它易受呼吸、进食和饮水等影响。腋窝温度平均比口腔温度低0.3～0.4℃,正常值为36.0～37.4℃。由于腋窝不是密闭体腔,易受环境温度、出汗和测量姿势的影响。

测量腋窝温度的正确方法是:让被测者将上臂紧贴其胸廓,使腋窝紧闭形成密闭的人工体腔,直到机体内部的热量逐渐传导过来,使腋窝温度逐渐接近体核温度。因此,测定腋窝温度时,时间至少要10min左右,而且腋窝不得有汗。

（二）体温的生理波动

1. **昼夜波动** 在一昼夜中,正常人体的体温呈周期性波动,清晨2～6时最低,午后1～6时最高,但波动幅度不超过1℃。体温的昼夜变化可能与下丘脑的生物钟功能及内分泌腺的节律性活动有关。

2. **性别** 女性的体温略高于男性,可能与女性皮下脂肪层较厚,散热较少有关,但该差异并无临床实际意义。成年女性的基础体温还随月经周期而呈规律性的波动:在排卵前体温较低,并以排卵日最低,排卵后体温升高约0.3～0.5℃(图14-2)。这是由于在月经周期中,体内具有产热作用的孕激素水平呈周期性变化所致。临床上可通过连续测定女性的基础体温,来了解月经周期中有无排卵和确定排卵日期。

3. **年龄** 随着年龄的增长,人体温有逐渐降低的趋势,大约每增长10岁则降低0.05℃。老年人因基础代谢降低而体温偏低;新生儿因体温调节功能尚未发育完善,其体温易受环境温度影响,故应注意加强护理,保持适宜的室温。

4. **其他因素** 肌肉运动、情绪激动、进食和环境温度变化等也可影响体温。

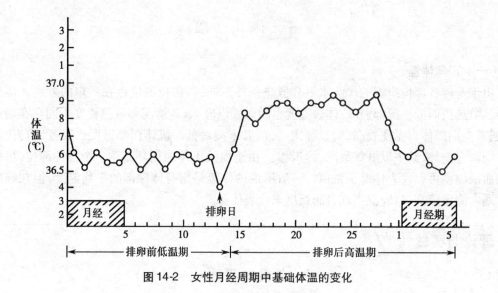

图 14-2　女性月经周期中基础体温的变化

二、产热和散热过程

体温能够维持相对恒定,是在机体体温调节机构的控制下,产热过程与散热过程取得动态平衡的结果(图 14-3)。

(一)产热过程

1. **产热部位**　机体的热量来自体内各组织器官所进行的氧化分解反应。由于各器官的代谢水平不同和机体所处的功能状态不同,它们的产热量也不同。安静状态下,机体主要产热部位是内脏器官,产热量约占机体总产热量的 56%,其中以肝脏产热量最大。运动时,产热的器

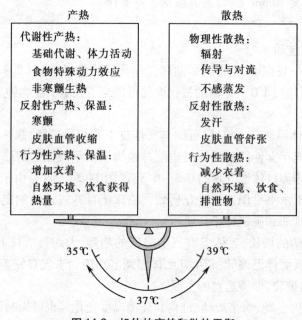

图 14-3　机体的产热和散热平衡

官主要是骨骼肌,其产热量可达机体总产热量的 90%。

2. **产热调节**　机体在寒冷的环境中产热增加。寒冷刺激可引起骨骼肌出现寒战性收缩,使产热量增加 4～5 倍,称为**寒战性产热**,其节律为每分钟 9～11 次。寒战的特点是屈肌和伸肌同时收缩,许多肌纤维同步化放电,此时肌肉收缩不做外功,能量全部转化为热量,因此,寒战是机体效率最高的产热方式。另外,寒冷时机体肾上腺素、去甲肾上腺素、甲状腺激素等分泌增多,可促进机体产热增多,这部分产热与肌肉收缩无关,称为**非寒战性产热**。有研究表明,交感神经高度兴奋时可促进肾上腺素、去甲肾上腺素的大量释放,使代谢率增加 40～50%,阻断交感神经节可抑制非寒战性产热。寒冷刺激甲状腺激素分泌增多的效应发生较慢,通常需经数周后甲状腺激素分泌量才增加 2 倍以上,使代谢率增加 20%～30%。新生儿由于无明显的寒战反应,当环境温度降低时主要依赖于非寒战性产热。

(二)散热过程

循环血液是体内传递热量的重要途径。人体各组织器官所产生的热量传给流动着的血液,血液把热量带到体表而散发到周围环境,故人体的主要散热部位是体表皮肤。大部分体热通过皮肤的辐射、传导、对流和蒸发等方式散发到外界环境中去;小部分热量则随呼吸、排尿、排粪而散失。

1. **散热方式**

(1) **辐射散热** thermal radiation:是体热以红外线(热射线)的形式传给外界较冷物体的散热方式。在一般温和的气候条件下,安静时的辐射散热量约占总散热量的 60%,是机体散热的主要方式。当皮肤与环境温差越大,辐射面积越大时,辐射散热越多,反之则少。

(2) **传导散热** thermal conduction:是体热直接传给与它接触的较冷物体的散热方式。传导散热量除了与物体接触面积、温差大小有关外,还与所接触物体的导热性能密切相关。人体脂肪是热的不良导体,因此,肥胖者和女性由机体深部向体表的传导散热较少。皮下脂肪层每增厚 1mm,可使人体增强耐寒 1～1.5℃。新生儿皮下脂肪薄,体热易于散失,应注意保暖。水的导热性能好,故临床上常利用冰袋、冰帽为高热病人降温。

(3) **对流散热** thermal convection:是传导散热的一种特殊形式。当人体皮肤温度高于周围气温时,先把机体的热量传给与皮肤接触的那一层空气,这部分空气因受热膨胀变轻而上升,由较冷的空气补充,通过这种冷热空气的对流,使体热得以散发。对流散热量受风速影响极大,风速越大,对流散热量越多;反之,对流散热则减少。选用棉、毛制品作为御寒保温的衣服,是因为这些用品蓬松的纤维间空气多,而且不易流动,能减少传导和对流散热,从而起到保暖的作用。

(4) **蒸发散热** evaporation:是利用水分从体表汽化时吸收热量而散发体热的方式。每 1g 水蒸发可带走 2.34kJ 的热量(水的汽化热)。当皮肤温度等于或低于环境温度时,辐射、传导和对流散热停止,蒸发便成为机体唯一的散热方式。临床上用酒精给高热病人体表擦浴,可增加蒸发散热而起到降温作用。蒸发散热分为**不感蒸发** insensible perspiration 和**发汗** sweating 两种。

不感蒸发又称不显汗,是指体液的水分直接透过皮肤和黏膜(主要是呼吸道黏膜)表面,在未聚成明显水滴前就蒸发掉的一种散热形式。不感蒸发与汗腺活动无关,持续存在,即使在寒冷的环境中也依然存在。人体不感蒸发量每天约为 1000ml,其中通过皮肤蒸发 600～800ml,通过呼吸道约为 200～400ml。婴幼儿的不感蒸发速率大于成人,故在缺水时婴幼儿更易造成严重脱水。不感蒸发不受神经调节,但随体温、外界环境温度和人体活动状态而变化,当环境温度降低时不感蒸发减少。临床上,给病人补液时应当考虑不感蒸发所丢失的液体量。

汗腺分泌汗液的活动称为发汗。由于汗液在皮肤表面上以明显的汗滴形式存在而被蒸发散热,又称为可感蒸发。人体在安静状态下,当环境温度达到30℃左右时便开始发汗。在劳动或运动时,气温即使是在 20℃以下也可出现发汗。汗液蒸发的速度与劳动强度、空气的温度、湿度及风速大小有关。在一定范围内,活动强度越大,气温越高,则出汗越多。如果在高温环境中时间太长,发汗速度会因汗腺疲劳而明显减慢。环境湿度大时,汗液不易蒸发,体热不易散失,出汗将增多。风速大时,有利于蒸发散热而使发汗减少。

2. 散热调节

(1) 皮肤血流量改变:辐射、传导和对流散热量的多少取决于皮肤和环境之间的温度差,而皮肤温度则为皮肤血流量所控制。在寒冷环境中,交感神经活动增强,皮肤的血管收缩,皮肤血流量减少,皮肤温度下降,散热减少。在炎热的环境中,交感神经活动降低,皮肤的血管舒张,动-静脉吻合支开放,皮肤血流量增加,大量热量从机体深部被血流带到体表,使皮肤温度升高,散热增加。皮肤血管完全舒张时从机体深部向体表的导热量,约为皮肤血管完全收缩时导热量的 8 倍。在环境温度适宜、机体产热量没有大幅度变化时,机体仅靠调节皮肤血管的口径,增减皮肤血流量以改变皮肤温度,就可维持正常体温。

(2) 发汗:人体汗腺有大汗腺和小汗腺两类。与蒸发散热有关的汗腺是小汗腺,它分布于全身皮肤。由温热性刺激引起的汗腺分泌称为温热性出汗。小汗腺受交感神经支配,其节后纤维为胆碱能纤维,末梢释放递质为乙酰胆碱。使用 M 受体阻断剂阿托品,可阻断汗腺分泌,减少蒸发散热以致体温升高,易引起中暑,在炎热环境中应慎用。

此外,情绪激动或精神紧张时,可反射引起手掌、足跖及前额等部位的一些受交感肾上腺能纤维支配的大汗腺分泌,称为精神性出汗,同体温调节无关。

三、体温调节

人体体温的调节方式分为自主性体温调节和行为性体温调节两种。这两种方式相互配合,以维持人体体温的相对恒定。行为性体温调节受意识的控制,即机体通过一定的行为活动,如采取生火取暖、衣着增减、人工防暑御寒措施,以及姿势、行为活动等来加强对环境温度变化的适应能力。自主性体温调节不受意识的控制,是由体温自身调节系统完成的。机体通过温度感受器将内外环境的温度信息传入下丘脑体温调节中枢,中枢发出的传出信息控制产热和散热器官的活动,从而使体温维持相对的稳定。自主性体温调节是机体实现恒温调节的基础。

(一) 温度感受器

对温度敏感的感受器称为**温度感受器** thermoreceptor。温度感受器分为外周温度感受器和中枢温度感受器。

1. 外周温度感受器　分布于全身的皮肤、黏膜和腹腔内脏等处,这些感受器能感受温度的变化,可分为温觉感受器和冷觉感受器两种。当皮肤温度升高时,温觉感受器兴奋,皮肤温度下降时,冷觉感受器兴奋。在皮肤,冷觉感受器的数量多于温觉感受器,提示在体温调节机制中,皮肤的作用主要是感受体表温度的下降。一般在皮肤温度约30℃时,可导致人体产生冷觉,而在皮肤温度约35℃时开始引起温觉。温度感受器的传入冲动达到中枢后,除产生温度感觉之外,还能引起体温调节反应。

2. **中枢温度感受器**　在脊髓、延髓、脑干网状结构及下丘脑都分布有温度敏感神经元也即中枢温度感受器。中枢温度敏感神经元可分为热敏神经元和冷敏神经元二类。前者当局部脑组织温度升高时放电频率增加,后者的放电频率则随局部脑组织的降温而增加。实验表明,局部脑组织温度变动0.1℃,这两种温度敏感神经元的放电频率就会发生变化。在**视前区-下丘脑前部**preoptic anterior hypothalamus,PO/AH,热敏神经元的数量多于冷敏神经元,表明此部位主要是感受血液温度升高的信息。

（二）体温调节中枢

对多种恒温动物进行脑分段切除实验显示,当切除大脑皮层及部分皮层下结构后,只要保持下丘脑及其以下的神经结构完整,动物仍具有维持恒定体温的能力,如果进一步破坏下丘脑,则动物不能维持体温的相对恒定。临床上,当病变损及下丘脑时,患者的体温将发生异常。由此可见,体温调节的基本中枢在下丘脑。下丘脑的PO/AH温度敏感神经元,不仅能感受局部组织温度变化的刺激,还能对由其他途径传入的温度变化信息发生反应,进行整合处理,因而PO/AH被认为是体温调节中枢整合机构的中心部位。来自各方面的温度变化信息在下丘脑整合后,由下述途径发出指令来调节体温:①通过交感神经系统控制皮肤血管舒缩反应和汗腺分泌,影响散热过程;②通过躯体运动神经改变骨骼肌活动(如肌紧张、寒战),影响产热过程;③通过甲状腺和肾上腺髓质分泌激素的改变来影响产热过程,从而维持体温的相对恒定。

（三）体温调节的调定点学说

调定点学说认为,PO/AH的中枢性温度敏感神经元在体温调节中起调定点set point作用,调定点决定着体温的恒定水平。调定点数值的设定则取决于温度敏感神经元的敏感性。例如,调定点的数值设定为37℃,则当体温超过37℃时热敏神经元放电增多,散热大于产热,使升高的体温降至37℃,然后产热与散热达到平衡。当体温低于37℃时,冷敏神经元放电增多,引起产热大于散热,使降低了的体温回升到37℃,达到产热和散热平衡,从而使体温稳定在37℃水平。

根据调定点学说,临床上常见的感染、组织损伤、炎症或其他疾病引起的发热,是由于这些疾病可促进白细胞介素、干扰素等细胞因子产生,这些细胞因子又可促使下丘脑PO/AH合成PGE_2,通过cAMP的作用使热敏神经元兴奋性下降,阈值升高,调定点上移。由于调定点由37℃升至39℃,则因正常37℃体温低于调定点设定值而使冷敏神经元兴奋,出现皮肤血管收缩、皮肤温度下降,散热减少,进而出现寒冷性肌紧张、寒战,产热量增加,直至体温升至39℃时才兴奋热敏神经元,并在39℃水平保持产热和散热的平衡。可见,发热时体温的调节机制并无障碍,只是由于调定点上移,使体温维持在高水平上的稳定。若致热原被清除,调定点将回降至37℃。此时,39℃的体温就可兴奋热敏神经元,从而使产热抑制,散热加强而出现血管扩张、大汗等表现,体温将逐渐恢复正常。

理论与实践

临床上常用的降温措施

临床上,常对高热患者采用不同的降温措施以达到退热的目的。常用的有物理降温、药物降温或联合应用。物理降温方法大致包括降低室温、减少衣着、冰敷、冷敷、温水擦浴、酒精擦浴以及应用降温毯、降温头盔、冰袋等。药物降温则多采用非甾体抗炎药(NSAIDs),如阿司匹林。阿司匹林可通过抑制中枢 PG 合成而发挥解热作用,但阿司匹林对正常体温无明显影响。此外,氯丙嗪可抑制下丘脑的体温调节中枢,不但能降低发热机体的体温,也能降低正常体温,使体温易随环境温度的变化而变化。临床上,将物理降温配合氯丙嗪应用可使患者体温降至正常水平之下,以减少组织代谢及耗氧量,增强机体对缺氧的耐受性,称为"人工冬眠",多用于严重创伤、感染性休克、高热惊厥等的辅助治疗。

四、体温异常

人体调节体温能力有一定限度。如环境温度长久而剧烈的变化,或者机体的体温调节机构发生障碍,产热过程与散热过程不能保持相对平衡,就会出现体温异常。

(一)中暑与发热

人在高温环境中或在夏季炎热的日光下,体内产生的热量不能及时散发,引起体热过度蓄积和体温调定点失调,会造成中暑。突出表现为体温升高,重者达 40℃ 以上时,可出现头痛、头晕、脉搏细弱、血压下降、甚至意识丧失等症状。长时间的体温过高可能引起体温调节中枢功能衰竭,造成严重后果。

发热是许多疾病所伴随的症状,如细菌毒素等致热原进入机体后,使调定点升高,体温可达 38℃ 以上。发热会引起机体不适感,消耗体力,增加心脏负担等。

(二)体温过低

在低温环境中,如果体温中枢的调节使产热量不足以抵偿散热量时,正常体温就不能维持而逐渐下降。

由于体温适当降低,可使机体代谢率下降,组织耗氧量亦降低,可以消除或减轻因缺氧对细胞的损害。因此,临床上可用人工低温麻醉的方法进行大型外科手术,也可用人工低温方法,冷保存组织器官供临床器官移植之用。

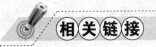 相关链接

人类对环境的习服

在较热或较冷的环境中长期居住和工作的人,对于环境温度变化,能够逐步适应而维持正常的健康状态,这种对环境的适应称为习服。对高温和寒冷习服的人,虽然在高温或寒冷的环境中生活或工作,并不出现高、低温引起的不良反应,这是由于长期的高温或寒冷

刺激使他们对高温或寒冷的耐受力提高了的缘故。但是,习服也是有限度的,人类对环境温度的耐受范围与环境湿度有关,湿度越大,耐受范围越小。在干燥的环境中,健康人裸体长时间耐受的环境温度范围约在15.1~54.4℃之间,超出这个范围,体温将随环境温度的改变而改变。

学习小结

　　机体各种生理活动所需的能量主要来源于摄入体内的糖、脂肪和蛋白质所蕴藏的化学能。能量除供骨骼肌收缩做功外,其他被机体消耗的能量最终都将转化为热能。

　　骨骼肌活动、精神因素、食物的特殊动力效应和环境温度为影响能量代谢的主要因素。基础状态下的能量代谢即为基础代谢。单位时间内的基础代谢为基础代谢率。基础代谢率测定可用于甲状腺功能异常等疾病的辅助诊断。维持体温相对稳定是机体进行正常新陈代谢和生命活动的必要条件。安静和运动时的主要产热器官分别是内脏和骨骼肌。皮肤可通过辐射、传导、对流和蒸发方式散发体热。从体表和体内感受到的温度信息经下丘脑及其以下中枢部位多层次整合后,可通过多种途径影响产热和散热过程,最后在体温调定点水平上保持体温的相对恒定。一般认为视前区-下丘脑前部是体温调节整合的中心部位。

复习题

1. 测量人的基础代谢需要注意哪些条件?
2. 人在寒冷和炎热的环境下,体温保持相对恒定的机制和途径?
3. 为什么临床上急性发热患者常呈现寒战、高热及大汗热退"三部曲"表现?
4. 因中暑而体温升高的患者,如何对其降温? 并说明其原理。

(金宏波　宋英莉)

第十五章

尿的生成与排出

学习目标

1. 掌握尿生成的过程及尿生成的调节。
2. 熟悉肾血流量的调节及排尿反射。
3. 了解尿的浓缩和稀释及测定清除率的意义。

在新陈代谢的过程中,机体通过呼吸和消化吸收来获取氧气和营养物质。营养物质分解时,一方面为生命活动提供能量,同时又产生各种代谢终产物。机体将代谢终产物、过剩物质及进入体内的有害物质,经血液循环由排泄器官排出体外的过程称为**排泄** excretion。

人体主要的排泄器官包括:①呼吸器官:肺脏通过呼气排出二氧化碳、少量的水及部分可挥发的物质;②皮肤:以不显汗和显汗的形式排出水、少量的 NaCl、尿素和乳酸等;③消化器官:唾液腺可排出少量的铅和(或)汞,肠道可排泄胆色素及钙、镁、铁等无机盐。未经消化的食物残渣由直肠排出,因不经过血液循环、未进入内环境,故不属于排泄的范畴;④肾脏:以尿的形式排出代谢终产物、异物和过剩物质,如尿素、尿酸、肌酐、水及进入体内的药物等。

由于肾排出代谢终产物的种类多,数量大,并可随机体的不同状况调整尿液的质和量;同时它还参与体内的水盐代谢、酸碱平衡和血容量的调节,在维持内环境的稳态方面具有其他排泄器官不可替代的作用。因此,肾是人体最重要的排泄器官。此外,肾还兼有内分泌功能,可分泌促红细胞生成素、肾素、前列腺素等多种激素。

第一节　肾脏的结构和血液循环特点

一、肾脏的结构

肾单位 nephron 是肾脏基本的结构和功能单位,它与**集合管** collecting duct 共同完成泌尿功能。

（一）肾单位与集合管

　　正常人两侧肾约有 170 万～240 万个肾单位。肾单位由肾小体和肾小管两部分构成（图 15-1），其中肾小管与集合管相连。

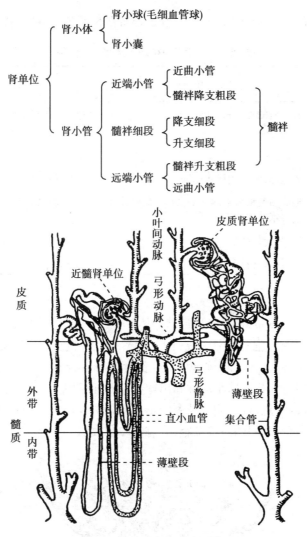

肾单位 {
　肾小体 {
　　肾小球(毛细血管球)
　　肾小囊
　}
　肾小管 {
　　近端小管 {
　　　近曲小管
　　　髓袢降支粗段
　　}
　　髓袢细段 {
　　　降支细段
　　　升支细段
　　} 髓袢
　　远端小管 {
　　　髓袢升支粗段
　　　远曲小管
　　}
　}
}

皮质肾单位　小叶间动脉　弓形动脉　近髓肾单位　皮质　弓形静脉　外带　髓质　内带　直小血管　薄壁段　集合管　薄壁段

图 15-1　肾单位和肾血管示意图

　　1. **肾小体**　肾小体位于皮质内，由肾小球和肾小囊组成。肾小球是入球小动脉和出球小动脉之间的一团经分支又再吻合的毛细血管网。肾小囊呈一杯状包裹肾小球，由两层上皮细胞构成，脏层紧贴于肾小球毛细血管壁上，壁层则延续为近曲小管的管壁，两层之间的腔隙为肾小囊腔，与近曲小管的管腔相通。

　　2. **肾小管**　肾小管的管壁由单层上皮细胞组成，分近端小管、髓袢细段和远端小管。近端小管位于皮质部，是肾小管中最长、最粗的一段，是重吸收的主要部位。髓袢呈 U 字形，包括降支粗段和降支细段、升支细段和升支粗段。其中降支粗段与近曲小管合称为近端（球）小管；降支细段和升支细段称为髓袢细段；升支粗段与远曲小管合称为远端（球）小管。最后远曲小管与集合管相连接。

3. **集合管**　集合管与许多肾单位的远曲小管相连接,是由皮质走向髓质锥体乳头孔的小管,功能上与肾小管类似。由于集合管在胚胎发育中起源于输尿管芽,因此不属于肾单位;但它在尿的生成过程中,特别是在尿液的浓缩和稀释过程中起重要作用。

(二)两类肾单位

肾单位按其所在的部位分为皮质肾单位和近髓肾单位两类,其结构特点见表 15-1。

表 15-1　皮质肾单位和近髓肾单位比较

项　目	皮质肾单位	近髓肾单位
分布	肾皮质的外层和中层	肾皮质的近髓层
占肾单位总数(%)	85% ~ 90%	10% ~ 15%
肾小球体积	较小	较大
入、出球小动脉口径	入球小动脉>出球小动脉	差异甚小
出球小动脉分支	形成的毛细血管网几乎全部缠绕在皮质部肾小管周围	形成肾小管周围毛细血管网和 U 形直小血管
髓袢	短,只达外髓层	长,深入内髓层,甚至到达乳头部
球旁器	有,肾素含量多	几乎无

(三)球旁器

球旁器juxtaglomerular apparatus 又称近球小体,主要分布于皮质肾单位,由球旁细胞(近球细胞)、致密斑和球外系膜细胞三部分组成(图 15-2)。球旁细胞又称颗粒细胞,是入球小动脉中膜内的肌上皮样细胞,内含分泌颗粒,可合成、储存和释放肾素。致密斑位于远曲小管的起始部,上皮细胞呈高柱状,它与入球小动脉和出球小动脉相接触,能感受小管液中 NaCl 含量的变化,并通过某种形式的信息传递,调节球旁细胞对肾素的释放。球外系膜细胞是位于入球小动脉、出球小动脉和致密斑之间的一群细胞,具有吞噬和收缩等功能。

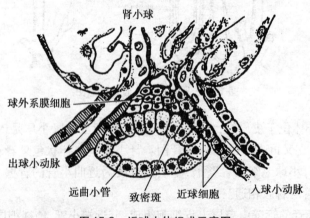

图 15-2　近球小体组成示意图

二、肾的血液循环及其功能特点

肾脏的泌尿功能同肾血液循环密切相关,所以应先了解肾脏的血液供应特点及血流量的调节。

（一）肾的血液循环途径

肾脏血液供应来自肾动脉,肾动脉由腹主动脉垂直发出,经肾门入肾。然后分成数条叶间动脉并沿肾柱走向皮质,在皮质与髓质交界处形成弓状动脉,由弓状动脉发出的小叶间动脉呈放射状进入皮质,在皮质分支为入球小动脉,每条入球小动脉分支形成肾小球的毛细血管网,后者再汇合成出球小动脉离开肾小体。出球小动脉再分支形成毛细血管网并缠绕在肾小管和集合管周围(围绕在髓袢周围的形成直小血管),然后再汇合成静脉由小叶间静脉、弓形静脉、叶间静脉,最后汇成肾静脉由肾门离开肾脏,经下腔静脉回到心脏。

（二）肾血液循环功能特点

1. **肾血流量大,主要分布在皮质**　正常成人两肾仅占体重的0.5%,但安静时两肾血流量约为1200ml/min,相当于心输出量的20%~25%。肾的血流量大,有利于完成泌尿功能,但分布不均匀,其中94%左右分布在肾皮质,5%~6%分布在外髓,剩余不到1%供应内髓。通常所说的肾血流量主要是指肾皮质血流量。

2. **肾小球毛细血管血压较高**　肾动脉从腹主动脉直接发出,短而粗,血压下降小;另外在皮质肾单位,入球小动脉口径较出球小动脉大,流入的血量多于流出,故肾小球毛细血管的血压较高,从而有利于肾小球毛细血管中血浆的滤过。

3. **肾小管周围毛细血管血压较低**　缠绕肾小管周围的毛细血管来自出球小动脉,其口径小、阻力大,在血液流过入球和出球小动脉之后,因克服阻力能量消耗,故其血压降低,但血浆胶体渗透压较高,有利于肾小管内物质的重吸收。

（三）肾血流量的调节

尿生成的前提是有足够的肾血流量 renal blood flow,RBF。肾血流量的调节包括自身调节、神经调节和体液调节。

1. **自身调节**　在离体肾脏的实验研究中观察到,当肾动脉灌注压在80~180mmHg范围内变动时,肾血流量保持相对恒定(图15-3)。肾动脉灌注压高出或低于此范围,肾血流量将发生相应改变。这种在没有外来神经和体液因素影响的情况下,动脉血压在一定范围内发生变动时,肾血流量保持相对稳定的现象,称肾血流量的自身调节。

关于肾血流量自身调节的机制,目前被广泛接受的观点来自肌源学说,从该学说也获得了较多的实验证据。肌源学说认为:灌注压在80~180mmHg范围内增高时,入球小动脉受到的牵张刺激逐渐增强,平滑肌收缩

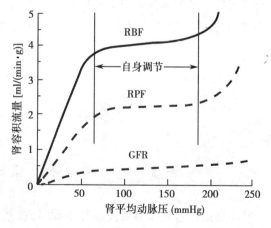

图15-3　肾血流量自身调节示意图
RBF:肾血流量;RPF:肾浆血流量;GFR:肾小球滤过率

增强,口径缩小,阻力增大,使流入的血液量不致增多;而灌注压降低时,入球小动脉则逐渐舒张,血流阻力减小,流入的血液量不致减少;如果灌注压高于180mmHg或低于80mmHg时,小动脉平滑肌的收缩和舒张能力分别达到极限,不能继续维持肾血流量的自身调节,肾血流量将随着血压的变化而变化。肾血流量的相对稳定,保证了尿的不断生成。

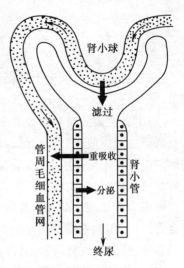

图15-4　尿生成过程示意图

2. **神经和体液调节**　支配肾脏的神经主要是交感神经,当交感神经紧张性增强时,其末梢释放去甲肾上腺素,使肾血管直径减小,从而降低肾血流量。体液因素中,如肾上腺髓质释放的肾上腺素与去甲肾上腺素,循环血液中的血管升压素、血管紧张素Ⅱ和血管内皮细胞分泌的内皮素等,可使肾血管收缩,肾血流量减少;肾组织中生成的一氧化氮、前列腺素、缓激肽等,可使肾血管舒张,肾血流量增加。

总之,肾的结构和血液循环特点,为其完成泌尿功能提供了基础。

尿生成是一个连续、复杂的过程,包括三个环节,首先通过肾小球的滤过作用形成原尿,再经肾小管和集合管的重吸收及其分泌作用,最后形成终尿(图15-4)。

？　问题与思考 •••

肾的血流量与肾的滤过功能

脑的重量约占成人体重的2%,血流量约750ml/min,相当于心输出量的15%左右;而肾的重量仅约占体重的0.5%,血流量却约1200ml/min,相当于心输出量的20%~25%,如此大的血流量已经远远超过了肾本身代谢的需要,为什么还会有如此多的血液流经肾?

简析:按照成年人的血量占体重的7%~8%计算,一个60kg的人,血量为4200~4800ml。按肾血流量约1200ml/min计算,平均每4min肾就将全身的血液过滤一遍,这样一天可将全身的血液过滤360次左右。肾通过对血液反复的滤过和重吸收,既保留了有用的物质,又清除了代谢废物,从而实现了对血液的净化处理,维持了内环境的相对稳定。

第二节　尿的生成过程

一、肾小球的滤过功能

肾小球的滤过是指血液流经肾小球时,血浆中的水和小分子溶质通过滤过膜进入肾小囊形成原尿的过程。

用微穿刺技术从大鼠肾小囊腔取出原尿,进行微量化学分析,发现原尿中除蛋白质含量极微外,其他溶质含量以及晶体渗透压、pH 值等都与血浆基本相同(表 15-2)。由此可见,原尿的生成是一种滤过作用。由于大分子的蛋白质未能滤出,所以,原尿就是血浆的**超滤液** ultrafiltrate。超滤液的生成,是尿生成的第一步。

表 15-2　血浆、原尿和终尿中物质含量及每天的滤过量和排出量

成分	血浆 (g/L)	原尿 (g/L)	终尿 (g/L)	终尿/血浆 (倍数)	滤过总量 (g/d)	排出量 (g/d)	重吸收率 (%)
Na^+	3.3	3.3	3.5	1.1	594.0	5.3	99
K^+	0.2	0.2	1.5	7.5	36.0	2.3	94
Cl^-	3.7	3.7	6.0	1.6	666.0	9.0	99
碳酸根	1.5	1.5	0.07	0.05	270.0	0.1	99
磷酸根	0.03	0.03	1.2	40.0	5.4	1.8	67
尿素	0.3	0.3	20.0	67.0	54.0	30.0	45
尿酸	0.02	0.02	0.5	25.0	3.6	0.75	79
肌酐	0.01	0.01	1.5	150.0	1.8	2.25	0
氨	0.001	0.00	0.4	400.0	0.18	0.6	0
葡萄糖	1.0	1.0	0	0	180.0	0	100*
蛋白质	80.0	0	0	0	微量	0	100*
水					180.0L	1.5L	99

* 几乎为 100%

　　单位时间内(每分钟)两肾生成的超滤液量称为**肾小球滤过率** glomerular filtration rate, GFR。肾小球滤过率是衡量肾功能的重要指标之一,正常成人安静时约为 125ml/min。肾小球滤过率与每分钟的肾血浆流量的比值,称为**滤过分数** filtration fraction, FF。若每分钟肾血浆流量约为 660ml,则滤过分数为:125/660×100% ≈ 19%。表明流经肾的血浆约有 19% 由肾小球滤出到肾小囊生成了原尿,其余 81% 左右进入出球小动脉。

　　(一)滤过膜的结构和功能

　　1. 滤过膜的构成　　滤过膜 filtration membrane 由三层结构组成(图 15-5),由内向外依次是肾小球毛细血管的内皮细胞层、基膜层和肾小囊脏层上皮细胞层。电镜下观察,在内层毛细血管的内皮细胞上,有许多直径 70 ~ 90nm 的窗孔,可防止血细胞通过,但对血浆蛋白的滤出不起阻留作用。中间层是基膜,它是由水合凝胶构成的网状结构,网孔直径 2 ~ 8nm,可允许水和部分溶质通过。滤过膜的外层,即肾小囊的上皮细胞,又称足细胞。其上有足突覆盖在基膜上,足突之间存有间隙,称滤过裂隙。裂隙表面附有一层滤过裂隙膜,膜上有直径约 4 ~ 11nm 的小孔,是滤过膜的最后一道屏障。以上三层结构构成了滤过膜的机械屏障。由于基膜上的微孔直径最小,一般认为它是滤过膜机械屏障的主要部分。除机械屏障外,在滤过膜的各层,均覆盖着一层带负电荷的唾液蛋白,形成静电屏

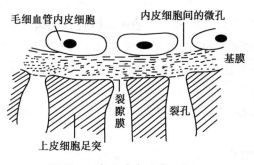

图 15-5　肾小球滤过膜示意图

障,可限制带负电荷的分子滤过。

2. 滤过膜的通透性　血浆中物质能否通过滤过膜,取决于被滤过物质的有效半径及其所带的电荷。一般来说,凡分子量小于 6000,有效半径小于 2.0nm 的带正电荷或呈电中性的物质,如水、尿素、葡萄糖、Na^+ 等,均可自由通过滤过膜;分子量大于 69 000,有效半径等于或大于 4.2nm 的大分子物质,即使带正电荷,也难通过。所以,一般以物质的分子量 70 000 作为能否被肾小球滤过的界限。虽然血浆蛋白的分子量为 69 000,有效半径为 3.6nm,但由于带负电荷,不能通过滤过膜,故原尿中几乎无蛋白质。进一步证实,滤过膜的机械屏障大于电学屏障的作用,故带负电荷的小分子物质如 Cl^-、HCO_3^-、HPO_4^{2-}、SO_4^{2-} 等也可顺利通过滤过膜。

（二）有效滤过压

有效滤过压 effective filtration pressure,EFP 是肾小球滤过的动力,与组织液生成的有效滤过压相似,它取决于滤过的动力与阻力的差值。

肾小球滤过的动力是肾小球毛细血管血压和肾小囊胶体渗透压。正常情况下,肾小囊内蛋白质极少,其所形成的胶体渗透压可忽略不计。肾小球滤过的阻力是血浆胶体渗透压和肾小囊内压(图 15-6)。因此,肾小球有效滤过压=肾小球毛细血管压-(血浆胶体渗透压+肾小囊内压)。

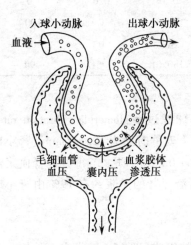

图 15-6　肾小球有效滤过压示意图

用微穿刺法测定大鼠皮质肾小球毛细血管血压,发现入球小动脉端和出球小动脉端的压力几乎相等,约为 45mmHg;囊内压较为稳定,约为 10mmHg;肾小球毛细血管入球端的血浆胶体渗透压约为 25mmHg。故其有效滤过压=45-(25+10)=10mmHg。当血液流经肾小球毛细血管时,由于不断生成超滤液,血浆中的蛋白质浓度随之增加,血浆胶体渗透压逐渐升高,有效滤过压则逐渐下降。当血浆胶体渗透压升高至 35mmHg 时,有效滤过压降到零,滤过作用停止,达到滤过平衡。

因此尽管肾小球毛细血管管壁均允许水及小分子溶质通过,但从入球小动脉端到出球小动脉端中,只在有效滤过压下降为零之前的一段毛细血管才发会生滤过作用。

（三）影响肾小球滤过的因素

肾小球的滤过作用主要与滤过膜、有效滤过压和肾血浆流量有关,因此这些因素的改变,均可影响肾小球的滤过功能。

1. 滤过膜的改变　正常情况下,滤过膜的面积和通透性都比较稳定。但在某些病理情况下,如炎症引起滤过膜缺损时,使具有滤过功能的膜面积减少,肾小球滤过率降低,会出现少尿甚至无尿;在缺氧或药物中毒时,肾小球滤过膜的通透性增大,原来很少滤过的蛋白质甚至是红细胞都可能进入超滤液中,出现蛋白尿、血尿现象。

2. 有效滤过压的改变　有效滤过压是肾小球滤过的动力。构成有效滤过压的三个因素之一发生变化时,都会影响肾小球的滤过。

（1）肾小球毛细血管血压:正常情况下,当动脉血压在 80～180mmHg 范围内变动时,由于肾血流量的自身调节机制,肾小球毛细血管血压可保持相对稳定,故肾小球滤过率基本不变。

如在人体处于剧烈运动期间,尽管血压也在此范围内变动,但由于体内血液发生重新分配,运动肌肉和脑的血流量增多,分配至肾的血流量减少,使肾小球毛细血管血压降低,有效滤过压降低,肾小球滤过率减少。而在大失血后,由于循环血量急剧减小,血压下降,当降至40mmHg以下时,肾小球滤过率减小到零,因而出现少尿,甚至无尿。在高血压病晚期,入球小动脉由于发生器质性病变而口径缩小,进入肾小球的血量减少,使肾小球毛细血管血压降低,肾小球滤过率也减少。

(2) 血浆胶体渗透压:在正常情况下,血浆胶体渗透压不会发生较大幅度的波动。若静脉输入大量生理盐水使血浆稀释或因肝功能严重受损而使血浆蛋白合成减少,以及某些疾病使血浆蛋白浓度明显降低等,均可导致血浆胶体渗透压降低,使有效滤过压和肾小球滤过率增加。

(3) 肾小囊内压:正常情况下囊内压比较稳定。当结石、肿瘤压迫肾盂或输尿管使尿路梗阻时,小管液或终尿不易排出而发生潴留,可引起逆行性压力升高,最终导致囊内压升高,从而使有效滤过压和肾小球滤过率降低。

3. **肾血浆流量** 肾血浆流量对肾小球滤过率的影响并不是通过改变有效滤过压,而是改变滤过平衡点。当肾血浆流量增大时,血液由入球端向出球端流动过程中,血浆中的水分不断地被滤出,血浆胶体渗透压的上升速度与有效滤过压下降的速度均比较缓慢,使产生滤过作用的毛细血管长度增加,最终使肾小球滤过率增加。在严重缺氧、失血等病理情况下,由于交感神经兴奋,肾血流量和肾血浆流量明显减少,肾小球滤过率也显著降低。

 病 例 分 析

4 岁患儿,反复呼吸道感染,经治疗后痊愈。近几天出现全身不适、乏力、头晕、心慌等症状,并伴有晨起后颜面、双下肢水肿,尿量显著减少。尿检:尿中可见红细胞;尿蛋白定性(+++)。诊断:急性肾小球肾炎。

分析患儿出现血尿、蛋白尿、尿量减少及水肿的机制。

简析:肾小球肾炎可导致肾小球滤过膜的损伤,进而出现滤过膜通透性的改变,即正常情况下本不应该通过滤过膜的红细胞、蛋白质都透过滤过膜到肾小囊中,进而排出体外,因此可在尿中检到红细胞、蛋白质。同时肾小球肾炎也可使肾小球滤过膜的面积减少,肾小球滤过率下降,因此导致尿量的减少。尿蛋白阳性,导致蛋白质从尿液中大量丢失,使血浆胶体渗透压降低,组织液生成增多,堆积在组织中,出现水肿。

二、肾小管和集合管的重吸收

原尿进入肾小管后称为小管液。小管液流经肾小管和集合管时,其中大部分水和溶质被上皮细胞重吸收入血,这个过程称肾小管和集合管的重吸收。正常人两肾生成的超滤液每天达180L,而终尿量仅1.5L左右,表明超滤液中约99%的水分被肾小管和集合管重吸收,同时其他物质也被不同程度的重吸收(表15-2)。

(一)肾小管和集合管重吸收的特点、部位及方式

1. **重吸收的特点** 从表15-2可见,各类物质重吸收率不尽相同,说明肾小管和集合管对溶质的重吸收是有选择性的。一般情况下,凡是对机体有用的物质,如葡萄糖、氨基酸可全部被重吸收;原尿中的水约99%以上被重吸收;Na^+、K^+、Cl^-、HCO_3^-等可大部分被重吸收;尿素、磷酸根等可部分被重吸收;肌酐等代谢产物和进入体内的异物(如药物),则不被重吸收而全部排出体外。这种选择性的重吸收作用,既保留了对机体有用的物质,又清除了过剩的及对机体有害的物质,从而净化了血液。

2. **重吸收的部位** 肾小管各段和集合管都具有重吸收的功能,但以近端小管的重吸收能力最强,这是由近端小管的一些结构和功能特点决定的。如近端小管上皮细胞的管腔膜上有大量密集的微绒毛,形成刷状缘,这种结构大大增加了重吸收的面积。所以,与其他各段肾小管相比,近端小管对各种物质的重吸收能力占首位。

3. **重吸收的途径** 重吸收的途径有跨细胞途径和细胞旁途径,以前者为主。小管液中的溶质通过管腔膜进入肾小管上皮细胞内,再通过一定的方式跨过基底侧膜进入组织间隙,称为跨细胞途径。小管液中的溶质(如水、Na^+、Cl^-等)直接通过管腔膜上皮细胞之间的紧密连接进入组织间隙,称为细胞旁途径(图15-7)。经跨细胞途径和细胞旁途径重吸收的物质再进入管周毛细血管的血液中。

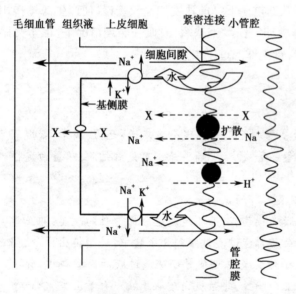

图 15-7 近端小管对 Na^+ 的重吸收示意图
X:代表葡萄糖、氨基酸、磷酸盐和 Cl^- 等

4. **重吸收的方式** 重吸收的方式包括被动重吸收和主动重吸收。被动重吸收包括单纯扩散、渗透和易化扩散,它是顺着电-化学梯度进行的过程;主动重吸收包括原发性和继发性主动重吸收。原发性主动重吸收所需的能量由 ATP 直接供给,如 Na^+ 和 K^+ 主动转运靠 Na 泵分解 ATP 直接供给;继发性主动重吸收所需能量来自某种物质顺电-化学梯度转运时释放出来的能量,如葡萄糖、氨基酸与 Na^+ 的同向转运中,葡萄糖、氨基酸的转运属于继发性主动转运。

(二)几种主要物质的重吸收

1. **Na^+、Cl^- 和水的重吸收** Na^+、Cl^- 和水的重吸收是肾小管和集合管最主要的活动,并且很多溶质的转运直接或间接与 Na^+ 的重吸收有关。

(1)近端小管:原尿中65% ~70%的 Na^+、Cl^- 和水在近端小管被重吸收。其中 Na^+ 的重吸收是各种溶质和水重吸收的主要驱动力。在基底侧膜钠泵的作用下,导致细胞内低 Na^+,小管液中的 Na^+ 顺浓度差和电位差易化扩散入细胞内。Na^+ 进入细胞的过程与葡萄糖、氨基酸和 H^+ 的转运耦联在一起。经同向转运,Na^+、葡萄糖及氨基酸一同进入细胞内;经逆向转运,H^+ 被分泌到管腔,这称之为 Na^+-H^+ 交换。进入细胞内的 Na^+ 随即被基底侧膜上的钠泵泵入组织间隙。这样,一方面,细胞内的 Na^+ 被泵出,小管液中的 Na^+ 又不断地进入细胞内;另一方面,组织间隙中 Na^+ 的浓度和渗透压不断升高。伴随 Na^+ 的重吸收,细胞内呈正电位,管腔内呈负电位,且经 Na^+-H^+ 交换,促进了 HCO_3^- 的重吸收;加之 HCO_3^- 的重吸收优先于 Cl^-(近端小管前半段 Cl^- 不被重吸收),其结果是小管液中的 Cl⁻ 浓度比小管细胞内高,Cl⁻ 顺其电位差和浓度差进入细胞。细胞内的 Cl⁻ 再由基底侧膜上的 K⁺-Cl⁻ 同向转运体转运至组织间隙,再被重吸收入血。当 Na⁺、Cl⁻、葡萄糖、氨基酸等被重吸收后,小管液渗透压降低,水在渗透压差的驱动下,不断地进入细胞间隙,然后进入管周毛细血管而被重吸收。因为此段水是随着溶质(Na⁺、Cl⁻、葡萄糖、氨基酸等)被动重吸收的,并且不受机体是否缺水的影响,故近端小管中物质的重吸收为等渗性重吸收,小管液亦为等渗液。

(2) 髓袢:在此处肾小球滤过的 NaCl 约20%被重吸收,水约15%被重吸收。髓袢各段对 NaCl 的重吸收情况比较复杂。降支细段对 NaCl 不通透,对水通透;而升支细段的通透性正好相反,对水不通透,对 NaCl 通透,故小管液中的 NaCl 顺浓度差被吸收。升支粗段对水不通透,却是髓袢重吸收 NaCl 的主要部位,其主要是通过管腔膜上的同向转运体和基底侧膜上的钠泵协同作用实现的。同向转运体按 Na⁺:K⁺:2Cl⁻ 的比例,将 Na⁺、K⁺和 Cl⁻ 一起转入细胞内。进入细胞的 Na⁺ 被钠泵泵入组织间液,Cl⁻ 顺浓度梯度经基底侧膜上的 Cl⁻ 通道进入组织间液,而 K⁺ 则顺浓度梯度经管腔膜重新回到小管液,继续参与 Na⁺:K⁺:2Cl⁻ 的转运过程(图15-8)。用哇巴因抑制钠泵后,Na⁺和 Cl⁻ 的重吸收明显减少。呋塞米可抑制 Na⁺-K⁺-2Cl⁻ 同向转运体,所以能抑制 Na⁺和 Cl⁻ 的重吸收。

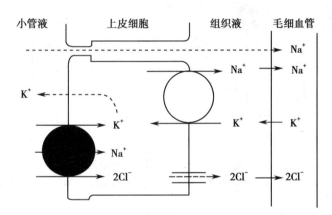

图15-8　髓袢升支粗段对 Na⁺、Cl⁻和 K⁺的转运
实心圆表示转运体;空心圆表示钠泵

(3) 远曲小管和集合管:在此处约有12%的 NaCl 及不同量的水被重吸收。远曲小管起始段,Na⁺ 经 Na⁺-Cl⁻ 同向转运体顺电-化学梯度进入细胞内。进入细胞的 Na⁺ 被钠泵泵入组织间液,Cl⁻ 经 Cl⁻ 通道进入组织间液,然后被重吸收回血。噻嗪类利尿药在此段发挥利尿作用。而此段对水没有通透性。

远曲小管后段和集合管对 NaCl 和水的重吸收是依机体水、盐及酸碱平衡状况自行调节的。其中 Na⁺ 的重吸收主要受醛固酮的调节,水的重吸收主要受抗利尿激素的调节。在机体缺水或缺盐时,在抗利尿激素或醛固酮的作用下,对水或盐的重吸收增加,这与近端小管对水的重吸收不同。

2. K⁺的重吸收　每日滤过的 K⁺ 约94%被重吸收。其中,在近端小管重吸收的量占滤过量的65%~70%,余下的部分在其后各段肾小管和集合管中被重吸收。K⁺重吸收是逆浓度差主动转运入细胞,然后再扩散至组织间液并入血。

3. HCO$_3^-$的重吸收　血液中的 HCO$_3^-$是以钠盐 NaHCO$_3$的形式存在,当滤入肾小囊后,解离为 Na$^+$和 HCO$_3^-$。资料表明,小管液中的 HCO$_3^-$是以 CO$_2$ 的形式主要在近端小管被重吸收的。肾小管上皮细胞能分泌 H$^+$,经 Na$^+$-H$^+$ 交换,H$^+$与 HCO$_3^-$结合生成 H$_2$CO$_3$而后分解为 CO$_2$ 和水。CO$_2$ 为高度脂溶性物质,可迅速扩散入上皮细胞内,在碳酸酐酶的催化下,和细胞内的水生成 H$_2$CO$_3$,H$_2$CO$_3$解离成 H$^+$和 HCO$_3^-$,经 Na$^+$-H$^+$ 交换,H$^+$再进入小管。细胞内的 HCO$_3^-$则与 Na$^+$生成 NaHCO$_3$而转运入血(图 15-9)。因此,肾小管重吸收 HCO$_3^-$是以 CO$_2$ 的形式进行的。前文提到的 HCO$_3^-$优于 Cl$^-$的重吸收,就是因为 HCO$_3^-$能与 H$^+$结合并生成 CO$_2$,CO$_2$ 能迅速通过管腔膜的缘故。HCO$_3^-$是体内主要的碱储备物质,其优先重吸收对于体内酸碱平衡的维持具有重要的意义。

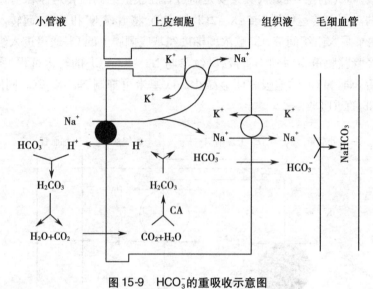

图 15-9　HCO$_3^-$的重吸收示意图

CA:碳酸酐酶;实心圆表示转运体;空心圆表示钠泵

4. 葡萄糖的重吸收　肾小球滤过液中的葡萄糖浓度与血浆中的相同,但在正常情况下,尿中几乎不含葡萄糖,表明葡萄糖全部被重吸收回血。微穿刺实验表明,葡萄糖重吸收的部位仅限于近端小管(主要在近曲小管),其余各段肾小管无重吸收葡萄糖的能力。如果近端小管不能将小管液中的葡萄糖全部重吸收,余下的部分则随尿排出。

葡萄糖的重吸收与小管液中的 Na$^+$同向协同转运,属于继发性主动转运。小管液中的葡萄糖和 Na$^+$与近端小管上皮细胞刷状缘上的同向转运体结合形成复合体后,使 Na$^+$易化扩散入细胞内,葡萄糖亦伴随进入。进入细胞内的 Na$^+$被泵入组织间液,葡萄糖则由基底侧膜上的葡萄糖转运体 2 转运进入组织间隙(图 15-7)。

近端小管对葡萄糖的重吸收有一定的限度,当血糖浓度达 180mg/100ml 时,部分肾小管对葡萄糖的重吸收已达极限,尿中开始出现葡萄糖。我们把尿中开始出现葡萄糖时的最低血糖浓度,称为**肾糖阈** renal threshold for glucose。每个肾单位的肾糖阈并不完全一样,当血糖浓度超过肾糖阈后,随着血糖浓度的升高,尿中葡萄糖的浓度也随之增高;当血糖浓度升至 300mg/100ml 时,全部肾小管对葡萄糖的吸收均已达到极限,此后,尿糖排出率随血糖浓度的升高而平行增加。将人的两肾全部近端小管在单位时间内能重吸收葡萄糖的最大量,称为葡萄糖吸收极限量。正常人葡萄糖的吸收极限量,男性为 375mg/min,女性为 300mg/min。

5. 其他物质的重吸收 氨基酸、HPO_4^{2-}、SO_4^{2-} 等主要在近端小管被吸收,重吸收的机制基本上与葡萄糖相同;部分尿酸在近端小管重吸收;大部分 Ca^{2+}、Mg^{2+} 在近端小管和髓袢升支粗段重吸收;小管液中微量的蛋白质,在近端小管全部被摄入胞质,经溶酶体酶水解成氨基酸,再被重吸收。

三、肾小管和集合管的分泌作用

肾小管和集合管上皮细胞将自身产生的物质排入小管液中称为**分泌作用**secretion;将血液中的物质排入小管液中则称为排泄作用。由于这两种作用都是将物质排入管腔,因而通常不严格区分,统称为分泌作用。肾小管和集合管主要能分泌 H^+、NH_3 和 K^+,这对保持体内的酸碱平衡和 Na^+、K^+平衡具有重要意义。

（一）H^+ 的分泌

肾小管各段及集合管的上皮细胞都有分泌 H^+ 的功能,但分泌的主要部位在近端小管。肾小管和集合管的上皮细胞内,由细胞代谢产生或由小管液进入细胞的 CO_2,在碳酸酐酶的催化下,和细胞内的水生成 H_2CO_3,H_2CO_3 解离成 H^+ 和 HCO_3^-,H^+ 在转运体的帮助下进入小管液,同时小管液中的 Na^+ 也被同一转运体转运到上皮细胞内。H^+ 的分泌与 Na^+ 的重吸收呈逆向转运,两者相互联系同时进行,称为 **Na^+-H^+ 交换**sodium-hydrogen exchange。细胞内的 HCO_3^- 扩散至管周组织液,与 Na^+ 生成 $NaHCO_3$ 而进入血液(图 15-9)。进入小管液中的 H^+ 与其内的 HCO_3^- 结合(见 HCO_3^- 重吸收)。每分泌 1 个 H^+,可重吸收 1 分子 $NaHCO_3$ 回到血液,起到排酸保碱的作用,维持了体内酸碱平衡。

（二）NH_3 的分泌

正常情况下,NH_3 主要由远曲小管和集合管分泌,但在酸中毒时,近端小管也可分泌,它的分泌与 H^+ 的分泌密切相关。NH_3 有高度脂溶性,可以单纯扩散方式进入 pH 值较小的小管液,并与其中的 H^+ 结合成 NH_4^+。NH_4^+ 的生成既减少了小管液中的 H^+,有助于 H^+ 的继续分泌;又降低了小管液中 NH_3 的浓度,有利于 NH_3 的继续分泌(图 15-10)。生成的 NH_4^+ 则与强酸盐(如 NaCl)的负离子结合生成铵盐随尿排出;强酸盐的正离子如 Na^+ 经 Na^+-H^+ 交换进入细胞,然后和细胞内的 HCO_3^- 一起被转运回血液。所以,肾小管分泌 NH_3,不仅由于铵盐的形成促进了 H^+ 的排出,同时也促进 HCO_3^- 的重吸收。因此,NH_3 的分泌也是肾脏调节酸碱平衡的一个重要机制。

（三）K^+ 的分泌

小管液中的 K^+ 绝大部分在近曲小管已被重吸收入血,尿液中排出的少量 K^+ 主要是由远曲小管和集合管所分泌。K^+ 的分泌是一个被动的过程,与 Na^+ 的主动重吸收密切相关。一般来说,当有 Na^+ 的主动重吸收时,才会有 K^+ 的分泌。一是由于 Na^+ 的主动重吸收使管腔内电位变负;二是钠泵的活动促使组织液中的 K^+ 进入细胞,增加了细胞内和小管液之间的 K^+ 浓度差,以上二者均有利于 K^+ 进入小管液中。在小管液中的 Na^+ 重吸收入细胞的同时,K^+ 被分泌到小管液内,这种分泌 K^+ 与重吸收 Na^+ 相互关联的现象,称为 Na^+-K^+ 交换。由于 Na^+-K^+ 交换和 Na^+-H^+ 交换都是 Na^+ 依赖性的,故二者呈竞争性抑制,即当 Na^+-H^+ 交换增强时,Na^+-K^+ 交换减弱;反

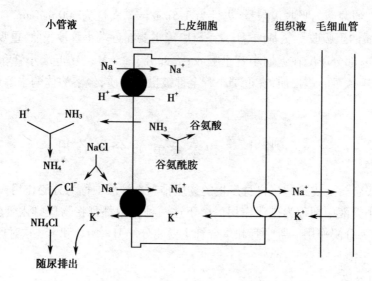

图 15-10 H⁺、NH₃ 和 K⁺分泌示意图

实心圆表示转运体;空心圆表示钠泵

之,Na^+-H^+交换减弱时,Na^+-K^+交换则增强。酸中毒时,小管细胞内的碳酸酐酶活性增强,H^+生成增多,Na^+-H^+交换增强,Na^+-K^+交换则减弱,常伴有高血钾。碱中毒时,Na^+-H^+交换减弱时,Na^+-K^+交换则增强,常发生低血钾。

体内的K^+主要由肾排泄。正常情况下,机体摄入的K^+和排出的K^+保持动态平衡。尿K^+的排出特点是:多进多排,少进少排,不进也排。故在临床上,为维持体内的K^+平衡,应对不能进食的患者适当地补K^+,以免引起血K^+降低。肾功能不全的患者,排K^+功能障碍,可发生高钾血症。

以上重点讨论了肾小管、集合管的重吸收和分泌作用,现将其重吸收和分泌的主要物质总结一下(图 15-11)。

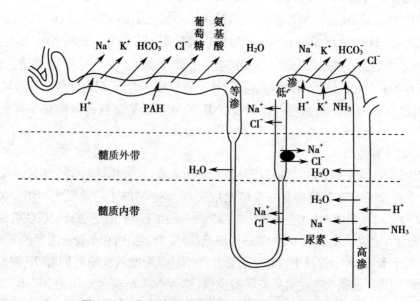

图 15-11 肾小管和集合管重吸收及分泌作用示意图

理论与实践

酸中毒与高钾血症

机体在酸中毒的情况下,为什么会有患者发生室颤甚至心跳停止?

简析:机体酸中毒时,小管细胞内碳酸酐酶活性增强,H^+生成增多,于是 Na^+-H^+ 交换增强,从而使 Na^+-K^+ 交换减弱,即小管液中的 Na^+ 重吸收入细胞和 K^+ 被分泌到小管液内的过程减弱,从而导致血液中的 K^+ 过高,机体出现高钾血症。高钾血症对机体的主要危险是由高血钾引发的室颤和心跳停止。

第三节　尿液的浓缩和稀释

尿的浓缩和稀释是根据尿的渗透压与血浆渗透压相比较而确定的。正常血浆渗透压约为 300mOsm/L。当机体缺水时,排出尿的渗透压高于血浆,称为高渗尿,表明尿被浓缩,这时渗透压最高可达 1200～1400mOsm/L;当大量饮清水时,排出的尿的渗透压低于血浆,称为低渗尿,说明尿被稀释,这时的渗透压可降至 30～40mOsm/L。肾具有很强的浓缩和稀释尿的功能,如果肾浓缩与稀释尿的能力严重受损,则无论饮水量多或少,尿的渗透压和血浆渗透压几乎相等,即为等渗尿。因此,根据尿的渗透压可以了解肾脏对尿的浓缩和稀释能力,这对维持机体的体液量以及水、盐平衡起重要作用。

一、尿液浓缩和稀释的基本过程

(一)尿液的稀释

尿液的稀释是由于小管液中的溶质被重吸收而水不易被重吸收造成的。髓袢升支粗段能主动重吸收 Na^+ 和 Cl^-,而对水不通透,造成髓袢升支粗段小管液为低渗液。当低渗小管液流经远曲小管和集合管时,若体内水过剩而抗利尿激素释放减少时,远曲小管和集合管对水的通透性降低,水不能被重吸收而留在小管液中,但继续被重吸收,小管液的渗透浓度进一步下降,形成低渗尿,造成尿液的稀释。

(二)尿液的浓缩

尿液的浓缩是由于小管液中的水被重吸收而溶质仍留在小管液中造成的。用冰点降低法测定鼠肾的渗透压,观察到肾皮质部组织液的渗透压与血浆相等,说明皮质部组织液与血浆是等渗的。而髓质部,随着由外髓部向内髓部的深入,组织液的渗透压逐渐升高,分别为血浆的 2 倍、3 倍甚至 4 倍,呈现明显的渗透梯度(图 15-12),表明肾髓

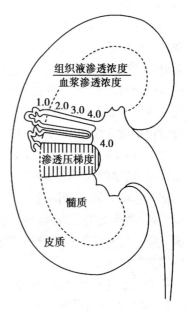

图 15-12　肾髓质渗透压梯度示意图

质的组织液为高渗状态,而且由外向内,越接近肾乳头处,渗透压越高。当低渗小管液流经内髓深层高渗的远曲小管和集合管时,在抗利尿激素存在的前提下,远曲小管和集合管对水的通透性增加,由于渗透作用,水由小管液进入组织间液,使小管液不断被浓缩而变成高渗液,即小管液得到浓缩,形成浓缩尿。

可见,尿液的浓缩和稀释,关键取决于肾髓质渗透梯度的形成和保持以及血液中抗利尿激素的浓度。

二、肾髓质渗透梯度的形成和保持

肾髓质渗透梯度是如何形成的? 有人用肾小管各段对水和溶质的通透性不同和逆流倍增现象来解释。而髓质高渗区的保持则依赖于直小血管的逆流交换。溶液在 U 形管内的升支和降支流动的方向相反,称为逆流。如果两管之间的纵隔能主动地将溶质从升支转入降支,那么就会使降支内的溶液的渗透压愈往下行愈高,到底部时达最高,而在升支内的溶液渗透压愈往上行愈低,这种由于逆流而使管内的渗透压由顶到底部成倍增长即逆流倍增。因髓袢排列呈 U 形,所以它也具有逆流倍增作用,使肾髓质的渗透梯度得以形成;而发生在直小血管的逆流交换作用,则使髓质的渗透梯度得以保持。

(一) 肾髓质渗透梯度的形成

1. 外髓部渗透梯度的形成 由于髓袢升支粗段能通过 Na^+-K^+-$2Cl^-$ 同向转运体重吸收 NaCl,而对水不通透,水被留在管腔,故升支粗段内小管液向皮质方向流动时,NaCl 浓度逐渐减小,小管液的渗透浓度随之下降;而随着 NaCl 不断进入周围组织间液,外髓部组织间液则变为高渗。所以外髓部的组织间液的高渗主要是由升支粗段 NaCl 的重吸收及对水不通透所致,并且越靠近内髓部,渗透压越高(图 15-13)。

2. 内髓部渗透梯度的形成 内髓部渗透梯度的形成主要与尿素的再循环及髓袢升支细段对 NaCl 的重吸收有关。

(1) 尿素的再循环:①髓袢升支粗段、远曲小管及皮质部、外髓部的集合管对尿素不通透;而在抗利尿激素的参与下,皮质和外髓部集合管对水的通透性增加,结果使小管液中尿素浓度逐渐升高;②当小管液进入内髓部集合管后,由于管壁对尿素的通透性增大,尿素顺浓度差迅速进入内髓部组织液,形成内髓部渗透梯度;③髓袢升支细段对尿素具有中等程度的通透,内髓组织液中的尿素可扩散进入升支细段,再经远端小管及皮质部、外髓部集合管,至内髓部集合管时再扩散入组织液,形成尿素的再循环,从而有助于内髓部渗透梯度的形成和加强。

(2) NaCl 的重吸收:①由于髓袢降支细段对 NaCl 不通透,但对水通透,所以当小管液流经该段时,其中的水不断被重吸收,降支细段中 NaCl 浓度增加,渗透浓度也逐渐升高,至髓袢折返部时达最大值;②当小管液折返流向升支细段时,由于该段对水不通透,对 NaCl 易通透,所以 NaCl 顺浓度差不断向内髓组织液扩散,使内髓部渗透浓度增高,同时小管液中 NaCl 浓度逐渐下降。这样在降支细段和升支细段就形成了逆流倍增现象,而扩散出来的 NaCl 则参与形成内髓部渗透梯度。

从髓质渗透梯度形成的过程看,髓袢结构及其功能特征是形成肾髓质渗透梯度的重要结构基础;髓袢升支粗段对 NaCl 的重吸收是肾髓质渗透梯度建立的主要动力;NaCl 和尿素是建立肾髓质渗透梯度的主要溶质。

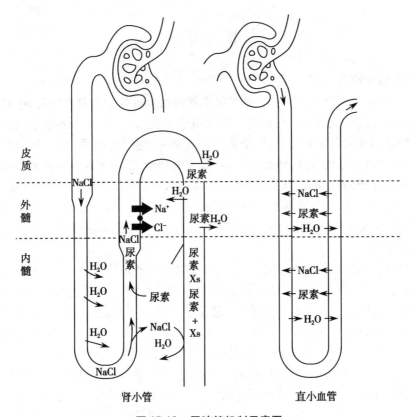

图 15-13　尿浓缩机制示意图
粗箭头表示升支粗段主动重吸收 Na^+ 和 Cl^-；Xs 表示未被重吸收的溶质

（二）肾髓质渗透梯度的保持

　　肾髓质渗透梯度的维持有赖于直小血管的逆流交换作用。直小血管也呈 U 形，与髓袢平行，而且水、NaCl 和尿素等物质可自由通透，因此直小血管有逆流交换作用。当血液流经直小血管降支时，因其周围组织液中的 NaCl 和尿素浓度逐渐增加，这些物质便顺浓度差扩散入直小血管，而直小血管中的水则渗出到组织液中。因此，越向内髓部深入，血管内 NaCl 和尿素浓度越高。在折返处，其渗透压达最高。当血液沿升支回流时，血管内的 NaCl 和尿素的浓度又高于同一水平的组织液，于是进入直小血管内的 NaCl 和尿素重新又返回组织液，水则进入直小血管升支。这样，NaCl 和尿素不断地在直小血管的降支和升支之间循环，产生逆流交换的作用。直小血管细而长、阻力大，血流缓慢，有充分的时间进行逆流交换。当直小血管升支离开外髓部时，只将过剩的溶质和水带走，从而使髓质的渗透梯度得以保持（图 15-13）。

第四节　尿生成的调节

　　尿的生成有赖于肾小球的滤过、肾小管和集合管的重吸收和分泌功能。因此，对尿生成的调节是通过影响尿生成的这三个基本过程实现的。影响肾小球滤过的因素前面已述及，本节主要讨论影响肾小管和集合管重吸收和分泌的因素，包括肾内自身调节、神经调节和体液调节。

一、肾内自身调节

（一）小管液中溶质浓度

小管液中的溶质所形成的渗透压,是对抗小管内水重吸收的力量。因此,小管液中未被重吸收的溶质愈多,渗透压就愈高,在小管液中保留的水也愈多,排出的终尿也愈多。如糖尿病患者或实验中静脉注射高渗葡萄糖,由于血糖浓度增加,超过肾糖阈,部分葡萄糖不能被近端小管重吸收,小管液渗透压升高,妨碍了水和 Na^+ 的重吸收,故尿量增多并出现糖尿。这种由于小管液中溶质浓度增加,渗透压升高,使水的重吸收减少而发生尿量增多的现象,称为**渗透性利尿** osmotic diuresis。临床上给某些水肿患者使用可被肾小球滤过而又不被肾小管重吸收的物质,如甘露醇、山梨醇等,可提高小管液中溶质的浓度,以达到利尿和消除水肿的目的。

（二）球-管平衡

近端小管对小管液的重吸收量与肾小球滤过率之间有密切的关系。无论肾小球滤过率增多或减少,近端小管的重吸收量始终占滤过量的 65% ~70% 左右,这种现象称为**球-管平衡** glomerulo-tubular balance。其生理意义在于使尿量不致因肾小球滤过率的增减而出现大幅度的变动。球-管平衡的机制可能与近端小管对 Na^+ 的定比重吸收有关。当肾血流量不变而肾小球滤过率增加时,由于出球小动脉血流量减少,导致近端小管周围毛细血管血流量减少、血压下降,而血管内血浆蛋白浓度相对增高,血浆胶体渗透压升高,从而使管周组织间液迅速进入毛细血管,组织间隙内静水压因之下降,有利于肾小管增加对水和 Na^+ 的重吸收,使重吸收的量仍达肾小球滤过率的 65% ~70%;如果肾小球滤过率减少,则发生相反的变化,但重吸收的量仍保持在此范围。

二、神经调节

肾主要受交感神经支配。肾交感神经支配肾血管(主要是入球动脉和出球动脉),也支配肾小管上皮细胞和球旁器。当交感神经兴奋时,其节后纤维末梢释放去甲肾上腺素,可通过以下方式影响尿的生成:①与血管平滑肌 α 肾上腺素能受体结合,使入球和出球小动脉收缩,但前者收缩的程度大于后者,使肾小球血流量减少,血压下降,有效滤过压下降,肾小球滤过率减少,尿 Na^+ 和水排出减少;②与肾小管上皮细胞 α 肾上腺素能受体结合,增加近端小管和髓袢对 Na^+ 和水的重吸收;③与球旁细胞 β 肾上腺素能受体结合,刺激其释放肾素,使血浆中血管紧张素 Ⅱ 和醛固酮含量增高,增加肾小管和集合管对 Na^+ 和水的重吸收。

三、体液调节

（一）抗利尿激素

1. **抗利尿激素合成和释放的部位**　抗利尿激素 antidiuretic hormone, ADH 又名血管升压素,是下丘脑视上核(为主)和室旁核的神经内分泌细胞合成和分泌的肽类激素,经下丘脑-垂体束运送至神经垂体贮存,并由此释放入血。

2. **抗利尿激素的作用及机制**　抗利尿激素的生理作用主要是提高远曲小管和集合管上皮细胞对水的通透性,增加水的重吸收,使尿浓缩,尿量减少,发挥抗利尿作用。其机制是抗利尿激素与远曲小管和集合管上皮细胞的 V_2 受体结合,激活膜内的腺苷酸环化酶,使胞质内 cAMP

生成增加,从而激活蛋白激酶 A,增加管腔膜上的水通道,水的通透性加大,使重吸收的水量增多,尿液浓缩,尿量减少。

3. 抗利尿激素合成和释放的调节　抗利尿激素的合成和释放受多种因素的影响,其中最重要的是血浆晶体渗透压和循环血量的改变。

（1）血浆晶体渗透压的改变:血浆晶体渗透压是生理情况下调节抗利尿激素合成和释放的重要因素。在下丘脑视上核和室旁核及其周围区域有渗透压感受器,对血浆晶体渗透压的改变非常敏感,可调节抗利尿激素的合成和释放。大量出汗、严重呕吐或腹泻等情况使机体脱水时,血浆晶体渗透压升高,对渗透压感受器刺激增强,引起抗利尿激素释放量增多,促进远曲小管和集合管对水的重吸收,尿量减少,有利于血浆晶体渗透压恢复至正常水平。反之,若在短时间内大量饮清水,血液被稀释,血浆晶体渗透压下降,抗利尿激素合成和释放减少,水的重吸收减少,尿量增多,多余的水被排出体外。这种大量饮清水后,反射性地使抗利尿激素合成和分泌减少而引起尿量增多的现象称为**水利尿** water diuresis。临床上常用水利尿试验来检测受试者的肾对尿液的稀释能力。但是,如在相同的时间内饮等量的生理盐水,则尿量没有明显的增加。病理情况下,下丘脑病变累及视上核和室旁核或下丘脑-垂体束时,抗利尿激素的合成或释放发生障碍,使尿量明显增加（每日可高达 10L 以上）,称为尿崩症。

（2）循环血量的改变:循环血量可刺激容量感受器,反射性地影响抗利尿激素的释放。当循环血量过多（增加 5% ~ 10%）时,左心房和胸腔大静脉的容量感受器受到刺激而兴奋,兴奋沿迷走神经传入中枢,抑制下丘脑-神经垂体释放抗利尿激素,使水的重吸收减少,尿量增多,以排出体内过多的水分。当循环血量减少时,则发生相反的变化。

（3）其他:动脉血压升高刺激压力感受器,反射性地抑制 ADH 释放;反之,动脉血压下降,ADH 释放增加。疼痛、紧张、血管紧张素 II 以及恶心等促进 ADH 释放;弱冷刺激和乙醇抑制 ADH 释放。

（二）醛固酮

1. 醛固酮合成和分泌的部位　醛固酮 aldosterone 是一种由肾上腺皮质球状带合成和分泌的激素。

2. 醛固酮的作用及机制　醛固酮的主要生理作用是促进远曲小管和集合管上皮细胞对水、Na^+ 的重吸收,同时促进 K^+ 的分泌。

3. 醛固酮分泌的调节　醛固酮的分泌主要受肾素-血管紧张素-醛固酮系统以及血 Na^+、血 K^+ 浓度的调节。

（1）肾素-血管紧张素-醛固酮系统:由于肾素、血管紧张素和醛固酮在血浆中的变动保持一致,因此将三者看成是相互关联的功能系统,称为肾素-血管紧张素-醛固酮系统（R-A-A 系统）。肾素主要由球旁细胞分泌,是一种蛋白水解酶,它能水解一种由肝产生的血管紧张素原,使之生成血管紧张素 I;血管紧张素 I 在转换酶（由肺组织产生）的作用下降解为血管紧张素 II;血管紧张素 II 又进一步被降解为血管紧张素 III。其中血管紧张素 I 能刺激肾上腺髓质释放肾上腺素和去甲肾上腺素;血管紧张素 II 和血管紧张素 III 都具有收缩血管和刺激醛固酮分泌的作用,但血管紧张素 II 的缩血管作用较强,而血管紧张素 III 主要刺激醛固酮的分泌。

R-A-A 系统的活动水平主要决定于肾素分泌的水平。肾素的分泌受多方面因素的调节,主要与肾内的两种感受器有关:一是入球小动脉处的牵张感受器;二是致密斑感受器。当机体动脉血压下降时,循环血量减少,肾血流量减少,对小动脉壁的牵张刺激减弱,激活了球旁细胞,引起肾素释放量的增加;同时,由于肾小球的滤过率减少,流经致密斑的 Na^+ 量也减少,使致密斑感受器激活,使肾素的释放量也增多。另外,交感神经兴奋、肾上腺素和去甲肾上腺素等,均可使肾素分泌增加;而抗利尿激素、心房钠尿肽等,则可抑制肾素的释放。

（2）血 Na^+、血 K^+ 浓度:当血 K^+ 浓度升高和(或)血 Na^+ 浓度降低时,均可使醛固酮的合成与分泌增加,通过保钠排钾使血 K^+、血 Na^+ 浓度维持恒定;反之,则使醛固酮的分泌减少。可见,血中的 Na^+、K^+ 浓度与醛固酮分泌的关系甚为密切。实验证明醛固酮的分泌对血 K^+ 浓度升高更为敏感。

（三）心房钠尿肽

心房钠尿肽atrial natriuretic peptide,ANP 是心房肌细胞合成和释放的肽类激素,主要作用是促进肾脏排钠、排水,舒血管、降血压。心房受牵拉时,心房钠尿肽释放增多。其作用机制是:①与集合管上皮细胞上的受体结合后,导致 Na^+ 通道关闭,抑制对 NaCl 和水的重吸收而排钠排水;②舒张入、出球小动脉,尤其是入球小动脉,增加肾小球滤过率;③抑制肾素、醛固酮及 ADH 的分泌。

▌▌理论与实践

利尿药的作用机制

利尿药是一类作用于肾脏,促使水、电解质排泄,增加尿量,治疗水肿的药物。它们通过影响尿生成的不同环节来达到利尿目的。

1. 增加肾小球的滤过率 凡能增加有效滤过压和肾血流量的药物均可利尿。如氨茶碱,通过增加心肌收缩能力,增加肾血流量和肾小球滤过率而利尿。因原尿量约 99% 被重吸收,所以这类药物利尿作用极弱。

2. 抑制肾小管的重吸收 ①抑制 Na^+-H^+ 交换。H^+ 来源于肾小管上皮细胞内 CO_2 和水生成的 H_2CO_3,这一反应需碳酸酐酶的催化。利用碳酸酐酶抑制剂乙酰唑胺使细胞内 H^+ 的生成减少,Na^+-H^+ 交换减弱,Na^+ 和 HCO_3^- 的重吸收减少,肾小管中渗透压增加,达到利尿目的。②抑制髓袢和远曲小管重吸收 NaCl,如速尿和利尿酸等,作用于髓袢升支粗段,抑制 NaCl 主动重吸收,影响髓质高渗区的形成,具有强大的利尿作用。

3. 抑制肾小管的分泌作用 醛固酮具有保 Na^+ 排 K^+ 作用,如能对抗醛固酮的调节功能或直接抑制 Na^+-K^+ 交换,就会出现排 Na^+ 排水而利尿。

4. 渗透性利尿 例如甘露醇可被肾小球滤过又不被肾小管重吸收,提高了小管液中渗透压,从而达到利尿目的。

第五节 清 除 率

一、清除率的概念和计算

清除率clearance,C 是指两肾在单位时间内能将多少毫升血浆中所含的某物质完全清除出去,此血浆的毫升数称为该物质的清除率(ml/min)。要计算某种物质的清除率(C),需要测出单位时间内的尿量（V,ml/min），尿中某物质的浓度（U,mg/100ml）和血浆中该物质的浓度（P,mg/100ml）。因为尿中该物质均来自血浆，所以：

$$U \times V = C \times P$$

亦即

$$C = U \times V / P$$

值得注意的是,所谓每分钟被完全清除了某物质的血浆毫升数,仅为一个推算数值。实际上,肾不可能只将某一部分血浆中的某物质完全清除掉,而是指1min内所清除的该物质的量来自多少毫升血浆或相当于多少毫升血浆中所含的这种物质。

二、测定清除率的意义

（一）测定肾小球滤过率

研究表明,菊粉是一种对人体无毒,可被肾小球自由滤过的物质,但肾小管和集合管对其既不重吸收,也无分泌作用。由于该物质从肾小球滤过后,全部由尿排出,因此,菊粉的清除率即为肾小球滤过率。如静脉滴注菊粉并使之在血浆中的浓度恒定为1mg/100ml,测得此时尿中的浓度为125mg/100ml,尿量为1ml/min,则菊粉的清除率 = 125mg/100ml×1ml/min÷1mg/100ml = 125ml/min。

该物质的清除率就等于肾小球滤过率。前面提到的肾小球滤过率为125ml/min,就是通过测菊粉的清除率得出的。

（二）测定肾血流量

如果血浆中某一物质,经过一次肾循环后,被完全清除出去,则该物质的清除率就等于每分钟肾血浆流量。碘锐特和对氨基马尿酸这类物质,可通过肾小球自由滤过,肾小管和集合管对其无重吸收但有分泌作用,符合上述条件,故常应用它们测定肾血浆流量。再根据血细胞比容,测出肾血流量。

（三）推测肾小管的功能

通过比较肾小球滤过率与某种物质的清除率,可以推测出这些物质是被肾小管重吸收还是分泌。若一种物质的清除率小于肾小球滤过率（如尿素）,说明肾小管对它有重吸收或重吸收大于分泌;若一种物质的清除率大于肾小球滤过率,说明肾小管它有分泌或分泌大于重吸收。

第六节　排尿过程

正常成人24小时尿量约1000～2000ml,平均为1500ml。尿量的多少取决于机体的摄水量和其他途径的排水量。若24小时尿量长期超过2500ml,称为多尿;若24小时尿量长期在100～500ml,称为少尿;24小时尿量少于100ml,称为无尿。多尿、少尿、无尿均属不正常现象。多尿会导致机体脱水;无尿或少尿,会使代谢物因排出不畅而在体内堆积。这些病理情况都会破坏机体内环境的稳态,严重时危及生命。

正常新鲜尿液为淡黄色透明液体,其主要来自胆色素的代谢产物。大量饮水后,尿液被稀释,颜色变浅;机体缺水时,尿量减少,颜色变深。尿液通常为酸性,pH值介于5.0～7.0之间。

素食者因植物酸(酒石酸、苹果酸等)可在体内氧化,酸性产物较少,故尿液呈碱性。

一、膀胱与尿道的神经支配

支配膀胱和尿道的神经主要有三种,即盆神经、腹下神经和阴部神经。

（一）盆神经

起自脊髓 2~4 骶段,属副交感神经。兴奋时,可使膀胱逼尿肌收缩,尿道内括约肌舒张,促进排尿。

（二）腹下神经

起自腰髓,属交感神经。兴奋时,可使逼尿肌松弛,尿道内括约肌收缩,抑制排尿。

（三）阴部神经

起自脊髓 2~4 骶段,属躯体神经。兴奋时,可使尿道外括约肌收缩,阻止排尿,这一作用受意识支配。

上述三种神经中也含有传入纤维。盆神经中有传入膀胱充盈感觉的纤维;腹下神经中有传导膀胱痛觉的纤维;阴部神经中有传导尿道感觉的纤维(图 15-14)。

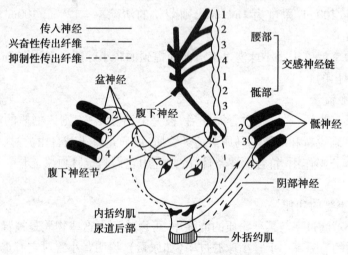

图 15-14　膀胱和尿道神经支配示意图

二、排尿过程

尿液的生成是一个连续的过程,但排尿是间歇的。

（一）输尿管的活动

尿液在集合管内生成后,汇入乳头管,经肾盏进入肾盂。肾盂收缩将尿送入输尿管,输尿管蠕动,将尿液输送到膀胱。

（二）膀胱压与容量关系

膀胱壁平滑肌有较大的伸展性,当膀胱容量在小于 400ml 的范围内时,膀胱内压不会随容量的增大而升高;只有当膀胱容量达 400~500ml 以上时,膀胱内压才明显升高,超过 $10cmH_2O$ (0.98kPa),引起膀胱壁上的牵张感受器兴奋,但还可以有意识控制排尿;当容量再增多,如

700ml,使膀胱内压达 35cmH$_2$O(3.43kPa)时,便出现明显的痛感,不得不排尿。

（三）排尿反射及其障碍

排尿是一个反射过程,称为**排尿反射** micturition reflex。其初级中枢在骶髓,但受高位中枢尤其是大脑皮质的控制。当膀胱充盈到一定程度时(400～500ml),由于膀胱内压升高,刺激了膀胱壁上的牵张感受器,兴奋沿盆神经传入骶髓的排尿反射初级中枢,并同时上行到达排尿反射高级中枢而产生尿意。若条件允许,由高级排尿反射中枢发出的冲动加强初级中枢的兴奋,经盆神经传出的冲动增多,使膀胱逼尿肌收缩,尿道内括约肌松弛,尿液进入后尿道。进入后尿道的尿液又刺激尿道感受器使其兴奋,兴奋沿盆神经再次传到骶髓的排尿反射初级中枢,进一步加强其活动,同时反射性的抑制阴部神经的活动,使尿道外括约肌也松弛,于是尿液在膀胱内压下排出。这种由尿液刺激尿道感受器进一步反射性加强排尿中枢活动的过程是一种正反馈,它使排尿反射活动反复进行,直至膀胱内尿液排完为止。

在排尿末期,残留在尿道内的尿液,在男性可通过球海绵体肌的收缩将其排尽;而在女性则依靠尿液的重力而排尽。

排尿或贮尿任何一个过程发生障碍,均可出现**排尿异常** abnormality of micturition。临床上常见的有尿频、尿潴留和尿失禁。尿频是指排尿次数过多,常常是由于膀胱炎症或机械性刺激(如膀胱结石)而引起的。尿潴留是指膀胱中尿液充盈过多而不能排出。尿潴留多半是由于腰骶部脊髓损伤使排尿反射初级中枢或神经传导通路损伤所致。当脊髓受损,初级排尿中枢与大脑皮质失去联系时,排尿则失去了意识控制,可出现尿失禁。小儿因大脑皮质尚未发育完善,对初级排尿反射中枢的控制能力较弱,故排尿次数多,常有遗尿现象。

学习小结

泌尿系统的主要功能是将机体产生的大部分代谢终产物通过肾脏生成的尿排出,从而对维持机体的水盐和酸碱平衡及内环境的稳态发挥重要作用。肾脏尿的生成是个连续的过程,包括肾小球的滤过、肾小管和集合管的重吸收及分泌三个过程。血浆在肾小球毛细血管处的滤过,形成超滤液,即原尿;原尿在流经肾小管和集合管的过程中被选择性重吸收,同时,肾小管和集合管还可将部分代谢废产物分泌到小管内,最后形成终尿。而影响上述尿生成的任何一个环节,均可改变尿的质和量。最后在肾脏生成的终尿经输尿管进入膀胱贮存。尿在膀胱内贮存达一定量时,通过排尿反射将尿经尿道排出体外。

复习题

1. 简述尿生成的基本过程。
2. 简述影响肾小球滤过的因素。
3. 试述醛固酮的产生、作用及分泌调节？
4. 静脉快速注射大量生理盐水和口服等量生理盐水后,尿量各有何变化？为什么？
5. 家兔静脉注射20%葡萄糖溶液10ml,尿量有何变化？为什么？
6. 大量出汗时,尿量有何变化？为什么？
7. 静脉注射速尿后,为何尿量会增多？

（葛　凤）

第十六章

感觉器官及其功能

学习目标 ▶▶

1. 掌握感受器的一般生理特性；眼的调节，视网膜的两种感光换能系统；视敏度、视野、暗适应与明适应；声波传导途径；声音传入内耳的途径。
2. 熟悉感受器和感觉器官的概念；双眼视觉和立体视觉；外耳和中耳的功能；前庭器官的适宜刺激和平衡感觉功能，眼震颤。
3. 了解感受器和感觉器官的分类；眼的屈光异常及矫正。

机体的内、外环境经常处于变化之中，这些变化作用于机体的感受器或感觉器官，转变为神经冲动，沿着一定的神经传导通路到达大脑皮质的特定部位，产生相应的感觉。感觉是客观物质世界在人主观上的反映，是由感受器或感觉器官、神经传导通路和感觉中枢共同活动完成。

第一节 概 述

一、感受器、感觉器官的定义和分类

感受器 receptor 是指分布在体表或组织内部的一些专门感受机体内、外环境变化的结构或装置。感受器是机体认识和探索世界的最初步的器官，是反射弧中的首要结构。感受器的结构形式多种多样：最简单的感受器就是外周感觉神经末梢本身；有的感受器是裸露的神经末梢周围再包绕一些特殊的由结缔组织构成的被膜样结构。对于一些与机体生存密切相关的感觉来说，体内存在着一些高度分化的感受细胞，以类似突触的形式与感觉神经末梢相联系，例如，视网膜中的视杆和视锥细胞是光感受细胞，耳蜗中的毛细胞是声波感受细胞等。这些感受细胞连同非神经性附属结构，构成了各种复杂的**感觉器官** sensory organ。高等动物中最重要的感觉器官，如眼(视觉)、耳(听觉)、前庭(平衡觉)、嗅上皮(嗅觉)、味蕾(味觉)等器官，都分布在头部，称为**特殊感觉器官** special sense organ。

根据分布的位置、接受刺激的来源,感受器可分为内感受器、外感受器和本体感受器。外感受器分布在皮肤、黏膜、视器和听器等处,感受外界环境变化的刺激;内感受器分布于内脏器官和心血管等处,接受机体内环境变化的刺激;本体感受器分布在肌、腱、关节和内耳的位觉器等处,接受机体运动和平衡变化时所产生的刺激。

二、感受器的一般生理特性

感受器的种类虽然很多,功能也各不相同,但都具有一些共同的生理特性。

(一)感受器的适宜刺激

感受器通常只对某种特定形式的能量变化最敏感,这种刺激被称为该感受器的**适宜刺激** adequate stimulus。例如,视网膜光感受细胞的适宜刺激是一定波长的电磁波,耳蜗毛细胞的适宜刺激是一定频率的声波。感受器对适宜刺激很敏感,只需用极小强度的刺激就能引起相应的感觉。非适宜刺激也可能使某些感受器产生反应,但其强度要大很多。因此,内外环境所发生的各种变化,总是首先引起与之相适宜的感受器发生反应。

(二)感受器的换能作用

各种感受器都相当于一种特殊的生物换能器,能将其感受到的适宜刺激的能量形式转换为相应的传入神经纤维上的动作电位,这一过程称为**换能作用** transduction。无论何种感受器,在它们把刺激形式转换为相应的动作电位之前,一般都要先在感受细胞上通过跨膜信号传递引起膜电位的变化,此种具有启动作用的过渡性的膜电位变化,称为**感受器电位** receptor potential。该电位在性质上属局部电位,其特点是不能作远距离传播、无潜伏期、有等级性,即不是"全或无"式的,有总和现象。当刺激强度增大时,感受器电位的振幅随之变大,当达到阈电位时,就能直接触发动作电位。

(三)感受器的编码作用

感受器在把刺激信号转换成相应传入纤维的动作电位的过程中,不但可以发生能量形式上的转换,同时还把刺激信号中所包含的各种信息编排成神经冲动的不同序列,这称为感受器的**编码作用** coding。例如,耳蜗受到声波刺激时,不但能将声能转换成神经冲动,而且,还能将声音的音量、音调、音色等信息蕴含在神经冲动的序列之中。

(四)感受器的适应现象

当恒定强度的刺激持续作用于感受器时,感受器的传入冲动逐渐减少,甚至消失,这种现象叫感受器的**适应** adaptation。这是所有感受器的共同特点。但每种感受器适应过程的发展速度各不相同,有的发展较快,称为快适应感受器,如触觉感受器和嗅觉感受器,在接受刺激后很短时间内,传入神经上的冲动就会明显减少甚至消失;有的感受器的适应过程发展较慢,称为慢适应感受器,例如肌梭、颈动脉窦压力感受器、痛觉感受器等。感受器的快适应有利于机体再接受其他新的刺激;慢适应则使感受器能不断地向中枢传递信息,有利于机体对某些生理功能进行经常性的调节。

感受器发生适应现象的机制尚不清楚,不同种类的感受器产生适应过程的原因也可能不同。至于人体主观感觉方面出现的"入芝兰之室,久而不闻其香"的现象,其适应机制更为复杂,不仅与感受的适应现象有关,而且还与信息传递途径和感觉中枢的功能活动有密切关系。

第二节 视器和视觉功能

视器 visual organ,即眼,由眼球和眼副器两部分组成,大部分位于眶内,是感受可见光刺激的视觉器官。眼球的功能是将感受的光波刺激转变为神经冲动,经视觉传导通路至大脑皮质视觉中枢,产生视觉。眼副器位于眼球的周围或附近,对眼球起支持、保护和运动作用。

一、眼　球

眼球是视器的主要部分,近似球形,居眶内,借筋膜与眶壁相连。眼球前面角膜的正中点称前极,后面巩膜的正中点称后极,连接前、后极的直线称眼轴。光线经瞳孔中央至视网膜黄斑中央凹的连线与视线方向一致,称为视轴。眼轴和视轴交叉成4°～7°角。眼球由眼球壁及其内容物组成(图16-1)。

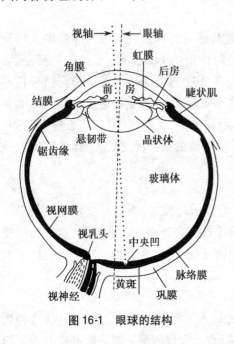

图 16-1　眼球的结构

(一)眼球壁

眼球壁包括三层结构,由外向内依次为纤维膜、血管膜和**视网膜** retina。

1. **纤维膜(外膜)**　包括角膜和巩膜两部分,坚韧而致密,由纤维结缔组织构成,对眼球有支持和保护作用。

角膜位于纤维膜的前1/6,致密透明,曲度较大,富有弹性,具有屈光作用。角膜无血管但富有感觉神经末梢,触觉和痛觉敏锐。正常角膜表面曲率各个方向是一致的,如果不同方向的曲率出现差异,可导致眼球不同经线方向的屈光度不等,临床上称散光。

巩膜位于纤维膜的后5/6,呈乳白色,不透明,质地厚而坚韧,有保护眼球内容物和维持眼球形态的作用。巩膜前缘接角膜缘,后方续视神经的硬膜鞘。巩膜前部露于睑裂的部分,正常呈乳白色,如呈黄色常是黄疸的重要体征。

2. **血管膜(中膜)**　位于纤维膜的内面,富有血管、神经和色素细胞,呈棕黑色,又称色素膜。血管膜由前向后为虹膜、睫状体和脉络膜三部分。

虹膜位于血管膜的最前部,呈冠状位的圆盘形薄膜,虹膜中央有一圆孔,为光线进入眼球的通道,称为**瞳孔** pupil。虹膜基质内有两种不同方向排列的平滑肌纤维,环绕瞳孔缘的,称瞳孔括约肌,瞳孔周围呈放射状排列的,称瞳孔开大肌。瞳孔括约肌由副交感神经支配,可缩小瞳孔;瞳孔开大肌由交感神经支配,可开大瞳孔。在弱光下或视远物时,瞳孔开大;在强光下或视近物时,瞳孔缩小。虹膜的颜色具有种族差异,取决于色素的多少,黄种人多呈棕褐色,白种人因缺乏色素而呈蓝色或灰色。

睫状体是血管膜的肥厚部分,位于角膜与巩膜移行部的内面,其前方连接虹膜根,后方与脉络膜相连。在眼球水平切面上,睫状体呈三角形,其中后部较为平坦,称睫状环;前部较厚,并向内伸出放射状突起,称睫状突,由睫状突发出睫状小带与晶状体相连。睫状体内的平滑肌,称为睫状肌。在副交感神经支配下睫状肌的收缩和舒张可调节晶状体的曲度。

脉络膜占血管膜的后 2/3,外邻巩膜,内贴视网膜色素上皮层,富有血管和色素,呈棕黑色,其后部有视神经穿过。脉络膜具有营养视网膜,吸收眼球内散射后的多余光线避免扰乱视觉的功能。

3. **视网膜**(内膜) 为眼球壁的内层,贴附于血管膜内面,从前向后可分为三部分:虹膜部、睫状体部和视部。视网膜虹膜部和睫状体部分别贴附于虹膜和睫状体的内面,无感光作用,故称为盲部。视部最大、最厚,附于脉络膜的内面,以锯状缘与盲部为界,为视器接受光波刺激并将其转变为神经冲动的部分。

视网膜视部的后部最厚,愈向前愈薄,在视神经起始处有乳白色圆形隆起,称视神经盘(视神经乳头),其中央凹陷,有视网膜中央动、静脉穿过。视神经盘处无感光细胞,称生理性盲点。在视神经盘颞侧约 3.5mm 稍偏下方有一淡黄色区域,称黄斑。黄斑的中央凹陷,称中央凹,此区无血管,是感光最敏锐处,由密集的视锥细胞构成。

视网膜视部的组织结构分为内、外两层(图 16-2):外层为色素上皮层,由大量的单层色素上皮细胞构成;内层为神经层,是视网膜的固有结构。两层之间有一潜在的间隙,临床上的视网膜脱离多是在神经层与色素上皮层之间发生。

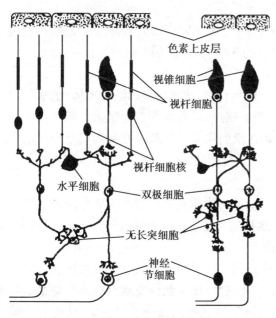

色素上皮层

视锥细胞

视杆细胞

视杆细胞核

水平细胞

双极细胞

无长突细胞

神经节细胞

图 16-2 视网膜的组织结构

视网膜的神经层主要由三层神经细胞组成,由外向内依次为感光细胞(视锥细胞和视杆细胞)、双极细胞和神经节细胞。节细胞的轴突向视神经盘处汇集,穿过脉络膜和巩膜,构成视神经。视神经向后入颅腔连于脑。光线进入眼球投射到视网膜上,视锥和视杆细胞接受光的刺激,把刺激转变为神经冲动,经双极细胞传到节细胞,在经视神经传入脑,产生视觉。

(二)眼球的内容物

眼球的内容物包括房水、晶状体和玻璃体。这些结构无色透明且无血管,都具有屈光作用,与角膜共同组成眼的屈光系统。

1. **房水** 眼房是位于角膜和晶状体之间的间隙,虹膜将其分为较大的前房和较小的后房,前、后眼房经瞳孔相互交通。房水为无色透明的液体,充满在眼房内,成分类似血浆,总量为 0.15~0.3ml。

2. **晶状体** 晶状体内无血管和神经,无色透明而有弹性,位于虹膜与玻璃体之间,形如双凸透镜,后面曲度较前面曲度大。晶状体是眼屈光系统的主要装置,也是唯一可调节的屈光装置,其屈光度可随睫状肌的收缩和舒张而变化。

3. **玻璃体** 是无色透明的胶状物质,填充于晶状体与视网膜之间,约占眼球内腔的 4/5,

对视网膜起支撑作用。当视网膜和血管膜病变时,可导致玻璃体营养障碍而混浊,进而影响视力。

二、眼 副 器

眼副器包括眼睑、结膜、泪器、眼球外肌以及眶内的筋膜和脂肪等,有保护、运动和支持眼球的作用。

1. **眼睑** 即眼皮,分为上眼睑、下眼睑。眼睑的游离缘生有睫毛,上下眼睑在两侧端的交角,分别称为内眦和外眦。

2. **结膜** 为透明的黏膜,被覆盖于眼睑内面称为睑结膜,衬在眼球表面的称为球结膜。球结膜在角膜缘移行为上皮。睑结膜为沙眼发病部位。

3. **泪器** 由泪腺和泪道组成,泪道包括泪点、泪小管、泪囊和鼻泪管。泪腺位于眼眶上外侧,分泌泪液,有湿润和清洁角膜、杀菌作用。

4. **眼球外肌** 属于横纹肌,包括上、下、内、外 4 条直肌和上、下 2 条斜肌及 1 条上睑提肌。眼球的正常转动由这六条肌肉相互协作而完成。

三、眼 的 视 觉 功 能

眼是人的视觉器官。在人脑获得的全部信息中,大约有 95% 以上来自视觉系统,因而眼是人体最重要的感觉器官。人眼的适宜刺激是波长为 370~740nm 的电磁波。

(一)眼的屈光系统及其调节

1. **眼的屈光系统** 光线通过眼内屈光系统(包括角膜、房水、晶状体、玻璃体)的成像原理基本上与照相机及凸透镜成像原理相似。根据光学原理,眼前 6 米至无限远的物体所发出的光线或反射的光线接近于平行光线,经过成人正常眼的屈光系统都可在视网膜上形成清晰的物像。但人眼并不能看清所有远处的物体,这是由于过远的物体光线过弱,或在视网膜上成像太小,因而不能被感觉。

2. **眼的调节** 为了能看清楚所观察的物体,眼的屈光系统能随着所视物体的距离和明暗进行适当的调节,以使物像仍能落在视网膜上,这种适应性变化称为**眼的调节** accommodation of the eye。眼的调节包括晶状体的调节、瞳孔的调节和两眼会聚。

(1)晶状体的调节:晶状体是一种富有弹性的屈光体,呈双凸透镜形,通过睫状小带与睫状体相连。当眼看远物时,睫状肌松弛,睫状小带被拉紧,使晶状体受到牵拉而呈扁平。当眼看近物时,则进入调节状态,反射性地使睫状肌收缩,睫状体因而向前内移动,使睫状小带放松,晶状体受牵拉的力量减小,便借助其本身的弹性而回位,曲度增加。由于晶状体包囊前表面中央部分特别薄,所以在眼的调节中,晶状体前表面中央部向前凸出最为显著。晶状体变凸,使屈光能力增加,因而可使近物的辐散光线仍能聚焦于视网膜上,以形成清晰的物像(图16-3)。

人眼看清楚近物的能力是有一定限度的,眼的最大调节能力可用它所能看清物体的最近距离来表示,这个距离称为近点。这取决于晶状体变凸的最大程度。由于晶状体的弹性随年龄的增长而减弱,因此眼的调节能力也会随之逐渐下降。如 8 岁左右儿童近点为 8.6cm,成年

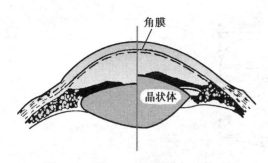

图 16-3 眼的调节前后晶状体形状的改变

左侧为安静时的情况,右侧为看近物经过调节后的情况,注意晶状体前凸比后凸明显

人为 10 ~ 15cm,而 60 岁时则增至 83.3cm。眼的调节能力也可用晶状体变凸所能增加的眼的屈光度(diopter,D)来表示。屈光度是焦距(m)的倒数,即 D = 1/焦距(m)。例如,某一透镜的焦距为 10cm,则该透镜的屈光度为 10D。在眼镜行业中称 1D 为 100 度,凸透镜的 D 值为正值,凹透镜的 D 值为负值。

(2)瞳孔的调节:视近物时,在晶状体凸度增加的同时伴有相应的瞳孔缩小,通常把该反射称为瞳孔调节反射,也称瞳孔近反射。瞳孔的大小随视网膜受光照强度而变化的反射称为瞳孔对光反射。瞳孔在光亮处缩小,而在黑暗处扩大。在强光下,瞳孔缩小,能够减小球面像差和色像差,增加视觉的正确度和保护眼不受强光过度刺激。瞳孔的最适直径为 2 ~ 3mm,此时看到的物像最清晰。

(3)眼球会聚:当双眼同时注视一个向眼前移近的物体时,则两眼同时向鼻侧聚合,这种现象称为会聚。其意义在于看近物时,使物像仍能落在两眼视网膜的相称位置上,在主观感觉上只形成一个物像,不会产生复视。它主要是由眼球的内直肌收缩来完成的,受动眼神经中的躯体运动纤维支配。

眼的调节是一种反射活动。视近物时,模糊的视觉形象到达视觉中枢,视觉中枢发出下行冲动经皮层中脑束到达中脑正中核、动眼神经缩瞳核,由此发出副交感神经节前纤维,到达睫状神经节,经睫状短神经到达睫状肌和瞳孔括约肌,使晶状体变凸、瞳孔缩小。眼球会聚的反射途径与瞳孔反射不同,可能由三叉神经的眼支传入至三叉神经中脑核,换元后传入正中核,再传至内直肌核,由此发出纤维至双眼内直肌,引起眼球会聚。

若眼的屈光能力异常或眼球的形态异常,平行光线不能聚焦于视网膜上则称为非正视眼,如近视和远视等(图 16-4)。近视多由于眼球的前后径过长(轴性近视)或屈光系统的屈光能力过强(屈光性近视),使来自远方物体的平行光线在视网膜前聚焦,以致视物模糊。纠正近视眼的方法是佩戴一定焦度的凹透镜,使入眼的平行光线适当辐散而在视网膜上聚焦。远视则是由于眼球的前后径过短(轴性远视)或屈光系统的屈光能力过弱(屈光性远视),进入眼内的平行光线成像于视网膜之后,引起视觉模糊,纠正的方法是佩戴适当焦度的凸透镜,使进入眼内的辐散光线成像于视网膜上。

(二)视网膜的感光换能系统

1. 视网膜的感光换能系统 在视网膜感光细胞层中有视杆细胞和视锥细胞两种感光细胞,在视网膜上形成了两种感光换能系统,即视杆系统和视锥系统。

视杆系统由视杆细胞和与其相联系的双极细胞、神经节细胞所组成。视杆细胞对光的敏感度较高,在昏暗的环境也能感受到光刺激而引起视觉,但无色觉,只能区分明暗和感知物体较粗略的轮廓,精确性差。该系统又称为**暗光觉系统**dark light vision system。以夜间活动为主的动物,如鼠、猫头鹰等,它们的感光细胞以视杆细胞为主。

视锥系统由视锥细胞和与其有关的传递细胞组成。视锥细胞对光的敏感性差,只有在白昼或强光条件下才能引起兴奋,但可以辨别颜色,对物体表面的细节和轮廓都能看得清楚,有较高的分辨能力。该系统又称为**昼光觉系统**day light vision system。以白昼活动为主的动物,

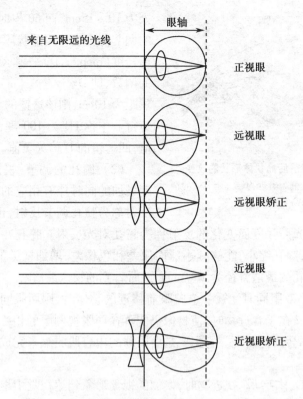

图 16-4 正视眼、近视和远视的屈光与矫正示意图

如鸡、鸽等,其视网膜上的感光细胞几乎全是视锥细胞。

2. **视杆系统的感光换能机制** 感光细胞感光换能的物质基础是其所含的视色素。视杆细胞所含有的视色素称为视紫红质,在暗处呈紫红色,但在受到光照时迅速退色以至于完全变白。视紫红质是一种结合蛋白质,由视蛋白和视黄醛的生色基团所组成。视紫红质在光照时迅速分解为视蛋白和视黄醛,并同时释放能量,经过较复杂的信息传递系统的活动诱发视杆细胞产生启动电位。在明处视紫红质被分解,在暗处又可重新合成。实际上人在暗处视物时,既有视紫红质的合成,又有它的分解,这是人在暗光处能不断视物的基础。光线越暗,合成过程超过分解过程,这使视网膜对弱光的敏感性就越高。在视紫红质分解和再合成的过程中,将有一部分视黄醛将被消耗,这就要靠从食物中进入血液的维生素 A 来补充。长期摄入维生素 A 不足,将会影响视紫红质的合成,引起夜盲。

3. **视锥系统的换能作用和颜色视觉** 辨别颜色是视锥细胞的主要功能。视锥细胞的感光原理与视杆细胞相似。大多数脊椎动物具有三种不同的感光色素,各存在于不同的视锥细胞中,三种视锥色素都含有同样的 11-顺式视黄醛,只是视蛋白的分子结构稍有不同。正是这些视蛋白的不同,决定了三种感光色素对不同波长的光线最敏感,即分别对红、绿、蓝三种颜色的光线最敏感,此即视觉的三原色觉学说。若缺乏某种三原色光敏感视锥细胞或感光色素,则缺乏对该色的辨别能力,即为该色色盲。

(三)视网膜的信息处理

视网膜不仅接受光波刺激,而且能将光信号转化成电信号,并作初步的信息处理。视网膜由感光细胞、双极细胞、水平细胞、无足细胞和神经节细胞等组成。它们之间的排列和联系非常复杂,细胞之间还有多种化学物质传递。感光细胞、双极细胞、水平细胞均不能产生动作电位。感光细胞接受光照后产生的感受器电位,在视网膜内经过复杂的细胞网络的传递,才能在神经节细胞上产生动作电位,由视神经传向中枢,经中枢分析处理,最终产生主观意识上的视觉。

（四）与视觉有关的一些现象

1. 视野和视力

（1）视野:单眼固定地注视正前方一点不动,这时该眼所能看到的范围称为**视野** visual field。在同一光照条件下,用不同颜色的目标物测得的视野大小不一样,白色视野最大,其次为黄蓝色,再次为红色,绿色视野最小;同时也可以测定出盲点的方位。另外,由于面部结构阻挡视线,使视野的形状成为颞侧较大、鼻侧较小的不规则形状。检查视野可以了解视网膜的感光功能,也可以通过视野的改变来了解视传导路径和视觉中枢的状况。

（2）视力:即**视敏度** visual acuity,是指视觉对物体形态的精细分辨能力。以能识别两点间的最小距离为衡量标准。眼的屈光异常和光源强弱都会影响视力。视网膜各部位的视力也大不相同,中央凹处视敏度最高,越往周边移行,视敏度越低。因为中央凹处视锥细胞最为密集,分辨能力最高。测定视力,实际上测量的是昼光觉系统视锥细胞的视敏度。

‖ 理论与实践 ✏

视力检查表

视角即物体上两点光线射入眼球在节点处交叉所成的夹角。同一距离,视角与物体大小成正比;同一物体,视角与物体远近成反比。正常人眼能分辨的最小视角为 1 分角(1/60 度)。所以,视力与视角成反变关系。在视网膜上,只要物像两点间的距离正好中间隔一个视锥细胞(平均直径 4 ~ 5 μm),即可分辨出两点。国际标准视力表就是根据这个原理设计的。国际上通用的另一种图标是 Snellen 图,这是一组大小不一的字母 E。检查视力时,应将视力表置于眼前 5m 处,而视力表上 1.0 行的 E 字符号,两个光点所发出的光线通过节点交叉所形成的夹角为 1 分度。利用简化眼可算出此时视网膜像的大小正好为 4 ~ 5 μm。因此把能够辨认 1.0 行 E 字作为眼的正常视力的判断标准。

---

2. 暗适应和明适应

（1）暗适应:当人从明亮的环境进入暗室时,最初任何东西都看不清楚,经过一定时间,视觉敏感度才逐渐增高,恢复了在暗处的视力,这称为**暗适应** dark adaptation。暗适应的产生机制与视网膜中感光色素在暗处再合成作用增加,从而增加了视网膜中处于未分解状态的感光色素的量有关。处于未分解状态的感光色素愈多,感光细胞对光刺激的敏感性愈高。

（2）明适应:从黑暗处初来到明亮处时,最初感到一片耀眼的光亮,不能看清物体,只有稍待片刻才能恢复视觉,这称为**明适应** light adaptation。明适应的过程较短,约 1 分钟即可完成。耀眼的光感主要是由于在暗处合成的大量感光色素视紫红质,在进入光亮处骤然迅速分解所致。只有当大量的视紫红质被分解之后,对光不敏感的视锥细胞才担负起在光亮处感光的功能。

3. 双眼视觉和立体视觉

（1）双眼视觉:两眼同时看一物体时产生的视觉,称为**双眼视觉** binocular vision。双眼视觉不但补偿了单眼视觉时存在盲点的缺陷,扩大了视野,增加了深度感,产生了立体视觉,还增加了对物体的大小和距离判断的准确性。

(2) 立体视觉:虽然两眼同时注视同一物体,但在两眼视网膜上所成的像,并不完全相同。左眼看到物体的左侧面较多,右眼看到物体的右侧面较多,来自两眼的这些不同信息,经过视觉高级中枢综合处理后,得到一个完整的立体形象,称为立体视觉。此外,日常生活经验、物体表面的光线反射情况和阴影等,都是造成立体视觉的因素。然而单眼视物所产生的立体视觉远没有双眼视物来得确切。

第三节　前庭蜗器及其功能

前庭蜗器又称为耳或位听器,按部位可分为外耳、中耳和内耳三部分。外耳和中耳是前庭蜗器的附属器,具有收集和传导声波的作用;内耳是位觉和听觉感受器所在部位。位觉感受器是感受头部位置变动、重力变化和运动速度刺激的感受器,听觉感受器是感受声波刺激的感受器。

一、外　　耳

外耳 external ear 包括耳廓、外耳道和鼓膜三部。耳廓的形状有利于声波能量的聚集、收集声音,还可以判断声源的位置。外耳道是声波传导的通道,一端开口于耳廓中心,一端终止于鼓膜,长约 25mm,同时它也是一个有效的共鸣腔,能使较弱的声波振动得到加强,并引起鼓膜振动。

二、中　　耳

中耳 middle ear 是声波空气传导的必经之路,外侧以鼓膜与外耳道交界,中耳腔称鼓室,鼓室内侧以前庭窗(又称卵圆窗)和蜗窗(又称圆窗)膜与内耳相隔,并以咽鼓管与咽相通。鼓室内有 3 块听小骨和 2 块中耳肌。

鼓膜形似椭圆,其顶点朝向鼓室,面积约 $(8 \times 9) mm^2$,内侧连锤骨柄。具有较好的频率响应和较小的失真度,能将外来的声音如实地传递至听小骨。

听骨链由锤骨、砧骨和镫骨依次连接而成。锤骨柄附着于鼓膜,镫骨底与前庭窗膜相接,砧骨居中,将锤骨和镫骨连接起来,使 3 块听小骨形成一个杠杆系统。锤骨柄为长臂,砧骨长突为短臂,支点刚好在整个听骨链的重心上,因而在能量传递过程中惰性最小,效率最高。鼓膜振动时,如锤骨柄内移,则砧骨长突和镫骨也和锤骨柄作同方向内移。

声波通过鼓膜、听骨链到达前庭窗(卵圆窗)时,其压力明显增大。这是由于鼓膜的面积与镫骨脚板的面积之间的差别所致。鼓膜振动时,其振动面积约为 $55mm^2$,而前庭窗的面积只有 $3.2mm^2$,如果听骨链传递时总压力不变,则作用于前庭窗上的压强将增大 $55 \div 3.2 = 17$ 倍。另外听骨链中杠杆长臂和短臂之比约 $1.3 : 1$,于是短臂一侧的压力将增大为原来的 1.3 倍。所以,鼓膜和听骨链传递声波过程中,作用于前庭窗上的增压效率应为 $17 \times 1.3 = 22$ 倍。

三、内 耳

内耳internal ear位于颞骨岩部的骨质内,其形状不规则,由迁曲复杂的管道组成,故又称迷路。内耳包括骨迷路和膜迷路两部分。骨迷路是骨性隧道,膜迷路位于骨迷路内,两者形态基本一致。骨迷路与膜迷路之间充满外淋巴,膜迷路内充满内淋巴,内、外淋巴互不相通。

耳蜗形如蜗牛壳,为一条围绕骨质轴的螺旋形骨质管道,蜗轴向骨性蜗管中伸出一骨板,其外缘连接着基底膜,在基底上方有一斜行的前庭膜,因此,耳蜗被分成三个腔,上方为前庭阶,下方为鼓阶,其中充满外淋巴,中为蜗管,充满内淋巴。前庭阶与卵圆窗膜相连,鼓阶与蜗窗膜相连,前庭阶在耳蜗顶部与鼓阶相连通。蜗管是一个盲管。基底膜上有听觉感受器,称为**柯蒂器官**organ of Corti,又称螺旋器。柯蒂器官主要由支持细胞与具有纤毛的听觉细胞(或称毛细胞)所组成,其上覆以盖膜。毛细胞对机械刺激敏感。听神经的末梢纤维以网状绕于毛细胞上(图16-5)。

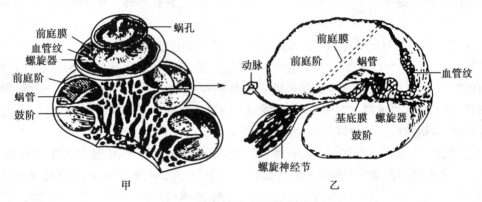

图 16-5 耳蜗及耳蜗管的横断面示意图
甲:耳蜗纵行剖面;乙:耳蜗管横断面

耳蜗的主要功能是把内耳的机械振动转变为蜗神经上的神经冲动。在这一换能过程中,耳蜗基底膜的振动是一个关键因素。当声波经中耳听骨链传递使前庭窗膜内移时,通过外淋巴使前庭膜下移,通过内淋巴使基底膜向下移,最后通过鼓阶的外淋巴压向蜗窗,使蜗窗膜外移;相反,当前庭窗膜外移时,上述结构又作相反方向移动,于是形成振动(图16-6)。在这个振动过程中,蜗窗膜实际起着缓冲耳蜗内压力变化的作用。基底膜的振动又引起螺旋器的振动,从而使毛细胞顶端和盖膜之间相对位移,发生相切运动,引起毛细胞的听纤毛变化。听纤毛的弯曲再引起耳蜗的电位变化,最后引起与毛细胞相联系的耳蜗神经纤维产生神经冲动频率的改变,以不同形式的编码传入听觉中枢。

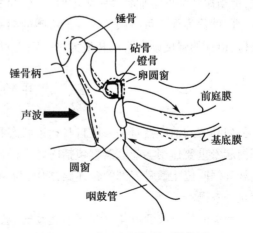

图 16-6 人耳和耳蜗关系模式图
点线表示鼓膜向内侧移动时各有关结构的移动情况

关于对声音频率的分析,目前常用**行波理论** theory of travelling wave 解释。基底膜的振动是从底部开始,随后波动以行波的形式沿基底膜向耳蜗的顶部方向传播,就像抖动一条绸带时,行波沿绸带向远端传播一样。不同频率的声波引起的行波都从基底膜底部开始,但声波频率不同,行波传播的远近和最大振幅出现的部位也不同。声波频率越高,行波传播越近,最大振幅出现的部位越靠近耳蜗底部;反之,声波频率越低,则行波传播越远,最大振幅出现的部位越靠近耳蜗顶部。

四、耳的听觉功能

听觉是由耳、听神经和听觉中枢的共同活动完成。耳是听觉的感觉器官。耳的适宜刺激是一定频率范围内的声波振动。外耳和中耳是声波到达耳蜗的传音装置,耳蜗内的毛细胞是真正感受声波刺激的感受器。听神经把神经冲动传递到大脑皮层听觉中枢,经分析处理后产生听觉。

声波传入内耳的感受器有两条途径,一是空气传导,二是骨传导。在正常情况下以空气传导为主。

1. **空气传导** 声波经外耳道引起鼓膜振动,再经听小骨链和卵圆窗膜进入耳蜗,这一声音传导途径称为空气传导(图 16-6)。其途径是:耳廓收集声波→外耳道→鼓膜→听小骨链→前庭窗→前庭阶外淋巴→前庭膜→蜗管内淋巴→基底膜 Corti 器→鼓阶外淋巴→蜗窗(第二鼓膜)。外淋巴的波动可通过前庭膜使内淋巴波动,也可以直接使基底膜振动,刺激 Corti 器并产生神经冲动,经蜗神经传入中枢,产生听觉。

2. **骨传导** 声波直接引起颅骨的振动,再引起耳蜗内淋巴的振动,这种传导称为骨传导。声波的冲击和鼓膜的振动可经颅骨和骨迷路传入,使内耳内的内淋巴流动,亦可使基底膜上的 Corti 器产生神经兴奋。骨传导的敏感性比空气传导低的多,因此在正常听觉中所起作用甚微。

声音起源于发音体的振动,但不是所有的物体振动都能被人耳听到,人耳能感受的振动频率在 16~20 000Hz 之间,而对于其中每一种频率都有一个刚好能引起听觉的最小振动强度,称为听阈。如果震动频率不变,当振动强度在听阈以上继续增大时,听觉的感受能力也相应增强,但当振动强度增加到某一限度时,它引起的将不仅是听觉,同时还会引起鼓膜的疼痛感觉,这个限度称为最大可听阈。人耳最敏感的频率在 1000~3000Hz 之间;而日常语言的频率较此略低,语音的强度则在听阈和最大可听阈之间的中等强度处。

五、内耳的平衡感觉功能

内耳中的前庭器官是人体自身运动状态和头部在空间的位置觉感受器,对调节姿势、维持平衡起着重要作用。前庭器官包括内耳中的椭圆囊、球囊(两者合称前庭)和三个半规管。它们和耳蜗同位于颞骨岩部的骨迷路之中,为膜性管道,管内充满内淋巴,管外与骨迷路的间隙则是外淋巴。

当头的位置改变或作直线变速运动时,会引起前庭器官中感受器的兴奋。椭圆囊和球囊中内淋巴的流动而使囊斑上毛细胞顶部的纤毛弯曲,引起与之相连的传入神经发放的神经冲动频率改变传至中枢,引起机体在空间位置及变速运动的感觉,并可反射性地引起姿势改变,以保持身体的平衡。另外,当人的头部作旋转变速运动时,半规管中的内淋巴流动而引起壶腹嵴上的毛细胞顶部的纤毛弯曲而引起与之相连的传入神经发放冲动增多,传至中枢引起旋转感觉,并能反射地引起眼球震颤及躯体骨骼肌的张力改变,以保持身体姿势的平衡。眼震颤是指由旋转引起的眼球不随意的规律性运动,如头向左方加速旋转时,两眼球先向右缓慢移转,这是眼震颤的慢动相;当眼球移动到眼裂右侧端时,又快速返回眼裂正中,这是眼震颤的快动相,如此反复。头部旋转突然停止时,眼球运动方向相反。眼震颤仅在旋转开始和停止阶段出现,临床上把快动相规定为眼震颤的方向,眼震颤试验可判断前庭器官功能是否正常。

当前庭器官受到过强过长时间的刺激时,常会引起恶心、呕吐、眩晕、皮肤苍白等症状,称为前庭自主神经性反应。有些人前庭功能非常敏感,前庭器官受到轻微刺激就可引起不适应反应,严重时称为晕动病,如晕车、晕船、航空病等,如进行适当锻炼,适应能力可以提高。

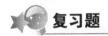 **学习小结**

感受器是专门感受机体内、外环境变化的特殊结构或装置,具有适宜刺激、换能作用、编码作用与适应现象等共同的生理特性。眼兼有屈光成像和感光换能作用,人眼视网膜中存在视杆和视锥两种感光换能系统,前者司暗视觉,后者司明视觉和色觉。声波传入内耳的最佳途径是鼓膜、听骨链、卵圆窗通路;内耳可将传入耳蜗的机械振动转变为听神经上的动作电位;音调感觉取决于基底膜产生振动的部位。前庭器官感受头部的空间位置和人体自身运动状态。

复习题 ○○○

1. 为什么长期维生素 A 摄入不足会引起夜盲症?
2. 为什么临床上常把瞳孔对光反射作为判断麻醉深度和病情危重程度的重要指标?

(金宏波 贾树伟)

第十七章

神经系统的功能

神经系统在人体功能调节中起主导作用。体内各器官、组织和细胞的活动在神经系统的调节下互相联系、互相影响、互相制约成为一个统一的整体；并且在神经系统调节下各器官、系统能对机体所处内、外环境变化做出及时反应，以随时适应环境变化，维持机体生存。

第一节 神经功能活动的概述

神经细胞 neurocyte 和**神经胶质细胞** neuroglia 是构成神经系统的两种细胞。神经细胞又称为**神经元** neuron，是神经系统结构和功能的基本单位，在体内通过神经元活动实现神经系统的调节功能。神经胶质细胞数量巨大、种类繁多，具有支持、保护、营养神经元等功能。

一、神经元和神经纤维

1. **神经元的结构和功能** 人类中枢神经系统大约含 10^{11} 个神经元，它们的形状、大小各异，但都由胞体和突起两部分组成，胞体是神经元营养和代谢的中心，能接受、整合传入信息并发出传出信息。突起由胞体发出，分为树突和轴突，树突有一个或多个，主要是接受传入信息。轴突一般只有一个，其主要作用是传出信息，胞体发出轴突的部位称为轴丘，轴突的起始部分称为始段，是神经元动作电位的起始部位，轴突末梢有许多分支，每一分支末梢膨大称为突触小体,其内储存大量神经递质,突触小体与另外一个神经元接触形成突触,并通过突触小体释放神经递质,来调节与其形成突触联系的神经元的活动。轴突和感觉神经元的长树突统称为轴索,轴索外包有髓鞘或神经膜,称为**神经纤维** nerve fiber。外面包有髓鞘的轴索称为有髓神经纤维,没有髓鞘而仅有神经膜的神经纤维称为无髓神经纤维。

2. **神经纤维的功能**　神经纤维的主要功能是传导兴奋,在神经纤维上传导的兴奋或动作电位称为**神经冲动** nerve impulse。神经纤维兴奋传导速度取决于神经纤维直径、有无髓鞘和温度。一般来说直径粗、有髓鞘的神经纤维兴奋传导速度快,反之传导较慢。在一定范围内温度升高时,神经纤维兴奋传导速度加快,当温度降至0℃以下时发生兴奋传导阻滞,这就是低温麻醉的原理之一。在临床上测定神经纤维兴奋传导速度有助于诊断神经纤维病变和估计神经损伤预后。

3. **神经纤维传导兴奋的特征**　神经纤维在传导兴奋时有以下特征:①完整性。神经纤维的结构和功能必须保持完整才能传导兴奋。若神经纤维受损或局部使用麻醉剂或低温等,其结构和功能完整性受到破坏,可以导致兴奋传导障碍。②双向性。人为刺激神经纤维上任何一点使其发生兴奋,兴奋可以沿神经纤维向两端传导。但是在整体内神经冲动总是由胞体传向末梢,表现为单向性,这是由于突触的极性所决定的。③绝缘性。一条神经干内包含着许多根神经纤维,各条神经纤维在传导兴奋时基本互不干扰,保证了神经调节的准确性和精确性。④相对不疲劳性。如在实验条件下,用每秒50~100次的电脉冲连续刺激神经纤维,神经纤维能保持传导兴奋的能力达9~12小时,而不宜发生疲劳。

4. **神经纤维的分类**　根据神经纤维兴奋传导速度和神经纤维直径和来源分为以下两大类

(1) 根据神经纤维兴奋传导速度:分为 A、B、C 三类,其中 A 类纤维又分为 α、β、γ、δ 四种,这种方法常用于传出神经纤维的分类。

(2) 根据神经纤维来源与直径:分为 Ⅰ、Ⅱ、Ⅲ、Ⅳ 四类,其中 Ⅰ 类纤维又分为 Ⅰa、Ⅰb 两种,这种方法常用于传入神经纤维的分类。两种分类方法见表17-1。

表 17-1　神经纤维的分类

纤维类型	功　能	纤维直径 (μm)	传导速度 (m/s)	相当于传入 纤维的类型
A(有髓鞘)				
α	肌梭、腱器官传入纤维 支配梭外肌的传出纤维	13~22	70~120	Ⅰa、Ⅰb
β	皮肤触压觉传入纤维	8~13	30~70	Ⅱ
γ	支配梭内肌的传出纤维	4~8	15~30	
δ	皮肤痛温觉传入纤维	1~4	12~30	Ⅲ
	自主神经节前纤维	1~3	3~15	
B(有髓鞘)				
C(无髓鞘)				
sC	自主神经节后纤维	0.3~1.3	0.7~2.3	Ⅳ
drC	背根中痛觉传入纤维	0.4~1.2	0.6~2.0	

Ⅰa 类纤维直径为 12~22μm;Ⅰb 类纤维直径约为 12μm

5. **神经纤维的轴浆运输**　在神经元的胞体与轴突末梢之间不断进行物质交换,在轴突内借助轴浆流动而运输物质的现象称为**轴浆运输** axoplasmic transport。它对维持神经元结构和功能完整性具有重要作用。

轴浆运输是双向性的,自胞体向轴突末梢方向的物质运输称为顺向轴浆运输。顺向轴浆运输分为:①快速轴浆运输,速度约为 410mm/d,主要运输线粒体、递质囊泡等具有膜的细胞器;②慢速轴浆运输,速度约为 1～12mm/d,主要运输微管、微丝及轴浆中的一些可溶性成分。逆向轴浆运输是自轴突末梢运输至胞体的物质运输,其速度约为 205mm/d。神经生长因子、破伤风毒素、狂犬病病毒等可通过入胞作用逆向运输到胞体,对神经元的活动和代谢产生影响。辣根过氧化物酶也可被逆向轴浆运输,故可在神经科学研究中作为示踪剂。

6. **神经的营养性效应** 神经对其所支配的组织除具有**功能调节作用**functional action 外,还有**营养性作用**trophic action。神经末梢经常释放某些营养性因子,持续调整被支配组织的内在代谢活动,影响其持久性的结构和生化、生理活动,这种作用称为神经的营养性作用。正常情况下神经的营养性作用不易表现出来,但若切断神经后,因失去神经的营养性作用,其所支配的肌肉内糖原合成减慢、蛋白质分解加速,肌肉逐渐萎缩。反之组织也可以产生神经营养因子经逆向轴浆运输到达胞体,促进胞体蛋白质合成,从而支持神经元的生长、发育,维持神经元功能完整性。

二、神经元间的信息传递

在体内神经元间的功能联系都是通过突触传递信息而实现,**突触**synapse 是指神经元之间或神经元与效应细胞之间相互靠近并进行信息传递的部位,神经元与效应细胞之间的突触也可称为**接头**junction,如神经-骨骼肌接头、神经-心肌接头、神经-平滑肌接头。人类神经元借助突触形成复杂的神经网络,以实现其重要的调节功能。

(一)经典的突触传递

1. **突触的基本结构和分类** 一个神经元的轴突末梢常有许多小分支,小分支末端膨大呈球状,称为突触小体,贴附于另一神经元表面。经典突触由突触前膜、突触间隙、突触后膜组成(图 17-1),突触前膜是突触前神经元轴突末梢膜,突触后膜是与突触前膜对应的另一神经元胞

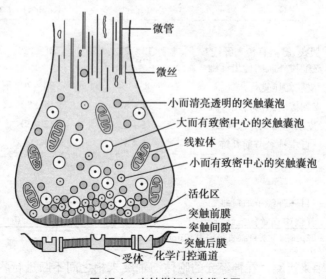

微管
微丝
小而清亮透明的突触囊泡
大而有致密中心的突触囊泡
线粒体
小而有致密中心的突触囊泡
活化区
突触前膜
突触间隙
突触后膜
受体 化学门控通道

图 17-1 突触微细结构模式图

体或突起的膜,突触间隙宽20~40nm。突触前膜与突触后膜厚约7.5nm,在突触前膜的胞质内有较多的线粒体和大量的突触囊泡,囊泡直径20~80nm,内含高浓度的与神经元间信息传递有关的神经递质,在特定条件下囊泡内递质可以从突触前膜释放。不同的突触内含有的囊泡的大小和形状不完全相同,所以其内所含的递质也不同。在其对应的突触后膜上存在能与突触前膜释放递质发生特异性结合的受体或化学门控通道。

2. **突触的分类** 神经元间的原生质不直接接触,而只是在某些局部彼此靠近形成突触。

(1)根据神经元接触部位:通常分为轴-胞突触、轴-树突触、轴-轴突触等(图17-2)。

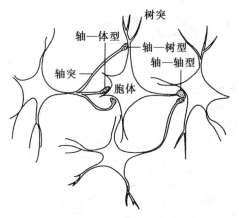

图 17-2 突触的类型

(2)根据突触活动对突触后神经元的效应:分为兴奋性突触和抑制性突触。

(3)根据突触信息传递媒介物:分为化学性突触、电突触。

3. **突触传递的过程** 突触前神经元信息传递到突触后神经元的过程称为**突触传递** synaptic transmission。突触传递通常是一个电-化学-电变化的过程,即突触前神经元兴奋时产生的神经冲动沿轴突迅速传到神经末梢,引起突触前膜去极化,当去极化达一定水平时,突触前膜上的电压门控式钙通道开放,引起细胞外的 Ca^{2+} 顺浓度差进入突触小体,导致轴浆内 Ca^{2+} 浓度瞬时性增高,触发突触囊泡以出胞的方式将其内的神经递质释放入突触间隙,神经递质在突触间隙扩散到达突触后膜,与突触后膜上的受体或化学门控通道特异性结合,引起突触后膜对某些离子的通透性改变,导致某些带电离子跨突触后膜移动,从而引起突触后膜的膜电位发生去极化或超极化,这种电位变化称为**突触后电位** postsynaptic potential,PSP,突触后电位具有局部电位特征。

4. **突触后电位** 突触后电位分为兴奋性突触后电位和抑制性突触后电位。

(1)兴奋性突触后电位:突触后膜在突触前神经元末梢释放的某种神经递质作用下发生的去极化电位变化称为**兴奋性突触后电位** excitatory postsynaptic potential,EPSP。兴奋性突触后电位的形成主要是由于突触前膜在神经冲动到达时释放兴奋性神经递质,作用于突触后膜特异性受体,使突触后膜上的化学门控通道开放,突触后膜对 Na^+ 和 K^+,尤其是对 Na^+ 的通透性增大,Na^+ 内流大于 K^+ 外流,产生净内向电流,导致突触后膜发生去极化(图17-3)。

(2)抑制性突触后电位:突触后膜在突触前神经元末梢释放的某种神经递质作用下发生的超极化电位变化称为**抑制性突触后电位** inhibitory postsynaptic potential,IPSP。抑制性突触后电位的形成主要是由于突触前膜在神经冲动到达时释放抑制性神经递质,作用于突触后膜特异性受体,使突触后膜上的化学门控通道开放,突触后膜对 Cl^- 和 K^+,尤其是对 Cl^- 的通透性增大,产生外向电流,导致突触后膜发生超极化(图17-4)。

(3)突触后神经元的兴奋与抑制:在体内一个突触前神经元可以通过其轴突末梢许多分支与多个突触后神经元形成突触联系,一个突触后神经元也可以借助突触与多个突触前神经元形成突触联系,其中既有兴奋性突触产生的 EPSP,也有抑制性突触产生的 IPSP,EPSP 与 IPSP 在突触后神经元上发生整合,当整合的效应是使突触后膜去极化达阈电位水平时,就会在轴突始段诱发产生动作电位,使突触后神经元兴奋。若突触后膜去极化达不到阈电位,也可以

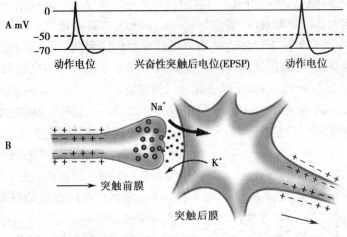

图 17-3　兴奋性突触后电位产生机制示意图
A. 电位变化；B. 突触传递

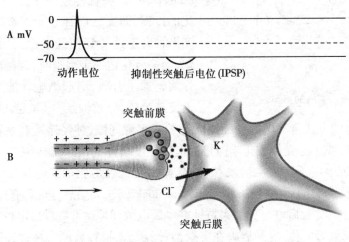

图 17-4　抑制性突触后电位产生机制示意图
A. 电位变化；B. 突触传递

使突触后膜电位与阈电位间的差距减小,此时引起突触后神经元兴奋所需阈值变小,故突触后神经元兴奋性提高。相反,若整合的结果是使突触后膜超极化,距阈电位水平的差距增大,此时引起突触后神经元兴奋所需阈值变大,故突触后神经元的兴奋性下降,表现为抑制。例如一个脊髓前角运动神经元的胞体和树突上的突触数量可以达到 2000 个,而一个大脑皮层神经元上的突触数量可以达到 30 000 个,因此一个神经元兴奋还是抑制取决于突触传递产生的综合效应。

（二）非定向突触传递

非定向突触传递存在于神经末梢的分支上,如中枢神经系统内去甲肾上腺素能纤维及多巴胺能纤维等单胺类神经的轴突末梢上有许多**曲张体** varicosity,曲张体内含有大量递质囊泡,当神经冲动传到曲张体时,可以引起曲张体内递质囊泡释放递质,通过扩散作用到达邻近的效应器细胞,与特异受体结合,引起效应器细胞发生反应,实现信息在细胞间的传递。由于不是通过经典突触完成信息传递,所以称为非定向突触或**非突触性化学传递** non-synaptic chemical transmission（图 17-5）。

非定向突触传递的特点：①突触前、后成分无特化的突触前膜、突触后膜结构，二者不存在一对一的关系。②曲张体与效应器细胞的距离较大，一般大于 20nm，可达 400nm，所以递质扩散距离较远，造成突触传递时间较长。③曲张体释放的递质作用较为弥散，一个曲张体可以作用于多个突触后成分。④释放的递质能否产生信息传递作用，取决于突触后成分上有无相关受体。

（三）电突触传递

两个神经元依靠缝隙连接紧密接触，在缝隙连接处两层细胞膜的间隙只有 2～3nm，膜内侧的胞质中没有突触囊泡，但两层膜借助蛋白质形成的缝隙连接这个水相通道相沟通，此通道允许胞质中电解质离子或直径小于 1.0nm 的小分子通过，使两个细胞的胞质直接沟通。这种通过缝隙连接实现信息传递的方式称为电突触传递。因为电突触没有突触前膜和突触后膜之分，所以此处传递信息是双向性的，由于此

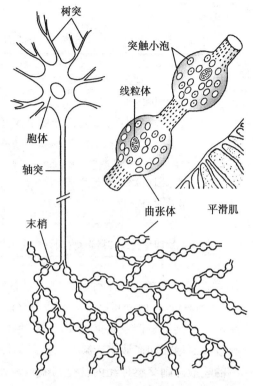

图 17-5　非定向突触传递的结构模式图
右上部分示放大的曲张体和平滑肌

处电阻低，因此信息传递速度快，几乎没有潜伏期。电突触传递广泛存在于中枢神经系统和视网膜中的同类神经元之间，对促进神经元的同步放电起促进作用。

三、神经递质和受体

（一）神经递质

1. **神经递质**　在化学性突触包括经典突触和非定向突触的信息传递，都是通过神经末梢释放递质，作用于相应的受体而实现。**神经递质** neurotransmitter 是指由神经元合成，突触前末梢释放，能特异性的作用于突触后膜的受体，并产生突触后电位的信息传递物质。

一般认为，神经递质应基本符合以下条件：①突触前神经元应具有合成某递质的前体物质和酶系统，并能合成该递质。②递质储存在神经末梢的囊泡内，当兴奋抵达末梢时，囊泡内的递质能释放入突触间隙。③递质释出后，能经突触间隙扩散，作用于突触后膜上的特异性受体而发挥生理作用。④存在使递质失活的方式（被酶水解或被重摄取等）。⑤有特异性的受体激动剂和拮抗剂，能分别模拟或阻断对应递质的信息传递效应。

2. **神经调质**　除神经递质外，神经元还能合成一些化学物质，这些化学物质没有在神经元间起信息传递的作用，但它们能增强或削弱神经递质的信息传递作用，故此类对递质信息传递起调节作用的物质称为**神经调质** neuromodulator。实际上在中枢信息传递过程中，在某种情况下神经递质可以起调质的作用，在另一种情况下调质也可以起递质作用，所以两者没有十分明显的界限。现在已经发现的神经递质和神经调质有 100 多种，根据其化学性质，大致分成若干

个大类(表 17-2)。

表 17-2 哺乳动物神经递质的分类

分 类	主 要 成 员
胆碱类	乙酰胆碱
胺类	多巴胺、去甲肾上腺素、肾上腺素、5-羟色胺、组胺
氨基酸类	谷氨酸、门冬氨酸、甘氨酸、γ-氨基丁酸
肽类	P 物质和其他速激肽、阿片肽、下丘脑调节肽、血管升压素、催产素、脑肠肽、心房钠尿肽、降钙素基因相关肽、神经肽 Y
嘌呤类	腺苷、ATP
气体类	一氧化氮、一氧化碳
脂类	花生四烯酸及其衍生物(前列腺素等)、神经活性类固醇

3. 递质共存现象 一个神经元内可以有两种或两种以上的递质存在,这种现象称为**递质共存**neurotransmitter co-existence。递质共存的意义在于协调某些生理活动。例如猫唾液腺接受交感神经和副交感神经双重支配,交感神经内含有去甲肾上腺素和神经肽 Y,去甲肾上腺素引起唾液分泌增加和血液供应减少,神经肽 Y 引起血管收缩,两者共同作用使唾液腺分泌少量而黏稠的唾液。副交感神经内含有乙酰胆碱和血管活性肠肽,乙酰胆碱引起唾液分泌增加,血管活性肠肽引起血管舒张,使唾液腺血液供应增加,并增强唾液腺上胆碱能受体的亲和力,两者共同作用使唾液腺分泌大量而稀薄的唾液。

(二)受体

1. 受体与配体的概念 **受体**receptor 是指存在于细胞膜上或细胞内能与某些化学物质(如神经递质、神经调质、激素等)发生特异性结合并诱发特定生物学效应的特殊生物分子。能与受体发生特异性结合的化学物质统称为**配体**ligand。其中能与受体发生特异性结合并产生特定生物学效应的化学物质称为受体**激动剂**agonist。能与受体发生特异性结合,但不产生特定生物学效应的化学物质称为受体**拮抗剂** antagonist 或受体**阻断剂** blocker。

2. 受体的分类方法

(1)根据天然配体进行分类和命名:如能与乙酰胆碱特异结合的受体称为胆碱能受体,能与肾上腺素和去甲肾上腺素结合的受体称为肾上腺素能受体等。每类受体还可进一步分出若干亚型,如胆碱能受体可分为毒蕈碱型受体,(M 型受体)和烟碱型受体(N 型受体),而每一型还可以进一步分为若干个亚型,如 N 受体还可以分为 N_1 型和 N_2 型。说明递质能特异性与不同受体亚型结合,对多种效应器细胞产生不同的生物学效应。

(2)根据受体激活机制分类:G-蛋白耦联受体;离子通道受体;酶偶联受体等。

(3)根据受体在细胞的分布部位分类:分为**突触后受体**postsynaptic receptor 和**突触前受体**presynaptic receptor。突触后受体存在于突触后膜上,在神经元之间的信息传递中起重要作用。突触前受体存在于突触前膜,其作用是反馈调节突触前神经元轴突末梢递质释放,即抑制或易化突触前膜递质释放。如去甲肾上腺素与突触前膜的 α_2 受体(自身受体)结合,可以抑制突触前膜释放去甲肾上腺素(图 17-6)。所以临床上应用 α_2 受体激动剂可乐定治疗高血压就是根据这种原理。血管紧张素与去甲肾上腺素能纤维末梢的突触前受体(异源性受体)结合,可以

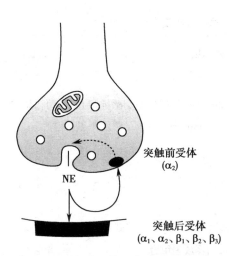

图 17-6　突触前受体调节递质释放示意图
图中示去甲肾上腺素能神经元末梢释放递质去甲肾上腺素（NE），NE 一方面作用于突触后受体（α_1、α_2、β_1、β_2、β_3）引起生理效应，另一方面反过来作用于突触前受体（α_2），抑制突触前膜释放递质（图中以虚线表示），从而调制突触传递的效率

易化突触前膜释放去甲肾上腺素。

3. 受体的调节　受体的数量和与递质的亲和力在不同的生理或病理情况下可以发生改变。一种改变称为受体的**上调** up regulation，即当递质释放不足时，受体的数量会逐渐增多，且与相应递质的亲和力也逐渐增大。另一种改变称为受体的**下调** down regulation，即当递质分泌过多时，受体的数量会逐渐减少，且与相应递质的亲和力也逐渐降低。

（三）周围神经系统内的神经递质和受体

根据神经递质在神经系统内分布部位，分为外周神经递质和中枢神经递质。

1. 外周神经递质　主要有乙酰胆碱 acetylcholine，ACh、去甲肾上腺素 norepinephrine，NE 或 noradrenaline，NA 和肾上腺素 epinephrine，E 或 adrenaline。

（1）乙酰胆碱及其受体：是外周神经末梢释放的主要递质。ACh 由乙酰辅酶 A 和胆碱合成，贮存在轴突末梢的囊泡内，当神经兴奋时，以出胞的方式从轴突末梢释放。在发生生物效应后，ACh 被突触间隙或突触后膜上的胆碱酯酶迅速水解为胆碱和乙酸而失活。

以释放 ACh 作为递质的神经元称为**胆碱能神经元** cholinergic neuron，以 ACh 作为递质的神经纤维称为**胆碱能纤维** cholinergic fiber。包括支配骨骼肌的运动神经纤维、所有自主神经的节前纤维、绝大多数副交感神经节后纤维以及少数交感神经节后纤维（引起温热性发汗和防御反应时使骨骼肌血管舒张的纤维）。

能与 ACh 发生结合的受体称为**胆碱能受体** cholinergic receptor，根据其药理特性，胆碱能受体可以分为以下两类。

1）M 受体：又称为**毒蕈碱型受体** muscarinic receptor，有 $M_1 \sim M_5$ 5 个亚型，均为 G-蛋白耦联受体。M 受体主要分布于大多数副交感神经节后纤维所支配的效应器细胞膜上和交感胆碱能节后纤维支配的汗腺和骨骼肌血管平滑肌细胞膜上。M 受体与 ACh 结合后引起机体产生一系列胆碱能节后纤维兴奋的效应，主要表现为瞳孔缩小、消化腺分泌增加、消化道平滑肌收缩、心脏活动抑制、支气管平滑肌收缩、膀胱逼尿肌收缩、汗腺分泌增加、骨骼肌血管舒张等。阿托品（artopine）是 M 受体的阻断剂（表 17-3）。

2）N 受体：又称为**烟碱型受体** nicotinic receptor，是一种化学门控通道蛋白质，又可分为，N_1 和 N_2 两个亚型。N_1 受体主要分布于自主神经节后神经元的突触后膜上，故又称为**神经元型烟碱受体** neuron-type nicotinic receptor。ACh 与 N_1 受体结合，能兴奋自主神经节后神经元。N_1 受体的特异性阻断剂为**六烃季铵** hexamethonium。N_2 受体分布于骨骼肌细胞的终板膜上，故又称为**肌肉型烟碱受体** muscle-type nicotinic receptor。N_2 受体与 ACh 结合后可引起骨骼肌细胞兴奋收缩，N_2 受体的特异阻断剂为**十烃季铵** decamethonium。筒箭毒碱可阻断 N_1 受体及 N_2 受体。临床上应用有类似作用的药物如琥珀胆碱、筒箭毒碱、苄基异喹啉类和类固醇胺类等作为肌肉松弛剂（表 17-3）。

表 17-3 胆碱能受体、肾上腺素能受体的分布及作用

受体		部位及主要作用	阻断剂
胆碱能受体			
M 受体		大多数副交感神经节后纤维支配的效应器,产生副交感神经兴奋的效应,少数交感神经节后纤维支配的效应器,引起汗腺分泌,骨骼肌血管舒张	阿托品
N 受体	N_1 受体	自主神经节后神经元上,引起自主神经节后神经元兴奋	六烃季铵
	N_2 受体	骨骼肌终板膜上,引起终板膜去极化	十烃季铵
肾上腺素受体			
α 受体	α_1 受体	血管、内脏平滑肌收缩,唾液腺分泌增加,胃腺分泌抑制	哌唑嗪
	α_2 受体	突触前膜,调节肾上腺素能纤维末梢释放去甲肾上腺素	育亨宾
β 受体	β_1 受体	心脏组织,引起心率加快,心肌收缩增强,房室传导加快	阿替洛尔 美托洛尔
	β_2 受体	血管平滑肌及内脏平滑肌舒张	丁氧胺
	β_3 受体	脂肪组织分解	

(2) 去甲肾上腺素及其受体:是外周神经末梢释放的另一种主要递质。NA 的合成主要在神经元的胞质中进行,在有关酶的作用下,酪氨酸羟化生成多巴,多巴脱羧成为多巴胺,多巴胺进入囊泡内,再羟化成为 NA 并贮存在轴突末梢的囊泡内。当神经兴奋时,以出胞的方式从末梢释放出来。NA 在发生生物效应后,主要被轴突末梢重摄取,进入囊泡内贮存以供再次使用,少部分被酶降解而失活。

以释放去甲肾上腺素为递质的神经元称为**去甲肾上腺素能神经元** noradrenergic neuron,以去甲肾上腺素为递质神经纤维称为**肾上腺素能纤维** adrenergic fiber。人体内大部分交感神经节后纤维属于肾上腺素能纤维。

能与肾上腺素或去甲肾上腺素结合的受体称为**肾上腺素能受体** adrenergic receptor,所有的肾上腺素能受体都属于 G-蛋白耦联受体。可分为以下两型,其分布及作用见表 17-3。

1)α 型肾上腺素能受体:α 型肾上腺素能受体又可分为 α_1 和 α_2 两个亚型。①α_1 型肾上腺素能受体:α_1 受体主要分布于血管和内脏的平滑肌上。α_1 受体与儿茶酚胺类物质(NA、E)结合后,产生的效应主要是兴奋性的,使瞳孔开大肌收缩、唾液腺分泌、血管收缩、子宫收缩,但使小肠平滑肌舒张。α_1 受体的特异阻断剂是**哌唑嗪** prazosin;②α_2 型肾上腺素能受体:α_2 受体主要分布于突触前膜,α_2 受体与肾上腺素或去甲肾上腺素结合后,主要是抑制突触前膜释放去甲肾上腺素。α_2 受体的特异阻断剂为**育亨宾** yohimbine,酚妥拉明可阻断 α_1 受体及 α_2 受体。

2)β 型肾上腺素能受体:β 型肾上腺素能受体又可分为以下三个亚型。①β_1 型肾上腺素能受体:β_1 受体主要分布于心脏组织中,β_1 受体与儿茶酚胺结合后,产生兴奋性作用,促使心率增快、心肌收缩力增强、房室传导速度加快。β_1 受体的特异阻断剂是**阿替洛尔** atenolol、**美托洛尔** metoprolol;②β_2 型肾上腺素能受体:主要分布于许多血管、支气管、胃、肠、膀胱、子宫平滑肌细胞上,β_2 受体与儿茶酚胺结合后,产生抑制性效应,促使平滑肌舒张。β_2 受体的特异阻断剂是**丁氧胺** butoxamine,**普奈洛尔** propranolol 可以阻断 β_1 受体及 β_2 受体;③β_3 型肾上腺素能受体:主要分布于脂肪组织,β_3 受体与儿茶酚胺结合后,有促进脂肪分解的作用。

在体内肾上腺素或去甲肾上腺素与不同种类的肾上腺素能受体的结合能力不同,肾上腺素可以作用于 α 受体和 β 受体;而去甲肾上腺素主要与 α 受体结合,也可与 β₁ 受体结合,但与 β₁ 受体结合能力较弱,导致体内肾上腺素与去甲肾上腺素的生物学效应不完全相同。

（四）中枢神经系统的递质

在中枢神经系统内的递质及其受体种类繁多,分布广泛,在神经系统的功能活动中发挥极其重要的作用,不少药物通过影响中枢神经递质和相应受体而发挥治疗作用。

1. **乙酰胆碱**　以 ACh 作为神经递质的神经元被称为胆碱能神经元,胆碱能神经元在中枢广泛分布,如脊髓前角运动神经元、丘脑腹后核的特异性投射神经元、脑干网状结构上行激动系统、纹状体、边缘系统的梨状区、杏仁核、海马内都存在胆碱能神经元。ACh 是中枢神经系统内的一种兴奋性递质,中枢胆碱能系统与中枢几乎所有功能有关,参与感觉、运动、内脏活动、学习和记忆、情绪等活动调节。

2. **胺类**　包括多巴胺、去甲肾上腺素、肾上腺素、5-羟色胺、组胺等。以 NE 为递质的去甲肾上腺素能神经元主要分布于中枢的低位脑干,主要参与调节心血管活动、情绪、体温、摄食和觉醒等。以肾上腺素为递质的肾上腺素能神经元,主要分布在延髓,参与调节心血管活动。以多巴胺（DA）为递质的 DA 递质系统主要分布于黑质-纹状体、中脑边缘系统和结节-漏斗等部分,主要参与调节躯体运动、心血管活动、情绪、垂体内分泌。以 5-羟色胺为递质的 5-HT 能神经元主要位于低位脑干的中缝核内,调节痛觉与镇痛、睡眠、精神情绪、下丘脑内分泌、体温、心血管活动等。临床使用的抗精神失常药的治疗机制就是通过影响胺类递质的释放、与其相关受体的结合及递质的再摄取而实现其治疗作用。

3. **氨基酸类递质**　中枢氨基酸类递质主要包含谷氨酸、门冬氨酸、γ-氨基丁酸和甘氨酸,前两种为兴奋性递质,后两种为抑制性递质,下面主要介绍谷氨酸和 γ-氨基丁酸。

（1）兴奋性氨基酸递质:谷氨酸是中枢内主要的兴奋性递质,大脑皮质和脊髓等处含量较高,几乎对所有神经元都有兴奋作用,与学习记忆活动、应激反应及谷氨酸的兴奋毒性作用（与许多神经元退行性病变的产生有关）有关。谷氨酸受体可分为促代谢性受体和促离子型受体两种类型。静脉麻醉药氯胺酮就是通过阻断谷氨酸受体发挥作用。

（2）抑制性氨基酸递质:γ-氨基丁酸（GABA）是神经系统最重要的抑制性递质,广泛分布于中枢神经系统内,与相应受体结合后,导致突触后膜超极化而产生抑制信息传递效应。在体内 GABA 有抗焦虑、抗惊厥、镇痛、抑制下丘脑内分泌及摄食作用,参与视觉通路信号传递。抗癫痫药苯二氮䓬类、镇静催眠药巴比妥类等是通过增强 GABA 能抑制作用发挥治疗效应。

甘氨酸也是一种抑制性递质,主要存在于脊髓和脑干中,其与相应受体结合后,也可以引起突触后膜超极化而产生抑制效应。破伤风毒素可以抑制甘氨酸释放,士的宁可以阻断甘氨酸受体,使甘氨酸对脊髓前角运动神经元的抑制解除,产生强烈肌肉痉挛。

4. **肽类递质**　在中枢存在多种肽类物质起神经递质或神经调质作用,如阿片肽、下丘脑调节肽、脑-肠肽等。它们与脑和机体各系统功能的整合密切相关,并在机体多种功能的调节中发挥重要作用。

5. **其他中枢神经递质**　嘌呤类物质主要有腺苷和 ATP。腺苷是一种抑制性中枢调质,咖啡因和茶碱可以抑制腺苷作用而产生中枢兴奋作用。一氧化氮、一氧化碳等也可以作为递质在中枢神经系统内发挥作用。

四、神经系统活动的基本规律

（一）反射的分类

神经系统活动的基本实现方式是反射,反射的结构基础是反射弧,在体内反射弧结构与功能的完整是实现反射的必要条件。反射可分为**非条件反射**unconditioned reflex 和**条件反射**conditioned reflex。非条件反射是由种族遗传获得的、先天的、固有的反射。如食物进入口腔,刺激口腔黏膜感受器,反射性导致唾液分泌增多;吸吮反射;眨眼反射等。非条件反射的建立无需大脑皮层参与,仅通过皮层下各级中枢即可形成,使人体能初步适应环境变化,对于个体生存和种系繁衍具有重要意义。但由于非条件反射数量有限、比较固定,如果只有非条件反射人体仍无法很好生存。条件反射是建立在非条件反射的基础上,在一定条件下通过学习训练而形成的反射。高等动物条件反射的建立与大脑皮层密切相关,并且数量无限,既可建立也可消退,具有较大的灵活性。条件反射建立的意义是使机体活动具有更大的预见性、灵活性和适应性,能更好适应环境变化,维持个体生存。

（二）中枢神经元的联系方式

中枢神经元借助突触连接形成复杂的神经网络,以实现其准确的调控作用。神经元根据其在反射弧中的位置分为传入神经元、中间神经元、传出神经元,神经元之间主要有以下几种联系方式(图 17-7)。

1. **单线联系**　指一个突触前神经元只与一个突触后神经元形成突触联系。如视网膜中央凹处的一个视锥细胞与一个双极细胞、一个双极细胞与一个神经节细胞形成一对一的单线式突触联系,从而使视锥系统具有较高的分辨能力。此种联系方式在体内较为少见。

2. **辐散式和聚合式联系**　辐散式联系是指一个神经元通过其轴突末梢的分支与许多神经元形成突触联系,使一个神经元的兴奋能引起许多其他神经元同时兴奋或抑制。这种联系方式常见于感觉传入通路。聚合式联系是指许多神经元的轴突末梢与一个神经元形成突触联系,使来自不同神经元的兴奋或抑制在同一个神经元上发生整合作用,导致后者产生兴奋或抑制。这种联系方式常见于运动传出通路。

3. **连锁式和环式联系**　由于中间神经元的连接,使辐散式和聚合式联系同时存在而形成连锁式联系和环式联系。连锁式联系能扩大作用的空间范围。环式联系中若中间神经元为抑制性神经元,则兴奋通过时产生负反馈效应;若中间神经元为兴奋性神经元,则兴奋通过时产生正反馈效应;因此在环式联系中,当对传入神经的刺激停止后,传出神经上仍能在一段时间内继续发放神经冲动,这种现象称为**后发放** after discharge。

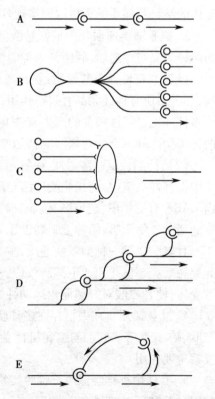

图 17-7　中枢神经元联系方式模式图
A. 单线式联系;B. 辐散式联系;C. 聚合式联系;D. 链锁式联系;E. 环式联系

（三）中枢兴奋传播的特征

1. **单向传递** 兴奋经过化学性突触传递时，只能由突触前膜传向突触后膜的现象称为单向传递。这是由于突触前膜可以释放神经递质，突触后膜上含有特异性受体的缘故。目前发现突触后膜也能释放递质，作用于突触前膜受体，但其作用是调节突触前膜递质释放，与细胞间信息传递没有直接关系。

2. **突触延搁** 兴奋通过反射弧的中枢部分时，经历了递质释放、扩散、与受体结合、突触后膜离子通道开放产生突触后电位等多个步骤，过程复杂，因此兴奋通过突触传播消耗时间较长，称为突触延搁或**中枢延搁**central delay。一般情况下，兴奋通过一个突触约需 0.3~0.5ms。

3. **总和** 突触后电位具有局部电位的特征，因此在同一神经元上产生的突触后电位可以发生总和，总和分为时间总和和空间总和。若 EPSP 总和可使突触后神经元产生兴奋或易化效应；则 IPSP 总和可使突触后神经元产生抑制效应。总和的结构基础是神经元的聚合式联系。

4. **兴奋节律的改变** 在反射过程中传入神经的放电频率往往和传出神经不同，这与传入神经冲动的频率、突触后神经元的功能状态、中间神经元的性质、功能状态和链接方式有关。

5. **后放** 在神经元环式反射通路中，当对传入神经的刺激停止后，传出神经仍然能继续发放神经冲动，使反射活动能持续一段时间，这种现象称为后放。后放也见于神经反馈调节中，例如，在随意运动进行过程中，中枢不断接受来自肌梭感受器关于肌肉长度变化的信息，用以纠正随意运动的偏差和维持原先的反射活动。

6. **对内环境变化敏感和易疲劳性** 突触间隙与细胞外液相沟通，因此突触传递易受内环境变化的影响，如缺氧、CO_2 增多、麻醉剂以及某些药物、毒素等均可作用于突触传递的某个环节，影响突触传递。突触是反射弧中最容易出现疲劳的部位，疲劳的产生可能与突触前神经元内递质的耗竭有关。

（四）中枢抑制

中枢神经系统活动的基本方式是兴奋，但在中枢神经系统内，经突触传递也可以使突触后神经元活动抑制，这种现象称为**中枢抑制**central inhibition。抑制的产生将使兴奋得到适度控制和发挥，使中枢神经系统的调控功能协调、稳定、准确的发挥。中枢抑制和中枢兴奋一样，都是神经元主动活动的结果，而且中枢抑制的产生机制更复杂，分为以下两类：

1. **突触后抑制** 是抑制性中间神经元释放抑制性递质作用于突触后神经元，使其产生抑制性突触后电位即突触后膜产生超级化，从而引起突触后神经元兴奋性减低，导致其活动抑制的过程称为**突触后抑制**postsynaptic inhibition，也被称为超极化抑制。在体内突触后抑制分为：

（1）传入侧支性抑制：传入神经纤维兴奋某一中枢神经元，同时通过其侧支又兴奋另一抑制性中间神经元，通过抑制性中间神经元活动对另一中枢神经元产生抑制效应，这种现象称为**传入侧支性抑制**afferent collateral inhibition 又称为**交互抑制**reciprocal inhibition（图 17-8）。如体内引起屈肌反射的传入纤维直接兴奋屈肌运动神经元，同时传入纤维通过其分支兴奋抑制性中间神经元，后者使支配伸肌的神经元抑制，引起屈肌收缩、伸肌舒张。传入侧支性抑制的生理意义在于使不同中枢神经元的活动协调进行。

（2）**回返性抑制**：是一种较常见的负反馈抑制。当某一中枢神经元兴奋时，神经冲动一方

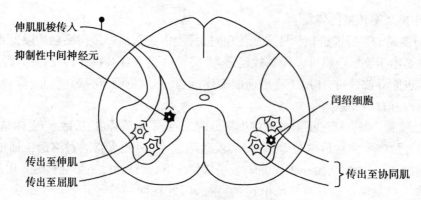

图 17-8 传入侧支性抑制和回返性抑制示意图

图中黑色神经元即抑制性中间神经元;右半侧为回返性抑制,左半侧为传入侧支性抑制

面沿轴突外传,同时神经冲动还沿轴突的侧支去兴奋另一抑制性中间神经元,后者通过神经元的环路联系抑制原先发放兴奋的神经元及同一中枢的其他神经元,这种现象称为**回返性抑制** recurrent inhibition(图 17-8)。如脊髓前角运动神经元兴奋引起骨骼肌收缩,同时兴奋经轴突侧支兴奋抑制性中间神经元闰绍细胞,闰绍细胞轴突释放甘氨酸返回作用于原先发放兴奋神经元和同一中枢其他神经元,抑制它们的活动。回返抑制的生理意义在于防止神经元过度、过久兴奋,或使同一中枢神经元的活动能同步进行。

2. **突触前抑制** 突触前抑制 presynaptic inhibition 是由于改变了突触前膜活动而产生的抑制。其结构基础是轴-轴-胞型突触(图 17-9)。轴突 A 与轴突 B 形成轴-轴突触,轴突 A 与神经

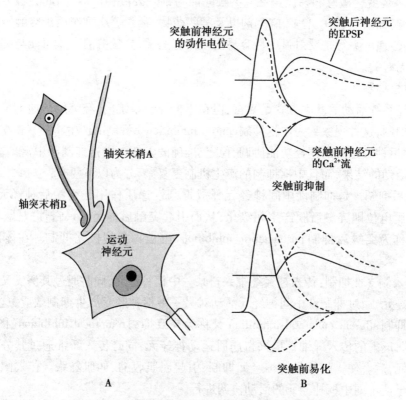

图 17-9 突触前抑制的神经元联系方式及机制示意图

元 C 形成轴-胞突触,若刺激轴突 A,神经元 C 能产生一定程度的去极化(EPSP);而刺激轴突 B,神经元 C 没有反应;但如果先刺激轴突 B,一段时间后再刺激轴突 A,可以观察到神经元 C 产生的去极化减小,说明轴突 B 的活动使轴突 A 的兴奋作用减弱。现在认为这种抑制产生的原因可能是轴突 B 末梢释放 γ-氨基丁酸(GABA),使轴突 A 末梢去极化,其接受刺激后产生的动作电位幅度降低,轴突 A 末梢 Ca^{2+} 内流减少,导致其释放的兴奋性递质减少,结果使突触后神经元 C 产生的 EPSP 幅度降低。突触前抑制的变化主要为突触前神经元活动的改变,而突触后神经元的兴奋性没有发生变化,因此称为突触前抑制,也被称为去极化抑制。突触前抑制在中枢内广泛存在,尤其在感觉传入途径中多见,对调节感觉传入活动有重要作用。其生理意义在于控制从外周传入中枢的信息,使感觉更加清晰、集中。

第二节　神经系统的感觉分析功能

感觉是内外环境变化即刺激作用于机体后所产生的主观反映,感觉的形成需要感受器、传入神经、中枢共同活动。首先刺激作用于感受器产生换能作用,将刺激能量转换为传入神经的动作电位,通过动作电位将刺激信息传至中枢,最后到达大脑皮层特定部位,经大脑皮层分析整合,产生相应感觉。

一、脊髓的感觉传导功能

躯体感觉的传入纤维经脊髓后根进入脊髓,以多突触连接方式组成不同的感觉上行传导束,向大脑皮层传导神经冲动。在脊髓感觉传入通路分为以下两类:

1. **后索-内侧丘系传入系统**　机体深感觉(本体感觉及精细触觉)传入纤维进入脊髓后,在同侧后索内侧部上行,到达延髓薄束核、楔束核换元后交叉至对侧,经内侧丘系抵达丘脑特异感觉接替核(腹后外侧核)。

2. **前外侧索传入系统**　机体浅感觉(痛觉、温度觉、粗略触压觉)传入纤维进入脊髓后,在脊髓后角换元,经白质前连合交叉至对侧前外侧部,形成脊髓丘脑束上行(脊髓丘脑前束传导粗略触压觉,脊髓丘脑侧束主要传导痛温觉),部分抵达丘脑特异感觉接替核(腹后核),还有部分抵达丘脑中线区及髓板内核群。

来自头面部的感觉传入冲动主要由三叉神经核中继后组成三叉丘系再上行至丘脑腹后内侧核,视觉传入经视神经至丘脑外侧膝状体,听觉传入经听神经至上橄榄核换元后,再投射至丘脑的内侧膝状体。

二、丘脑及感觉投射系统

丘脑是机体各种躯体感觉(除嗅觉外)的换元接替站,而后投射至大脑皮质,因此丘脑在感觉功能产生中具有重要的作用。除此之外,丘脑还能对感觉进行粗略的分析与综合。

1. **丘脑的核团**　丘脑内的核团根据其功能特点分为以下三类(图 17-10)

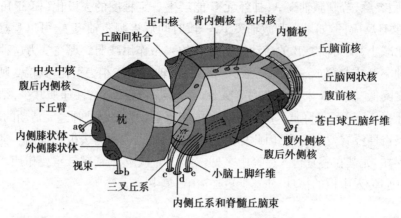

图 17-10　丘脑主要核团示意图

a. 听觉传来的纤维；b. 视觉传来的纤维；c. 来自头面部的感觉纤维；d. 来自躯干四肢的感
觉纤维；e. 来自小脑的纤维；f. 来自苍白球的纤维

（1）特异感觉接替核：主要包括腹后核、内侧膝状体、外侧膝状体等。它们接受二级感觉
纤维投射，换元后投射至大脑皮层特定部位。其中腹后外侧核接受脊髓传入通路的投射，与躯
体感觉传入有关；腹后内侧核接受三叉丘系的传入纤维，与头面部感觉传入有关；内侧膝状体
接受听觉传入纤维投射；外侧膝状体接受视觉传入纤维投射。

（2）联络核：联络核接受丘脑感觉接替核和其他皮层下中枢发出的纤维，换元后投射到大
脑皮层特定部位，与各种感觉在丘脑和大脑皮层水平的联系协调有关。

（3）非特异投射核：非特异投射核是指靠近中线的内髓板内的髓板内核群，包括中央中
核、束旁核、中央外侧核。它们通过多突触联系，弥散投射到大脑皮层，起着维持和改变大脑皮
层兴奋状态的作用。

2. 感觉投射系统　指由丘脑发出至大
脑皮层的投射纤维。根据投射特点和功能
分为两个系统。

（1）特异投射系统：指由丘脑感觉接
替核发出至大脑皮层特定部位的投射纤维
称为**特异投射系统**specific projection system
（图 17-11）。此投射系统中每一种感觉的
投射通路都是专一的，并且点对点地投射到
大脑皮层的特定区域，主要与大脑皮层第四
层神经元形成丝球样突触联系，其作用是引
起特定的感觉，并能激发大脑皮层发出传出
冲动。

（2）非特异投射系统：指由丘脑非特
异核发出至大脑皮层广泛部位的投射纤维
称为**非特异投射系统** nonspecific projection
system（图 17-11）。丘脑非特异核主要接受

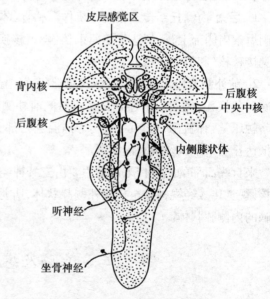

图 17-11　感觉投射系统示意图

实线代表特异性投射系统　虚线代表非特异性投射
系统

来自脑干网状结构并且多次换元的上行传入,而后弥散性投射到大脑皮层的广泛区域,所以该系统与皮层不具有点对点投射关系,也没有专一的感觉传导功能,因而不能引起特殊感觉。该系统上行纤维与大脑皮层各层神经元形成突触联系,其功能是维持与改变大脑皮层的兴奋状态,使机体处于觉醒状态。

动物实验证实,脑干网状结构具有上行唤醒作用,故又称为**网状结构上行激动系统**ascending reticular activating system。在体内各种特异感觉上行传导通路途经脑干时发出侧支,与脑干网状结构内神经元形成突触联系并多次交换神经元,而后抵达丘脑髓板内核群,通过非特异投射系统,维持与改变大脑皮层的兴奋状态。由于该系统是一个多突触上行系统,易受药物的影响使突触传递发生阻滞,导致动物安静或睡眠。例如,巴比妥类、乙醚等药物,可能是通过阻断脑干网状结构上行激动系统而发挥其药理学作用。

三、大脑皮层的感觉分析功能

人体各种感觉传入最后抵达大脑皮层,经过大脑皮层的分析整合,可以产生不同的感觉。由于躯体感觉经特异投射系统投射至大脑皮质的特定区域,因此大脑皮层存在不同的功能定位区,称为躯体感觉代表区。

（一）体表感觉代表区

1. **第一感觉区**　位于中央后回。接受全身躯体感觉的传入纤维投射,产生定位明确而清晰的体表感觉。其感觉投射规律有:①交叉性投射,即一侧躯体感觉传入纤维投射至对侧大脑皮层相应区域,但头面部感觉的投射为双侧性的。②倒置分布,即下肢感觉区在中央后回的顶部,上肢感觉区在中间部,头面部感觉区在底部,但头面部感觉区的内部安排是正立的。③投射区域的大小与躯体感觉的精细程度有关,即感觉分辨愈精细的体表部位在第一感觉区的投射范围愈大,例如,头面部和手的皮层代表区面积比躯干部代表区大。

2. **第二感觉区**　位于中央前回与岛叶之间,为正立双侧性投射,可能接受痛觉传入的投射,与痛觉产生有关。

（二）视觉代表区

视觉最高级中枢位于枕叶距状沟上下缘皮质。其感觉投射特点有:①半交叉投射,即左侧枕叶皮层接受左眼颞侧视网膜和右眼鼻侧视网膜的传入纤维投射,右侧枕叶皮层接受右眼颞侧视网膜和左眼鼻侧视网膜的传入纤维的投射。②定点分布,即距状沟上缘接受视网膜上半部纤维投射,距状沟下缘接受视网膜下半部纤维投射;距状沟的后部接受视网膜中央黄斑区投射,距状沟前部接受视网膜周边部纤维投射(图17-12)。

（三）其他感觉代表区

本体感觉(位置觉、运动觉)代表区位于中央前回。内脏感觉代表区位于体表感觉区和运动辅助区。听觉代表区位于颞叶皮层的颞横回和颞上回,为双侧性投射。嗅觉代表区位于边缘叶的前底部区域。味觉代表区位于中央后回头面部感觉区的下侧。

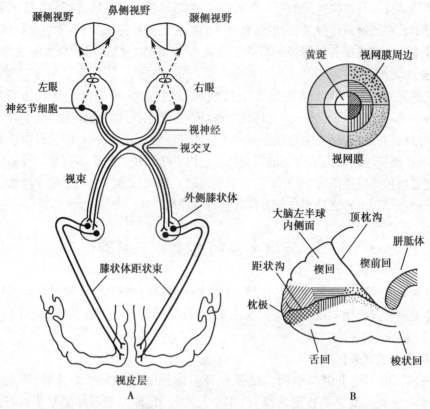

图 17-12 视觉通路及视网膜各部分在视皮层投射规律示意图
A. 视觉传入通路；B. 视网膜各部分在视皮层投射规律

四、痛 觉

痛觉是伤害性刺激作用于机体时产生的不愉快感觉，是一种复杂的生理心理现象。痛觉产生时往往伴有情绪反应和防卫性反应。在临床上对疾病的诊断和治疗有重要意义。

（一）痛觉感受器

痛觉感受器是游离的神经末梢。当机体受到伤害性刺激作用时，导致组织损伤而释放某些物质(如 K^+、H^+、组胺、缓激肽、前列腺素等)，作用于痛觉感受器，使之产生去极化，随后产生传入神经冲动，沿传入通路抵达皮层第一感觉区、第二感觉区等部位，产生痛觉。

（二）躯体痛

1. **体表痛** 皮肤受到伤害性刺激作用时，可产生两种性质的痛觉，即快痛和慢痛。快痛主要由 A_δ 类纤维传导，经特异投射系统上传至大脑皮层第一感觉区及第二感觉区，是一种产生快、尖锐而定位清楚的"刺痛"，常伴有防卫性反应。慢痛主要由 C 类纤维传导，主要投射至扣带回，是一种产生慢(刺激后 $0.5s \sim 1s$)，定位不明确的"烧灼痛"，常伴有情绪反应及自主神经反应。

2. **深部痛** 发生于躯体深部，如骨、关节、骨膜、肌腱、韧带和肌肉等处的痛感，深部痛一般表现为慢痛。

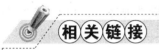

相关链接

痛觉产生及内源性痛觉调制系统

在机体,伤害性信息经 A_δ 和 C 类纤维传入脊髓,兴奋脊髓背角痛敏神经元,经内侧传入系统和外侧传入系统,通过脑干网状结构、丘脑投射至大脑皮层和边缘系统,产生痛觉和痛反应。但在中枢也有一个内源性痛觉调制系统,这个系统以脑干的中线结构为中心,通过多条下行抑制通路,对脊髓背角痛敏神经元产生抑制作用,阻止痛觉信息传递,起到镇痛作用。在内源性痛觉调制系统中,中脑中央灰质(PAG)发挥重要作用,PAG 既与高位中枢有广泛联系,又与间脑、脑干、脊髓有密切联系,高位中枢下传信息经 PAG 中转后至脊髓背角,通过释放内源性性阿片肽等神经递质,抑制脊髓背角伤害性感受神经元活动,导致脊髓背角痛觉信息传递抑制,产生镇痛作用。针刺镇痛的产生也是激活了内源性痛觉调制系统而发挥作用。

第三节　神经系统对躯体运动功能的调节

躯体运动是人体适应环境变化,维持个体生存的基本功能之一。人体的躯体运动是通过中枢神经系统调控骨骼肌紧张性、协调肌群活动,使机体能保持身体平衡、维持一定姿势,从而进行各种运动反射。骨骼肌没有自动节律性,其活动必须在神经系统的调节下才能进行,中枢神经系统从脊髓到大脑皮层的各级中枢都参与了对躯体运动的调节。

一、脊髓的躯体运动调节功能

(一)脊髓内的运动神经元和运动单位

1. **脊髓前角运动神经元**　包括 α 运动神经元和 γ 运动神经元。

(1)α 运动神经元:脊髓前角 α 运动神经元数量多、胞体大、轴突粗,其轴突(α 传出纤维)经脊髓前根穿出,通过末梢释放 ACh,引起其支配骨骼肌细胞(梭外肌)收缩。

(2)γ 运动神经元:脊髓前角 γ 运动神经元数量少、胞体小、轴突细,其轴突(γ 传出纤维)经脊髓前根穿出,通过末梢释放 ACh 引起其支配肌梭内的肌纤维(梭内肌)收缩,主要作用是调节肌梭对牵张刺激的敏感性。

2. **运动单位**　由一个 α 运动神经元及其所支配的所有肌纤维组成一个**运动单位** motor unit。同一运动单位中的所有肌纤维活动同步进行。在体内运动单位的大小不一,取决于运动神经元轴突末梢分支数量。如一个支配三角肌的 α 运动神经元,可支配 2000 根骨骼肌纤维,此神经元兴奋时,其支配的所有骨骼肌纤维同步收缩,故可以产生较大的肌张力;而一个支配眼外肌的 α 运动神经元,仅支配 6~12 根肌纤维,此神经元兴奋时,参与收缩的肌纤维数量少,有利于完成精细运动。脊髓 α 运动神经元既接受各级高位中枢调节躯体运动的指令,也接受来自皮肤、肌肉、关节等处的外周传入信息,最终汇集于脊髓前角 α 运动神经元,引起其发出传出神经冲动,调节其所支配的骨骼肌活动,因此 α 运动神经元是躯体运动反射的最后通路。

(二)脊髓休克

在正常机体,脊髓反射功能经常处于高位中枢的调控下,脊髓自身的调控功能不易表现出来,为方便观察脊髓最基本的反射功能,在动物实验中常将脊髓与高位中枢的联系切断(常在颈脊髓第五节段以下),来观察脊髓的功能,这种动物称为脊动物。当人或动物,脊髓与高位中枢之间突然横断,横断面以下脊髓会暂时丧失一切反射活动能力,进入无反应状态,这种现象称为**脊髓休克** spinal shock。脊髓休克主要表现为断面以下脊髓所支配的躯体与内脏反射均减弱或消失,出现骨骼肌肌紧张减弱或消失,外周血管扩张,血压下降,发汗反射消失,粪、尿潴留。

脊髓休克是暂时现象,一段时间后脊髓的基本反射活动可以恢复,最先恢复的是比较简单和原始的反射如屈肌反射、腱反射,而后恢复的是较复杂反射如对侧伸肌反射和骚扒反射等,血压逐渐上升至一定水平,具有一定的排尿和排便功能,但是不能很好地适应机体生理功能的需要,易出现体位性低血压,排尿、排便不完全,且不受意识控制等,而离断水平以下的知觉和随意运动能力则永远不能恢复。脊髓反射的恢复时间与动物的进化程度有关,蛙需几分钟,犬需几天,人需数周至数月。脊髓休克的产生不是由于切断脊髓的损伤性刺激引起,因为脊髓反射恢复后如果再次切断脊髓,脊休克不会重新出现。脊休克产生的主要原因是横断面以下的脊髓突然失去高位中枢的易化作用而导致兴奋性极度低下。

(三)屈肌反射与对侧伸肌反射

当肢体皮肤受到伤害性刺激时,受刺激一侧肢体反射性地出现屈肌收缩、伸肌舒张,肢体屈曲,称为**屈肌反射** flexor reflex。屈肌反射的意义是使肢体避开伤害性刺激,对身体有保护性作用。

如果伤害性刺激较强时,在受刺激侧肢体发生屈肌反射的基础上,出现对侧肢体伸直的反射活动,称为**对侧伸肌反射** crossed extensor reflex。对侧伸肌反射的意义是支持体重,维持姿势,保持身体平衡。

(四)牵张反射

有神经支配的骨骼肌受到外力牵拉而伸长时,反射性地引起受牵拉的同一肌肉发生收缩称为**牵张反射** stretch reflex。

1. **牵张反射的分类** 分为腱反射和肌紧张两类。

(1) **腱反射** tendon reflex:是快速牵拉肌腱时发生的牵张反射,表现为被牵拉的肌肉出现一次迅速而明显地收缩。如叩击膝关节下的股四头肌肌腱,引起股四头肌产生一次快速收缩,称为膝反射,其他还有跟腱反射、肱二头肌反射、肱三头肌反射等。腱反射的潜伏期极短,只有 0.7ms,只够一次突触传递时间,因此腱反射是单突触反射。腱反射对维持身体姿势具有一定意义。在临床上常通过检查腱反射来了解神经系统的功能状态,如腱反射减弱或消退提示反射弧某部受损或中断;腱反射增强则提示高位中枢可能有病变。

(2) **肌紧张** muscle tonus:是持续、缓慢牵拉肌腱所引起的牵张反射,表现为受牵拉的肌肉微弱而持续的收缩,以对抗拉力作用,阻止肌肉被拉长。肌紧张是多突触反射,肌紧张产生时是同一肌肉内不同运动单位交替收缩,因此不表现明显的动作,故不易发生疲劳。

肌紧张是维持躯体姿势最基本的反射活动,是姿势反射的基础。在人类由于重力作用,伸肌受到牵拉,从而引起伸肌肌紧张增强,对抗关节的屈曲,维持直立姿势。因此牵张反射主要发生于伸肌。

2. 牵张反射的反射弧

牵张反射的感受器是肌肉中的肌梭。肌梭是感受肌肉长度变化的感受器(也是本体感受器),肌梭借其外层的结缔组织附着于梭外肌旁,与梭外肌呈并联排列。肌梭内有 6~12 根特化的肌纤维,称为梭内肌,梭内肌中间部分是感受区,两端部分具有收缩功能,感受区与收缩部分呈串联排列。肌梭的传入纤维是有髓鞘的 Ⅰ 类、Ⅱ 类纤维,它们终止于脊髓前角 α 运动神经元,α 运动神经元发出 α 传出纤维支配梭外肌纤维(图 17-13)。

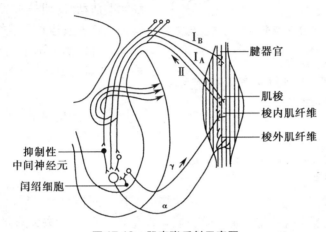

图 17-13　肌牵张反射示意图

牵张反射的过程为:外力牵拉肌肉使其变长时,肌梭也被动拉长而产生兴奋,传入冲动沿 Ⅰ_a 类、Ⅱ 类传入纤维至脊髓,兴奋脊髓前角 α 运动神经元,经 α 传出纤维引起骨骼肌收缩,产生一次牵张反射。γ 运动神经元支配梭内肌,引起肌梭两端收缩区缩短,牵拉中间感受区,导致 Ⅰ_a 类传入纤维动作电位发放频率增加,使肌梭对牵拉刺激的敏感性提高。

腱器官 tendon organ 是肌肉内存在的张力感受器,它分布于肌腱胶原纤维之间,与梭外肌呈串联排列,其传入神经是 Ⅰ_b 类纤维,其传入冲动进入脊髓后首先兴奋一个抑制性中间神经元,转而抑制脊髓前角 α 运动神经元,引起牵张反射抑制(图 17-13)。一般认为肌肉受到牵拉时,首先引起肌梭兴奋产生牵张反射;当牵拉力量加大时,可以兴奋腱器官,抑制牵张反射,防止肌肉由于过度拉长而损伤。

二、脑干的肌紧张调节功能

脑干具有加强肌紧张和抑制肌紧张的作用,分别由脑干网状结构**易化区** facilitatory area 和**抑制区** inhibitory area 的调节来实现。

(一)脑干网状结构易化区

脑干网状结构易化区分布范围较大,包括延髓网状结构的背外侧部、脑桥的背盖、中脑中央灰质及被盖等脑干的中央区域结构(图 17-14),也包括下丘脑及丘脑的中线核群。脑干网状结构易化区通过网状脊髓束加强脊髓前角 γ 运动神经元的活动,使梭内肌收缩,肌梭敏感性增强,肌紧张增强。

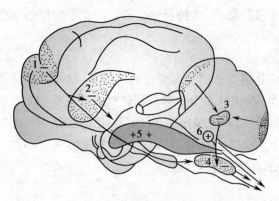

图 17-14 猫脑内与肌紧张调节有关的脑区及其下行路径示意图

+表示易化区；−表示抑制区

1. 大脑皮层；2. 尾状核；3. 小脑；4. 网状结构抑制区；
5. 网状结构易化区；6. 前庭核

延髓前庭核和小脑前叶两侧部具有加强脑干网状结构易化区的作用，使肌紧张增强。此外前庭核通过前庭脊髓束对 α 运动神经元有易化作用。

（二）脑干网状结构抑制区

脑干网状结构抑制区分布范围较小，包括延髓网状结构的腹内侧部分（图 17-14），其通过网状脊髓束抑制脊髓前角 γ 运动神经元的活动，使肌梭敏感性降低，肌紧张减弱。大脑皮质运动区、纹状体、小脑前叶蚓部等处可以加强脑干网状结构抑制区的活动，因此对肌紧张产生抑制。

正常时，中枢的易化作用与抑制作用互相拮抗，处于相对平衡的状态，使肌紧张维持正常，以保持一定姿势。但是由于易化区范围广，作用较抑制区强，所以在肌紧张的调节中易化区略占优势，使各肌群保持一定的肌紧张。

（三）去大脑僵直

为了解脑干对肌肉活动的调节作用，在动物上下丘之间横断脑干后，动物出现四肢伸直、头尾昂起、脊柱挺硬等全身抗重力肌（伸肌）肌紧张亢进现象，称为**去大脑僵直**decerebrate rigidity。去大脑僵直是一种增强的牵张反射，是由于中断了大脑皮层和纹状体的下行抑制通路，造成抑制区活动减弱，易化区活动相对增强的结果，使肌紧张加强至僵直程度。在人类若中脑疾患引起患者头后仰，上下肢僵硬伸直，上臂内旋，手指屈曲等去大脑僵直症状时（图 17-15），往往提示病变已经严重侵犯脑干，是预后不良的信号。

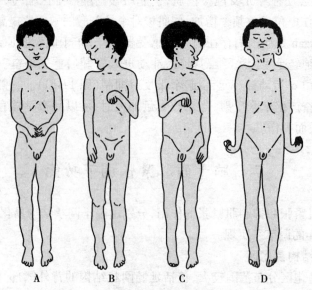

图 17-15 人类去皮层僵直及去大脑僵直

A.、B.、C. 去皮层僵直，A. 仰卧，头部姿势正常时，上肢半曲；B. 和
C. 转动头部时的上肢姿势；D. 去大脑僵直，上下肢均僵直

三、小脑的躯体运动调节功能

在生理学依据小脑的传入神经纤维、传出神经纤维将小脑分成三个功能区即前庭小脑、脊髓小脑、皮层小脑(图 17-16)。

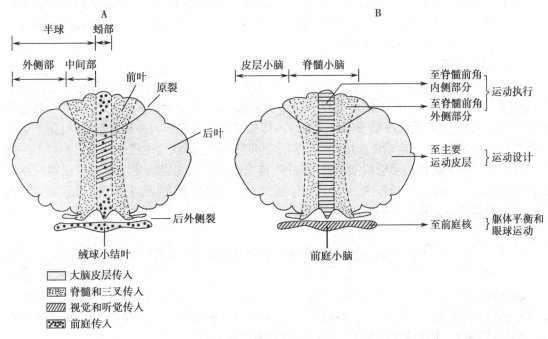

图 17-16　小脑的分区与传入、传出纤维联系示意图

A. 小脑的分区和传入纤维联系：以原裂和后外侧裂可将小脑横向分为前叶、后叶、绒球小结叶三部分，也可纵向分为蚓部、半球的中间部和外侧部三部分，小脑各种不同的传入纤维联系用不同的图例(图下)表示；B. 小脑的功能分区(前庭小脑、脊髓小脑、皮层小脑)及其不同的传出投射，脊髓前角内侧部的运动神经元控制躯干和四肢近端的肌肉运动，与姿势的维持和粗大的运动有关，而脊髓前角外侧部的运动神经元控制四肢远端的肌肉运动，与精细的、技巧性的运动有关

(一) 前庭小脑

主要由小脑体之外的绒球小结叶组成，前庭小脑与前庭器官、前庭核有密切的联系，对于维持身体平衡有重要作用。其调节通路是：前庭器官→前庭核→前庭小脑→前庭核→脊髓运动神经元→肌肉。前庭小脑损伤，可引起机体平衡失调而站立不稳。实验中切除绒球小结叶的猴或第四脑室附近出现肿瘤而压迫绒球小结叶的病人，由于平衡功能失调而出现步基宽、站立不稳、步履蹒跚、易跌倒等症状。但如果有支持物支撑，随意运动仍能正常进行。

(二) 脊髓小脑

脊髓小脑由小脑中间的蚓部和小脑半球的中间部组成。脊髓小脑主要接受来自肌肉与关节等处的本体感受器经脊髓小脑束纤维的传入投射，蚓部的传出纤维主要在顶核换元，经脑干网状结构抵达脊髓前角内侧部；半球中间部的传出纤维在间置核换元经红核抵达脊髓前角外侧部及大脑皮质运动区。

脊髓小脑与调节肌紧张有关，小脑前叶两侧部和后叶中间区带通过脑干网状结构易化区易化肌紧张，小脑前叶蚓部通过脑干网状结构抑制区抑制肌紧张。在进化过程中，小脑对肌紧张的抑制作用逐渐减退,而易化作用逐渐占优势,故小脑损伤时出现肌张力降低,四肢无力。

脊髓小脑(小脑后叶中间带区)还有协调随意运动的功能,能协助大脑皮层对随意运动进行适时调控,在体内脊髓小脑既接受大脑皮层通过皮层脊髓束侧支传来的运动信息,也接受来自肌肉、肌腱、关节感受器及视、听感受器传入信息,小脑对这两部分传入信息进行比较,随时将随意运动执行过程中的偏差反馈至大脑皮层,及时对随意运动的力量、方向和限度进行调节。脊髓小脑损伤患者,随意运动的力量、方向及准确度不能准确把握,出现**小脑性共济失调** cerebellar ataxia,表现为运动进行过程中抖动,称为意向性震颤,行走摇晃,步态蹒跚,不能完成拮抗肌的快速轮替动作、肌张力降低等。

(三)皮层小脑

皮层小脑是指小脑半球的外侧部。皮层小脑与大脑皮层运动区、感觉区、联络区之间有密切的联系,与形成运动计划、编制运动程序有密切关系。在学习过程中,大脑皮层与小脑之间不断进行着信息沟通,同时小脑不断接受来自本体感受器的感觉传入冲动信息,随时纠正运动过程中所发生的误差,使运动逐步协调。在运动逐步熟练的过程中,皮层小脑逐渐贮存了一整套运动程序。当大脑皮层发动精细随意运动时,首先通过大脑皮层与皮层小脑的回路联系提取贮存在皮层小脑中的运动程序,并将程序输送回大脑皮层运动区,此时通过皮质脊髓束和皮质脑干束发动的运动精确、协调、快速、精细。

四、基底神经节的躯体运动调节功能

基底神经节是一些皮层下核团的总称,包括尾核、壳核(新纹状体)、苍白球(旧纹状体)、丘脑底核、黑质和红核。基底神经节具有重要的躯体运动调节功能,它对随意运动的产生和稳定、肌紧张的调节、本体感受器传入冲动信息的处理都有关系。

(一)基底神经节与大脑皮层的纤维联系

基底神经节与大脑皮层之间存在复杂的纤维回路联系,分为以下三条回路:

1. **直接通路** 大脑皮层→新纹状体→苍白球内侧部→丘脑外侧腹核和前腹核→大脑皮层(运动前区、运动辅助区)(图17-17)。在直接通路中皮层-新纹状体投射和丘脑-皮层投射是兴奋性的,而新纹状体至苍白球内侧部及苍白球内侧部到丘脑的投射是抑制性的,因此若大脑皮层使新纹状体兴奋时,抑制苍白球内侧部活动,后者对丘脑的抑制解除,而出现丘脑、大脑皮层活动增加的现象称为**去抑制** disinhibition。所以直接通路起易化大脑皮层发动随意运动作用。

2. **间接通路** 大脑皮层→新纹状体→苍白球外侧部→丘脑底核→苍白球内侧部→丘脑腹外侧核和腹前核→大脑皮层(运动前区、运动辅助区)(图17-17)。在间接通路中新纹状体至苍白球外侧部及苍白球外侧部至丘脑底核同样存在去抑制,故间接通路的作用是抑制大脑皮层发动随意运动。

3. **黑质-纹状体投射通路** 中脑黑质内多巴胺能神经元轴突末梢释放多巴胺,激活新纹状体内中型多棘神经元上 D_1 受体,可以加强直接通路作用;激活新纹状体内中型多棘神经元上 D_2 受体,则可以抑制间接通路作用(图17-17),总的效应是增强丘脑-大脑皮层投射系统活动,对大脑皮层的易化作用增强。

(二)基底神经节损害导致的运动功能障碍性疾病

1. **帕金森病**(又称震颤麻痹) 其临床表现为全身肌肉紧张度增强、肌肉僵直、随意运动减少、动作缓慢、面部表情呆板,常伴有静止性震颤。帕金森病的发生是由于中脑黑质内多巴

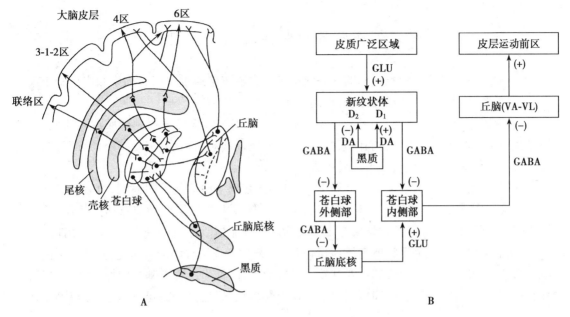

图 17-17　基底神经节与大脑皮层之间神经回路模式图

A. 连接基底神经节与大脑皮层的神经回路；B. 直接通路和间接通路：见正文。黑质多巴胺投射系统可作用于新纹状体的 D_1 受体而增强直接通路的活动，也可作用于 D_2 受体而抑制间接通路的活动，DA：多巴胺，GABA：γ-氨基丁酸，GLU：谷氨酸，(+)：兴奋性作用，(-)：抑制性作用

胺能神经元病变，引起直接通路活动减少，间接通路活动增强，导致大脑皮层活动抑制产生。临床上使用左旋多巴治疗，能增加脑内多巴胺含量，缓解运动障碍症状。

2. **亨廷顿病**（又称舞蹈病）　是一种常染色体显性遗传性疾病，其临床表现为头面部及上肢不自主的舞蹈样动作，晚期伴有肌张力降低。亨廷顿病的发生是由于新纹状体内 γ-氨基丁酸能神经元变性、死亡，对苍白球外侧部抑制作用减弱，苍白球外侧部抑制丘脑底核活动增强，引起间接通路活动减少，直接通路活动相对增强，使大脑皮层产生易化作用。临床上使用利血平耗竭多巴胺可缓解该病症状。

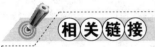

相关链接

　　帕金森病是英国医生 James Parkinson 于 1817 年首先进行描述。研究证实帕金森病是中脑黑质多巴胺能神经元变性死亡所致。中脑黑质病变引起黑质-纹状体通路受损，导致直接通路抑制，间接通路兴奋，于是大脑皮层活动减少，产生肌肉强直，随意运动减少，动作缓慢，面部表情呆板等症状，给予左旋多巴治疗可缓解肌肉僵直和运动减少症状，但对静止性震颤无效，动物实验证实静止性震颤与丘脑底核的异常放电有关。帕金森病的产生既与遗传因素有关，又与环境因素有关。具有神经毒性作用的 1-甲基-4-苯基-四氢吡啶（MPTP）在体内能通过血脑屏障进入中枢，在星形胶质细胞或五羟色胺能神经元中 B 型单胺氧化酶（MAO-B）作用下转化为 1-甲基-4-苯基-1，2，3，6-吡咯离子（MPP$^+$），后者进入多巴胺能神经元，阻断线粒体呼吸链复合酶 I 活性，导致 ATP 合成减少，引起多巴胺能神经元死亡。其他如锰矿工人和电焊工由于大量接触锰，易发生锰中毒，部分工人也可出现帕金森病。

五、大脑皮层的躯体运动调节功能

大脑皮层是控制机体随意运动的最高级中枢。大脑皮层通过皮层脊髓束和皮层脑干束调节脊髓前角和脑干的运动神经元活动,控制躯体运动。

皮层脊髓束包括皮层脊髓侧束和皮层脊髓前束。皮层脊髓侧束控制四肢远端肌肉运动,发动精细、技巧性运动。皮层脊髓前束控制躯干、四肢近端肌肉运动,与维持姿势、产生粗大运动如行走、奔跑等有关。皮层脑干束调控头面部肌肉运动。

皮层脊髓束和皮层脑干束下行过程中,发出侧支在脑干内某些核团换元,而后组成顶盖脊髓束、网状脊髓束、前庭脊髓束、红核脊髓束,前三个传导束与皮层脊髓前束功能相似,调控躯干、四肢近端肌肉运动。红核脊髓束与皮层脊髓侧束功能相似,调控四肢远端肌肉运动。

临床上可以通过检测**巴宾斯基征**Babinski sign 来判断皮层脊髓侧束功能,测试时用钝物划足趾外缘后,若出现蹈趾背屈,其余四趾外展呈扇形散开,称为巴宾斯基征阳性,提示有皮层脊髓侧束损伤。成人在深睡、麻醉时及婴儿(皮层脊髓侧束未发育成熟)可出现巴宾斯基征阳性。

第四节　神经系统对内脏功能活动的调节

自主神经系统autonomic nervous system,又称为植物性神经系统,其功能是调节内脏活动,分为**交感神经系统**sympathetic nervous system 和**副交感神经系统**parasympathetic nervous system。

一、自主神经系统的功能特征

1. **具有紧张性活动**　自主神经能不断向其支配的器官发放低频神经冲动,使效应器经常维持轻度的活动状态,称为自主神经的紧张性作用。若自主神经紧张性改变则其调控的组织器官的功能也会改变。例如,切断心迷走神经,心率增快。说明心迷走神经对心脏有一定的抑制作用。若切断心交感神经,心率减慢,说明心交感神经对心脏有兴奋作用。

2. **双重支配,作用拮抗**　体内大多数内脏器官都接受交感神经和副交感神经的双重支配,并且交感神经和副交感神经的作用一般是相互拮抗的,例如:安静时迷走神经紧张性占优势,引起心脏活动抑制,活动或运动状态下,交感神经紧张性占优势,使心脏活动加强,使组织器官活动满足机体不同状态下的需求。但交感神经和副交感神经对某些器官的作用可以是协同的,例如,交感神经兴奋时引起唾液分泌少量增加且黏稠;迷走神经兴奋时引起的唾液分泌大量增加且稀薄。

3. **调节作用与效应器的功能状态有关**　自主神经对效应器的调节作用与效应器本身功能状态有关。如交感神经兴奋可使有孕子宫平滑肌收缩,而无孕子宫则抑制平滑肌运动。

二、自主神经系统的功能

交感神经和副交感神经释放的递质主要是去甲肾上腺素和乙酰胆碱,作用于对应的不同种类受体,调节平滑肌、心肌和腺体活动。交感神经和副交感神经对各器官活动的调节作用见表17-4。

表 17-4　肾上腺素能系统和胆碱能系统受体的分布及生理作用

效应器		肾上腺素能系统		胆碱能系统	
		受体	作用	受体	作用
自主神经节				N_1	节前-节后兴奋传递
眼	虹膜环形肌			M	收缩（瞳孔缩小）
	虹膜辐射肌	α_1	收缩（瞳孔扩大）		
	睫状肌	β_2	舒张	M	收缩
心	窦房结	β_1	心率加快	M	心率减慢
	房室传导系统	β_1	传导加快	M	传导减慢
	心肌	β_1	收缩力增强	M	收缩力减弱
血管	冠状血管	α_1	收缩	M	舒张
		β_2	舒张（为主）		
	皮肤黏膜血管	α_1	收缩	M	舒张
	骨骼肌血管	α_1	收缩	M	舒张[1]
		β_2	舒张（为主）		
	脑血管	α_1	收缩	M	舒张
	腹腔内脏血管	α_1	收缩（为主）		
		β_2	舒张		
	唾液腺血管	α_1	收缩	M	舒张
支气管	平滑肌	β_2	舒张	M	收缩
	腺体	α_1	抑制分泌	M	促进分泌
		β_2	促进分泌		
胃肠	胃平滑肌	β_2	舒张	M	收缩
	小肠平滑肌	α_2	舒张[2]	M	收缩
		β_2	舒张		
	括约肌	α_1	收缩	M	舒张
	腺体	α_2	抑制分泌	M	促进分泌
	胆囊和胆道	β_2	舒张	M	收缩
膀胱	逼尿肌	β_2	舒张	M	收缩
	三角区和括约肌	α_1	收缩	M	舒张
	输尿管平滑肌	α_1	收缩	M	收缩？
	子宫平滑肌	α_1	收缩（有孕）	M	可变[3]
		β_2	舒张（无孕）		
皮肤	汗腺	α_1	促进精神性发汗	M	促进温热性发汗
	竖毛肌	α_1	收缩		
唾液腺		α_1	分泌少量、黏稠唾液	M	分泌大量、稀薄唾液
代谢	糖酵解	β_2	加强		
	脂肪分解	β_3	加强		

注：（1）为交感胆碱能节后纤维
　　（2）可能是胆碱能纤维的突触前受体调制 ACh 释放所致
　　（3）因月经周期中循环血中雌激素、孕激素水平；妊娠及其他因素而发生变化

综上所述,自主神经对整体生理功能调节的意义是:

1. 交感神经系统 在环境急骤改变时,能及时动员机体许多器官的潜在能力,使机体产生适应环境急剧变化的反应,此反应又称为应急反应。例如,交感神经系统活动增强时,会引起中枢神经系统警觉性增强;瞳孔扩大;心脏活动增强,使心输出量增多;支气管扩张、呼吸加快使肺通气量增加;内脏血管收缩、骨骼肌血管舒张使全身血液重新分配;糖异生增强、糖原分解加速使血糖升高;肾上腺髓质分泌增多等反应,这些反应都有利于机体功能整体动员,以适应环境的急骤变化,维持生存。

2. 副交感神经系统 副交感神经系统调节作用比较局限,在机体安静时其活动较强,生理意义主要为保护机体、休整恢复、促进消化、积蓄能量以及加强排泄和生殖功能等。

三、中枢对内脏活动的调节

(一)脊髓对内脏活动的调节

脊髓是部分内脏反射活动的初级中枢,如排尿反射、排便反射、发汗反射、血管张力反射、勃起反射等。只保留脊髓的动物可恢复脊髓反射,但由于脊髓失去了高位中枢的控制,不能很好适应不同生理功能的需要。如易出现体位性低血压、尿失禁及排尿不完全。

(二)低位脑干对内脏活动的调节

许多内脏反射中枢位于低位脑干(特别是延髓),如调节心血管、呼吸、消化道运动、消化腺分泌等的基本中枢位于延髓,因此延髓被认为是基本生命中枢。此外,中脑有瞳孔对光反射中枢。

(三)下丘脑对内脏活动的调节

下丘脑是调节内脏活动的较高级中枢,通过下丘脑调控使内脏活动和其他生理活动整合起来,其功能表现在以下方面:

1. 体温调节 下丘脑视前区-下丘脑前部有一些温度敏感神经元,可感受所处部位温度变化,并可对外周温度感受器传入信息进行分析整合,调控机体产热及散热过程,从而维持体温的相对恒定。

2. 摄食行为调节 下丘脑外侧区有**摄食中枢**feeding center,刺激此区,引起动物摄食,破坏此区引起动物拒食。腹内侧核有**饱中枢**satiety center,刺激此区,引起动物拒食,破坏此区引起动物食量大增,逐渐肥胖。摄食中枢、饱中枢神经元对血糖变化敏感,血糖升高能抑制摄食中枢,兴奋饱中枢说明二个中枢间存在交互抑制作用。

3. 水平衡调节 下丘脑能调节水的摄入和排出,维持水平衡。当血浆晶体渗透压升高时,刺激下丘脑前部渗透压感受器可以产生渴觉和饮水;若出现血容量减少,通过刺激肾素分泌增多,促使血管紧张素释放,后者作用于下丘脑也可以引起渴觉和饮水,调节饮水行为。同时血浆晶体渗透压升高时,下丘脑前部渗透压感受器兴奋,刺激下丘脑视上核、室旁核分泌血管升压素来控制肾脏水的排出,维持机体水平衡。

4. 对腺垂体激素分泌的调节 下丘脑内侧基底部的"促垂体区"神经元合成下丘脑调节肽,经垂体门脉运输到腺垂体,调节腺垂体激素的分泌。

5. 对情绪反应的影响 情绪反应是指伴随情绪活动出现的一系列生理功能变化。如在间脑以上去除大脑皮层的猫,将出现防御反应(假怒),表现为竖毛、甩尾、吼叫、张牙舞爪、瞳孔扩大、呼吸加快、血压升高等反应,正常情况下,这些活动受到大脑皮层抑制不易表现出来。动物实验中,刺激下丘脑近中线两旁腹内侧区的"防御反应区",动物会出现防御反应的类似反应。

6. **对生物节律的控制**　下丘脑视交叉上核内的神经元接受来自视觉器官通过视网膜-视交叉上核传入的昼夜光照信息变化,使体内的一些日周期节律与外环境的昼夜节律一致。

（四）大脑皮层对内脏活动的调节

大脑皮层(主要是边缘系统和新皮层的某些区域)对内脏活动有调节作用,边缘系统主要调节摄食活动、内脏活动、情绪反应以及记忆、性欲及生殖行为,与维持个体生存和种族延续有关。刺激新皮层不同区域也可以引起内脏功能活动改变,说明新皮层也与内脏活动调节有密切关系。

第五节　脑的高级功能和睡眠、觉醒

一、条件反射

（一）条件反射的建立和消退

条件反射是个体在其生活过程中,在一定的条件下通过学习建立的反射。条件反射建立的基本条件是**强化** reinforcement,强化是指某一无关刺激与非条件刺激在时间上的多次结合。进食引起唾液分泌增多是一种非条件反射,食物是非条件刺激。若仅用铃声刺激狗,不会引起狗分泌唾液,铃声对于唾液分泌而言是无关刺激。但如果每次给动物喂食前,先用铃声刺激动物再喂食,多次反复后,只要该铃声响起,动物的唾液分泌就会增多,此时铃声已转化成为条件刺激,该动物通过学习训练,已建立起铃声引起唾液分泌增多的这一条件反射。在条件反射建立之后,如果仅反复应用条件刺激而不给予非条件刺激强化,条件反射就会逐渐减弱,甚至完全消失,这称为条件反射的**消退** extinction。

（二）条件反射的生理意义

条件反射的建立使环境中大量的无关刺激转变为有意义的信号,提高了机体对环境变化的预见性、灵活性和适应性。

（三）人类条件反射的特点

人类大脑皮层除可以对现实具体的刺激(声、光、电、嗅、味、触等)形成条件反射外,还可以对抽象的信号(语音、文字)建立条件反射,现实具体的刺激称为第一信号。现实抽象的刺激称为第二信号,第二信号是以抽象的语词来概括表达第一信号,是第一信号的信号。对第一信号发生反应的大脑皮层功能系统为**第一信号系统** first signal system;第一信号系统是动物和人类共有的。对第二信号发生反应的大脑皮质功能系统为**第二信号系统** second signal system。第二信号系统是人类特有的,是人类区别于动物的主要特征之一。

二、大脑皮层的语言活动

（一）大脑皮层语言功能的一侧优势

研究及实践提示人类两侧大脑半球的功能是不同的,右利手的人,其语言中枢常常在左半球,因此左半球被称为**优势半球** dominant hemisphere。而右侧半球与非词语性认知功能有关,如空间辨认、深度感知,图像信息处理,音乐欣赏等。所以人脑的高级功能向一侧半球集中的现象称为**一侧优势** laterality cerebral dominance。一侧优势现象在 10~12 岁起逐步建立,其形成与遗传有一定关系,但主要与后天的生活实践有关。

（二）大脑皮层的语言功能

人类大脑皮层的语言功能有一定的分区,若某一特定区域损伤,可引起特殊的语言功能障碍。分为:

1. **运动失语症** 为中央前回底部之前损伤引起,表现为不会说话(发音器官功能正常),但能听懂别人说话,也能看懂文字。

2. **失写症** 为额中回后部接近手部代表区的区域损伤引起,表现为能听懂别人讲话和看懂文字,但不会书写(手的功能正常)。

3. **感觉性失语症** 为颞上回后部损伤引起,表现为会讲话、书写,也能看懂文字,但听不懂别人说话含义。

4. **失读症** 为角回损伤引起,表现为看不懂文字,但此时病人的视觉是正常的。

这说明人的语言和认知功能是大脑皮层各语言功能区的活动协调作用而完成的。

三、大脑皮层的电活动

大脑皮层的电活动分为两类,即自发脑电活动和皮层诱发电位。自发脑电活动是在没有明显外加刺激作用时,大脑皮层产生的持续、节律性电位变化。在头皮上安置引导电极,通过脑电图机记录到的脑细胞群自发性电活动波形称为**脑电图** electroencephalogram,EEG。如果打开颅骨,直接将引导电极安放于皮层表面记录到的皮层电位变化称为**皮层脑电图** electrocorticogram,ECoG。在外加刺激引起的感觉传入冲动的激发下,在大脑皮层上某一区域引导出的电位变化称为**皮质诱发电位** evoked cortical potential。在临床记录皮质诱发电位有助于中枢损伤的定位诊断。脑电图主要依据频率分为四种基本波形(图 17-18):

1. **α波** 频率 8~13Hz,波幅 20~100μV,在顶叶皮层最显著。成年人在清醒、安静、闭目时出现,其波幅呈现由小变大,然后又由大变小,如此反复的周期性变化,形成所谓的"梭形波"。若睁眼或接受其他刺激,α波立即消失并转为β波,此现象称为"α波阻断"。一般认为,α波是大脑皮层处于清醒、安静状态时脑电活动的主要表现。

2. **β波** 频率 14~30Hz,波幅 5~20μV,在额叶和顶叶比较明显。是大脑皮层处在紧张活动状态时电活动的主要表现。

3. **θ波** 频率 4~7Hz,波幅为 100~150μV,为少年正常脑电图,在成人困倦时可出现。

4. **δ波** 频率 0.5~3Hz,波幅为 20~200μV,为婴幼儿正常脑电图,在正常成年人睡眠期间、极度疲劳及麻醉状态下可出现。

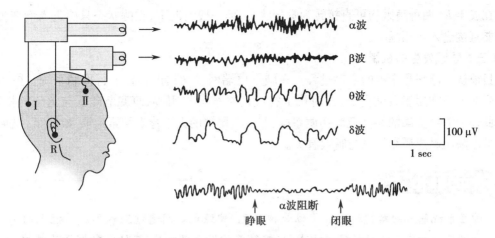

图 17-18　脑电图记录方法与正常脑电图波形
Ⅰ、Ⅱ:引导电极放置位置(分别为枕叶和额叶);R:无关电极放置位置(耳廓)

一般认为,脑电图由高幅慢波(δ 波或 θ 波)转为低幅快波时,提示大脑皮层兴奋增强。脑电图由低幅快波转为高幅慢波时,提示大脑皮层抑制加深。

四 、 觉 醒 与 睡 眠

觉醒和睡眠是人体重要的生理过程。二者随昼夜周期交替转化。在觉醒状态下,人能及时适应环境的变化,进行各种体力劳动和脑力劳动。睡眠时,能恢复精力和体力,消除疲劳。人的睡眠时间因年龄、个体而异,新生儿一般每天需要睡眠 18～20 小时,儿童为 12～14 小时,成年人为 7～9 小时,老年人为 5～7 小时。

（一）觉醒状态的维持

觉醒状态的维持与脑干网状结构上行激动系统的作用有关。觉醒分为行为觉醒和脑电觉醒,行为觉醒可能与黑质多巴胺系统功能有关,脑电觉醒可能与蓝斑上部去甲肾上腺素能系统和脑干网状结构胆碱能系统功能有关。

（二）睡眠的时相及生理活动的变化

在睡眠过程中,根据脑电波、各种生理功能的变化可将睡眠分为**慢波睡眠** slow wave sleep,SWS 和**异相睡眠** paradoxical sleep,PS。

慢波睡眠又称为正相睡眠。在慢波睡眠期间,脑电波呈慢波,人体各种感觉功能减退,骨骼肌反射活动减弱、瞳孔缩小、心率减慢、血压下降、呼吸变慢、体温下降、发汗增多等,在此期间生长激素的分泌明显增多,有利于促进生长和体力恢复。异相睡眠又称为快波睡眠或**快速眼球运动睡眠** rapid eye movement sleep,REMS。在异相睡眠期间,脑电波为快波,感觉、躯体运动功能进一步下降,出现阵发性眼球快速转动、肢体抽动、心率加快、血压升高、呼吸加快等现象,做梦报告率高。异相睡眠可能有利于婴幼儿中枢神经系统发育、成人学习记忆和精力的恢复。

睡眠是慢波睡眠与异相睡眠相互转化的过程。成年人睡眠开始时首先进入慢波睡眠,持续约 80～120 分钟后,转入异相睡眠,持续 20～30 分钟左右后,又转入慢波睡眠。整个睡眠期间,交替约 4～5 次,越接近睡眠后期,慢波睡眠持续时间越短,异相睡眠持续时间越长。

在成年人,两种睡眠均可直接转为觉醒状态,但一般情况下,觉醒状态只能进入慢波睡眠,而不能直接进入异相睡眠。

（三）睡眠发生的机制

目前认为睡眠是中枢的主动过程。在脑干尾端网状结构内存在上行抑制系统,这一系统的信号向上可作用于大脑皮层,并对抗上行激动系统的作用,从而调节睡眠与觉醒的相互转化。此外中缝核头端的5-羟色胺递质系统、蓝斑核尾端的去甲肾上腺素递质系统、低位脑干被盖部的乙酰胆碱递质系统也与睡眠有关。

学习小结

神经系统基本的结构和功能单位是神经元,神经元之间通过突触形成功能上的沟通,在体内兴奋是神经元活动的基本方式,当突触前神经元兴奋时,其轴突末梢释放递质,可作用于突触后膜,产生兴奋性突触后电位(EPSP)或抑制性突触后电位(IPSP),从而影响突触后神经元功能活动。并且通过神经元之间的突触连接,也使中枢抑制得以实现,神经元的兴奋活动能适度产生。

在神经元网络上,神经系统可以接受来自外周及中枢特定感受器传入的内外环境变化的信息,通过感觉投射系统形成特定感觉,并维持和改变大脑皮层的兴奋性,维持觉醒状态。

在感觉形成的基础上,神经系统通过脊髓、脑干、小脑、基底神经节、大脑皮层调控骨骼肌的收缩,使机体能维持姿势、产生躯体运动;调控内脏器官活动,使内脏器官活动能符合人体对环境适应反应的需求。

通过大脑皮层人体产生学习记忆活动,以加深对周围事物的认识,提高人体对环境改变的预见能力和适应能力。

复习题

1. 何谓突触传递? 试述突触传递过程。
2. 何谓突触后电位? 比较兴奋性突触后电位和抑制性突触后电位的异同。
3. 简述中枢内兴奋传递特征。
4. 试述中枢抑制的分类,它们产生抑制的机制有什么不同。
5. 试述特异性投射系统和非特异性投射系统的特点、作用。
6. 何谓牵涉痛? 请比较皮肤痛和内脏痛的区别。
7. 试述骨骼肌牵张反射的类型、特点、作用。
8. 试述去大脑僵直及其产生原理。
9. 简述小脑的功能分区及其作用。
10. 试述基底神经节与大脑皮层间的功能联系通路及其作用。
11. 何谓胆碱能纤维、肾上腺素能纤维? 试述乙酰胆碱和肾上腺素能受体种类、作用、阻断剂。

（胡咏梅）

第十八章

内 分 泌

学习目标 ▶

1. 掌握下丘脑调节肽、腺垂体激素、神经垂体激素、甲状腺激素、肾上腺皮质激素、肾上腺髓质激素、胰岛素的生理作用及其分泌的调节。
2. 熟悉激素的作用机制。了解内分泌系统在机体功能调节中的作用,激素的分类及传递方式,激素作用的一般特性。
3. 了解下丘脑与垂体的功能联系,甲状旁腺激素、降钙素、VD_3 和前列腺素的生理作用。

内分泌系统 endocrine system 是由内分泌腺和散在于器官或组织内的内分泌细胞共同组成的。内分泌系统是体内重要的信息传递系统,与神经系统密切联系,相互配合,共同调节机体的各种功能活动,维持内环境稳态。

第一节 内分泌系统概述

一、内分泌系统构成

内分泌系统由内分泌腺、内分泌组织和内分泌细胞组成。内分泌腺独立地存在于身体各部,有丰富的血管和内脏神经分布,在结构上无导管,其分泌的高效能的生物活性物质直接进入血液,随血液循环运送到身体各部位发挥作用。内分泌腺包括垂体、甲状腺、甲状旁腺、肾上腺、性腺、胰岛、胸腺及松果体等(图 18-1);内分泌组织和内分泌细胞分散于组织器官内,例如,胃肠道黏膜、脑、肾、心、肺等处。

(一)下丘脑和垂体

下丘脑 hypothalamus 位于丘脑下方,包括视交叉、灰结节和乳头体。下丘脑的神经元数量不多,但有一些特殊的神经元,既有神经元的功能,又有内分泌细胞的特点。

垂体 pituitary gland 呈椭圆形,不成对,位于颅中窝的垂体窝内,借漏斗与下丘脑相连。根据其发生和结构特点可分为腺垂体和神经垂体两部分。腺垂体分为远侧部、结节部和中间部;

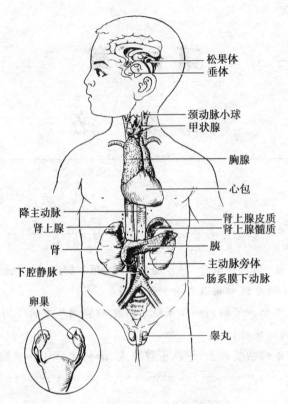

图 18-1　内分泌系统概况

神经垂体又分神经部、漏斗部和正中隆起。远侧部和结节部称垂体前叶,约占垂体体积 75%;中间部和神经部称垂体后叶。

　　下丘脑与垂体之间存在着结构上的密切联系。下丘脑视上核和室旁核的神经元轴突终止于神经垂体,形成下丘脑-垂体束;下丘脑与腺垂体之间还通过垂体门脉系统发生联系。

　　腺垂体分泌多种激素,其中生长激素促进骨和软组织生长,各种促激素能促进甲状腺、肾上腺、性腺等的发育和分泌。神经垂体贮存和释放下丘脑分泌的抗利尿激素与缩宫素,可以使血压上升、尿量减少、子宫平滑肌收缩等。

　　(二)甲状腺和甲状旁腺

　　甲状腺 thyroid gland 是人体最大的内分泌腺,平均重量 20～30g,位于喉下部、气管上部的两侧和前面,分为左右两个侧叶,中间由较窄的峡部相连,呈"H"形。甲状腺能分泌甲状腺激素,调节新陈代谢并影响生长发育等。**甲状旁腺** parathyroid glands 位于甲状腺侧叶的后面,每侧有上、下各 1 个,两侧共 4 个(2 对),分泌甲状旁腺激素,调节体内钙磷代谢,维持血钙平衡。

　　(三)肾上腺

　　肾上腺 adrenal gland 呈黄色,前后扁平,左右各一,每个重约 5g。肾上腺位于肾的上方,左侧近似半月形,右侧为三角形。肾上腺的实质可分为浅层的皮质和深层的髓质。皮质可分为球状带、束状带和网状带,分泌多种激素,调节人体物质代谢和参与应激反应等;髓质分泌肾上腺素和去甲肾上腺素,具有维持血压和调节内脏平滑肌活动等作用。

（四）胰岛

胰岛pancreatic islet 是胰的内分泌部分,是散布在胰内各处的许多大小、形状不等的细胞团,散在于胰腺实质内,胰尾较多。胰岛可分泌胰岛素,调节碳水化合物的代谢,维持血糖浓度。

（五）松果体

松果体pineal gland 为一椭圆形小体,位于丘脑的上后方。在儿童时期较发达,一般七岁后逐渐萎缩,成年后部分钙化。主要是合成和分泌褪黑素。

（六）胸腺

胸腺thymus 位于胸骨柄后方和上纵隔前部,既是一个淋巴器官又具有内分泌功能,分泌胸腺素等,参与免疫细胞的分化发育。

（七）性腺

性腺gonad 有性别差异。男性的睾丸位于阴囊内,能分泌雄激素;女性的卵巢位于盆腔内、子宫底的两侧,能分泌雌激素。性激素能促进性器官和第二性征的正常发育,并维持正常的性功能。

二、内　分　泌

内分泌endocrine 是指细胞的分泌物直接进入血液或其他体液的过程。内分泌系统释放具有生物活性的化学物质,称为**激素**hormone,对机体的许多功能发挥重要调节作用。

激素由内分泌腺和内分泌细胞分泌出来后,一般要经过血液或其他体液运输到靶细胞发挥作用。大多数激素经血液运输到远距离的靶组织而发挥作用,此种方式称为**远距分泌**telecrine,是经典的内分泌作用方式,如腺垂体激素和甲状腺激素;有些激素由组织液扩散作用于相邻近细胞,这种方式称为**旁分泌**paracrine,如胃肠激素;还有些内分泌细胞所分泌的激素在局部扩散后又返回作用于该内分泌细胞而发挥自我反馈调节作用,则称为**自分泌**autocrine,如前列腺素等。研究表明,旁分泌和自分泌也是普遍存在的激素传递信息和发挥调节作用的重要方式。此外,下丘脑的神经内分泌细胞能合成和释放神经激素,神经激素沿轴突经轴浆运输至轴突末梢而释放,这种方式称为**神经分泌**neurocrine。

内分泌系统是机体适应内、外环境变化,维持内环境稳态,实现机体功能调节的关键系统之一。研究发现,内分泌系统与神经系统、免疫系统的关系十分密切,这三大系统通过一些共同的信息物质,相互联系、构成机体既复杂又严密的神经-内分泌-免疫调节系统,相互协调,共同完成机体功能活动的高级整合作用。

第二节　激　　素

一、激素的分类

激素的种类繁多,来源复杂,按其化学性质不同,可分为四类:①含氮激素,包括蛋白质、肽类和胺类激素,如腺垂体激素、下丘脑调节肽和肾上腺素等。此类激素易被消化酶水解(甲状腺激素例外),作为药物使用时,不宜口服;②类固醇激素,包括肾上腺皮质激素和性腺激素;

③固醇激素,主要是由皮肤、肝和肾等器官转化并活化的胆固醇衍生物 1,25-二羟维生素 D_3;
④脂肪酸衍生物,如前列腺素。

二、激素作用的特征

(一)激素作用的特异性

激素的作用具有较高的组织特异性与效应特异性,即某种激素能选择性地作用于某些特定的器官、组织和细胞,产生一定的作用,表现为激素作用的特异性。被激素选择作用的特定部位犹如"靶",故将相应的器官、组织和细胞分别称为该激素的靶器官、靶组织和靶细胞。激素选择作用的特定内分泌腺体,则称为该激素的靶腺。激素作用的特异性取决于靶细胞上相应的受体。有些激素仅作用于较少的特定组织,如促甲状腺激素只作用于甲状腺;有些激素作用范围广泛,如生长激素、甲状腺激素和性激素等。尽管如此,激素的功能仍不失其特异性,如生长激素促进细胞的分化增殖,甲状腺激素则促进细胞的氧化代谢等。

(二)激素的信息传递作用

激素发挥作用的方式犹如信使传递信息,将某种信息以化学方式传送给靶细胞。但激素所携带的信息只是调节靶细胞原有的生理生化过程,加强或减弱其反应和功能活动,既不增加新功能,也不提供额外能量,仅在体内细胞之间传递生物信息,充当"信使"作用。例如,生长激素促进机体的生长发育,甲状腺激素的产热作用,都是触发靶细胞固有的功能。

(三)激素的高效能生物放大作用

激素是体内高效能的生物活性物质。在生理状态下,血液中激素的浓度都很低,但激素与受体结合后,可引发细胞内一系列酶促反应,并逐级扩大其后续效应,形成效能极高的生物放大系统。若内分泌腺分泌的激素稍有增多或不足,便会引起机体功能明显异常,分别称为该内分泌腺功能亢进或减退。所以,体液中激素浓度经常维持相对稳定,对发挥激素的正常调节作用极为重要。

(四)激素间的相互作用

激素在发挥作用时,各激素之间彼此联系、相互影响,主要表现在以下几个方面:①协同作用:如生长激素、肾上腺素、糖皮质激素与胰高血糖素等在升高血糖方面表现为协同作用。②拮抗作用:几种激素对靶细胞的作用相反。如胰岛素可降低血糖,与前述激素的升血糖效应有拮抗作用。③允许作用:是指某种激素虽然不能对某些器官、组织或细胞直接发挥作用,但其存在却是另一种激素发挥作用的前提,这种现象称为**允许作用**permissive action。例如,糖皮质激素对心肌和血管平滑肌并无直接增强收缩的作用,但是只有在其存在的情况下,儿茶酚胺类激素才能充分发挥对心血管活动的调节作用。

三、激素的作用机制

激素作为信息物质,要与靶细胞上的受体结合后,才能将信息传递到细胞内,进而产生生物学效应。激素受体是指靶细胞上能识别并特异性结合某种激素、继而引起各种生物效应的功能蛋白质,也就是细胞接受激素信息的装置。根据激素在细胞内的定位,可分为细胞膜受体和细胞内受体。细胞内受体又分为胞质受体和核受体。

（一）含氮激素的作用机制——第二信使学说

第二信使学说是 Sutherland 等在 1965 年提出的。该学说认为,激素是第一信使,与靶细胞膜表面的特异性受体结合,可激活膜上的鸟苷酸结合蛋白(G 蛋白),继而激活膜内的**腺苷酸环化酶**adenylate cyclase,AC,在 Mg^{2+} 存在的条件下,使细胞内的 ATP 转变为 cAMP,而 cAMP 作为第二信使,再激活细胞内依赖 cAMP 的蛋白激酶 A(PKA),从而使细胞内的蛋白质发生磷酸化反应,引起细胞内多种生理效应,如腺细胞分泌、肌细胞收缩、细胞膜通透性改变以及细胞内的各种酶促反应等(图 18-2)。

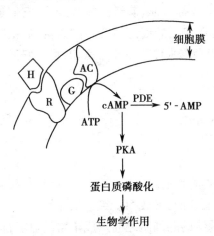

图 18-2　含氮激素作用机制示意图

H:激素;R:受体;G:G 蛋白;AC:腺苷酸环化酶;PDE:磷酸二酯酶;PKA:蛋白激酶 A

研究证明,cAMP 并非唯一的第二信使,cGMP、三磷酸肌醇(IP_3)、二酰甘油(DG)和 Ca^{2+} 等也可以作为第二信使;细胞内起关键作用的蛋白激酶,除了 PKA,还有蛋白激酶 C(PKC)及蛋白激酶 G(PKG)等。

（二）类固醇激素的作用机制——基因表达学说

类固醇激素的分子量小,呈脂溶性,可通过细胞膜进入细胞,影响核内的基因表达而发挥生物学作用,故称为基因表达学说。激素进入细胞之后,首先与胞质内受体结合,形成激素-胞质受体复合物,受体构象发生变化,激素-胞质受体复合物获得通过核膜的能力,由胞质转至核内,然后再与核内受体结合,形成激素-核受体复合物,附着于 DNA 上,调控 DNA 的转录过程,生成新的 RNA,诱导蛋白质合成,引起相应的生物效应。有些激素(如雌激素、孕激素与雄激素)进入细胞后可直接穿越核膜,与相应的核受体结合,调节基因表达。另外,甲状腺激素虽属含氮激素,但其作用机制却与类固醇激素相似,它进入细胞后,直接与核受体结合调节转录过程(图 18-3)。

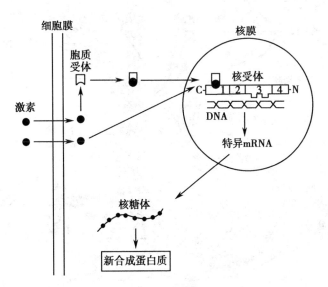

图 18-3　类固醇激素作用机制示意图

1. 激素结合结构域;2. 核定位信号结构域;3. DNA 结合结构域;4. 转录激活结构域

研究表明,含氮激素也可以通过 cAMP 调节转录过程。而类固醇激素也可以作用于细胞膜上,引起一些非基因效应。

第三节　下丘脑的内分泌功能

下丘脑的一些神经元既能分泌激素,具有内分泌细胞的作用,又保持典型的神经细胞的功能特征,称为神经内分泌细胞。这些神经元分泌肽类激素或神经肽,属于肽能神经元,它们通过下丘脑-垂体束和垂体门脉系统与垂体发生功能联系,将神经的信息转变为激素信息,把神经调节与体液调节联系起来。所以,下丘脑在结构与功能上与垂体联系非常密切,可将它们看作一个功能单位。

一、下丘脑-腺垂体系统

(一)垂体门脉系统与促垂体区

下丘脑与腺垂体虽无直接的神经联系,但存在一套独特的垂体门脉系统。来自基底动脉环的垂体上动脉在正中隆起和漏斗柄处分支吻合成毛细血管网,形成第一级毛细血管网,之后又汇合成若干长短不等的门微静脉,沿垂体柄下行至腺垂体的腺细胞之间形成丰富的血窦,构成第二级毛细血管网。垂体门微静脉及其两端的毛细血管丛共同构成的垂体门脉系统,是下丘脑与腺垂体功能联系的结构基础(图 18-4)。

在下丘脑的内侧基底部,主要包括正中隆起、弓状核、腹内侧核、视交叉上核以及室周核

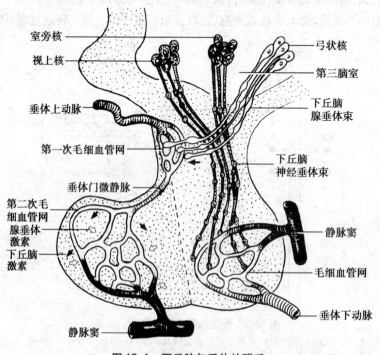

图18-4　下丘脑与垂体的联系

等,构成了下丘脑促垂体区。其神经内分泌细胞为小细胞神经元,分泌两种不同性质的调节激素:释放激素和释放抑制激素。促垂体区神经内分泌细胞的轴突末梢与垂体门脉系统的第一级毛细血管网接触,其末梢释放的激素通过两级毛细血管网及门微静脉运至腺垂体细胞,引起腺垂体激素分泌,从而实现下丘脑对腺垂体的功能调节。

（二）下丘脑调节肽

下丘脑促垂体区的肽能神经元所分泌的肽类激素统称为**下丘脑调节肽**hypothalamic regulatory peptide,HRP,主要作用是调节腺垂体活动。下丘脑调节肽至少有9种。其中,对腺垂体具有兴奋作用,已经确定其化学结构的,称为释放激素;没有确定其化学结构的,称为释放因子;对腺垂体分泌具有抑制作用的,称为释放抑制激素或释放抑制因子。详见表18-1。

表 18-1 下丘脑调节肽的种类、化学性质及主要作用

下丘脑调节肽 （HRP）	英文 缩写	化学 性质	主 要 作 用
促甲状腺激素释放激素	TRH	3 肽	促进腺垂体分泌促甲状腺激素(TSH),还可促进腺垂体催乳素的释放
促肾上腺皮质激素释放激素	CRH	41 肽	促进腺垂体分泌促肾上腺皮质激素(ACTH),形成下丘脑-腺垂体-肾上腺皮质轴
促性腺激素释放激素	GnRH	10 肽	促进腺垂体分泌卵泡刺激素(FSH)和黄体生成素(LH),形成下丘脑-腺垂体-性腺轴
生长激素释放激素	GHRH	44 肽	促进腺垂分泌生长激素(GH)
生长激素抑制激素/生长抑素	GHIH/SS	14 肽	作用非常广泛,主要抑制腺垂体分泌 GH,还抑制 FSH、LH、TSH、PRL、ACTH、胰岛素以及胃肠激素等多种激素的分泌
催乳素释放肽	PRP	31 肽	促进腺垂体催乳素(PRL)释放
催乳素释放抑制激素	PIH	多巴胺	抑制腺垂体 PRL 释放
促黑素细胞激素释放因子	MRF	肽	促进腺垂体促黑素细胞激素(MSH)释放
促黑素细胞激素抑制因子	MIF	肽	抑制腺垂体 MSH 释放

二、下丘脑-神经垂体系统

下丘脑前部视上核和室旁核等部位的神经内分泌细胞为大细胞神经元,其轴突一直延伸至神经垂体,形成下丘脑-垂体束,构成下丘脑-神经垂体系统(图18-4)。下丘脑的视上核和室旁核合成分泌血管升压素(又名抗利尿激素)和缩宫素,输送并贮存到神经垂体,在适宜的刺激作用下释放入血,发挥重要的调节功能。

第四节　垂体的内分泌

垂体包括腺垂体和神经垂体两部分,是体内最重要的内分泌腺。垂体内的激素有腺垂体激素和神经垂体激素。

一、腺垂体激素

腺垂体是垂体前叶的主要部分,由多种腺细胞和密集的毛细血管组成,分泌 7 种垂体激素:促甲状腺激素(TSH)、促肾上腺皮质激素(ACTH)、促卵泡激素(FSH)、黄体生成素(LH)、生长激素(GH)、催乳素(PRL)和促黑(素细胞)激素(MSH)。在这些激素中,TSH、ACTH、FSH 和 LH 均作用于各自的内分泌靶腺,因此都属于"促激素",分别构成下丘脑-腺垂体-甲状腺轴、下丘脑-腺垂体-肾上腺皮质轴和下丘脑-腺垂体-性腺轴,形成下丘脑-腺垂体-靶腺轴形式的三级水平调节。而 GH、PRL 和 MSH 则分别直接作用于靶细胞或靶组织发挥调节作用。

(一)生长激素

人生长激素 human growth hormone,hGH 由 191 个氨基酸残基构成,其化学结构与人催乳素十分相似,它们的作用互有交叉。GH 有种属差异,不同种属动物的生长激素,其化学结构与免疫性质等差别较大。除猴的生长激素外,由其他动物垂体提取的生长激素对人类无效。

GH 是腺垂体中含量较多的激素,成人每日分泌量约在 $500 \sim 800 \mu g$ 之间。在安静空腹状态下,正常成年男子血清中的 GH 浓度不超过 $5\mu g/L$,成年女子不超过 $10\mu g/L$。生长激素的基础分泌呈节律性的脉冲式释放,通常 $1 \sim 4h$ 出现一次脉冲峰,约在入睡后 $60min$ 左右出现分泌高峰,以后逐渐降低。青春期脉冲波峰最高,成年后则逐渐降低,50 岁后睡眠分泌峰消失。

1. **生长激素的生理作用** 生长激素的主要作用是促进机体生长,调节物质代谢。

(1)促进机体生长:机体的生长过程受多种激素的复杂影响,但 GH 是起关键作用的调节因素。GH 能促进骨、软骨、肌肉以及其他组织细胞分裂增殖和促进机体蛋白质合成量增加,具有促生长的作用。对于骨骺未融合的动物,其生长过程可因切除垂体而受到抑制,如及时补充 GH,则可使其恢复生长。人幼年时期如缺乏 GH,将出现生长停滞,身材矮小,导致侏儒症;如 GH 分泌过多,则患巨人症。成年后 GH 分泌过多,因骨骺已钙化闭合,长骨不再生长,但可刺激肢端的短骨和颌面部的扁骨增生,病人面部和肢端呈现肥大,内脏器官也增大,导致肢端肥大症。

(2)调节新陈代谢:①蛋白质代谢:GH 促进氨基酸进入细胞,加速蛋白质合成,因此尿氮减少,机体呈正氮平衡;②脂肪代谢:GH 可促进脂肪分解,加强脂肪酸氧化,提供能量,使组织中脂肪含量减少;③糖代谢:GH 还可抑制外周组织摄取与利用葡萄糖,减少葡萄糖消耗,血糖升高。GH 分泌过多时,可因血糖升高而引起糖尿,称为垂体性糖尿。

2. **生长激素作用机制** GH 能够通过细胞膜上的 GH 受体(GHR)的介导发挥作用。机体的多数组织都有 GH 受体,如肝、软骨、脑、骨骼肌、心、肾、肺、胃肠、胰等。GH 与 GHR 结合后,经受体酪氨酸激酶和 PLC-DG 等跨膜信号转导途径,引起靶细胞的生物效应。

另外,实验证明,GH 能诱导靶细胞产生一种具有促生长作用的肽类物质,由于其化学结构与胰岛素相似,称为**胰岛素样生长因子** insulin-like growth factor,IGF,也曾称**生长介素** somatomedin,SM。IGF 的主要作用是促进软骨生长。它除了促进钙、磷、钠、钾、硫等多种元素进入软骨组织外,还能促进氨基酸进入软骨细胞,增强 DNA、RNA 和蛋白质合成,促进软骨组织增殖与骨化,使长骨加长。

总之,GH 的作用机制十分复杂。GH 与其受体结合后,可直接促进生长发育;也可通过靶细胞生成生长激素介质,间接促进生长发育。

3. **生长激素分泌的调节**　生长激素的调节受到下丘脑调节肽的影响,并具有反馈作用。

（1）下丘脑对 GH 分泌的调节:GH 的分泌受下丘脑 GHRH 和 GHRIH 的双重调控。GHRH 促进 GH 分泌,而 GHRIH 则抑制 GH 的分泌。GH 的脉冲式分泌是由于下丘脑 GHRH 脉冲式释放决定的。

（2）反馈调节:不仅 GH 对下丘脑和腺垂体产生负反馈调节作用,而且 GHRH 对其自身释放也有反馈调节作用。研究证明,IGF 对 GH 的分泌也有负反馈调节作用。

（3）其他影响因素:①睡眠:在觉醒状态下,GH 分泌较少,进入慢波睡眠 GH 分泌增加,转入异相睡眠后 GH 分泌减少;②代谢因素:血糖降低、血中氨基酸浓度和脂肪酸浓度升高,都可使 GH 分泌增多,其中低血糖对 GH 分泌刺激作用最强;③激素的作用:甲状腺激素、胰高血糖素、雌激素与雄激素均能促进 GH 的分泌,皮质醇则抑制 GH 的分泌。此外,运动、应激时 GH 分泌也增加。

（二）催乳素

催乳素prolactin,PRL 是含 199 个氨基酸的蛋白质,是一种作用广泛的激素。

1. **催乳素的生理作用**　催乳素主要作用于乳腺和性腺。

（1）对乳腺的作用:女性青春期乳腺发育主要受雌激素、孕激素、生长激素、糖皮质激素、胰岛素、甲状腺激素及 PRL 的作用。到妊娠期,PRL、雌激素与孕激素分泌增多,使乳腺组织进一步发育,具备泌乳能力却不泌乳,是因为此时血中雌激素与孕激素浓度高,抑制 PRL 的泌乳作用。分娩后,血中的雌激素和孕激素浓度大大降低,PRL 才发挥始动和维持泌乳作用。

（2）对性腺的作用:PRL 可刺激 LH 受体的生成,促进排卵、黄体生成及孕激素与雌激素的分泌。在男性,PRL 促进前列腺及精囊的生长,还可增强 LH 对间质细胞的作用,使睾酮合成增加。

2. **催乳素分泌的调节**　腺垂体 PRL 的分泌受下丘脑 PRP 与 PIH 双重控制,PRP 促进 PRL 的分泌,PIH 则抑制其分泌,但平时以 PIH 的抑制作用为主。PRL 分泌也存在负反馈调节。此外,在应激状态下,血中 PRL、GH 和 ACTH 水平升高,因此,PRL 是应激反应中腺垂体分泌的三大激素之一。

（三）促激素

腺垂体分泌的**促激素**tropic hormone 对靶腺的主要作用见表18-2。

表 18-2　促激素对靶腺的主要作用

腺垂体促激素		主要作用
促甲状腺激素（TSH）		促进甲状腺增生,增加甲状腺激素的合成和分泌
促肾上腺皮质激素（ACTH）		促进肾上腺皮质的组织增生,刺激糖皮质激素的分泌
促性腺激素（GnRH）	①卵泡刺激素（FSH）（精子生成素）	促进女性卵巢卵泡生长发育成熟,使卵泡分泌雌激素;在男性,促进睾丸的生精过程
	②黄体生成素（LH）（间质细胞刺激素）	促进女性排卵、黄体生成和分泌孕激素;在男性,可刺激睾丸间质细胞分泌雄激素

二、神经垂体激素

神经垂体由下丘脑-垂体束的无髓神经纤维和由神经胶质细胞分化而成的神经垂体细胞组成,神经垂体无激素分泌。在适宜的刺激下,贮存于神经垂体的血管升压素和缩宫素释放入毛细血管,经血液循环作用于靶细胞,发挥重要的调节功能。

(一)血管升压素

生理状态下,**血管升压素** vasopressin,VP 浓度很低,几乎没有收缩血管引起血压升高的作用,对正常血压调节没有重要意义,但在机体脱水或大失血等病理情况下,血浆中 VP 浓度显著增高,引起全身小动脉收缩,使血压升高。通常在生理情况下,血浆中 VP 主要表现为抗利尿作用,因此又称为**抗利尿激素** antidiuretic hormone,ADH。

(二)缩宫素

缩宫素 oxytocin,OXT 的主要靶器官是乳腺和子宫。

1. **对乳腺的作用**　缩宫素是排乳的关键激素。哺乳分为两个过程:泌乳和排乳。哺乳期乳腺主要在 PRL 的作用下不断分泌乳汁,并贮存于腺泡内;排乳则是典型神经内分泌反射,称为排乳反射。当婴儿吸吮母亲乳头的感觉信息沿传入神经传至下丘脑后,兴奋缩宫素神经元,神经冲动经下丘脑-垂体束传至神经垂体,使缩宫素释放入血,引起乳腺肌上皮细胞收缩,乳腺排乳。另外,缩宫素还有维持哺乳期乳腺生长发育的作用。

2. **对子宫的作用**　缩宫素可促进子宫收缩,但此效应与子宫的功能状态有关。缩宫素对非孕子宫作用较弱,而对妊娠子宫作用较强,临床上常利用此作用来诱导分娩(催产)及防止产后出血。雌激素可增加子宫对缩宫素的敏感性,而孕激素的作用则相反。

第五节　甲状腺的内分泌

甲状腺是人体最大的内分泌腺,主要由甲状腺腺泡构成,腺泡壁由单层立方上皮构成,中心为滤泡腔,腺泡腔内存有胶状物质,是甲状腺激素的贮存库。甲状腺腺泡上皮细胞能合成和释放甲状腺激素。此外,在甲状腺腺泡之间和腺泡上皮之间有滤泡旁细胞,也称 C 细胞,可分泌降钙素。

一、甲状腺激素的合成与代谢

甲状腺激素 thyroid hormone,TH 主要有两种,即甲状腺素,又称四碘甲腺原氨酸(3,5,3′,5′-tetraiodothyronine,thyroxin,T_4)和三碘甲腺原氨酸(3,5,3′-triiodothyronine,T_3),都是酪氨酸的碘化物。

(一)甲状腺激素的合成

甲状腺激素的合成基本过程是对**甲状腺球蛋白** thyroglobulin,TG 上的酪氨酸残基进行碘化,所以合成甲状腺激素的原料为碘和酪氨酸。碘是甲状腺激素合成必需的原料,来源有两方面:一是来自食物,人每天从饮食中摄取的碘约 100～200μg,大约 1/3 被甲状腺摄取;二是来自碘化酪氨酸被脱碘酶作用后脱下来的碘。TG 在甲状腺腺泡上皮细胞粗面内质网合成,含有多个酪氨酸残基。

甲状腺激素的合成过程包括下面几个步骤:

1. **腺泡细胞聚碘** 甲状腺腺泡上皮细胞具有浓缩碘或聚碘的能力。甲状腺对碘的摄取是逆电-化学梯度的继发性主动转运过程。上皮细胞膜基底面上的 Na^+-I^- 同向转运体,依赖 Na^+-K^+-ATP 酶活动提供能量主动摄取碘。哇巴因可抑制 Na^+-K^+-ATP 酶活性,SCN^- 和 ClO_4^- 竞争抑制 I^- 的转运,均可抑制甲状腺聚碘。临床上常采用测定甲状腺摄取放射性碘(^{131}I)的能力来判断甲状腺的功能。

2. **碘的活化** 由腺泡上皮细胞摄取的 I^- 在过氧化酶(TPO)催化下活化。活化的形式可能是 I_0 或 I_2。碘的活化是酪氨酸碘化的先决条件。

3. **酪氨酸碘化与甲状腺激素的合成** 酪氨酸碘化是活化碘取代酪氨酸残基上氢原子的过程。在 TPO 的催化下,甲状腺球蛋白的酪氨酸残基被碘化,生成一碘酪氨酸残基(MIT)和二碘酪氨酸残基(DIT)。然后 2 分子 DIT 耦联缩合生成 T_4,1 分子 DIT 和 1 分子 MIT 耦联生成 T_3(图 18-5)。

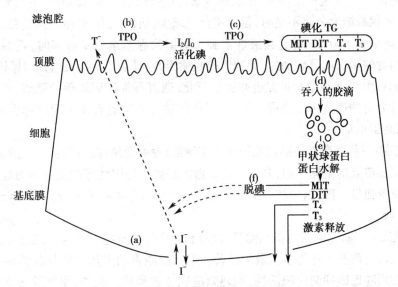

图 18-5 甲状腺激素合成及代谢示意图

以上碘的活化、酪氨酸碘化以及耦联缩合的过程是在腺泡上皮细胞顶端膜微绒毛与腺泡腔交界处进行的,都在 TPO 的催化下完成。因此,能抑制 TPO 活性的药物,如硫脲类物质有阻断 T_4、T_3 合成的作用,可用于治疗甲状腺功能亢进。

(二)甲状腺激素的贮存、释放、运输与代谢

1. **贮存** 在甲状腺球蛋白上合成的甲状腺激素,贮存于腺泡腔内,其贮量非常大,可供人体长时间(50～120 天)利用。所以,临床使用抗甲状腺药物治疗时,疗效出现较慢。

2. **释放** 在 TSH 的作用下,甲状腺腺泡上皮细胞通过入胞作用将腺泡腔内含有 T_3 和 T_4 的甲状腺球蛋白吞饮入细胞内,在溶酶体蛋白水解酶的作用下,甲状腺球蛋白分子上的有机碘化物 MIT、DIT、T_4 和 T_3 被水解下来。其中 MIT 和 DIT 脱碘再利用,T_4 和 T_3 则迅速释放入血。其中 T_4 占总量的 90% 以上,T_3 的分泌量少,但其生物活性比 T_4 约大 5 倍。

3. **运输**　释放入血的 T_4 与 T_3，99%以上和血浆蛋白结合，少量以游离形式存在。结合型与游离型之间可以互相转换，二者维持动态平衡。但只有游离型甲状腺激素才能进入靶组织细胞，发挥其生物学作用。

4. **代谢**　血浆中 T_4 的半衰期为 7 天，T_3 为 1.5 天。20%的 T_4 与 T_3 在肝内降解，经胆汁排入小肠，随大便排出。其余 80%的 T_4 在外周组织脱碘酶的作用下生成 T_3，这是血中 T_3 的主要来源(占 75%)，部分转化为没有生物活性的逆-T_3(rT_3)。T_3 进一步脱碘失活，肾也可降解少量 T_4 与 T_3，产物随尿排出体外。

二、甲状腺激素的作用

甲状腺激素的主要作用是促进物质和能量代谢及生长发育过程，作用较广泛，对心血管、神经、消化系统等都有影响。

(一)对代谢的影响

1. 对蛋白质、脂肪和糖代谢的影响

(1) 蛋白质代谢：在生理条件下，甲状腺激素促进蛋白质合成，使肌肉、肝与肾的蛋白质合成明显增加。甲状腺激素分泌不足时，蛋白质合成减少，肌肉无力，但组织间的黏蛋白增多，后者结合大量正离子和水分子，引起黏液性水肿。但甲状腺激素分泌过多时，则加速蛋白质分解，如骨骼肌与骨骼蛋白质分解加速，导致肌肉收缩无力、骨质疏松以及血钙与尿钙升高等。

(2) 脂肪代谢：甲状腺激素可促进脂肪酸氧化，通过肝加速胆固醇的降解，但又可促进胆固醇的合成，且分解的速度超过合成。所以，甲状腺功能亢进患者血中胆固醇含量低于正常，功能减退时则高于正常。

(3) 糖代谢：甲状腺激素使肠黏膜糖吸收率增加，糖原分解加强；增强肾上腺素、胰高血糖素、皮质醇和生长激素的生糖作用，具有升高血糖的趋势。但甲状腺激素可同时加强外周组织对糖的利用，降低血糖。因此，甲状腺功能亢进患者进食后，血糖迅速升高，甚至出现糖尿，但随后又快速降低。

2. 产热效应　甲状腺激素可提高除脑、性腺和脾之外全身绝大多数组织的耗氧量，增加产热量，尤以心、肝、骨骼肌和肾等组织最为显著。甲状腺激素的产热效应与其诱导 Na^+-K^+-ATP 酶活性有关，如用哇巴因抑制此酶活性，产热效应完全被消除。此外，甲状腺激素促进脂肪酸氧化，产生大量热能。

甲状腺功能亢进时，产热量增加，基础代谢率增高，病人多食，消瘦，多汗，喜冷怕热；而甲状腺功能减退时，产热量减少，喜热恶寒，基础代谢率降低。

(二)对生长发育的影响

甲状腺激素具有促进组织分化、生长与发育成熟的作用，尤其对婴幼儿的骨和脑的发育最为重要。胚胎期缺碘而导致甲状腺激素合成不足或出生后甲状腺功能减退的婴幼儿，由于脑和骨骼发育障碍，而表现为以智力迟钝和身体矮小为特征的呆小症(克汀病)。甲状腺激素对中枢神经系统发育的影响，在出生后的 3~4 个月内最为重要。但胚胎期胎儿的骨的生长并不必需甲状腺激素，所以，一个先天性甲状腺发育不全的胎儿，出生时身高尚可正常，但脑的发育已受到不同程度的影响。因此，在缺碘地区预防呆小症的发生，应在妊娠期补碘；治疗呆小症则必须在出生后 3 个月以前补给甲状腺激素，过迟则难以奏效。

（三）其他作用

甲状腺激素对中枢神经系统有兴奋作用；可使心率增快，心肌收缩力增强，心排出量及心做功增加。此外，甲状腺激素对其他的内分泌腺体、生殖系统、肾、胃肠道等功能均有不同程度的影响。

三、甲状腺激素分泌的调节

甲状腺激素分泌活动主要受下丘脑-腺垂体-甲状腺轴调节。此外，甲状腺还有一定程度的自身调节和神经调节。

（一）下丘脑-腺垂体-甲状腺轴

1. **腺垂体 TSH 对甲状腺的调节** TSH 是直接调节甲状腺功能的关键激素。TSH 与甲状腺腺泡上皮细胞膜相应受体结合后，刺激甲状腺激素合成、释放的几乎所有环节。另外，TSH 还可促进甲状腺细胞增生，腺体肥大。

2. **下丘脑对腺垂体的调节** 下丘脑合成的 TRH 经垂体门脉系统运送到腺垂体，促使其合成与释放 TSH，TSH 调节甲状腺功能。下丘脑 TRH 神经元接受中枢神经系统其他部位传来的信息，从而把人体内、外环境的变化与 TRH 神经元活动联系起来。

例如，寒冷刺激信息在传入下丘脑体温调节中枢的同时，与其附近的 TRH 神经元发生联系，促使 TRH 释放增加，继而通过腺垂体释放 TSH 促进甲状腺激素的分泌，结果产热量增加，有利于机体御寒。

3. **甲状腺激素的反馈调节** 当血液中游离 T_4 和 T_3 浓度改变时，通过经常性的负反馈调节作用影响 TSH 的分泌，最终使血中 T_4、T_3 恢复至正常水平。血中的 T_4 和 T_3 也可能通过下丘脑水平对 TRH 的反馈效应而影响腺垂体 TSH 的分泌（图 18-6）。

地方性甲状腺肿是最常见的碘缺乏病之一，主要因为食物和水缺碘或甲状腺摄取碘不足，使 T_4、T_3 的合成和分泌减少，对腺垂体的负反馈作用减弱，TSH 分泌增多，使甲状腺组织代偿性增生和肥大，形成甲状腺肿。

（二）甲状腺的自身调节

甲状腺根据血碘的水平，调节其自身对碘的摄取、利用及合成甲状腺激素的能力，且在 TSH 水平降低和不变的情况下这种调节仍能进行，所以称为甲状腺活动的自身调节。血碘水平升高时，最初甲状腺激素的合成有所增加，当碘量超过一定限度后，甲状腺激素的合成在维持一段高水平后即明显下降，表现为高碘阻断甲状腺聚碘能力的作用。如果碘量继续增加，激素的合成反而再次增加，表现对高碘的适应。相反，当血碘水平降低时，甲状腺的碘转运机制加强，加速甲状腺激素的合成。临床上利用高碘的这种暂时抑制作用，在甲状腺手术前，给患者服用碘剂，使甲状腺缩小、变硬、血流减少和抑制甲状腺激素的释放，以利于手术和术后的安全。

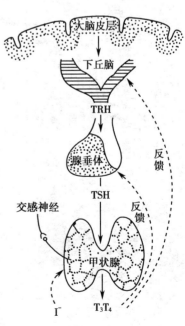

图 18-6 甲状腺激素分泌调节示意图
实线箭头表示促进；虚线箭头表示抑制

（三）自主神经的调节作用

甲状腺接受自主神经的双重支配,交感神经兴奋促进甲状腺激素的分泌,副交感神经抑制甲状腺激素的分泌。

第六节　肾上腺的内分泌

肾上腺位于肾脏的上方,中线两侧,左右各一。肾上腺由中央部的髓质和周围部皮质两部分组成,肾上腺的髓质和皮质在胚胎发生、组织结构、激素的化学性质和功能等方面都不同,实际上是两个全然不同的内分泌腺。

一、肾上腺皮质激素

（一）肾上腺皮质的组织结构

肾上腺皮质由三层不同的细胞组成,由外向内分为球状带、束状带和网状带(图18-7)。各层合成和分泌不同的肾上腺皮质激素。球状带分泌**盐皮质激素**mineralocorticoid,MC,主要是醛固酮;束状带分泌**糖皮质激素**glucocorticoid,GC,主要是皮质醇;网状带分泌少量的性激素,如脱氢异雄酮和雌二醇,另外,网状带也可以分泌少量的糖皮质激素。

（二）肾上腺皮质激素

肾上腺皮质激素都属于类固醇激素,故简称为皮质激素。血液中的胆固醇是合成皮质激素的基本原料。进入血液中的皮质激素,90%为结合型,游离型很少,二者之间可以互相转换,呈动态平衡,但仅游离型才能发挥其生物学作用。

1. **糖皮质激素的作用**　人体的糖皮质激素主要是皮质醇,还有少量的皮质酮。糖皮质激素作用广泛而复杂,可影响多个组织器官,是维持生命所必需的激素。

（1）对物质代谢的影响:糖皮质激素对糖、蛋白质和脂肪代谢都有作用。

1）对糖代谢的作用:糖皮质激素主要通过两方面影响糖代谢,一是促进糖异生的作用,糖皮质激素促进蛋白质的分解,使较多的氨基酸进入肝脏转化为葡萄糖。同时增强肝内与糖异生有关酶的活性,使糖异生作用加强。二是降低肌肉与脂肪等组织对胰岛素的反应性,使外周组织对葡萄糖的利用减少,使血糖升高。糖皮质激素分泌过多可使血糖升高,甚至出现糖尿,称为肾上腺糖尿。相反,

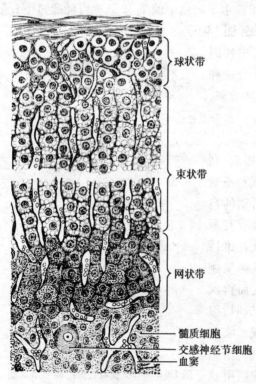

球状带

束状带

网状带

髓质细胞
交感神经节细胞
血窦

图18-7　肾上腺切面图

肾上腺皮质功能低下患者,则出现低血糖。

2) 对蛋白质代谢的作用:糖皮质激素促进肝外组织(肌肉、骨骼、皮肤和淋巴组织等)蛋白质分解,加速氨基酸转移至肝生成肝糖原,使全身(肝除外)细胞的蛋白质减少。所以糖皮质激素分泌过多时,将出现肌肉消瘦、骨质疏松、皮肤变薄、淋巴组织萎缩等。

3) 对脂肪代谢的作用:糖皮质激素促进脂肪分解,加强脂肪酸在肝内的氧化过程,有利于糖异生作用。糖皮质激素分泌过多或长期应用时,由于身体不同部位的脂肪组织对糖皮质激素敏感性不同,如四肢敏感性较高,而面、肩、背及腹部敏感性较低却对胰岛素敏感性较高(脂肪合成),因此体内脂肪重新分布,面部及胸部脂肪聚集呈现"满月脸"、"水牛背",而四肢消瘦,形成特殊型的"向心性肥胖"。

(2) 对水、盐代谢的影响:糖皮质激素可增加肾小球血浆流量,使肾小球的滤过率增加,有利于水的排出。肾上腺皮质功能低下的病人,排水能力明显降低,严重时出现"水中毒"。此外,糖皮质激素有较弱的保 Na^+ 和排出 K^+ 作用。

(3) 对血细胞的影响:①糖皮质激素可促进骨髓造血功能,使血液中红细胞和血小板数量增多。肾上腺皮质功能亢进时,红细胞增多,而功能低下时则会出现贫血。②动员附着在小血管壁边缘的中性粒细胞进入血液循环,而使血液中的中性粒细胞增多。③抑制胸腺与淋巴组织的细胞分裂、淋巴细胞的 DNA 合成,使淋巴细胞生成减少。大剂量的糖皮质激素由于淋巴细胞减少,使机体的免疫力降低。④糖皮质激素还能使嗜酸性粒细胞数目增加。

(4) 对循环系统的影响:糖皮质激素可增强血管平滑肌对儿茶酚胺的敏感性(允许作用),有利于维持正常血压。另外,糖皮质激素还可降低毛细血管内皮的通透性,有利于维持血容量。

(5) 在应激反应中的作用:当机体受到各种有害刺激(创伤、缺氧、手术、疼痛、寒冷、饥饿、焦虑和精神紧张等)时,引起 ACTH 分泌增加,糖皮质激素也相应显著增加,并产生一系列非特异反应,称为**应激反应**stress reaction。能引起 ACTH 与糖皮质激素分泌增加的各种刺激,称为应激刺激。在应激过程中,下丘脑-腺垂体-肾上腺皮质系统功能增强是应激反应的中心环节,交感-肾上腺髓质系统也参与反应。此外,生长激素、催乳素、胰高血糖素、抗利尿激素、醛固酮等分泌均增加,说明应激反应是由多种激素参与、从多方面调整机体对应激刺激的适应和抵御能力的过程。这对于机体保护自身、抵抗和耐受伤害性刺激极其重要。

此外,糖皮质激素还能促进胎儿肺表面活性物质的合成;增强骨骼肌收缩力;增加胃酸及胃蛋白酶原的分泌。大剂量糖皮质激素还具有抗炎、抗毒、抗过敏和抗休克等药理作用,在临床广泛应用。

2. 糖皮质激素分泌的调节　糖皮质激素分泌活动主要受下丘脑-腺垂体-肾上腺皮质轴反馈调节系统的调控(图 18-8)。

(1) 腺垂体 ACTH 的作用:腺垂体分泌的 ACTH 的

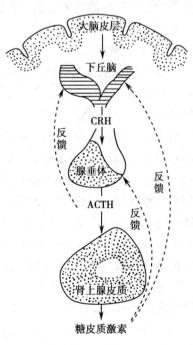

图 18-8　糖皮质激素分泌调节示意图
实线箭头表示促进;虚线箭头表示抑制

主要功能是促进肾上腺皮质束状带和网状带的生长发育,促进糖皮质激素的分泌和性激素的分泌。

ACTH 的分泌有明显的日节律波动,受其调控的糖皮质激素分泌也呈现相应的波动。入睡后 ACTH 分泌逐渐减少,午夜最低,随后又逐渐增多,至清晨觉醒前进入分泌高峰,白天维持在较低水平,入睡时再减少。ACTH 分泌的日节律波动是受下丘脑 CRH 节律性分泌所控制的。

(2) 下丘脑 CRH 的作用:下丘脑 CRH 神经元分泌的 CRH 能促进腺垂体合成和释放 ACTH,进而控制糖皮质激素的分泌。各种应激刺激作用于神经系统的不同部位,通过突触联系将信息汇集于下丘脑 CRH 神经元,由 CRH 控制腺垂体 ACTH 的分泌。

(3) 糖皮质激素对 ACTH 与 CRH 分泌的反馈调节:血中糖皮质激素水平可反馈调节 CRH 和 ACTH 的分泌。当血中糖皮质激素升高时,通过反馈调节既可作用于腺垂体,使 ACTH 分泌减少,也作用于下丘脑使 CRH 分泌减少,这种反馈称为长反馈;另外,ACTH 也可反馈性抑制下丘脑 CRH 的分泌,称为短反馈;是否存在 CRH 对 CRH 神经元的超短反馈,尚不能肯定。

长期大剂量应用糖皮质激素的病人,ACTH 合成与分泌受到抑制,甚至导致肾上腺皮质萎缩和反应性低下,分泌功能降低。如果突然停药,可出现糖皮质激素不足而危及生命。因此,应先逐步减量后再停药或间断给予 ACTH,防止肾上腺皮质萎缩。

二、肾上腺髓质激素

(一)肾上腺髓质的组织结构

肾上腺髓质位于肾上腺的中央部,周围被皮质包绕。髓质细胞为多边形,核位于中央,胞质内可见被铬盐染成棕黄色的颗粒,称为嗜铬颗粒,故髓质细胞也称为嗜铬细胞,嗜铬颗粒中有儿茶酚胺类激素的前体物质。髓质嗜铬细胞接受交感神经节前纤维支配,形成交感-肾上腺髓质系统。

(二)肾上腺髓质激素

1. **肾上腺髓质激素的作用**　髓质嗜铬细胞分泌肾上腺素和去甲肾上腺素。当机体内、外环境急剧变化时,如恐惧、焦虑、低血压、运动、创伤、缺氧、寒冷、疼痛等紧急情况,交感-肾上腺髓质系统紧急动员,活动加强,激素大量分泌。

肾上腺髓质激素的主要作用包括:①提高中枢神经系统的兴奋性,使高度警觉,反应灵敏;②使心率加快,心收缩力加强,心排出量增加;③内脏血管收缩,骨骼肌血管舒张,使全身血液重新分配,保证重要器官的血供;④呼吸频率增加,通气量增加;⑤促进肝糖原与脂肪分解,使糖与脂肪酸增加,为骨骼肌、心肌等活动提供更多的能源。上述变化都是在紧急情况下,通过交感-肾上腺髓质系统活动的加强所产生的适应性反应,称为**应急反应**emergency reaction。它有利于随时调整机体各种功能,提高机体的警觉性和应变能力,以应付环境的急变。引起应急反应的各种刺激,实际上也是应激反应的刺激,二者相辅相成,共同维持机体的适应能力。

2. **肾上腺髓质激素的分泌调节**　交感神经节前纤维兴奋,末梢释放乙酰胆碱,作用于髓质嗜铬细胞的 N 受体,引起肾上腺素和去甲肾上腺素的释放。血中肾上腺素和去甲肾上腺素浓度变化时,对肾上腺髓质激素的合成有负反馈调节作用。另外,腺垂体 ACTH 也可以促进肾上腺髓质激素的合成与分泌。

第七节　胰岛的内分泌

胰腺由外分泌的消化腺和内分泌的胰岛两部分组成。外分泌腺泡分泌的消化液通过胰管进入十二指肠,参与消化过程。胰岛散在于腺泡之间,分泌多种激素,是机体重要的内分泌组织。

一、胰岛的形态结构

人胰腺中约含 100 ～ 200 万个胰岛。根据其组织学特征,胰岛细胞主要分为五种类型:A 细胞、B 细胞、D 细胞、D_1 细胞和 PP 细胞(图 18-9)。其中 A 细胞占 20%,分泌胰高血糖素;B 细胞占 75%,分泌胰岛素;D 细胞占 5%,分泌生长抑素;D_1 细胞,分泌血管活性肠肽;PP 细胞数量很少,合成和分泌胰多肽。

二、胰　岛　素

胰岛素 insulin 是含有 51 个氨基酸残基的小分子蛋白质。血液中的胰岛素以与血浆蛋白结合及游离的两种形式存在,二者保持动态平衡。但只有游离形式的胰岛素才具有生物活性。

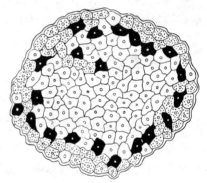

A细胞 🌑 胰高血糖素
D细胞 ● 生长抑素
B细胞 ○ 胰岛素

图 18-9　胰岛内细胞分布示意图

(一)胰岛素的作用

胰岛素是促进合成代谢的关键激素,在机体新陈代谢中发挥重要的作用。

1. **对糖代谢的调节**　胰岛素主要通过以下几方面影响糖代谢:①加速全身组织细胞摄取和利用葡萄糖,尤其是肝脏、肌肉和脂肪组织;②促进肝糖原和肌糖原的合成,抑制糖原分解;③抑制糖异生;④促使葡萄糖转化为脂肪酸,并贮存于脂肪组织。总之,胰岛素通过增加糖的去路与减少糖的来源,使血糖降低。体内缺乏胰岛素可使血糖升高,超过肾糖阈时,可引起糖尿病。

2. **对脂肪代谢的调节**　胰岛素调节脂肪代谢的作用表现在:①促进肝脏合成脂肪;②促进葡萄糖进入脂肪细胞,生成甘油三酯和脂肪酸并贮存;③抑制脂肪酶的活性,减少脂肪的分解。胰岛素缺乏时,除引起糖尿病外,还导致脂肪代谢紊乱,血脂升高,动脉硬化,造成心、脑血管严重疾患。此外,脂肪分解增强产生大量脂肪酸,在肝内氧化生成大量酮体,会引起酮血症与酸中毒。

3. **对蛋白质代谢的调节**　胰岛素能抑制蛋白质分解,促进蛋白质合成和贮存,促进生长。胰岛素可在蛋白质合成的三个环节上发挥作用:①促使氨基酸转运进入细胞;②促进细胞核内的转录和复制过程;③加速核糖体的翻译过程。

胰岛素增加蛋白质的合成过程与 GH 有协同作用,因此对机体生长也有促进作用,但胰岛素单独作用时促生长的效应不强,只有在生长激素共同作用时,才能发挥明显的效应。

（二）胰岛素分泌的调节

1. **血糖的作用**　血中葡萄糖水平是调节胰岛素合成与分泌的最重要因素。血糖水平升高可直接刺激 B 细胞,使胰岛素分泌增多,使血糖水平下降;血糖水平降低时,胰岛素分泌减少,血糖水平回升。

2. **氨基酸和脂肪的作用**　许多氨基酸有刺激胰岛素分泌的作用,其中以赖氨酸、精氨酸作用最强。血中脂肪酸和酮体大量增加时,也促进胰岛素分泌。

3. **其他激素的作用**　胃肠激素,如促胃液素、促胰液素、胆囊收缩素和抑胃肽等,都有刺激胰岛素分泌的作用;生长激素、皮质醇、甲状腺激素可通过升高血糖而间接刺激胰岛素分泌;胰高血糖素可通过旁分泌直接刺激 B 细胞,也可因其升高血糖而间接引起胰岛素的分泌;生长抑素可通过旁分泌抑制胰岛素的分泌;肾上腺素和去甲肾上腺素可抑制 B 细胞分泌胰岛素。

4. **神经调节**　胰岛受自主神经的双重支配,迷走神经兴奋时引起胰岛素的释放,交感神经兴奋则抑制胰岛素的分泌。

▌▌理论与实践

胰岛素与糖尿病的治疗

胰岛素在糖尿病的治疗中有着十分重要的作用。1921 年加拿大人 Banting 和 Best 发现胰岛素后,使曾被认为是绝症的糖尿病(当时指 1 型糖尿病)得到了正确的治疗。如今胰岛素已广泛应用于临床糖尿病的治疗,不仅用于 1 型糖尿病、妊娠糖尿病的治疗,同时也用于 2 型糖尿病患者。正确使用胰岛素比口服降血糖药物治疗糖尿病有无法比拟的优越性。

最初临床上应用的胰岛素是从猪或牛的胰腺提取并纯化的猪胰岛素和牛胰岛素,由于动物胰岛素与人体自身分泌的胰岛素在结构上有差异,以及制剂中的较多杂质等,因而当注射进人体后,易产生免疫反应而降低治疗功效。目前,动物胰岛素已被人胰岛素取代。人胰岛素并非是在人体内提取的,而是借助 DNA 重组技术合成的。在实验室培养的特殊类型的大肠杆菌内加入含有人胰岛素基因的片段,通过复制、发酵等一系列化学过程,最终合成人胰岛素。这是目前最常用的合成人胰岛素的方法,已广泛应用于临床。

三、胰高血糖素

胰高血糖素 glucagon 是胰岛 A 细胞所分泌的由 29 个氨基酸组成的直链多肽。胰高血糖素与胰岛素的作用相反,是体内促进分解代谢,促进能量动员的激素。胰高血糖素能加速肝糖原分解,促进糖异生,使血糖升高;抑制蛋白质的合成;激活脂肪酶,促进脂肪分解,加强脂肪酸氧化。

影响胰高血糖素分泌的最重要因素是血糖浓度。当血糖降低时,胰高血糖素分泌增加;血糖升高时,胰高血糖素分泌减少。氨基酸的作用与葡萄糖相反,能促进胰高血糖素的分泌。胰岛素可通过降低血糖间接刺激胰高血糖素的分泌,胰岛素和生长抑素又可通过旁分泌直接作用于 A 细胞,抑制胰高血糖素分泌。

第八节　其他激素

一、调节钙、磷代谢的激素

机体直接参与钙磷代谢调节的激素主要有三种：**甲状旁腺激素** parathyroid hormone，PTH、**降钙素** calcitonin，CT 以及 1,25-二羟维生素 D_3。它们共同调节机体钙、磷代谢，控制血浆中钙和磷的水平，参与影响骨代谢。

甲状旁腺合成和分泌 PTH。PTH 的主要作用是升高血钙和降低血磷。在骨骼，PTH 可动员骨钙入血，使血钙增加；在肾脏，PTH 促进远端小管对钙的重吸收，使尿钙减少，血钙升高。同时，PTH 可抑制近端小管对磷的重吸收，使尿磷增多，血磷减少。

甲状腺 C 细胞分泌降钙素。CT 的主要作用是降低血钙和血磷。CT 抑制破骨细胞活动，使溶骨过程减弱，成骨过程加强，钙、磷沉积增加，血钙和血磷水平因此下降。除对骨的作用外，CT 还能抑制肾小管对钙、磷、钠及氯等离子的重吸收，尿中的排出量增加。

体内维生素 D_3 也称胆钙化醇，主要来源于皮肤以及动物性食物。皮肤中的 7-脱氢胆固醇在日光中紫外线的作用下，也可转化成维生素 D_3。维生素 D_3 需要经过羟化酶的催化才具有生物活性。首先，维生素 D_3 先在肝内羟化形成 25-羟维生素 D_3，然后又在肾脏羟化成为活性更高的 1,25-二羟维生素 D_3。1,25-二羟维生素 D_3 的主要作用促进小肠对钙、磷的吸收，使血钙、血磷均增加；增强肾小管对钙、磷的重吸收，尿钙、尿磷排出量减少；此外，1,25-二羟维生素 D_3 具有骨钙动员和骨盐沉积双重作用。缺乏 1,25-二羟维生素 D_3 在儿童会导致佝偻病；在成人则引起骨质疏松症。

二、褪 黑 素

松果体细胞合成和分泌**褪黑素** melatonin，MT。MT 对哺乳动物最明显的作用是抑制下丘脑-腺垂体-性腺轴和下丘脑-腺垂体-甲状腺轴的活动。切除幼年动物的松果体，出现性早熟，性腺与甲状腺的重量增加，功能活动增加。人类的松果体具有抗生殖、防止性早熟的作用。正常妇女血中褪黑素在月经周期的排卵前夕最低，随后在黄体期逐渐升高，月经来潮时达顶峰，表明妇女月经周期的节律与松果体活动的节律有关。松果体的肽类激素也能抑制性腺发育，抗生殖作用更强。

松果体分泌 MT 呈现明显的昼夜节律变化，白天分泌减少，黑夜分泌增加。近年来的研究表明，在人和哺乳动物，生理剂量的 MT 具有促进睡眠的作用，而且 MT 的昼夜分泌节律与睡眠的昼夜节律同步化。因此有人认为，MT 是睡眠的促发因子，并参与昼夜睡眠节律的调控。

三、胸 腺 激 素

胸腺位于胸腔内，在胸骨上部的后方和主动脉的前方。出生后两年内胸腺生长很快，到两岁时重量可达 10～15g，青春期达最高峰，重量约为 25～40g。20 岁后，胸腺逐渐退化，到 45 岁后逐渐萎缩，被脂肪组织所代替。

胸腺既是一个淋巴免疫器官，又兼有内分泌功能，它的网状上皮细胞分泌胸腺素，是多肽类激素,能促进淋巴细胞的生长与成熟。胸腺素在治疗胸腺发育不良等免疫缺陷症和辅助治疗恶性肿瘤上都有一定的效果。

胸腺素的主要作用是使淋巴干细胞成熟并转变为 T 淋巴细胞,从而参加机体的细胞免疫。人类胸腺于 14~16 岁时发育成熟,胸腺素的分泌于儿童期活跃,青春期分泌增多,青春期后开始退化,随着年龄增长逐渐萎缩,至老年期胸腺素水平最低。一般认为,免疫缺陷及老年期易患感染性疾病可能与此有关。

四、前 列 腺 素

前列腺素 prostaglandin,PG 广泛存在于机体许多组织中,具有极高的生物活性,因其首先在精液中发现,推测由前列腺分泌,故命名为前列腺素。现在已知,体内许多组织均可合成 PG。各组织合成的 PG 大部分不进入血液循环,因此,血液中 PG 浓度很低。前列腺素在局部产生和释放,并在局部发挥作用,属于局部激素。

由于各组织内合成的酶系不同,生成的 PG 在结构上有所差异,按结构的差异,PG 分别为 A、B、C、D、E、F、G、H、I、J 十种。前列腺素的作用广泛而复杂,几乎对人体各个系统的功能均有影响。可参与炎症反应、体温调节、自主神经调节;可调节甲状腺、肾上腺、卵巢、睾丸等腺体的分泌和胰腺及肠道黏膜等组织的外分泌;可影响生殖系统、心血管系统、消化系统和呼吸系统平滑肌的功能;影响血小板聚集和免疫功能等。

学习小结

内分泌系统是体内重要的功能调节系统,通过分泌激素实现其调节作用。激素分为蛋白质和肽类激素、胺类激素、类固醇类激素和脂肪酸衍生物。

下丘脑调节肽通过垂体门脉系统转运到腺垂体,调节其活动,构成了下丘脑-腺垂体系统;腺垂体是体内最重要的内分泌腺,分泌七种激素。促甲状腺激素、促肾上腺皮质激素和促性腺激素分别调节其相应靶腺的发育和功能活动。生长激素主要促进机体的生长发育和代谢;催乳素促使乳腺泌乳。

下丘脑视上核和室旁核分泌血管加压素和催产素,通过下丘脑-垂体束运送到神经垂体贮存,构成了下丘脑-神经垂体系统。

甲状腺激素促进新陈代谢,维持机体正常生长发育和成熟,尤其是脑,提高中枢神经系统的兴奋性。

肾上腺皮质分泌皮质醇主要促进糖异生、抑制葡萄糖的利用,促进脂肪分解和重新分布,促进蛋白质分解,参与应激反应,并提高机体对应激刺激的耐受能力和生存能力;醛固酮具有保钠、保水、排钾及稳定细胞外液容量的作用。肾上腺髓质合成分泌肾上腺素和去甲肾上腺素。

胰岛分泌胰岛素,其主要作用是促进合成代谢、维持血糖正常水平。胰岛素是机体唯一降低血糖的激素。

调节钙、磷代谢的激素主要有甲状旁腺激素、降钙素和维生素 D_3,通过对骨、肾和肠的作用,维持血中钙磷水平的相对稳定。

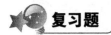 **复习题**

1. 下丘脑和垂体在结构和功能上有何联系?

2. 为什么缺碘会出现甲状腺肿大?

3. 甲状腺激素与生长素对生长发育作用有何异同点? 如分泌不足时会引起什么病症?

4. 为什么临床上应用糖皮质激素应逐渐减量而停药?

5. 根据胰岛素的生理作用,解释胰岛素分泌不足或缺乏时可能出现哪些异常改变?

(金宏波　张　颖)

第十九章

生 殖

学习目标 ▮▮▶

1. 掌握睾丸、卵巢的功能及雄激素、雌激素、孕激素的主要生理作用。
2. 熟悉月经周期及其形成过程。
3. 了解睾丸、卵巢功能的调节及妊娠过程。

生殖reproduction 是指生物体生长发育到一定阶段时,能产生与自己相似的子代个体的功能。生殖是生物绵延和繁殖的重要生命活动。

第一节 男性生殖功能

一、睾丸的功能

睾丸testis 主要由精曲小管和间质细胞组成,有产生精子和分泌雄激素的功能。

(一)生精功能

睾丸的精曲小管由生精细胞和支持细胞组成。原始的生精细胞为精原细胞。从青春期开始,精原细胞分阶段发育,发育的过程为:精原细胞→初级精母细胞→次级精母细胞→精子细胞→**精子**spermatozoa,sperm,整个过程大约历时两个半月。精曲小管中的支持细胞为各级生殖细胞提供营养,并起着保护与支持作用,为生精细胞的分化发育提供适宜的微环境。

(二)内分泌功能

睾丸的间质细胞分泌**雄激素**androgen,主要为**睾酮**testosterone,T。睾酮主要具有下列生理作用:

1. 促进男性附性器官的发育和副性征的出现,并维持在正常状态。睾酮刺激精曲小管、附睾、输精管、前列腺、阴囊等的生长发育。

2. 刺激生精作用,维持精子的成熟与活力。

3. 维持男性正常性欲和性行为。

4. 促进蛋白质的合成,特别是肌肉和生殖器官的蛋白质合成,同时还能促进骨骼生长与钙磷沉积。

5. 促进红细胞的生成。

二、睾丸功能的调节

睾丸的活动主要受下丘脑-腺垂体-睾丸功能轴的调节(图 19-1)。

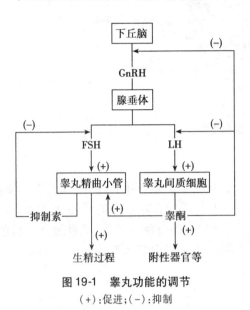

图 19-1　睾丸功能的调节
(+):促进;(-):抑制

下丘脑肽能神经元释放的促性腺激素释放激素(GnRH)经垂体门脉作用于腺垂体,刺激腺垂体分泌促卵泡素(FSH)和黄体生成素(LH)。FSH 主要作用于精曲小管的生精细胞和支持细胞,促进精子生成。LH 主要作用于间质细胞,刺激其分泌睾酮。睾酮对生精过程也有一定作用,如睾酮水平下降,精子则不能正常生成。

下丘脑-腺垂体-睾丸轴的活动存在负反馈控制。当血中睾酮浓度升高时,负反馈抑制下丘脑和腺垂体的活动,GnRH、FSH、LH 分泌减少,使睾酮分泌也减少。相反,血液中睾酮浓度降低时,对下丘脑和腺垂体的负反馈抑制减弱,GnRH、FSH、LH 分泌增多,而使睾酮分泌增加。

精曲小管的支持细胞能分泌**抑制素**inhibin,抑制腺垂体 FSH 的合成和分泌。

第二节　女性生殖功能

一、卵巢的功能

卵巢ovaries 具有生卵、排卵和分泌雌激素、孕激素的功能。

(一)卵巢的生卵功能

卵子由卵巢内的原始卵泡发育而成,发育的过程为(图 19-2):原始卵母细胞→初级卵泡→生长卵泡→成熟卵泡。每个原始卵泡由一个初级卵母细胞和单层卵泡细胞构成。生育期的女性,在腺垂体分泌的促性腺激素影响下,每月有十多个卵泡发育,但一般只有一个卵泡发育成熟,其他卵泡则退化成闭锁卵泡。卵泡成熟后移近卵巢表面并破裂,卵细胞和卵泡液排入腹腔,这一过程称为**排卵**ovulation。卵子排出后,被输卵管伞端摄取,通过输卵管蠕动及其上皮细胞纤毛的摆动将卵子向子宫方向运送。排卵后卵泡残存部分内的颗粒细胞与内膜细胞转变为黄体细胞,形成**黄体**corpus luteum。黄体细胞能分泌孕激素和雌激素。若排出的卵未受精,黄体在排卵后第 10 天开始退化,最后变成**白体**corpus albicans。若排出的卵受精,则黄体继续长大,形成妊娠黄体,一直维持到妊娠后 5 ~ 6 个月才退化成为白体。

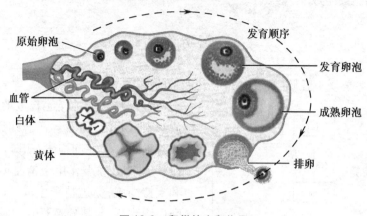

图 19-2 卵巢的生卵作用

(二)卵巢的内分泌功能

卵巢可以分泌多种激素,其中主要为**雌激素**estrogen 和**孕激素**progesterone,还有少量雄激素。雌激素由卵泡的颗粒细胞、内膜细胞和黄体细胞分泌,卵巢分泌的雌激素有**雌二醇**estradiol,E_2、**雌酮**estrone、**雌三醇**estriol,E_3 等。其中以雌二醇的分泌量最大,活性最强。目前,临床应用的己烯雌酚,为人工合成的雌激素,其作用强。孕激素主要为**孕酮**progesterone,P,由黄体细胞分泌。

1. 雌激素的生理作用

(1)促进女性附性器官的生长发育并维持在正常状态:①促进子宫、输卵管、阴道和外生殖器的发育;②刺激子宫内膜增厚、腺体发育,但不分泌,呈现增殖期变化,使子宫对缩宫素的敏感性增强,宫颈腺分泌大量稀薄黏液,利于精子穿过;③促进输卵管运动,加速卵子或受精卵运输;④刺激阴道上皮细胞增生、角化,并刺激阴道上皮细胞合成大量糖原,在阴道内乳酸杆菌作用下,糖原转化为乳酸,降低阴道内 pH,从而抑制致病菌的生长。

(2)促进女性副性征的出现并维持在成熟状态:女性青春期后表现为乳腺发达,骨盆宽大,皮下脂肪丰富,臀部肥厚,音调高尖,毛发呈女性分布,这称为女性的副性征。雌激素可促进乳腺导管上皮增生,促进女性副性征的出现并维持在成熟状态。雌激素还可维持女性的性欲。

(3)对代谢的影响:雌激素对代谢的作用比较广泛,主要有①促进蛋白质合成,从而促进生长发育;②加速骨生长,促进钙盐沉积;③提高血中载脂蛋白含量,降低血胆固醇浓度,抗动脉硬化;④促进肾小管对水和钠的重吸收,高浓度时可导致体内水、钠潴留。

2. 孕激素的生理作用 孕激素通常是在雌激素作用的基础上发挥作用,其主要作用是保证受精卵着床和维持妊娠。

(1)对子宫的作用:孕激素使子宫内膜进一步增生变厚,腺体分泌,子宫内膜变得更松软,利于受精卵着床。孕激素可降低子宫和输卵管平滑肌的兴奋性,使子宫平滑肌对缩宫素的敏感性减弱,并抑制母体对胚胎的免疫排斥反应,故有安胎作用。

(2)对乳腺的作用:在雌激素作用的基础上,进一步促进乳腺发育,为分娩后泌乳作准备。

（3）其他作用:孕激素能使血管和消化道平滑肌松弛。另外,孕激素还具有产热作用,使基础体温在排卵后升高 0.2～0.5℃,并在黄体期维持于此水平。孕激素使体温升高的原因可能是孕激素或其中间产物作用于体温调节中枢,使"调定点"水平升高。

二、卵巢功能的调节

卵巢的功能主要受下丘脑-腺垂体-卵巢轴的调节。

（一）下丘脑、腺垂体对卵巢活动的调节

下丘脑分泌的 GnRH 经垂体门脉运送到腺垂体作用于相关细胞,使其分泌 FSH 和 LH。FSH 促进卵泡的生长、发育和成熟,并在 LH 协同下促使卵泡分泌雌激素。LH 的主要作用是与 FSH 协同,促使发育中的卵泡分泌雌激素,促使成熟的卵泡排卵,促使黄体形成并分泌孕激素和雌激素。

（二）卵巢对下丘脑、腺垂体的反馈调节

在月经中期,血液中雌激素的第一个高峰,促进下丘脑分泌 GnRH,起正反馈作用,导致排卵。排卵后,雌激素的第二个高峰,和血中高浓度的孕激素协同,负反馈抑制下丘脑 GnRH 和腺垂体 FSH 和 LH 的分泌。

三、月经周期及其形成原理

（一）月经与月经周期

女性生殖周期出现的最显著的表现就是约每月一次的子宫内膜剥落出血,产生流血现象,称为**月经** menstruation。由于经血中含有纤溶酶原激活物和纤溶酶,故经血不凝固。由月经来潮的第一天至下一次月经来潮的前一天所经历的时间,称为一个**月经周期** menstrual cycle。月经周期的长短为 20～40 天(平均 28 天),每次月经持续 3～5 天。

（二）月经周期的激素调节

月经周期中子宫内膜的周期性变化是由下丘脑、腺垂体、卵巢从三个不同层次进行调节的结果。一个月经周期,按卵巢变化分为两个阶段,即排卵前的卵泡期和排卵后的黄体期(图 19-3)。

1. **卵泡期(排卵前期)**　此期开始正值月经期,血中的雌激素和孕激素均处于低水平,对腺垂体分泌 FSH 和 LH 的负反馈抑制减弱,腺垂体分泌 FSH 和 LH 逐渐增多。在 FSH 和 LH 的作用下,卵泡生长发育,分泌雌激素,使血中雌激素水平逐渐升高。约在月经周期的第 8 天起,卵巢中只有一个卵泡生长加快,其余的则逐渐萎缩。生长较快的卵泡渐渐成熟,分泌雌激素也逐渐增多。在雌激素的作用下,子宫内膜表现为增殖期的变化,此期内子宫内膜的腺体发育但尚不分泌。在排卵前 1 天左右(一般为月经周期的第 13 天),血中雌激素水平迅速升高,形成雌激素高峰,在此高浓度雌激素的正反馈作用下,下丘脑分泌 GnRH 增多,GnRH 使腺垂体分泌 LH 和 FSH,特别是 LH 分泌明显增多,形成 LH 高峰。高浓度 LH 在孕酮的配合下,促使卵泡破裂排卵。

2. **黄体期(排卵后期)**　排卵后,在 LH 作用下,残余的卵泡壁内陷形成黄体,黄体细胞分泌大量的孕激素和雌激素。在这两种激素的作用下,子宫内膜细胞增大,糖原含量增多,螺旋

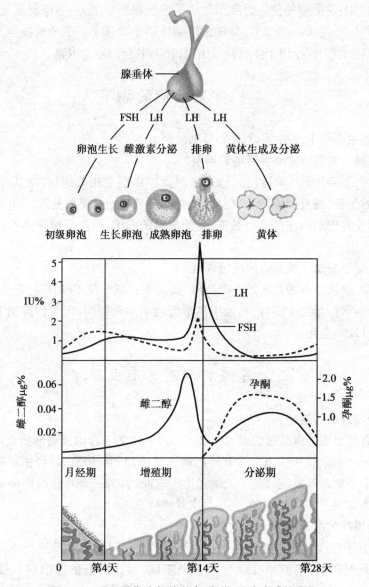

图19-3 月经周期中相关激素、卵巢、子宫内膜的变化

小动脉扩张充血,腺体变弯曲并分泌含糖原的黏液,呈现分泌期的变化。分泌期的子宫内膜变得松软并富含营养物质,为受精卵着床和发育准备了有利的条件。如果排出的卵子受精,则黄体进一步发育成妊娠黄体。如果卵子未受精,血中高浓度的雌激素和孕激素对下丘脑和腺垂体发生负反馈抑制作用,使 FSH 和 LH 分泌下降,黄体得不到 LH 的维持,开始退化、萎缩,导致雌激素和孕激素的分泌迅速减少,子宫内膜得不到这两种激素的支持而剥落出血,形成月经。随着血中雌激素、孕激素浓度的降低,对下丘脑、腺垂体的抑制作用解除,卵泡又在 FSH 的作用下生长发育,又开始了新的月经周期。

四、妊娠与分娩

妊娠 pregnancy 是指精子与卵子相结合形成新个体的过程,包括受精、着床、妊娠的维持、胎儿的生长等过程。人类的妊娠一般持续约 280 天。

(一)受精

受精 fertilization 是精子与卵子相结合的过程。精子通过子宫颈进入子宫腔,靠子宫平滑肌收缩和输卵管的蠕动将精子运送至壶腹部。在此精子与卵子相遇,精子头部的顶体膜释放顶体酶系,以溶解卵子外周的放射冠及透明带,这一过程称为顶体反应 acrosomal reaction。精子突破透明带的一个局限区域进入卵细胞内,一旦一个精子进入卵子,卵子立即产生某些物质,封锁透明带,阻止其他精子进入。精子进入卵细胞后立即激发卵细胞完成第二次成熟分裂,并形成第二极体,卵细胞核形成雌性原核,精子头部形成雄性原核。两性原核融合形成一个具有父母各 23 个染色体的受精卵。

(二)着床

受精卵在运行至子宫腔的途中,一面移动,一面继续进行细胞分裂,发育为胚泡。于排卵后约第 4 天胚泡进入子宫内膜,此过程称为着床 implantation 或植入。胚泡约在排卵后第 8 天被子宫内膜识别吸附。胚泡分泌一种蛋白水解酶,使接触胚泡的子宫内膜溶解形成缺口,于是胚泡植入子宫内膜,大约于排卵后 10~13 天胚泡完全被埋入子宫内膜中。

(三)妊娠的维持及激素调节

妊娠的维持要靠垂体、卵巢与胎盘分泌的各种激素相互配合。在胎盘形成以前,即受精后 6 天左右,胚泡滋养层细胞分泌的绒毛膜促性腺激素,刺激卵巢黄体转化为妊娠黄体孕激素,并分泌大量的雌激素和孕激素,对妊娠的维持至关重要。胎盘形成后,可产生人绒毛膜促性腺激素、雌激素、孕激素、人绒毛膜生长素等多种激素。因此,胎盘是妊娠期间的一个重要内分泌器官,对维持正常妊娠起重要作用。

1. **人绒毛膜促性腺激素** human chorionic gonadotropin,HCG　　HCG 是由胎盘绒毛组织中的合体滋养层细胞分泌的一种糖蛋白激素,主要生理作用是在妊娠早期刺激母体卵巢的月经黄体转变为妊娠黄体,持续分泌雌激素和孕激素,以维持妊娠的顺利发展。妊娠过程中,尿中 HCG 含量的动态变化与血液相似,因此测定尿或血中的 HCG,可用于早期妊娠诊断。

2. **人绒毛膜生长素** human chorionic somatomammotropin,hCS　又称**人胎盘催乳素** human placental lactogen,hPL,主要作用是促进胎儿生长。

3. **雌激素和孕激素**　胎盘分泌的雌激素和孕激素不仅及时接替妊娠黄体,维持正常妊娠,还可进一步促进子宫和乳腺的发育。在整个妊娠期内,血中雌激素和孕激素都保持在较高水平,对下丘脑-腺垂体产生负反馈抑制作用,导致卵巢内没有卵泡的发育成熟,故妊娠期不来月经。

(四)分娩

分娩 parturition 是成熟的胎儿及其附属物从母体子宫产出体外的过程。子宫节律性收缩是将胎儿及其附属物从子宫内逼出的主要力量。妊娠末期,子宫平滑肌兴奋性逐渐提高,子宫肌肉节律性收缩,其强度、持续时间和频率随生产过程而逐渐增加。关于分娩发动的机制目前尚未弄清。在分娩过程发动后存在如下正反馈过程:子宫收缩,胎儿头部压迫宫颈,刺激子宫颈感受器,发出传入冲动至中枢神经系统,反射性引起缩宫素分泌增多,缩宫素经血液运输至子宫,进一步增强子宫的收缩,这一正反馈过程逐渐加强,直至胎儿娩出。

学习小结

睾丸是男性主性器官,有产生精子和分泌雄激素的功能。其中雄激素可促进男性附性器官的发育和副性征的出现、维持男性正常性欲、促进蛋白质的合成和红细胞的生成。

卵巢是女性主性器官,具有生卵、排卵和分泌雌激素、孕激素的功能,其中雌激素可促进女性附性器官的生长发育、促进女性副性征的出现并维持;孕激素在雌激素作用的基础上可保证受精卵着床和维持妊娠。女性月经周期分为卵泡期和黄体期,分泌雌激素和孕激素,其中雌激素和孕激素浓度的迅速下降引起子宫内膜的剥脱出血形成月经。妊娠是形成新个体的过程,包括受精、着床、妊娠的维持、胎儿的生长及分娩。

复习题

1. 简述睾酮的主要生理作用。
2. 简述雌激素的主要生理作用。
3. 月经周期中,卵巢激素有何变化?

(于海英)

参考文献

1. 王维洛. 人体解剖生理学. 北京:人民卫生出版社,2007

2. 白波,高明灿. 生理学. 第 6 版. 北京:人民卫生出版社,2009

3. 岳利民,崔慧先. 人体解剖生理学. 第 6 版. 北京:人民卫生出版社,2011

4. 朱大年. 生理学. 第 7 版. 北京:人民卫生出版社,2008

5. 张德兴. 人体结构生理学. 北京:中国医药科技出版社,2005

6. 姚泰. 生理学. 第 2 版. 北京:人民卫生出版社,2010

7. 范少光,汤浩. 人体生理学. 第 3 版. 北京:北京大学医学出版社,2005

8. 樊小力. 基础医学概论. 第 2 版. 北京:科学出版社,2010

9. 宋今丹. 医学细胞分子生物学. 北京:人民卫生出版社,2006

10. 陈誉华. 医学细胞生物学. 第 4 版. 北京:人民卫生出版社,2008

11. 郭少三. 人体解剖生理学. 北京:人民卫生出版社,2012

12. 高英茂. 组织学与胚胎学. 北京:人民卫生出版社,2005

13. 邹仲之. 组织学与胚胎学. 第 7 版. 北京:人民卫生出版社,2010

14. 柏树令. 系统解剖学. 第 7 版. 北京:人民卫生出版社,2010

15. 彭裕文. 局部解剖学. 第 7 版. 北京:人民卫生出版社,2010

16. K. M. 范德赫拉夫,R. 沃德里斯,著,人体解剖与生理学. 第 2 版. 高秀来、张茂先,译,北京:科学出版社,2002

17. 刘文庆. 人体解剖学. 北京:人民卫生出版社,2004

18. 龚西玲. 人体解剖生理学. 第 4 版. 北京:人民卫生出版社,2001

19. 崔慧先. 系统解剖学. 第 6 版. 北京:人民卫生出版社,2008

20. 张朝佑. 人体解剖学. 第 2 版. 北京:人民卫生出版社,1998

21. 王怀经. 局部解剖学. 北京:高等教育出版社,2004

22. 斯坦丁. 格式解剖学. 徐渊群,译. 北京:北京大学医学出版社,2008

23. 钟世镇. 系统解剖学. 第 2 版. 北京:高等教育出版社,2007

24. 康健. 系统解剖学. 北京:科学出版社,2009

25. 曹颖林. 人体解剖生理学. 北京:中国医药科技出版社,2006

26. 鞠躬. 神经生物学. 北京:人民卫生出版社,2004

27. 李国彰. 神经生理学. 北京:人民卫生出版社,2007

28. Van De Graaff. Human Anatomy. Sixth Edition. Boston:McGraw-Hill Companies,2001

29. Marieb EN. Anatomy & Physiology. 9th ed. San Francisco:Pearson Banjamin Cummings,2010

30. Tortora GJ, Grabowski SR. Principles of Anatomy and Physiology. 13th ed. New York: John Wiley & Sons, Inc., 2012

31. John E. Guyton and Hall textbook of medical physiology. 12th ed. Philadelphia, PA: Saunders/Elsevier, 2011

32. Lauralee Sherwood. Human physiology: from cells to system. 7th ed. Belmont, Calif.: Thomson Brooks/Cole, 2009

中英文名词对照索引

F

W

32